SÉRIE MANUAL DO MÉDICO-RESIDENTE

MEDICINA DE FAMÍLIA E COMUNIDADE

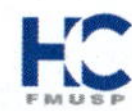

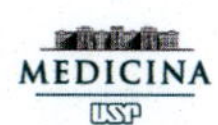

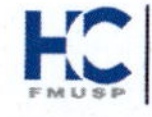

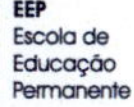

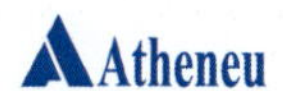

SÉRIE MANUAL DO MÉDICO-RESIDENTE

Coordenadores da Série
José Otávio Costa Auler Junior
Luis Yu

- *Alergia e Imunologia*
- *Cardiologia*
- *Cirurgia*
- *Cirurgia de Cabeça e Pescoço*
- *Cirurgia do Aparelho Digestivo*
- *Cirurgia Pediátrica*
- *Cirurgia Plástica*
- *Cirurgia Torácica*
- *Dermatologia*
- *Endocrinologia*
- *Endoscopia*
- *Gastroenterologia e Hepatologia*
- *Genética Médica*
- *Geriatria*
- *Ginecologia e Obstetrícia*
- *Medicina de Família e Comunidade*
- *Medicina Legal e Perícia Médica*
- *Neurocirurgia*
- *Neurologia*
- *Neurologia Infantil*
- *Nutrologia*
- *Ortopedia*
- *Otorrinolaringologia*
- *Patologia*
- *Pediatria*
- *Pneumologia*
- *Radiologia*
- *Radioterapia*
- *Reumatologia*
- *Transplante*
- *Urologia*

SMMR

Série Manual do Médico-Residente do Hospital das Clínicas da Faculdade de Medicina da Universidade de São Paulo

Coordenadores da Série

JOSÉ OTÁVIO COSTA AULER JUNIOR

LUIS YU

VOLUME

MEDICINA DE FAMÍLIA E COMUNIDADE

Editores do Volume

JOSÉ BENEDITO RAMOS VALLADÃO JÚNIOR

GUSTAVO GUSSO

RODRIGO DIAZ OLMOS

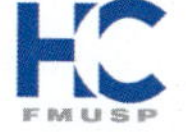

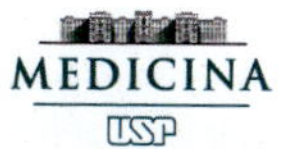

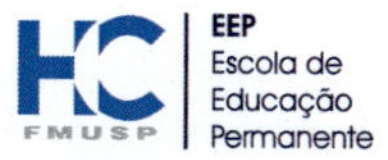

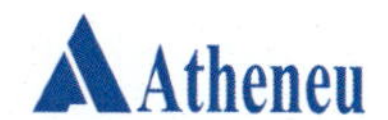

EDITORA ATHENEU

São Paulo	—	*Rua Maria Paula, 123 – 18° andar* *Tel.: (11) 2858-8750* *E-mail: atheneu@atheneu.com.br*
Rio de Janeiro	—	*Rua Bambina, 74* *Tel.: (21) 3094-1295* *E-mail: atheneu@atheneu.com.br*

PRODUÇÃO EDITORIAL: Angélica Cunha
CAPA: Paulo Verardo
PREPARAÇÃO DE TEXTO: Renata Siqueira Campos

CIP-BRASIL. CATALOGAÇÃO NA PUBLICAÇÃO
SINDICATO NACIONAL DOS EDITORES DE LIVROS, RJ

V232m

Valladão Júnior, José Benedito Ramos
Medicina de família e comunidade / José Benedito Ramos Valladão Júnior, Gustavo Gusso, Rodrigo Diaz Olmos ; organização José Otávio Costa Auler Júnior ; Luis Yu. - 1. ed. -Rio de Janeiro : Atheneu, 2017.
il. ; 25 cm. (Manual do médico-residente do Hospital das Clínicas da Faculdade de Medicina da Universidade de São Paulo)

Inclui bibliografia
ISBN: 978-85-388-0768-1

1. Medicina de família - Manuais, guias, etc. I. Gusso, Gustavo. II. Olmos, Rodrigo Diaz III. Título. IV. Série.

17-39175 CDD: 616
CDU: 616

10/01/2017 13/01/2017

VALLADÃO JÚNIOR, JBR; GUSSO, G; OLMOS, RD. Série Manual do Médico-Residente do Hospital das Clínicas da Faculdade de Medicina da Universidade de São Paulo - volume Medicina de Família e Comunidade.

© Direitos reservados à EDITORA ATHENEU – São Paulo, Rio de Janeiro, Belo Horizonte, 2017.

Coordenadores da Série

José Otávio Costa Auler Junior
Professor Titular da Disciplina de Anestesiologia da Faculdade de Medicina da Universidade de São Paulo (FMUSP).
Diretor da FMUSP (2014-2018).

Luis Yu
Professor-Associado de Nefrologia da Faculdade de Medicina da Universidade de São Paulo (FMUSP). Ex- Coordenador-Geral da Comissão de Residência Médica (COREME) da FMUSP.

Editores do Volume

José Benedito Ramos Valladão Júnior
Médico Preceptor da Residência em Medicina de Família e Comunidade (2014-2016) da Faculdade de Medicina da Universidade de São Paulo (FMUSP).

Gustavo Gusso
Coordenador do Programa de Residência em Medicina de Família e Comunidade (2012-2016) da Faculdade de Medicina da Universidade de São Paulo (FMUSP).

Rodrigo Diaz Olmos
Professor da Disciplina de Clínica Geral e Propedêutica da Faculdade de Medicina da Universidade de São Paulo (FMUSP).

Colaboradores

Ademir Lopes Júnior
Especialista em Medicina de Família e Comunidade pela Faculdade de Medicina da Universidade de São Paulo (FMUSP), Tutor do Programa de Residência em Medicina de Família e Comunidade da USP.

Aline de Souza Oliveira
Especialista em Medicina de Família e Comunidade pela Faculdade de Medicina da Universidade de São Paulo (FMUSP). Preceptora do Programa de Residência em Medicina de Família e Comunidade da USP (2016-2017).

Amanda Arlete Ribeiro Firmino
Especialista em Medicina de Família e Comunidade pela Faculdade de Medicina da Universidade de São Paulo (FMUSP). Tutora do Programa de Residência em Medicina de Família e Comunidade da USP.

Ana Cecília Silveira Lins Sucupira
Doutora em Pediatria e Mestre em Medicina Preventiva pela Faculdade de Medicina da Universidade de São Paulo (FMUSP). Médica-Assistente do Ambulatório Geral de Pediatria do Instituto da Criança do Hospital das Clínicas da FMUSP.

Ana Flávia Pires Lucas D'Oliveira
Professora Docente do Departamento de Medicina Preventiva e Social da Faculdade de Medicina da Universidade de São Paulo (FMUSP). Coordenadora do Programa de Residência em Medicina de Família e Comunidade da USP (2016-2017).

Ana Laura Batista da Silva
Especialista em Medicina de Família e Comunidade pela Faculdade de Medicina da Universidade de São Paulo (FMUSP). Tutora do Programa de Residência em Medicina de Família e Comunidade da USP.

Ana Paiva Garcia

Especialista em Medicina de Família e Comunidade pela Faculdade de Medicina da Universidade de São Paulo (FMUSP). Tutora do Programa de Residência em Medicina de Família e Comunidade da USP.

Ana Paula Andreotti Amorim

Especialista em Medicina de Família e Comunidade pela Faculdade de Medicina da Universidade de São Paulo (FMUSP). Tutora do Programa de Residência em Medicina de Família e Comunidade da USP.

Bianca Luiza de Sá e Silva

Especialista em Medicina de Família e Comunidade pela Faculdade de Medicina da Universidade de São Paulo (FMUSP), Tutora do Programa de Residência em Medicina de Família e Comunidade da USP.

Bruno Takase Watanabe

Especialista em Medicina de Família e Comunidade pela Faculdade de Medicina da Universidade de São Paulo (FMUSP). Coordenador da atividade *Problem Based Interview* (PBI) da Residência de Medicina de Família e Comunidade da USP.

Caio César Bezerra da Silva

Especialista em Medicina de Família e Comunidade pela Faculdade de Medicina da Universidade de São Paulo (FMUSP). Tutor do Programa de Residência em Medicina de Família e Comunidade da USP.

Camila de Sá

Especialista em Medicina de Família e Comunidade pela Faculdade de Medicina da Universidade de São Paulo (FMUSP), Tutora do Programa de Residência em Medicina de Família e Comunidade da USP.

Carlos Frederico Confort Campos

Especialista em Medicina de Família e Comunidade pela Faculdade de Medicina da Universidade de São Paulo (FMUSP). Coordenador da atividade *Problem Based Interview* (PBI) da Residência de Medicina de Família e Comunidade da USP.

Caroline Saori Sakurai Tamaki

Especialista em Medicina de Família e Comunidade pela Sociedade Brasileira de Medicina de Família e Comunidade (SBMFC). Residência Médica em *General Practice no National Health Service* (Reino Unido).

Clarissa Willets Bezerra

Especialista em Medicina de Família e Comunidade pela Faculdade de Medicina da Universidade de São Paulo (FMUSP). Doutoranda do Programa de Pós-Graduação em Ciências Médicas da FMUSP.

Clarisse Malatesta Motomura

Especialista em Medicina de Família e Comunidade pelo Programa de Residência da Secretaria Municipal de Saúde do Rio de Janeiro. Preceptora do Programa de Residência em Medicina de Família e Comunidade da USP (2015-2016).

Demian de Oliveira e Alves

Especialista em Medicina de Família e Comunidade pela Faculdade de Medicina da Universidade de São Paulo (FMUSP). Mestrando do Programa de Pós-Graduação da Faculdade de Saúde Pública da USP.

Deoclécio Avigo

Especialista em Medicina de Família e Comunidade pela Faculdade de Medicina da Universidade de São Paulo (FMUSP). Doutorando do Programa de Pós-Graduação em Ciências Médicas da Faculdade de Medicina da USP.

Diego José Brandão Júnior

Especialista em Medicina de Família e Comunidade pela Faculdade de Medicina da Universidade de São Paulo (FMUSP). Coordenador do Programa de Residência em Medicina de Família e Comunidade da Universidade de Vila Velha (UVV).

Dulce Maria Senna

Doutora e Mestre em Medicina Preventiva pela Faculdade de Medicina da Universidade de São Paulo (FMUSP). Médica-Assistente do Centro de Saúde-Escola Samuel Barnsley Pessoa da Faculdade de Medicina da USP.

Eduardo Picelli Vicentim
Especialista em Medicina de Família e Comunidade pela Faculdade de Medicina da Universidade de São Paulo (FMUSP).

Filomena Mariko Amaro Takiguti
Especialista em Medicina de Família e Comunidade pela Faculdade de Medicina da Universidade de São Paulo (FMUSP). Tutora do Programa de Residência em Medicina de Família e Comunidade da USP.

Gustavo Kang Hong Liu
Especialista em Medicina de Família e Comunidade pela Faculdade de Medicina da Universidade de São Paulo (FMUSP). Preceptor do Programa de Residência em Medicina de Família e Comunidade da USP (2016-2017).

Itamar de Souza Santos
Professor Livre-Docente do Departamento de Clínica Médica da Faculdade de Medicina da Universidade de São Paulo (FMUSP). Coordenador do Estágio de Iniciação Científica do Programa de Residência em Medicina de Família e Comunidade da USP.

János Valery Gyuricza
Especialista em Medicina de Família e Comunidade pela Faculdade de Medicina da Universidade de São Paulo (FMUSP). Doutorando do Programa de Pós-Graduação em Medicina Preventiva da Faculdade de Medicina da USP.

Kamila Vieira Silva
Especialista em Medicina de Família e Comunidade pela Faculdade de Medicina da Universidade de São Paulo (FMUSP). Tutora do Estágio Eletivo em Medicina Rural do Programa de Residência em Medicina de Família e Comunidade da USP.

Kelly Winck
Especialista em Medicina de Família e Comunidade pela Faculdade de Medicina da Universidade de São Paulo (FMUSP). Tutora do Programa de Residência em Medicina de Família e Comunidade da USP.

Layla Ibraim Silva Darwiche
Especialista em Medicina de Família e Comunidade pela Faculdade de Medicina da Universidade de São Paulo (USP). Preceptora do Programa de Residência em Medicina de Família da USP (2014-2015).

Lilian Bentivegna Martens
Especialista em Medicina de Família e Comunidade pela Faculdade de Medicina da Universidade de São Paulo (FMUSP). Supervisora do Programa Mais Médicos pela Casa de Saúde Santa Marcelina (Ministério da Saúde).

Lilian Muller
Especialista em Medicina de Família e Comunidade pela Sociedade Brasileira de Medicina de Família e Comunidade (SBMFC). Residência Médica em Medicina Geral e Comunitária pelo Programa de Residência Médica do Hospital Regional de Cotia.

Lucas Bastos Marcondes Machado
Especialista em Medicina de Família e Comunidade pela Faculdade de Medicina da Universidade de São Paulo (FMUSP). Preceptor do Programa de Residência em Medicina de Família da USP (2017).

Luciano Nader de Araújo
Especialista em Medicina de Família e Comunidade pela Faculdade de Medicina da Universidade de São Paulo (FMUSP). Mestrando do Programa de Pós-Graduação da Faculdade de Saúde Pública da USP.

Luiza Magalhães Cadioli
Especialista em Medicina de Família e Comunidade pela Faculdade de Medicina da Universidade de São Paulo (FMUSP). Preceptora de Internos em Disciplina de Atenção Primária à Saúde da FMUSP.

Lygia Maria de França Pereira
Doutora e Mestre em Saúde Mental pela Faculdade de Medicina da Universidade de Campinas (Unicamp). Médica Psiquiatra do Centro de Saúde-Escola Samuel Barnsley Pessoa da Faculdade de Medicina da Universidade de São Paulo (FMUSP).

Mairam Kabakian Ourdakian
Especialista em Medicina de Família e Comunidade pela Faculdade de Medicina da Universidade de São Paulo (FMUSP). Tutora do Programa de Residência em Medicina de Família e Comunidade da USP (2011-2014).

Marcela Mitie Missawa
Especialista em Medicina de Família e Comunidade pela Faculdade de Medicina da Universidade de São Paulo (FMUSP). Tutora do Programa de Residência em Medicina de Família e Comunidade da USP.

Marcus Vinicius Camargo Garcia de Pontes
Especialista em Medicina de Família e Comunidade pela Faculdade de Medicina da Universidade de São Paulo (FMUSP). Tutor do Programa de Residência em Medicina de Família e Comunidade da USP.

Mariana Duque Figueira
Especialista em Medicina de Família e Comunidade pela Faculdade de Medicina da Universidade de São Paulo (FMUSP). Tutora do Programa de Residência em Medicina de Família e Comunidade da USP (2014-2016).

Mariana Valente Bragança Lima
Especialista em Medicina de Família e Comunidade pela Faculdade de Medicina da Universidade de São Paulo (FMUSP). Tutora do Programa de Residência em Medicina de Família e Comunidade da USP (2014-2015).

Mariana Villiger Silveira
Especialista em Medicina de Família e Comunidade pela Faculdade de Medicina da Universidade de São Paulo (FMUSP). Preceptora de Alunos do 3º Ano de Graduação na Disciplina de Atenção Primária à Saúde da Faculdade de Medicina da Universidade de São Paulo (2017).

Mateus Silva de Oliveira
Especialista em Medicina de Família e Comunidade pela Sociedade Brasileira de Medicina de Família e Comunidade. Mestrando do Programa de Pós-Graduação do Instituto de Psicologia da USP.

Naiana Gouveia de Melo
Especialista em Medicina de Família e Comunidade pela Faculdade de Medicina da Universidade de São Paulo (FMUSP). Tutora do Programa de Residência em Medicina de Família e Comunidade da USP.

Nathalia Machado Cardoso
Especialista em Medicina de Família e Comunidade pela Faculdade de Medicina da Universidade de São Paulo (FMUSP). Preceptora do Programa de Residência em Medicina de Família da USP (2017).

Rafael Herrera Ornelas
Especialista em Medicina de Família e Comunidade pela Faculdade de Medicina da Universidade de São Paulo (FMUSP). Doutorando do Programa de Pós-Graduação em Ciências Médicas da Faculdade de Medicina da USP.

Renata Assis Macedo de Oliveira
Especialista em Medicina de Família e Comunidade pela Faculdade de Medicina da Universidade de São Paulo (FMUSP).

Renata Maximiano Meiga
Especialista em Medicina de Família e Comunidade pela Faculdade de Medicina da Universidade de São Paulo (FMUSP). Médica de Família e Comunidade do Coletivo Feminista Sexualidade e Saúde.

Renato Walch
Especialista em Medicina de Família e Comunidade pela Faculdade de Medicina da Universidade de São Paulo (FMUSP). Presidente da Associação Paulista de Medicina de Família e Comunidade (APMFC).

Rodrigo Garcia D'Aurea
Especialista em Medicina de Família e Comunidade pela Sociedade Brasileira de Medicina de Família e Comunidade (SBMFC). Tutor do Programa de Residência em Medicina de Família e Comunidade da USP.

Soraya Akemi Rodrigues da Silva
Especialista em Medicina de Família e Comunidade pela Faculdade de Medicina da Universidade de São Paulo (FMUSP). Tutora do Programa de Residência em Medicina de Família e Comunidade da USP (2015-2016).

Stephan Sperling
Especialista em Medicina de Família e Comunidade pela Faculdade de Medicina da Universidade de São Paulo (USP). Tutor do Programa de Residência em Medicina de Família e Comunidade da USP.

Tamara Cristina Minotti
Especialista em Medicina de Família e Comunidade pela Faculdade de Medicina da Universidade de São Paulo (FMUSP).

Tatiana Milla Mandia
Especialista em Medicina de Família e Comunidade pela Faculdade de Medicina da Universidade de São Paulo (FMUSP). Preceptora de Alunos do 3º Ano de Graduação na Disciplina de Atenção Primária à Saúde da FMUSP (2017).

Thays Antunes da Silva
Especialista em Medicina de Família e Comunidade pela Faculdade de Medicina da Universidade de São Paulo (FMUSP). Especialista em Medicina Paliativa pela Faculdade de Medicina da USP.

Viviane da Silva Freitas
Especialista em Medicina de Família e Comunidade pela Faculdade de Medicina da Universidade de São Paulo (FMUSP). Tutora do Programa de Residência em Medicina de Família e Comunidade da USP (2011-2014).

Wilka Emanoely Cunha Castro
Especialista em Medicina de Família e Comunidade pela Faculdade de Medicina da Universidade de São Paulo (FMUSP). Supervisora do Programa de Residência em Medicina de Família e Comunidade da Universidade Federal do Maranhão (UFMA).

● ● ● ● ● ● ● ● ● ● ● ● ● ● ● ● ●

Dedicamos este livro a todos os tutores da Residência em Medicina de Família e Comunidade da Faculdade de Medicina da Universidade de São Paulo que sustentaram o programa com qualidade, mesmo em condições adversas.

Os autores

Apresentação da Série

A *Série Manual do Médico-Residente do Hospital das Clínicas da Faculdade de Medicina da Universidade de São Paulo* (HCFMUSP), em parceria com a conceituada editora médica Atheneu, foi criada como uma das celebrações ao centenário da Faculdade de Medicina. Trata-se de uma justa homenagem à instituição e ao hospital onde a residência médica foi criada, em 1944. Desde então, a residência médica do HCFMUSP vem se ampliando e aprimorando, tornando-se um dos maiores e melhores programas de residência médica do país. Atualmente, os programas de residência médica dessa instituição abrangem quase todas as especialidades e áreas de atuação, totalizando cerca de 1.600 médicos residentes em treinamento.

A despeito da grandeza dos programas de residência médica, há uma preocupação permanente da instituição com a qualidade do ensino, da pesquisa e da assistência prestada pelos nossos residentes. O HCFMUSP, maior complexo hospitalar da América Latina, oferece um centro médico-hospitalar amplo, bem estruturado e moderno, com todos os recursos diagnósticos e terapêuticos para o treinamento adequado dos residentes. Além disso, os residentes contam permanentemente com médicos preceptores exclusivos, médicos-assistentes e docentes altamente capacitados para o ensino da prática médica.

Esta Série visa à difusão dos conhecimentos gerados na prática médica cotidiana e na assistência médica qualificada praticada pelos professores e assistentes nas diversas áreas do HCFMUSP.

Este Manual do Residente de *Medicina de Família e Comunidade* (MFC), editado pelo Prof. Dr. Gustavo Gusso, Prof. Dr. Rodrigo Diaz Olmos e Dr. José Benedito Ramos Valladão Jr., professores especialistas competentes e dedicados, aborda amplamente essa área médica, prioritária para o país, desde os aspectos organizacionais e epidemiológicos à assistência familiar e comunitária, incluindo casos clínicos complexos ilustrativos e a descrição das competências necessárias ao médico-residente de MFC.

Este Manual preenche uma lacuna no mercado editorial brasileiro e, certamente, constituir-se-á em uma grande e bem-sucedida obra destinada aos residentes e médicos interessados na boa prática de MFC.

José Otávio Costa Auler Jr.
Luis Yu
Coordenadores da Série

Prefácio

É com grande satisfação que escrevo o Prefácio do *Manual do Médico-Residente*, Volume *Medicina de Família e Comunidade*, que faz parte de um projeto da Faculdade de Medicina da Universidade de São Paulo de elaboração de manuais para residências médicas de diferentes especialidades.

O número de especialistas em medicina de família e comunidade (MFC) necessita aumentar muito em nosso país e a residência médica é a melhor estratégia para formar esses profissionais. Praticamente em todos os países de Primeiro Mundo, que têm sistemas de saúde considerados de boa qualidade, existe uma atenção primária forte e resolutiva, quase sempre sob a principal responsabilidade de médicos de família.

Na formação dos residentes de MFC no Brasil, há necessidade de livros e manuais escritos a partir dos melhores referenciais teóricos e evidências existentes, mas que sejam adaptados à realidade brasileira.

Os editores são médicos com grande experiência em atenção à saúde, ensino e pesquisa na área de atenção primária e MFC e elaboraram um manual original e adequado às necessidades de formação de um residente de MFC. Uma vez que a MFC exerce um papel crescente na formação médica de graduação, certamente este manual servirá para consulta e estudo também de estudantes de Medicina.

Os editores dividiram o Manual em três partes. A primeira reúne capítulos com temas centrais na prática de um médico de família e comunidade: gestão da clínica, habilidades de comunicação, registro clínico ambulatorial e raciocínio clínico. A segunda parte é constituída de casos clínicos complexos, apresentados e discutidos da maneira como deve ser o raciocínio clínico e a prática de um médico de família e de todo médico que se preocupe em prestar uma atenção à saúde centrada na pessoa e avaliando todos os múltiplos e complexos determinantes de saúde, doenças e agravos à saúde.

A terceira parte é constituída de capítulos que visam abranger as competências principais de um médico de família. Essa lista de competências teve como ponto de partida o "Programa Formativo de la Especialidad de Medicina Familiar y Comunitaria" da Comisión Nacional de la Especialidad de Medicina Familiar y Comunitaria da Espanha. Foram consultados, também, outros documentos, como o do Royal College of General Practitioners da Inglaterra (2010) e da Coordenação de Internato da Zona Norte de Portugal (2010), tendo sido feita uma adaptação para a realidade brasileira.

Trata-se de um manual inovador, com conteúdo atualizado e utilizando, principalmente, a discussão de situações reais, presentes no dia a dia de um médico de família e comunidade. Tenho certeza de que este Manual será muito útil aos residentes de MFC, mas também a todos os médicos que trabalham em atenção primária e estudantes de Medicina.

Mílton de Arruda Martins
Professor Titular de Clínica Médica
Faculdade de Medicina da Universidade de São Paulo

Apresentação do Volume

A medicina de família e comunidade é uma especialidade reconhecida no Brasil desde 1981 pela Associação Nacional de Médicos Residentes (ANMR), desde 1986 pelo Conselho Federal de Medicina (CFM) e desde 2002 pela Associação Médica Brasileira (AMB) e Comissão Mista de Especialidades. Começou no Brasil com experiências esparsas na década de 1970, e recebeu diversos nomes, como *medicina comunitária* e *medicina geral*. Em 1981, o termo foi unificado para *medicina geral comunitária* e, por fim, o nome foi mudado em 2002, quando da constituição da Comissão Mista de Especialidade, para *medicina de família e comunidade*. Porém, a epistemologia tem a mesma origem e foi evoluindo e se modificando ao longo do tempo, sendo tão bem definida por McWhinney na sua vasta produção acadêmica dedicada a essa área.[1]

É uma especialidade de vanguarda que incorpora facilmente novas tecnologias leves[2] (ou "*soft*") como o método clínico centrado na pessoa e tecnologias mescladas[3] (ou "*hard*" e "*soft*") como a medicina baseada em evidências. O foco é a pessoa em seu contexto social e familiar, e não uma doença, exame, procedimento, protocolo, técnica ou ação programática. Isso faz da especialidade bastante conectada com o paciente, sendo um dos atributos mais importantes o vínculo. Por outro lado, proporciona uma liberdade muito rara e por isso frequentemente é uma especialidade tida como excêntrica[4] ao sistema que sempre tem vieses cada vez mais claros e quase sempre monetários. Talvez o termo "clínica geral" represente melhor a especialidade, pois essa é a função do profissional nessa área: ser um médico geral da pessoa. Os nomes *médico de família* ou *médico de família e comunidade* foram sendo adotados em muitos lugares do mundo para se diferenciar do médico que não fez nenhuma especialização, o que trouxe problemas na comunicação com a população a respeito do que se trata de fato essa especialidade, criando mitos como "o médico que vai na casa da família", como se essa parte explicasse o todo.

A residência médica está no caminho da universalização, ou seja, em breve, mesmo nos países subdesenvolvidos, todos os médicos egressos farão residência, pois, além de qualificar o profissional de maneira custo-efetiva, representa um importante mecanismo de regulação do mercado. Para que isso ocorra é fundamental que as especialidades gerais sigam fortes, pois há tempos a residência não tem a função de formar apenas o subespecialista.

Além da residência médica, a medicina de família e comunidade tem uma enorme utilidade na graduação. Muito se discute sobre como se deve organizar os currículos de medicina. Em geral, os currículos de graduação em medicina vão da "mitocôndria à pessoa, passando pela célula normal, alterada, fisiologia, sistemas e doenças". Nos currículos ainda fragmentados, tenta-se colocar a medicina de família e comunidade dentro de "pacotes" que convencionou-se chamar de atenção primária à saúde (APS), medicina social, saúde coletiva, etc., o que são opções possíveis, mas que podem não ajudar a de fato integrar o currículo como um todo e ainda corre-se o risco de distorcer conceitos como o da APS.

Na maioria dos países desenvolvidos onde o sistema de saúde conta com uma atenção primária à saúde forte, as faculdades, mesmo em grandes centros urbanos, reservam entre 30 e 40% de todas as vagas de residência para medicina de família e comunidade (ou seu respectivo nome). Isso faz com que os subespecialistas sejam protegidos e possam exercer sua prática clínica lidando com problemas mais graves e raros sem perder tempo e recursos com problemas que o médico de família ou mesmo outros profissionais da saúde possam lidar.

Nesses países, como Canadá, Holanda, Noruega e Inglaterra, os médicos de família chegam a ser responsáveis por 70% de todo o currículo da graduação e por disciplinas, como história da medicina, epidemiologia e propedêutica, dada a visão sistêmica que esse profissional adquire e a sua polivalência. Claro que muitas vezes o médico de família se subespecializa, mas, em geral, mantém sua prática assistencial sem distinguir doença, faixa etária ou sexo.

Caso seja necessário escolher um ponto do currículo de graduação no qual o médico de família possa contribuir mais é no final da graduação. Quanto mais ao final, melhor. Porque é nesse ponto que há grande integração de conteúdo e os alunos tem bastante informação, em geral fragmentada, sobre doenças, medicações, fisiologia e propedêutica. Na atenção primária e com o médico de família e comunidade, é possível treinar à exaustão a integração desse conteúdo, bem como habilidades de comunicação e a abordagem de queixas vagas.

Todo esse conteúdo complexo que pretende dar conta do primeiro contato do paciente com o sistema de saúde, abordar com competência os problemas de saúde mais prevalentes e direcionar corretamente aos especialistas entre 5 e 15% das consultas, necessita de uma estruturação curricular bem formatada.

Este Manual foi realizado a muitas mãos. Nosso objetivo foi descrever como o médico de família e comunidade atua e o que precisa saber para poder executar o seu trabalho. Desta maneira, o Manual começa com temas centrais à prática do médico de família e comunidade. Na sequência, há casos que se aproximam da realidade, embora tenham nomes fictícios. No desenrolar dos capítulos há a descrição de como abordamos cada caso e o que há de relevante ou atual em cada tema. Portanto, não é um Manual que procura esgotar os assuntos ou as possibilidades de condutas ou abordagens. Ao contrário, a medicina é uma ciência que combina aspectos biológicos, matemáticos e humanos e isso faz dessa área bastante complexa. Essa complexidade é apontada nas discussões que pretendem servir como inspiração aos residentes. No futuro, mais livros, manuais e capítulos serão baseados em histórias de vida com seus problemas de saúde e suas vulnerabilidades e potencialidades sociais, suas multimorbidades e as incontáveis interações de fatores que só quem os vive conhece de maneira aprofundada.

Nós, médicos, temos o dever de a cada encontro tentar entender a história, os fatores envolvidos, como eles interagem e como ajudar a pessoa a avançar. Portanto, a medicina não é uma ciência puramente exata ou que lida com "máquinas" que devem se comportar como deseja o "mecânico". Fazer isso é correr o risco de uma prática iatrogênica em que as pessoas acabam procurando o serviço por um motivo e são compelidas a se tratar por outro. As informações em saúde são divulgadas de uma maneira confusa em que as pessoas não sabem ao certo se aquele dado de fato serve para ela, para a história dela, para os problemas que ela sente. Os médicos formados, estudantes e residentes também, muitas vezes, não aprendem a depurar a informação. Não resta outra alternativa a não ser individualizar o conteúdo produzido em uma quantidade cada vez maior de artigos. Este Manual pretende fazer esse exercício.

Na terceira parte, há o *checklist* de competências que partiu do *"Programa Formativo de la Especialidad de Medicina Familiar y Comunitaria"* da Comisión Nacional de la Especialidad de Medicina Familiar y Comunitaria da Espanha (2002). Também foram levados em consideração outros produtos disponíveis como do Royal College of General Practitioners da Inglaterra (2010) e da Coordenação de Internato da Zona Norte de Portugal (2010). A partir desse material foram realizadas oficinas ao longo de 2014 quando participaram residentes, tutores, preceptores e professores envolvidos na ocasião com o Programa de Residência Médica em Medicina de Família e Comunidade da Faculdade de Medicina da Universidade de São Paulo (PRM em MFC da FMUSP). Ao final, após inúmeras revisões e edições do conteúdo para que ficasse o mais próximo possível da realidade brasileira e do PRM em MFC da FMUSP, chegamos ao que está sendo publicado. Certamente ao longo do tempo e à medida que os residentes forem testando, haverá adequações. Ou seja, este não pretende ser um produto acabado, mas, ao contrário, algo que tenha vida e que possa ajudar na formação de médicos de família e comunidade por muitos anos.

Gustavo Gusso
José Benedito Ramos Valladão Júnior
Rodrigo Diaz Olmos

Referências

1. McWhinney IR, Freeman T. Manual de Medicina de Família e Comunidade. 3. ed. Porto Alegre: ArtMed, 2010.
2. Feinstein AR. The need for humanized science in evaluating medication. Lancet. 1972 Aug 26; 300(7774):421-3.
3. Laszlo A, Laszlo K. A Soft Technology for Evolutionary Learning. Systems Research & Behavioral Science. Publication pending, 2003.
4. McWhinney IR. William Pickles Lecture 1996. The importance of being different. Br J Gen Pract. 1996 Jul; 46(408):433-6.

Sumário

» Parte 1: Temas Centrais

1. Gestão da clínica, 3
Luciano Nader de Araújo
Mariana Duque Figueira

2. Habilidades de comunicação, 23
Bruno Takase Watanabe
Carlos Frederico Confort Campos

3. Registro clínico ambulatorial, 35
Gustavo Gusso

4. Epidemiologia e raciocínio clínico, 45
José Benedito Ramos Valladão Júnior
Rodrigo Diaz Olmos

» Parte 2: Pessoas, suas Condições de Saúde e as Complexas Interações

5. Roberta, 67
Gustavo Gusso
José Benedito Ramos Valladão Júnior
Rodrigo Diaz Olmos

6. Selma, 93
Aline de Souza Oliveira
Amanda Arlete Ribeiro Firmino
Clarissa Willets Bezerra
Nathalia Machado Cardoso

7. Roberto e Vanessa, 135

Ademir Lopes Júnior
Ana Paula Andreotti Amorim
José Benedito Ramos Valladão Júnior
Kamila Vieira Silva
Luiza Magalhães Cadioli

8. Maria de Lourdes, 189

Caio César Bezerra da Silva
Camila de Sá
Lygia Maria de França Pereira
Marcus Vinicius Camargo Garcia de Pontes
Renata Maximiano Meiga

9. Marco Antônio, 231

José Benedito Ramos Valladão Júnior
Lucas Bastos Marcondes Machado

10. Arnaldo, 263

Filomena Mariko Amaro Takiguti
Itamar de Souza Santos
José Benedito Ramos Valladão Júnior
Lilian Bentivegna Martens
Tamara Cristina Minotti
Tatiana Milla Mandia

11. Marisa, Cleiton, David e Victor, 291

Dulce Maria Senna
János Valery Gyuricza
Marcela Mitie Missawa
Stephan Sperling
Viviane da Silva Freitas

12. José, 319

Ana Laura Batista da Silva
Bianca Luiza de Sá e Silva
Deoclécio Avigo
José Benedito Ramos Valladão Júnior
Naiana Gouveia de Melo

13. Janaína e Davi, 351

Ana Flávia Pires Lucas d'Oliveira
Clarisse Malatesta Motomura
Kelly Winck
Renata Assis Macedo de Oliveira
Soraya Akemi Rodrigues da Silva

14. Doralice, 387

Ana Paiva Garcia
Demian de Oliveira e Alves
Gustavo Kang Hong Liu
Mariana Villiger Silveira
Rodrigo Garcia D'Aurea

» Parte 3: Manual de Competências

I. Competência em Formação e Pesquisa

15. Formação e pesquisa, 435

Diego José Brandão Júnior
José Benedito Ramos Valladão Júnior
Mariana Duque Figueira

II. Competências Centrais

16. Comunicação, 445

Bruno Takase Watanabe
Carlos Frederico Confort Campos

17. Raciocínio clínico e conduta centrados na pessoa, 453

Demian de Oliveira e Alves
János Valery Gyuricza
Luciano Nader de Araújo

18. Bioética, 459

Lilian Muller
Mairam Kabakian Ourdakian

19. Gestão da atenção à saúde, 463
Deoclécio Avigo
Diego José Brandão Júnior
János Valery Gyuricza

III. Competências Clínicas

20. Problemas infecciosos, 471
Ana Paula Andreotti Amorim
Clarissa Willets Bezerra

21. Problemas cardiovasculares, 477
Clarissa Willets Bezerra
János Valery Gyuricza
Rafael Herrera Ornelas

22. Problemas metabólicos e endocrinológicos, 487
Caroline Saori Sakurai Tamaki
Clarissa Willets Bezerra
Rafael Herrera Ornelas

23. Problemas respiratórios, 497
Caroline Saori Sakurai Tamaki
Luciano Nader de Araújo

24. Problemas de cabeça e pescoço, 501
José Benedito Ramos Valladão Júnior
Layla Ibraim Silva Darwiche

25. Problemas do sistema nervoso, 505
José Benedito Ramos Valladão Júnior
Mariana Valente Bragança Lima

26. Problemas do trato digestivo, 509
Diego José Brandão Júnior
Kelly Winck

27. Problemas de rins e vias urinárias, 515

Gustavo Gusso
Lilian Muller

28. Problemas hematológicos, 519

José Benedito Ramos Valladão Júnior
Mateus Silva de Oliveira

29. Traumatismos, acidentes e intoxicações, 523

Amanda Arlete Ribeiro Firmino
Renato Walch

30. Urgências e emergências, 527

Kelly Winck
Renato Walch

31. Problemas de saúde mental, 531

Lygia Maria de França Pereira
Demian de Oliveira e Alves
Rodrigo Garcia D'Aurea

32. Problemas relacionados à adicção, 537

Deoclécio Avigo
Layla Ibraim Silva Darwiche
Lygia Maria de França Pereira

33. Problemas de pele, 541

Ana Laura Batista da Silva
Demian de Oliveira e Alves

34. Problemas osteomusculares, 545

Bruno Takase Watanabe
Demian de Oliveira e Alves

35. Problemas dos olhos, 549

Luciano Nader de Araújo
Mariana Valente Bragança Lima

36. Procedimentos ambulatoriais, 555

José Benedito Ramos Valladão Júnior
Layla Ibraim Silva Darwiche

37. Atenção à saúde da criança e do adolescente, 559

Ana Cecília Silveira Lins Sucupira
Ana Laura Batista da Silva
Lilian Bentivegna Martens
Mairam Kabakian Ourdakian
Tamara Cristina Minotti

38. Atenção à saúde da mulher, 567

Carlos Frederico Confort Campos
Mariana Duque Figueira

39. Atenção à saúde do trabalhador, 575

Layla Ibraim Silva Darwiche
Mariana Valente Bragança Lima

40. Atenção à saúde do idoso, 577

Mateus Silva de Oliveira
Thays Antunes da Silva
Wilka Emanoely Cunha Castro

41. Atenção à saúde do acamado, 581

Thays Antunes da Silva
Wilka Emanoely Cunha Castro

42. Atenção à saúde da pessoa em cuidados paliativos e sua família, 585

János Valery Gyuricza
Mariana Duque Figueira
Thays Antunes da Silva

43. Atenção à saúde da família, 593

Dulce Maria Senna
José Benedito Ramos Valladão Júnior

44. Atenção a situações de risco familiar e social, 597

Ana Flávia Pires Lucas d'Oliveira
Dulce Maria Senna
Layla Ibraim Silva Darwiche

45. Atenção à saúde da comunidade, 607

Ana Paula Andreotti Amorim
José Benedito Ramos Valladão Júnior
Rodrigo Garcia D'Aurea

IV. Ferramentas de Avaliação

46. Ferramentas de avaliação, 615

Eduardo Picelli Vicentim
José Benedito Ramos Valladão Júnior

» Bibliografia sugerida (Parte 3 - Manual de Competências), 635

» Índice remissivo, 643

Parte 1

• • • • • • • • • •

Temas Centrais

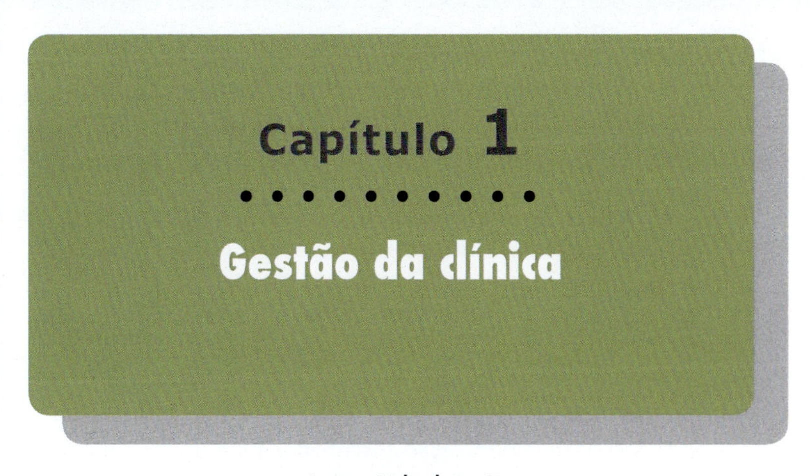

Capítulo 1

Gestão da clínica

Luciano Nader de Araújo
Mariana Duque Figueira

A nova médica

Maria Fernanda Chaves, 28 anos, médica recém-saída da residência em Medicina de Família e Comunidade, entra em uma vaga de trabalho em uma equipe de Estratégia de Saúde da Família (ESF) de uma Unidade Básica de Saúde (UBS) de região metropolitana.

Ao chegar lá, ela encontra uma situação bem típica: para entrar na agenda do médico, a pessoa precisa ir à UBS no início do mês, quando abrem as vagas para dali a três meses.

As filas ficam enormes e as pessoas chegam na madrugada.

A situação era bem complicada. Porém, a gestão estava aberta a sugestões e, com isso, ela iniciou discussões no serviço para tentar mudar essa realidade.

Logo ela entendeu que para isso precisaria recorrer aos princípios básicos da atenção primária à saúde.

Atenção primária à saúde

Desde 1920, na Inglaterra, a atenção à saúde é pensada em níveis organizacionais.[1] O primeiro nível é a atenção primária à saúde (APS),[2] porta de entrada e organizadora dos outros níveis do sistema, em que se espera resolubilidade de 85 a 95% dos problemas de saúde.

Os casos menos frequentes vão para o nível secundário, enquanto o nível terciário fica com as raridades.

Pode-se dividir os atributos essenciais[2] da atenção primária em quatro: acesso, longitudinalidade, coordenação e abrangência. Esses atributos norteiam a gestão da prática clínica na APS.

Acesso

A demanda de uma população adscrita por atendimentos médicos não será diminuída com o tempo, mas poderá ser organizada.[3]

Estimativas internacionais[4] (Inglaterra e Estados Unidos) sugerem que, a cada mil habitantes, cerca de 250 indivíduos procuram atendimento de saúde no período de um mês (Figura 1.1).

Fatores relacionados ao perfil dos usuários influenciam significativamente a utilização dos serviços de saúde.[3] Características como pouca rede social, baixos níveis socioeconômico e educacional, alto índice de morbidades (maior causa preditora em vários estudos), alto índice de quadros de saúde mental, desemprego, mulheres em torno dos 40 anos, idade acima dos 65 anos e dinâmicas familiares disfuncionais predispõem a uma maior procura do serviço.

Dadas tais condições, o número brasileiro de procura pode ser ainda maior que os internacionais.

Maria Fernanda resolveu seguir as melhores evidências no sentido de organizar e lidar com essa demanda, e iniciou priorizando o acesso por meio da estratégia de *acesso avançado*.[5] Para isso, começou reservando 10% de suas vagas existentes no dia para atender as pessoas que batiam à sua porta sem agendamento prévio.

A princípio, essas vagas ficaram ociosas. Ela logo pensou que a população não precisaria desse tipo de atendimento na UBS.

Considerando o atributo de primeiro contato, ela entendeu que a APS não pode ser considerada somente o lugar de prevenção e do seguimento ambulatorial de quadros crônicos; ela também é lugar de urgências e de quadros agudos.

Figura 1.1. Prevalência estimada de consultas no período de um mês, na Inglaterra, segundo estudo de 1961 de White et al.[4]

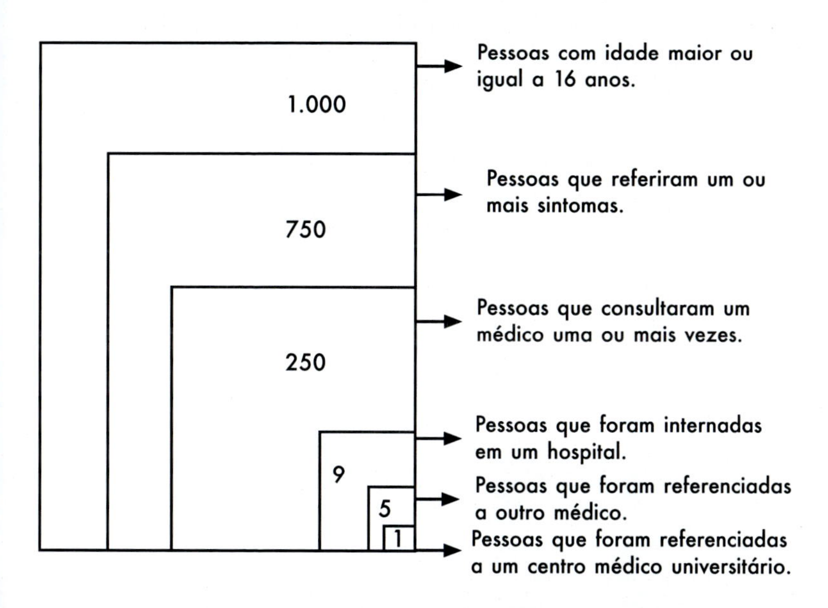

As pessoas não a procuravam porque não entendiam o serviço como confiável. Tinham um *grau de afiliação* muito baixo.

Após algumas semanas, a população entendeu que havia possibilidade de consultas para o mesmo dia, e passou a procurar mais a unidade de saúde.

A médica de família percebeu como o modo anterior de agendamento reprimia sua real demanda, e como a percepção de barreiras por parte dos usuários influencia de maneira direta a utilização do serviço.[3] Podem ser citados como fatores facilitadores importantes à procura por atendimento: tempo de espera (tanto de agendamento quanto em sala de espera), distância e condições de transporte até a unidade de saúde, organização do serviço e relação funcionário-pessoa.

A nova médica de família continuou então com sua estratégia: gradativamente aumentando a proporção de consultas do dia e diminuindo as agendadas anteriormente (Figura 1.2). Ela foi percebendo que as faltas diminuíam e as pessoas pareciam mais satisfeitas.[5] Quando tinha cerca de 40% de vagas de atendimentos para o mesmo dia, encontrou um grande desafio: diminuir o agendamento do que seriam as "prioridades" da ESF (como, por exemplo, hipertensão e diabetes). O medo dela era de que essas pessoas não viessem mais às consultas e que seu seguimento ficasse prejudicado.

Figura 1.2. Diferença na distribuição das vagas de consulta no período de um dia entre o modelo tradicional e o de acesso avançado[5]

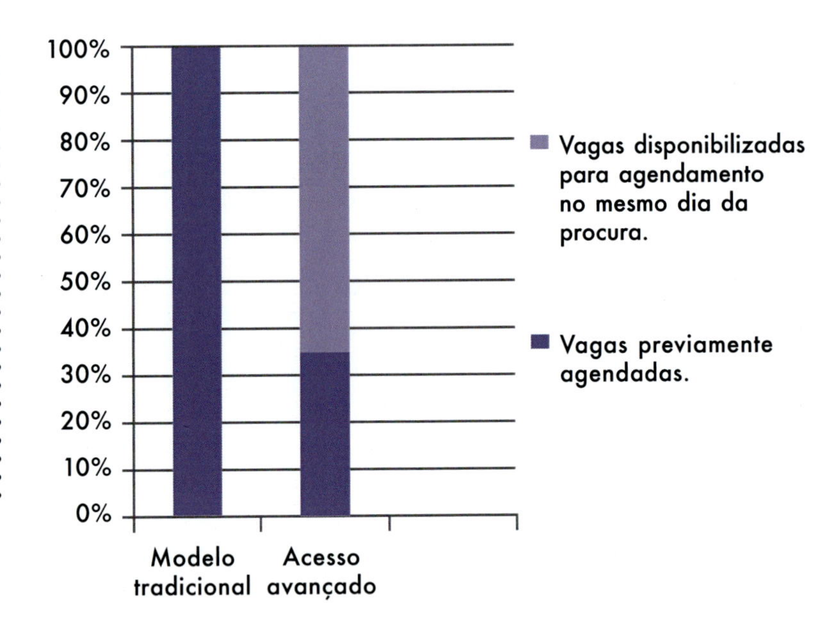

A lei dos cuidados inversos de Hart

Em 1971, Hart descreveu a lei dos cuidados inversos,[6] que diz que a melhor assistência médica está disponível para a população que menos precisa dela, fazendo-se necessário redistribuir o cuidado para a população que mais se beneficiaria dele.

Muitas vezes essa situação é vista na ESF, em que aqueles grupos ditos prioridades (programáticos) ocupam grande parte da carga assistencial e acabam sendo expostos a excessos de consultas e de procedimentos, enquanto as pessoas com queixas agudas – ou com quadros que não se enquadram nas definidas prioridades (programas) – precisam ir ao pronto-socorro ou encontrar outro lugar no sistema de saúde para seu acompanhamento.

Após ler sobre a lei de Hart, Maria Fernanda começou a se questionar:

» Por que um serviço de saúde que se considera porta de entrada vai selecionar por quais problemas a pessoa merece ter sua consulta garantida e por quais não?
» Por que um serviço de saúde que se diz abrangente escolheria organizar seus atendimentos com base em doenças, em faixa etária, ou se a queixa é aguda ou crônica?

Um serviço de APS de qualidade deveria indicar a periodicidade dos retornos de maneira criteriosa, e a pessoa escolheria voltar no dia que fosse mais interessante para ela; pensando também na corresponsabilidade no cuidado e na diminuição da taxa de absenteísmo.

Um serviço de APS de qualidade deveria oferecer o acesso mais ampliado possível às pessoas, para que elas procurassem a unidade pelas queixas que sentissem necessidade, fossem elas de início há algumas horas ou há meses. Um serviço de APS de qualidade deveria identificar indivíduos com alta vulnerabilidade e alto risco, e pouca autonomia – fazendo a vigilância do cuidado e facilitando seu contato com o serviço –, de modo a buscar equidade.

Após ler sobre instrumentos validados de avaliação da APS (como o *PCA Tool*),[7] ela entendeu que estava certa.

Quando passou a lidar com queixas agudas de pessoas com diabetes e hipertensão, a priorizar a vigilância de indivíduos com alto risco individual em vez da vigilância dos cronicamente estáveis e saudáveis, a cuidar de pessoas que outrora não vinham à UBS, ela percebeu o valor de *encontros de oportunidade* no cuidado, comparando-se a encontros artificialmente programados.

A esta altura, sua agenda tinha vagas para o mesmo dia todos os dias. Alguns dias pela manhã e outros à tarde, para melhorar as possibilidades de encontrar-se com as necessidades dos indivíduos.

Com cerca de 75% das vagas para consultas do dia, além de continuar o estudo sobre organização da prática clínica, teve de estudar mais assuntos, como crises asmáticas, exacerbações de doença pulmonar obstrutiva crônica (DPOC) e abdome agudo, uma vez que as pessoas passaram a procurar a UBS por tais quadros.

Ao atender uma paciente com asma, Maria Fernanda foi muito elogiada e descobriu o papel da APS no acompanhamento mais eficiente e menos invasivo desses casos. Entendeu esse papel quando observou que o uso de corticosteroide oral não era racionalizado nas idas da paciente a prontos-socorros diferentes a cada crise e que o pneumologista estava com dificuldade em caracterizar a causa da descompensação da asma (a paciente parava de usar as "bombinhas" quando os filhos ficavam muito tempo sem visitá-la), já que a maioria de seus pacientes era grave e necessitava de altas doses de medicações para controle de seus sintomas.

Assim, a médica de família conseguiu tratar o Cushing exógeno decorrente do uso excessivo de corticosteroide oral e controlar as diversas exacerbações, inclusive diminuindo sua medicação diária após uma reunião com a família, e obtendo controle da asma.

Continuando sua reorganização, a médica também melhorou o acesso às visitas domiciliares. Elas deixaram de ter a "configuração clássica", de um período fixo semanal, para três períodos de uma hora em dias diferentes na semana.

Com todas essas mudanças, ela passou de uma média de 280 para 420 consultas por mês e estava bastante satisfeita com seu trabalho.

Longitudinalidade

À medida que os meses passavam, Maria Fernanda foi percebendo que as consultas se tornavam mais tranquilas. A longitudinalidade se fazia presente: não havia tanta necessidade de recorrer a muitas perguntas em todos os encontros – bastava olhar o prontuário que o *registro clínico orientado a problemas* adiantava o conhecimento das situações mais relevantes da pessoa atendida.

Com o tempo atuando em uma mesma área, o médico passa a ter maior conhecimento sobre o território e seus casos. Ele consegue então diminuir o tempo de consulta em cerca de 40%, e ser mais eficiente nos atendimentos. Tal acúmulo se inicia em três meses e cresce marcadamente até 12 meses, depois continua crescente, porém em ritmo mais estável.[8]

Assim, o tempo de consulta deixou de ser uma preocupação. Em vez de consultas sempre longas, aconteciam consultas mais pontuais e que tratavam sobre menos *episódios de cuidado* diferentes em cada encontro. Havia a possibilidade de oferecer mais encontros à mesma pessoa durante o ano: em vez de uma consulta de 30 minutos, poderiam acontecer duas consultas de 15 minutos cada.

No Brasil, as pessoas são vistas pelo médico em média 1,5 vez ao ano, enquanto a literatura mundial aponta para uma frequentação de quatro visitas por pessoa ao ano.[9]

A população foi entendendo que podia contar com sua médica de família quando precisava. Então as queixas passaram a ser menos "represadas": o que vinha a ser discutido na consulta era o que fez a pessoa procurar o serviço naquele momento, e não mais todos os problemas que se acumularam durante o longo tempo de espera entre o agendamento da consulta e a data do atendimento.

Coordenação do cuidado

A equipe

Durante todo esse período de adaptação e organização da gestão da clínica, é importante destacar que a médica de família e comunidade não estava sozinha: ela tinha uma equipe.

A princípio, em razão da cultura da sociedade extremamente medicalizada e médico-centrada, a equipe e a própria população não entenderam muito bem o que ela estava propondo. Mas as coisas melhoraram após algumas discussões sobre a importância do trabalho multiprofissional.

Mudanças no arranjo de funcionamento, tanto do serviço quanto intraequipe, são as que mais têm influência em curto, médio e longo prazos na organização da demanda pelo serviço e no aumento da resolutividade no cuidado.[3]

A divisão das funções com o enfermeiro se mostrou essencial. Originalmente, ele tinha uma função fortemente administrativa: checando relatórios de Agente Comunitário de Saúde (ACS) – uma espécie de retrabalho, não realizava muitos atendimentos, sendo pouco resolutivo quando atendia queixas agudas, e fazendo a vigilância dos casos crônicos (aqueles que em sua maioria concentram o cuidado desnecessariamente, como já observado por Hart). Aos poucos ele foi ocupando um espaço pouco visto no Brasil, que é o de enfermeiro clínico.

Em outros países, ele é conhecido como *nurse practitioner,* unindo as funções administrativas com a clínica específica do enfermeiro, e ainda adicionando mais atendimentos a queixas agudas.[10]

Um enfermeiro consegue manejar cerca de metade dos casos que chegam à atenção primária sem necessitar de apoio médico (atividades de prevenção, controle de casos crônicos estáveis, atendimento de quadros agudos sem sinais de alarme, – em sua maioria benignos e autorresolutivos).[11-13] A outra metade dos casos, quando o enfermeiro precisa do médico para uma resposta eficaz, constitui um desafio para o gerenciamento dos atendimentos de ambas as classes, pois o profissional de enfermagem deve estar consciente da importância de seu papel no contexto da atenção primária e deve ter garantido o respaldo médico ágil nessas situações.[14]

Maria Fernanda então organizou sua agenda de modo a estar preparada e disponível para atender às demandas geradas nas consultas do enfermeiro por meio do mecanismo da *interconsulta*:[15] definida no momento que o primeiro profissional conclui sua especificidade naquele encontro e necessita da avaliação de outro profissional para a continuidade do manejo do problema trazido pela pessoa.

Usando o trabalho em equipe, conseguiram expandir o acesso em mais 150 consultas por mês, aumentar a eficiência no manejo dos casos e distribuir a carga de trabalho entre os diferentes profissionais.

Com tal arranjo, os agentes comunitários de saúde e os auxiliares de enfermagem passaram também a ter um papel diferente e mais dinâmico: com a menor necessidade de advogar sobre a dificuldade das pessoas em conseguir consultas, começaram a realizar mais funções como escuta acolhedora, continência e vigilância sobre casos selecionados pela equipe durante as reuniões.

Todas essas mudanças implementadas pela médica de família e sua equipe foram instituídas após um período de diagnóstico mais detalhado de sua demanda.

Gestão da demanda

É necessária uma análise (quantitativa e qualitativa) pormenorizada da demanda para que se possa organizar a prática clínica e obter um cuidado de qualidade.[3,16]

A gestão da demanda pressupõe o desenho de circuitos internos, visando à redistribuição e racionalização das atividades, de modo que as respostas possam ser dadas pelo profissional mais eficiente e capacitado para resolver o problema.

Entre as *medidas quantitativas* respaldadas para tal, pode-se citar o binômio pressão assistencial-frequentação a seguir. Quando se analisa a relação entre as duas variáveis, tem-se um diagnóstico sobre as limitações do serviço e suas possibilidades de reorganização.

Medidas para análise quantitativa da demanda, normalmente calculadas para o período de um ano:

$$\text{Pressão assistencial} = \frac{\text{Número de visitas}}{\text{Número de dias trabalhados}}$$

$$\text{Frequentação} = \frac{\text{Número de visitas}}{\text{População adscrita}}$$

A diferença existente entre o número de pessoas cadastradas em uma equipe e o número de pessoas que realmente utilizam o serviço de saúde deve ser levada em conta ao se analisar a frequentação na ESF. Áreas com muitos habitantes utilizadores do sistema privado como referência, por exemplo, têm sua frequentação subestimada quando calculada com base no número de pessoas cadastradas (Quadro 1.1).

Internacionalmente, sugere-se como adequada uma pressão assistencial média de 25 atendimentos por dia, e uma frequentação entre 3 e 4 consultas por habitante ao ano.[3]

Buscando refinar a análise, é importante um *diagnóstico qualitativo* da demanda. Pode-se dividir a demanda entre necessidades assistenciais ou administrativas, e entre atividades previsíveis ou imprevisíveis (do ponto de vista da equipe de saúde).

As *atividades administrativas previsíveis* (laudos, renovação de receitas de pacientes crônicos, impressos para programas como automonitoramento glicêmico, benefícios, entre outros) correspondem a cerca de 40% da demanda de um serviço de APS.[17]

Devem-se criar circuitos organizativos para que essas necessidades sejam resolvidas em espaços fora dos momentos de consultas:[18,19] espaços reservados na grade dos funcionários para trabalhos burocráticos,

Quadro 1.1. Análise interpretativa do binômio pressão assistencial-frequentação[3]

Baixa pressão assistencial e alta frequentação	Alta pressão assistencial e alta frequentação
• Sugere baixo número de pessoas cadastradas no serviço. • Sugere sobra de recursos. • Sugere déficit organizativo. • Em áreas rurais distantes, não costuma indicar sobra de recursos, pois os profissionais acabam gastando muito tempo em deslocamentos durante as atividades.	• Sugere déficit organizativo. • Segere falta de recursos se a pressão assistencial do serviço for maior que a pressão assistencial proporcional calculada para uma frequentação de 4 visitas/habitante/ano.
Baixa pressão assistencial e baixa frequentação	**Alta pressão assistencial e baixa frequentação**
• Sugere sobra de recursos. • Sugere número baixo de pessoas que procuram o serviço de saúde (baixo grau de afiliação).	• Não há margem de manobra organizativa. • Sugere falta de recursos.

divisão dessas atividades entre categorias profissionais (p. ex., receitas já impressas por auxiliares administrativos), ou fluxos de entrega dos pedidos pelas pessoas diretamente na recepção para retirada em tempo acordado previamente sem necessidade de uma consulta para tal.

As *necessidades assistenciais previsíveis* (seguimento de crônicos estáveis, resultados de exames, rotina de pacientes "saudáveis", como pré-natal e puericultura) são o segundo grupo mais prevalente de demandas na APS. Pensando na lei dos cuidados inversos e na existência de diversos protocolos de acompanhamento com intervalos de retorno não baseados em evidências clínicas, respostas como resultados de exames normais por tecnologias como telefone ou e-mail, adequação de protocolos de seguimento e divisão dos atendimentos com a equipe de enfermagem são opções descritas como bastante eficazes.[19]

O papel de protagonismo do enfermeiro nesses casos faz ainda mais sentido se considerarmos que, quando a resposta a um dado problema encontra-se na área de intersecção de conhecimentos e habilidades de mais de uma categoria profissional, uma gestão adequada da demanda prioriza que a resposta seja dada pelo profissional com mais disponibilidade para tal. Em uma sociedade médico-centrada e pouco familiarizada com a carteira de serviços de outras categorias da saúde, esse profissional costuma ser o médico, mas deveria ser o enfermeiro.[18]

Para contemplar as *demandas imprevisíveis* pelo serviço de saúde (tanto as administrativas quanto as assistenciais), a organização do tempo e da agenda são os mecanismos que mais têm impacto em seu manejo.

Gestão do tempo e da agenda

Uma agenda que não abarca as necessidades de saúde de sua população e que não contempla procuras imprevisíveis faz com que surjam fluxos e vias paralelas de demanda em um cronograma de respostas normalmente já saturado. Isso cria um círculo vicioso que sobrecarrega os funcionários, gera responsabilização do usuário pelo "mau uso" do serviço e aumenta o grau de insatisfação das pessoas por não conseguirem as respostas de que necessitam.

As características básicas de uma agenda que não colaboram para o surgimento desse ciclo são (ver modelo na Tabela 1.1):[20]

» Diversificação de horários (manhãs e tardes).

» Não setorização por programas, doenças ou faixas etárias (exceção no caso de a pressão assistencial ser maior do que a organização do serviço consiga dar conta, ocorrendo, então, uma priorização para garantia do cuidado daqueles com maior vulnerabilidade na região, normalmente crianças até dois anos e gestantes).

» Possibilidade de tempos de consulta diversos, sendo a maior parte delas rápidas, em torno de 15 minutos de duração (possibilitando durante o mesmo dia, por exemplo, o agendamento de um retorno de 30 minutos para seguimento de um caso de saúde mental ou inserção de um dispositivo intrauterino (DIU), assim como uma breve avaliação de 5 minutos dos controles glicêmicos já acordados em consulta para otimização da dose de insulina).

» Espaços reservados em cada período para demandas assistenciais e administrativas imprevisíveis, ou para recuperação de atrasos inerentes ao dia a dia da clínica em APS.
» Agenda complementar entre médico e enfermeiro (de modo a possibilitar as interconsultas).
» Oferecer um número de consultas compatível com a necessidade das pessoas (levando-se em conta o limite de recursos passíveis de serem oferecidos por uma equipe, que podem ser insuficientes em relação à demanda).
» Planejamento que contemple a variabilidade da demanda (mais vagas nos dias da semana, nos meses ou nos horários em que há maior procura).
» Incluir a *gestão da expectativa* de espera que existe por parte do usuário (incluindo medidas, como deixar disponível uma previsão do horário de atendimento ou avisar quando houver imprevistos/atrasos).

Tabela 1.1. Modelo final da agenda da médica de família, incluindo visita domiciliar e reuniões

	Segunda-feira	Terça-feira	Quarta-feira	Quinta-feira	Sexta-feira
08-11h	Demanda espontânea	Demanda espontânea	Demanda espontânea	Demanda espontânea	Demanda espontânea
11-12h	Agendamentos	Agendamentos	Agendamentos	Agendamentos	Reunião de equipe
13-15h	Demanda espontânea	Demanda espontânea	Visita domiciliar	Demanda espontânea	Demanda espontânea
15-17h	Agendamentos	Agendamentos		Agendamentos	Agendamentos

Gestão dos hiperutilizadores

Cerca de 80% dos atendimentos de um médico de atenção primária são utilizados pelas mesmas pessoas (em torno de 20% da lista de cadastrados).[3] Os hiperutilizadores do serviço de saúde não podem ser ignorados quando se pensa em estratégias para organizar a demanda.[21]

São descritas experiências[22] que diminuíram a procura pelo serviço, utilizando mecanismos que orientavam planos terapêuticos individualizados para os casos identificados pelos profissionais de saúde.

Por meio da análise do prontuário e dos motivos de procura da pessoa pela unidade de saúde, consegue-se analisar os seguintes aspectos:

» **Clínico:** atentar para a existência de condições orgânicas que não tenham tido investigação e diagnóstico adequados, ou para a existência de multimorbidade, com quadros não adequadamente controlados, como motivo das inúmeras visitas.

» **Psicológico:** acredita-se que 60% dos hiperutilizadores apresentam algum quadro de saúde mental, cabendo atentar para quadros psíquicos não adequadamente controlados ou ainda não diagnosticados (transtorno de personalidade, episódio depressivo) influenciando a procura pelo serviço.

» **Familiar:** condições de disfunção familiar estão muito relacionadas a uma maior utilização dos serviços de saúde.

» **Social:** solidão, pouca rede social, situações de pobreza e desemprego também são descritas como preditores de hiperutilização.

» **Cultural:** a experiência prévia com a doença e com o sistema de saúde, as crenças e expectativas quanto ao acompanhamento, a não aceitação do prognóstico e do plano terapêutico e a falta de conhecimentos para lidar com determinado problema de saúde são fatores que aumentam a procura pela equipe de saúde.

» **Administrativo:** atentar para a procura por procedimentos meramente burocráticos (renovação de receitas ou benefícios, laudos, resultados de exames laboratoriais normais).

» **Relacional:** a relação dos hiperutilizadores com os trabalhadores do serviço costuma ser difícil e disfuncional por atitudes de ambos; cabe ao profissional de saúde conseguir identificar os sentimentos despertados durante os encontros e a influência destes nos rumos do acompanhamento.

Após a identificação dos aspectos supracitados envolvidos no padrão de hiperutilização[23] (que pode ser feita apenas pelo profissional mais solicitado nos encontros, pela equipe toda, em reuniões que incluam participantes com uma visão menos contaminada pelo contato com a pessoa, discussões com especialistas, em grupos Balint etc.), é acordado (inclusive com o hiperutilizador) um plano de intervenção. Tal plano pode conter exames diagnósticos, manejo das expectativas de ambos nos encontros, maior compartilhamento do cuidado com outros profissionais do serviço, conversa sobre a relação funcionário-pessoa e, muitas vezes, nada.

Muitas vezes, todo o processo de análise da situação é uma intervenção *per se*, pois diminui a incerteza clínica e emocional do profissional de saúde sobre seu papel no cuidado, melhorando a relação com a pessoa hiperutilizadora e seu acompanhamento, mesmo quando não há intervenções novas a serem acordadas.

Abrangência

O teor de complexidade dos casos da atenção primária não está somente nos fatores relacionados ao organismo da pessoa que procura a consulta, mas também nos relacionados às humanidades do indivíduo.

Com mais ciências humanas envolvidas, é possível estabelecer a relação entre diversos eventos, porém a distância entre causa e efeito é maior e dificulta o pensamento linear de causalidade, tão valorizado na formação acadêmica da maioria das escolas médicas.

Como já citado, espera-se que a APS seja resolutiva. O limite entre a resolutividade teórica de 100% e a possível se dá na frequência necessária de surgimento de cada problema que leva o médico a manter *expertise* sobre aquele assunto.

Estima-se que tudo que seja de prevalência maior que 1:1.000 deva ser assunto da atenção primária. Isso torna possível arranjos como especializações e áreas de interesse, e médicos de APS de referência para determinados assuntos.

Dentro dessa ótica, a médica de família foi expandindo sua carteira de serviços. Às vezes pelo sistema de saúde falho, às vezes por interesse particular, ela foi ora estudando (fazendo cursos ou especializações), ora se utilizando do mecanismo de matriciamento com outros profissionais (do próprio nível primário, do nível secundário e de equipes do Núcleo de Apoio à Saúde da Família – NASF, principalmente) para tal.

O médico antigo

Depois de algum tempo na unidade, a médica de família Maria Fernanda se tornou amiga de Marcos, médico com especialização em clínica médica, que trabalha na ESF há seis anos.

Marcos começou a se mostrar cada vez mais insatisfeito no emprego, e pouco acolhedor nas conversas com pacientes e funcionários da unidade. Ele se queixava da sensação de cansaço, de que não se sentia valorizado e de que seu trabalho não o satisfazia.

Ficava muito frustrado em não conseguir dar uma resposta a todos os pacientes que o procuravam e reclamavam cada vez mais porque não conseguiam consultas, enquanto passava muito tempo lidando com burocracias como laudos, fichas de produção, renovação de prescrições e registro em prontuários.

Marcos não tinha a mesma facilidade de Maria Fernanda no relacionamento com seu enfermeiro e sua ESF, já que eles preferiam o modelo anterior de agendamento mensal na unidade. Sua equipe, assim como vários outros funcionários do serviço, não entendia ter papel algum na escuta e no cuidado de pacientes "não programáticos", pois acreditava que essas demandas necessitavam de respostas estritamente médicas.

Além do mais, sua família vivia reclamando da quantidade de trabalho que ele levava para casa, pois era o único tempo que tinha para atualização sobre temas clínicos e suas evidências, bem como para estudar algum caso mais complexo de seus atendimentos da semana.

Satisfação profissional

Maria Fernanda, preocupada com o amigo, começou a pesquisar e percebeu que o sofrimento no ambiente de trabalho entre profissionais de saúde – desde desmotivação até transtorno mental comum – é bem mais frequente do que ela imaginava: leu que cerca de 40% de profissionais médicos na atenção primária fechavam critérios para a síndrome de *burnout*, e viu que há estudos em que esse número chegava a até 80%.[24,25] Ainda não há números publicados no Brasil, mas estima-se que a média de permanência em uma mesma equipe de ESF não passe de cinco anos.

Ela percebeu também que, apesar da organização interna de sua equipe, a rotina de trabalho em sua unidade possuía uma série de fatores considerados como preditores (ou de risco) para sofrimento laboral importante (Quadro 1.2).[25,26]

Assim, ela observou que Marcos, bem como seus outros colegas médicos da UBS, sequer sabiam do impacto da obtenção de habilidades e competências como comunicação em consulta e epidemiologia clínica, e direcionavam seus estudos somente para atualização clínica e por intermédio de protocolos baseados em consensos de especialistas.

Quadro 1.2. Fatores de risco para sofrimento laboral em trabalhadores de saúde[25,26]

• Alta pressão assistencial.
• Pouca participação dos funcionários em decisões relacionadas a seu processo de trabalho.
• Pouca possibilidade de flexibilização da carga horária e de plano de carreira.
• Organização pouco clara de fluxos de atendimento e do papel de cada profissional da equipe no cuidado dos pacientes.
• Muitas reuniões, porém pouco propositivas, entre os profissionais da unidade.
• Ausência de organização prévia para funções administrativas e previsíveis.
• Ausência de tempo reservado para atualização não só de habilidades clínicas, mas também de temas como estrutura e comunicação na consulta.

CIAP[a] código 64 – consulta ou problema iniciado pelo profissional de saúde

Estima-se que mais da metade das visitas a um médico de atenção primária seja gerada pelo próprio médico.[3] Isso costuma acontecer como forma de o profissional tentar diminuir sua incerteza diante das queixas trazidas, por sentir-se responsável pela cura e resolução de problemas que não dependem somente dele, e muitas vezes pela prática de medicina defensiva em detrimento da medicina baseada em evidências.

Carga assistencial excessiva, insatisfação laboral e menor tempo de experiência também aumentam a quantidade de demanda gerada pelo profissional de saúde.

a Classificação Internacional de Atenção Primária.

A formação acadêmica deficitária em habilidades de comunicação e na habilidade de lidar com a incerteza característica dos problemas trazidos à APS está associada à necessidade de mais retornos e à solicitação de exames complementares desnecessários.

Outro componente importante é o perfil biomédico ensinado nas faculdades e reforçado socialmente, com a valorização da prescrição medicamentosa e da busca incessante pela cura e pela categorização diagnóstica mesmo sem benefício, e pouco foco na promoção de autonomia e corresponsabilização das pessoas em seu cuidado.[27]

A gestão do sofrimento

Após tantas descobertas, Maria Fernanda e Marcos resolveram iniciar reuniões com a equipe técnica da unidade e a gerência, para conversarem sobre as medidas que poderiam tomar no serviço objetivando a construção e a manutenção de um ambiente de trabalho em que as pessoas se sentissem valorizadas e satisfeitas.[28,29] Também foram discutidas medidas para detecção e intervenção terapêutica dos funcionários, que já apresentavam algum grau de sofrimento laboral.

Entre as medidas discutidas, foram instituídos no serviço:

- » Cursos com estratégias visando aumentar o potencial de resiliência e as ferramentas pessoais dos funcionários para lidar com atividades estressantes (*mindfulness*[30] é bastante relatado em estudos).
- » Espaço protegido na grade dos profissionais para atividades de estudo e aperfeiçoamento.
- » Encontros de poucos minutos (*huddles*)[31] com a equipe técnica, no início e no fim do dia, para planejar e avaliar os acontecimentos do dia e do trabalho em equipe.
- » Reuniões para organizar e adequar os fluxos de atendimentos e o papel de cada profissional na divisão do cuidado dos pacientes.
- » Intervalos reservados para a recuperação de atrasos e "situações não previsíveis" durante a jornada de trabalho de todos.

A gerência ficou bastante sensibilizada com a causa e muito surpresa depois de ler o quanto tais medidas impactavam em um maior índice de produtividade dos empregados, em maior proporção de satisfação dos pacientes atendidos e em menores índices de erros dos profissionais, de rotatividade dos funcionários, de absenteísmo e de afastamento do trabalho.[21,22]

Marcos não só recuperou sua vontade de continuar no serviço, mas também foi eleito o representante da unidade para um fórum existente entre os trabalhadores e os gestores. Nesse fórum, ele tem levantado as pautas de governabilidade gerencial[21,22] para complementar o trabalho da comissão local de bem-estar. Entre as pautas, estão: discussão do plano de carreira e de flexibilização de carga horária para os funcionários; implementação do bem-estar profissional como indicador de qualidade institucional; e adoção de ferramentas como prontuário eletrônico e outras tecnologias leves que otimizem o registro e o resgate de informações e diminuam o tempo gasto com atividades administrativas.

Referências

1. Starfield B, Shi L, Macinko J. Contribution of primary care to health systems and health. Milbank Q. 2005;83(3):457-502.
2. Starfield B. Is primary care essential? Lancet. 1994;344(8930):1129-33.
3. Brunet JC, Saameño JAB. La gestión de la consulta en Atención Primaria. In: Zurro AM, Pérez JFC, eds. Atención Primaria - Conceptos, organización y práctica clínica. 5. ed. Barcelona: Elsevier; 2003. p.84-109.
4. White KL, Williams TF, Greenberg BG. The ecology of medical care. N Engl J Med. 1961 Nov 2;265:885-92.
5. Murray M, Tantau C. Exploding the access paradigma. Fam Pract Manag. 2000 Sep;7(8):45-50.
6. Hart JT. The inverse care law. Lancet. 1971 Feb 27;1:405-12.
7. Brasil. Ministério da Saúde. Secretaria de Atenção em Saúde. Departamento de Atenção Básica. Manual do instrumento de avaliação da atenção primária à saúde: Primary Care Assessment tool (PCA Tool - Brasil)/Ministério da Saúde, Secretaria de Atenção em Saúde, Departamento de Atenção Básica. Brasília: Ministério da Saúde; 2010.
8. Mcwhinney I, Freeman T. Manual de medicina de família e comunidade. 3. ed. Porto Alegre: Artmed; 2009. 472p.
9. Casajuana J, Gérvas J. La renovación de la atención primaria desde la consulta. Madri: Springer Healthcare Ibérica; 2012.
10. Pritchard A, Kendrick D. Practice nurse and health visitor management of acute minor illness in a general practice. J Adv Nurs. 2001 Nov;36(4):556-62.

11. Fabrellas N, Vidal A, Amat G, Lejardi Y, del Puig Deulofeu M, Buendia C. Nurse management of 'same day' consultation for patients with minor illnesses: results of an extended programme in primary care in Catalonia. J Adv Nurs. 2011 Aug;67(8):1811-6.
12. Fabrellas N, Sánchez C, Juvé E, Aurin E, Monserrat D, Casanovas E, Urrea M. A program of nurse algorithm-guided care for adult patients with acute minor illnesses in primary care. BMC Fam Pract. 2013 May 16;14:61.
13. Shum C, Humphreys A, Wheeler D, Cochrane M, Skoda S, Clement S. Nurse management of patients with minor illnesses in general practice: multicentre, randomised controlled trial. BMJ 2000;320:1038-43.
14. Merino JJ, Rogero P, Martín FJ, García J, Sandino L, Valladares JL, et al. Reorientación de las actividades de enfermería en centros de salud. ROL 1993;179-180:82-5.
15. Mello Filho J, Silveira LMC. Consulta conjunta: uma estratégia de capacitação para a atenção integral à saúde. Rev Bras Educ Med. 2005;29(2):147-51.
16. Ruiz Téllez A. La demanda y la agenda de calidad. Barcelona: Ed. Instituto @pCOM; 2001.
17. Beltrán DO, Carbonell VP, Guillén VG, Erades IP, Montés MCR, Cánovas PM. Gestión clínica de la consulta: previsibilidad y contenido clínico (estudio SyN-PC). Aten Primaria. 2004;33(2):69-77.
18. Carbonell VP, Plá AB, Chávarri GS, Torró JMS, López JLO, Erades IP, et al. Medidas concretas para la desburocratización de las consultas de Atención Primaria. Barcelona: Sociedad Española de Medicina de Familia y Comunitaria; 2008.
19. Brunet JC. En busca de la eficiencia: dejar de hacer para poder hacer. FMC. Form Med Contin Aten Prim. 2005;12:579-81.
20. Gusso G, Poli Neto P. Gestão da clínica. In: Gusso G, Lopes JMC, org. Tratado de medicina de família e comunidade. Porto Alegre: Artmed; 2012.
21. Jiwa M. Frequent attenders in general practice: an attempt to reduce attendance. Family Practice. 2000;17:248-51.
22. Saameño JAB, Bayón AR. ¿Qué hay de cierto en que se puede reducir la utilización de las consultas de los pacientes hiperutilizadores? Aten Primaria. 2008;40(12):591-3.
23. Karlsson H, Joukamaa M, Lahti I, LehtinenV, Kokki-Saarinen T. Frequent attender profiles: different clinical subgroups among frequent attender patients in primary care. J Psychosom Res 1997;42:157-66.
24. Morelli SG, Sapede M, Silva ATC. Burnout em médicos da Atenção Primária: uma revisão sistemática. Rev Bras Med Fam Comunidade. 2015;10(34):1-9.
25. Grau A, Suñer R, García MM. Desgaste profesional en el personal sanitario y su relación con los factores personales y ambientales. Gac Sanit. 2005;19(6):463-70.

26. Silveira SLM, Camara SG, Amazarray MR. Preditores da Síndrome de Burnout em profissionais da saúde na atenção básica de Porto Alegre/RS. Cad Saúde Colet. 2014;22(4):386-92.

27. Nedrow A, Steckler NA, Hardman J. Physician resilience and burnout: can you make the switch? Fam Pract Manag. 2013 Jan-Feb;20(1):25-30.

28. Linzer M, Guzman-Corrales L, Poplau S; American Medical Association. Preventing physician burnout. 2015 American Medical Association. Disponível em: https://www.stepsforward.org/modules/physician-burnout. Acesso em: 11 nov. 2016.

29. Sinsky CA, Willard-Grace R, Schutzbank AM, Sinsky TA, Margolius D, Bodenheimer T. In search of joy in practice: a report of 23 high-functioning primary care practices. Ann Fam Med. 2013 May-Jun;11(3):272-8.

30. Demarzo MMP. Meditação aplicada à saúde. In: Programa de Atualização em Medicina de Família e Comunidade. v. 6. Porto Alegre: Artmed Panamericana; 2011. p.1-18.

31. Stewart E, Johnson BC. Huddles: improve office efficiency in mere minutes. Fam Pract Manag. 2007 Jun;14(6):27-9.

Capítulo 2

Habilidades de comunicação

Bruno Takase Watanabe
Carlos Frederico Confort Campos

Introdução

Os princípios da medicina centrada no paciente datam da Escola de Cós na Grécia Antiga, onde as consultas eram focadas nas particularidades de cada paciente. Ao longo do tempo, conceitos similares foram surgindo nos diversos campos do comportamento humano: os conceitos de diagnósticos físicos e diagnósticos profundos, de Balint; a abordagem global aos problemas dos pacientes em enfermagem, de Neuman e Young; o modelo biopsicossocial de Engel; e o modelo doença *versus* método centrado no paciente, de Byrne e Long.[1]

A Declaração Consensual de Toronto (*Toronto Consensus Statement*)[2] é talvez o mais conhecido de todos os documentos publicados sobre habilidades de comunicação na medicina. Publicada em 1991, contendo autores renomados sobre o tema, como Moira Stewart e Robert Buckman, serviu para chamar a atenção de todos os trabalhadores da área da saúde, especialmente a categoria médica, sobre a importância da comunicação em sua prática clínica.

A comunicação efetiva na prática clínica é indispensável para um bom relacionamento terapêutico, além de ser uma habilidade-chave na competência clínica do médico de família. Pois mesmo com o diagnóstico e tratamento adequados tecnicamente, se a mensagem não for transmitida com clareza, tanto médico quanto paciente podem sair frustrados e não ter suas necessidades atendidas.

O médico de família e comunidade tem como uma de suas principais ferramentas a consulta, pois a partir desta surge (a construção de) um relacionamento terapêutico com as pessoas que atende. A importância desta ferramenta é tamanha que Lipkin, em seu livro *The medical interview*, estima que um médico de família com 40 anos de carreira acaba, em média, por realizar cerca de 120 mil a 160 mil consultas.[3] Por esse motivo, entende-se como primordial o ensino e a aprendizagem das habilidades de comunicação na formação médica, tanto nos níveis de graduação como na residência médica e na educação profissional continuada.

Este capítulo tem a intenção de mostrar a importância do aprendizado de algumas habilidades de comunicação utilizando como base o guia de Calgary-Cambridge (ressaltamos que existem diversos outros modelos, desenvolvidos nestes últimos 40 anos). Apesar disso, lembramos que os guias servem exatamente para orientar a melhor direção e não para que suas orientações sejam seguidas estritamente.

É importante ressaltar que habilidades de comunicação podem e devem ser aprendidas e ensinadas e vão muito além da personalidade de cada médico. Portanto, o empenho no ensino tem de ser o mesmo que no aprendizado do exame físico, por exemplo. Seguindo esse mesmo raciocínio, devem ser utilizadas conforme for surgindo a necessidade, para garantir os resultados almejados pelo médico e seu paciente.[4]

Evidências da aplicação de habilidades de comunicação

O estudo das habilidades de comunicação pode parecer prescindível ao primeiro olhar, pois costumamos ter a impressão de que é algo já sabido. No entanto, poucas formações médicas têm um olhar específico para isso. Neste intuito, as evidências científicas mostram o que fazemos no dia a dia sem nos atentar e como intervenções específicas em comunicação podem mudar nossa prática.

Beckman e Frankel observaram que não há um grau de importância maior entre a primeira queixa apresentada e as demais, e que os médicos costumam interromper o paciente em 18 segundos, em média.[5] Stewart e colaboradores mostraram que 54% das queixas e 45% das preocupações das pessoas não são levantadas.[6]

Ainda na coleta de informações, Maguire e colaboradores observaram que menos da metade dos profissionais de saúde, submetidos anteriormente a um *workshop* sobre comunicação, eram capazes de identificar ao menos 60% das preocupações das pessoas atendidas;[7] e Levinson e colaboradores observaram que menos de 21% das vezes em que recebiam "deixas" não verbais, médicos de atenção primária respondiam adequadamente a elas.[8] Ao realizar orientações, Svarstad percebeu que, na prescrição de medicações, em 30% das vezes não era mencionado o nome nem o propósito da droga, em 80% a frequência de doses, em 90% o tempo de tratamento e que em 20% das vezes não havia qualquer discussão sobre o assunto.[9] Ainda nessa fase da consulta, em apenas 15% das vezes as pessoas admitiam não entender algum termo usado, enquanto os médicos falavam como se eles os entendessem.

Estudos prévios sobre variáveis específicas de comunicação apontam que os encontros centrados no paciente mostram que a duração da consulta médica se mantém a mesma, a satisfação do paciente melhora, a satisfação do médico aumenta e as queixas por más práticas diminuem. Além disso, há estudos que comprovam que a consulta centrada no paciente estava associada com aumento na melhora de saúde (menos desconforto, menos preocupações e melhora da saúde mental) e aumento na eficiência do cuidado (menos exames pedidos e menos referenciações a especialistas).[1]

Por fim, vale ressaltar que uma das características mais importantes na comunicação entre médico de família e comunidade é o uso do contexto. É por meio da competência cultural, definida como um dos atributos derivados da Atenção Primária em Saúde,[10] que o médico consegue "traduzir" o que a pessoa atendida está dizendo. Sem considerar sua história e sua cultura, a comunicação não se efetiva e as mensagens não são entregues de maneira clara.[11]

Guia de Calgary-Cambridge

O guia de Calgary-Cambridge de Habilidades de Processo e de Conteúdo, utilizado como base neste capítulo,[4] é uma das diversas linhas de ensino-aprendizagem de habilidades de comunicação nas escolas médicas.

Criado em 1996 e atualizado em 2003, este guia anglo-canadense teve o objetivo de delinear um novo programa unificado de ensino nos níveis de graduação, residência médica e educação continuada, com base em quatro elementos principais sobre o que ensinar e aprender:

1. **Estrutura**: como organizamos as habilidades de comunicação?
2. **Habilidades**: quais são as habilidades que estamos tentando promover?
3. **Validação**: quais evidências existem sobre essas habilidades que fazem a diferença na comunicação médico-paciente?
4. **Abrangência**: o que é do escopo do currículo de comunicação?

O guia divide a consulta em cinco etapas subsequentes (*início da consulta, coleta de informações, exame físico, explicação e planejamento* e *encerramento da consulta*) e duas concorrentes (*construção da relação* e *estruturação da consulta*), ilustradas na Figura 2.1.

A seguir, discorremos sobre elas e algumas de suas principais habilidades.

Figura 2.1. Guia de consulta Calgary-Cambridge

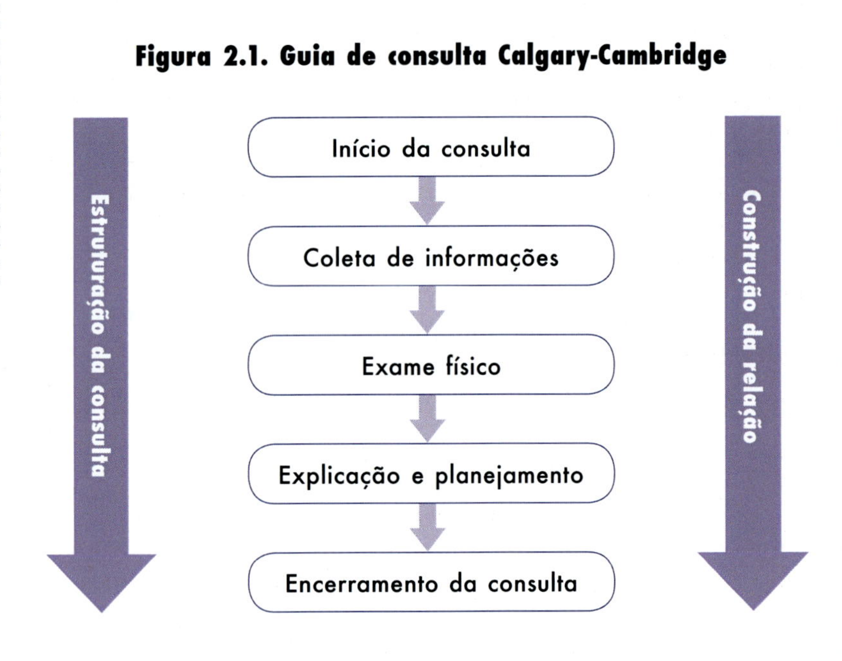

Início da consulta

Apesar de ser um dos momentos mais importantes durante uma consulta, muitos médicos acabam subestimando essa fase por acharem que estão gastando tempo em algo inútil ou, por prepotência ou desconhecimento, acreditarem que se trata de um assunto "óbvio" demais para estudar.

Entretanto, esse momento é um dos mais ricos para utilizar habilidades de comunicação, visto que são nesses minutos iniciais que o vínculo começa a ser estabelecido, quando médico e pessoa atendida fazem suas primeiras impressões e os motivos de consulta e as demandas começam a ser delimitadas, além do direcionamento da consulta.

Um dos principais objetivos nesse momento é garantir um bom ambiente de consulta para que o fluxo de informações possa ocorrer sem interferências, facilitando a comunicação e o entendimento.[4]

No seu ambiente de trabalho, é de suma importância que o médico de família consiga entender os problemas que trazem o paciente à consulta, suas preocupações, medos e desejos com relação a eles; segundo McWhinney e Freeman, "a forma como uma pessoa codifica o sofrimento pessoal para transmiti-lo ao médico depende também de sua percepção a respeito de como o médico receberá esta informação".[11]

Antes da consulta, o médico deve se preparar para o encontro deixando de lado tarefas pendentes e/ou problemas externos que possam influenciar negativamente seu andamento.

Logo após a entrada da pessoa, é importante estabelecer uma relação inicial cordial procurando cumprimentá-la adequadamente, apresentar-se e esclarecer seu papel naquele espaço.

Para isso, uma das habilidades mais importantes no momento da consulta é a identificação clara da razão para o encontro, em que o médico procura entender os desejos da pessoa ouvindo ativamente e delimitando a agenda daquele encontro.

McWhinney e Freeman ressaltam que a falha mais séria nas entrevistas clínicas é provavelmente o fracasso em deixar a pessoa contar a história. A escuta ativa requer disciplina e intensa concentração, além de atenção total do médico a tudo que lhe é dito e não dito (comunicação verbal e não verbal) pelo interlocutor.[11]

Coleta de informações

Nesta fase da consulta, o objetivo do médico vai além de apenas extrair informações de um indivíduo passivo. É de extrema importância que a pessoa se sinta ouvida e valorizada, garantindo uma relação baseada na parceria e no entendimento mútuo dos problemas.

Deste modo, o médico que faz uma escuta adequada não pode deixar de se atentar à maneira como a pessoa transmite seus sintomas, visto que também é uma forma de comunicação que envolve sentimentos de sua experiência com a doença, sofrimento ou desconforto.

Segundo McWhinney e Freeman,[11] um paciente passa por diversos momentos, chamados de portais, aos quais a pessoa faz sua própria interpretação do que está ocorrendo com seu corpo, associado com seus medos, preocupações, concepções sobre sua condição/doença, até vir a procurar o médico de família. Uma das maiores dificuldades das pessoas é, por meio do seu ponto de vista, tentar codificar seus sintomas de uma maneira verbal ou em outras formas de comunicação de uma maneira que o médico entenda. É justamente neste momento que as complexidades e dificuldades na comunicação acontecem e é função do médico de família desenvolver habilidades de comunicação necessárias para "decodificar" essas mensagens.

Portanto, é essencial que, durante este momento da consulta, sejam levados em conta três aspectos com relação ao conteúdo: o ponto de vista biomédico (*disease*); o ponto de vista da pessoa (*illness*) e o contexto (*background*). É importante ressaltar que uma perspectiva complementa a outra e ambas ajudam o médico de família a garantir uma melhor coleta e qualidade nas informações.[4]

Para isso, podemos utilizar habilidades como: o "cone" de perguntas inicialmente abertas e depois fechadas; o uso de gestos e frases facilitadoras (silêncio, parafrasear, repetições); a observação de deixas verbais e não verbais; o uso de resumos intermediários.

Exame físico

O exame físico também apresenta um papel indispensável dentro da sequência da consulta médica e ajuda a confirmar as informações obtidas durante as fases iniciais.

Explicação e planejamento

O momento de explicação e planejamento é o mais menosprezado quando se trata do ensino das habilidades de comunicação. Isso porque a maior parte dos programas que ensinam sobre o tema focam principalmente na primeira parte da consulta, não dando a devida importância a uma de suas partes mais vitais e correndo o risco de negligenciá-la.[12]

Essa ênfase dos programas de ensino de comunicação com relação à fase inicial da consulta tem uma certa lógica, já que grande parte do que será discutido na fase de explicação e planejamento depende daquilo que o médico obteve de informações durante os momentos iniciais.

De que adianta o médico entender os motivos da consulta, o contexto do paciente e suas preocupações, ter o melhor conhecimento técnico, se for incapaz de passar essas informações da maneira mais adequada e concisa para seu paciente?

Waitzkin demonstrou que grande parte dos internos americanos despendiam menos de 1 minuto, em média, para a fase de explicação e planejamento, e a duração da consulta era de 20 minutos.[13]

Diversos erros são cometidos nessa fase; por isso, é importante dar a devida atenção ao uso de algumas habilidades, como: quantidade apropriada e qualidade de informação (depende do grau de instrução e do quanto a pessoa quer saber sobre seu problema); procurar perceber se a pessoa tem a compreensão do que está sendo discutido e se recorda do que foi falado ("compreensão e recordação"); levar em consideração o ponto de vista do paciente durante a explicação do que está acontecendo ("visão compartilhada"); levar em consideração as opiniões da pessoa, no que diz respeito ao planejamento de seu cuidado ("planejamento compartilhado").

Se a primeira metade da consulta representa os alicerces da comunicação médica, pode-se fazer a mesma analogia considerando que o momento de explicação e planejamento é o telhado. Negligenciar este momento pode arruinar todo o projeto de construção da consulta, mesmo que as informações tenham sido corretamente coletadas e as perspectivas, preocupações e expectativas do paciente tenham sido correspondidas.[4]

Encerramento da consulta

Os problemas com o encerramento da consulta costumam circundar a questão do manejo do tempo, quando a pessoa parece ter outra questão não discutida ou não entendeu alguma parte do plano. Isso denota o uso inadequado (ou o não uso) de habilidades durante as etapas anteriores da consulta (como sinalizações dos passos da consulta e mais tempo discutindo as crenças da pessoa), que contribuem para um final mais difícil.

No entanto, algumas tarefas específicas deste encerramento da consulta podem ser facilitadas com o uso de algumas habilidades, como combinar os próximos passos do plano ("fazer um contrato") e o que fazer caso algo não saia conforme o combinado ("rede de segurança"), além de recapitular a consulta ("resumo final") e clarificar o plano de cuidado, verificando se a pessoa está de acordo ou se tem algo a acrescentar ("checagem final").

Ainda assim, mesmo com o uso de habilidades adequadas às fases mais iniciais da consulta, White e colaboradores descobriram que em 36% desses encerramentos a pessoa trazia outras questões e que 23% delas tratavam-se de queixas novas.[14]

Construção da relação

Esta parte, bem como a estruturação da consulta, é um acontecimento que se desenrola por todo o encontro.

Assim como o campo das habilidades de comunicação em geral, a construção de uma relação com a pessoa atendida corre o risco de ser entendida como algo natural ou da personalidade de cada profissional. No entanto, Poole e Sanson-Fisher observaram que isso não ocorre e que alunos do primeiro e último anos de medicina têm habilidades relacionadas à empatia de qualidade muito ruim;[15] Suchman demonstra que a formação durante a graduação se deve muito mais ao exemplo de atitude que os alunos vivenciam de seus professores do que o apresentado em livros e aulas.[16]

Ao utilizar a abordagem centrada na relação, sua construção é a tarefa mais importante dentro da consulta, podendo ser considerada como o "cimento que une suas etapas".[4]

Quase todas as habilidades citadas nas outras etapas contribuem para a construção de uma relação com a pessoa atendida. Relação que, por si só, pode ser um objetivo da consulta, já que muitas vezes nosso papel de suporte é o mais importante daquele encontro, mas que também facilita a resolução dos aspectos mais biológicos da consulta, dado que, quando se estabelece uma relação, a pessoa atendida tem mais facilidade de entender e se fazer entender sobre suas questões de saúde.

Para esse aspecto específico, observamos o domínio adequado de linguagem não verbal (tanto do médico quanto da pessoa atendida), por meio de contato visual, postura e aspectos da voz; o uso de atitudes que facilitem uma relação, como aceitação da perspectiva da pessoa, empatia e expressões de apoio e sensibilidade em temas difíceis ou embaraçosos; além de envolver a pessoa no processo, seja dividindo ideias, seja demonstrando o raciocínio clínico ou explicando etapas do exame físico.

Estruturação da consulta

Esta tarefa da consulta, assim como a anterior, é realizada durante todo o atendimento, não sendo uma etapa estática.

A consulta é um espaço de etapas sequenciais, em que o médico conhece cada uma delas e a pessoa atendida, a não ser que esteja acostumada a uma grande quantidade de consultas, não as conhece (ou apenas possui uma vaga ideia). Assim, é nossa responsabilidade torná-las claras, explicitando assuntos discutidos e em qual ordem, permitindo, assim, maior confiança no profissional que a atende.

Cabe colocar que não se trata de um espaço de igualdade de poderes. Então, apesar de procurarmos com frequência dividir esse poder com a pessoa e partilhar decisões, em última instância são as ações do médico que definem esse espaço e sua estrutura. Ainda assim, buscamos a abordagem centrada na relação, já que esta produz melhores resultados de saúde, como já citado.

Na fase de início da consulta, procuramos identificar os problemas e definir a agenda do encontro, cuja execução contribui para a estruturação da consulta desde o começo.

Para além disso, podemos nos utilizar de resumos durante a consulta ("resumos intermediários") e do uso de expressões que indiquem a progressão da consulta ("sinalização").

Entendendo a consulta como um processo interativo, a repetição, o *feedback* gerado por ela e o claro anúncio do que se vai fazer, permitem ao médico e à pessoa atendida ter maior certeza da efetividade dessa comunicação e maior clareza do processo de estruturação da consulta, corroborada pela demonstração de Levinson e colaboradores, que observou que médicos de atenção primária que usavam essas habilidades sofreram menos processos.[17]

Outras duas habilidades importantes são a manutenção de uma sequência organizada e de um ritmo adequado de consulta.

Paradoxalmente, a estrutura organizada permite maior flexibilidade ao profissional,[4] já que, ao saber "onde precisa ir", este tem tranquilidade de deixar uma fluência maior na consulta e "voltar para onde precisa", quando for o caso, além de permitir uma divisão mais equânime de tempo entre cada uma das etapas.

Ensino-aprendizagem de habilidades de comunicação

O guia de Calgary-Cambridge, entre os inúmeros modelos existentes, serve como base para diversos livros sobre o tema. Tem dois objetivos principais: fornecer subsídios técnicos para os facilitadores e aprendizes conceitualizarem e estruturarem sua forma de ensino e aprendizagem; e ajudar os responsáveis pelos programas de comunicação, seja trabalhando com alunos de graduação e residentes, seja na educação médica continuada, nos seus esforços de estabelecer cursos de treinamento para ambos, alunos e professores (facilitadores).

Outros guias, em sua maioria europeus, também contribuem para o aprendizado em seus locais de origem; cabe citar o holandês *The Maastricht Maas Global*,[18] o português *A consulta em 7 passos*,[19] o canadense *Medicina centrada na pessoa*[20] e o inglês *A nova consulta*.[21]

De maneira geral, todos falam em divisões didáticas diferentes das mesmas etapas da consulta, de modo a facilitar o entendimento e o aprendizado, sempre com base nas evidências mais recentes sobre o assunto.

Conclusão

Muitos dos erros na prática médica têm sua origem em uma falha de comunicação, seja em entender o que a pessoa quer dizer, seja ao transmitir o que ele mesmo quer dizer. Essas falhas de entendimento causam frustração tanto no médico como em seus pacientes.[11]

Para permanecer em seu ambiente de trabalho de maneira harmônica, evitando o *burnout*, tão comum nessa prática clínica, o médico de família e comunidade deve sempre reaprender a "gostar" de fazer consultas, para manter sua satisfação e saúde emocional, a fim de cuidar melhor das pessoas.[11]

Deste modo, quando os médicos aprendem a utilizar adequadamente habilidades de comunicação, tanto eles quanto seus pacientes são beneficiados.[22] Dentre os diversos benefícios, Maguire e colaboradores, em seu estudo, mostraram que essas habilidades ajudaram os médicos a detectar os problemas dos pacientes com mais acurácia;[12] Silverman e colaboradores perceberam que os pacientes saíram mais satisfeitos com seus cuidados e com melhor compreensão de seus problemas, investigações e opções terapêuticas, estando mais propensos a aderir ao tratamento e a seguir orientações com relação à mudança no estilo de vida.[4] Por último e não menos importante, notou-se que o bem-estar médico aumentou.[23,24]

A comunicação na consulta é uma das ferramentas mais complexas e subestimadas pelos médicos e, por isso mesmo, reiteramos que seu aperfeiçoamento tem de ser realizado diariamente, lapidado pouco a pouco, com a mesma paciência que um ourives lapida uma joia.

Referências

1. Stewart M, Brown JB, Donner A, McWhinney IR, Oates J, Weston WW, et al. The impact of patient-centered care on outcomes. J Fam Pract. 2000;49:796-804.
2. Simpson M, Buckman R, Stewart M, Maguire P, Lipkin M, Novack D, et al. Doctor-patient communication: the Toronto consensus statement. BMJ. 1991;303:1385-7.
3. Lipkin M Jr. The medical interview. In: Lipkin M Jr, Putnam SM, Lazare A, eds. The medical interview: clinical care, education, and research. New York: Springer-Verlag; 1995. p.ix-xi.
4. Silverman J, Kurtz S, Draper J. Skills for communicating with patients. 2. ed. Oxford: Radcliffe; 2005.
5. Beckman HB, Frankel RM. The effect of physician behaviour on the collection of data. Ann Intern Med. 1984;101:692-6.
6. Stewart MA, McWhinney IR, Buck CW. The doctor-patient relationship and its effect upon outcome. J R Coll Gen Pract. 1979;29:77-82.
7. Maguire P, Booth K, Elliot C, Jones B. Helping health professionals involved in care cancer acquire key interviewing skills - the impact of workshops. Eur J Cancer. 1996;32A:1486-9.

8. Levinson W, Gorawara-Bhat R, Lamb J. A study of pacient clues and physician responses in primary care and surgical settings. JAMA. 2000;284:1021-7.
9. Svarstad BL. The Doctor-Patient Encounter: an observational study of communication and outcome [tese]. Madison, WI: University of Winscosin; 1974.
10. Starfield B. Atenção primária: equilíbrio entre necessidades de saúde, serviços e tecnologia. Brasília: Unesco/Ministério da Saúde; 2002.
11. McWhinney IR, Freeman T. Manual de medicina de família e comunidade. Porto Alegre: Artmed; 2010.
12. Maguire P, Fairbairn S, Fletcher C. Consultation skills of young doctors: 2. Most young doctors are bad at giving information. BMJ. 1986;292:1576-8.
13. Waitzkin H. Doctor-patient communication: clinical implications of social scientific research. JAMA. 1984;252(17):2441-6.
14. White JC, Rosson C, Christensen J, Hart R, Levinson W. Wrapping things up: a qualitative analysis of the closing moments of the medical visit. Patient Educ Couns. 1997;30:155-65.
15. Poole AD, Sanson-Fisher RW. Understanding the patient: a neglected aspect of medical education. Soc Sci Med. 1979;13A:37-43.
16. Suchman AL. Research on patient-clinician relationships: celebrating success and identifying the next scope of work. J Gen Intern Med. 2003;18:677-8.
17. Levinson W, Roter DL, Mullooly JP, Dull VT, Frankel RM. The relationship with malpractice claims among primary care physicians and surgeons. JAMA. 1997;277:553-9.
18. van Thiel J, Ram P, van Dalen J. MAAS-Global Manual. Maastricht: Maastricht University; 2000.
19. Ramos V. A consulta em 7 passos: execução e análise crítica de consultas em medicina geral e familiar. Lisboa: VFBM Comunicação; 2008.
20. Stewart M, Brown JB, Weston WW, McWhinney IR, McWilliam CL, Freeman T. Medicina centrada na pessoa: transformando o método clínico. Porto Alegre: Artmed; 2010.
21. Pendleton D, Schofield T, Tate P, Peter H. A nova consulta: desenvolvendo a comunicação entre médico e paciente. Porto Alegre: Artmed; 2011.
22. Maguire P, Pitceathly C. Key communication skills and how to acquire them. BMJ. 2002;325:697-700.
23. Roter DL, Hall JA, Kern DE, Barker LR, Cole KA, Roca RP. Improving physician's interviewing skills and reducing patient's emotional distress. Arch Intern Med. 1995;155:1877-84.
24. Ramirez AJ, Graham J, Richards MA, Cull A, Gregory WM. Mental health of hospital consultants: the effects of stress and satisfaction of work. Lancet. 1995;16:724-8.

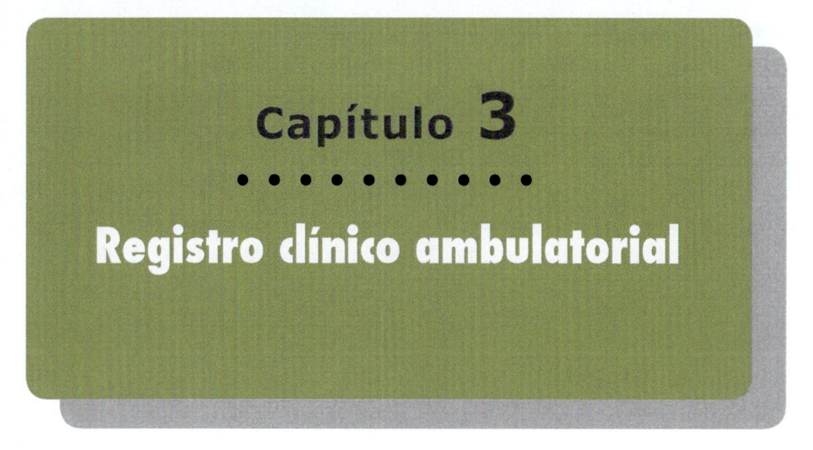

Capítulo 3

Registro clínico ambulatorial

Gustavo Gusso

Introdução

O registro clínico praticado no Brasil é ensinado na maioria dos currículos de medicina na disciplina de propedêutica ou semiologia. Faz parte do ensino de anamnese e exame físico. O mesmo roteiro usado para a anamnese é, em geral, a base para o registro. Porém, é comum o ensino de apenas um roteiro e uma forma de registro, e cada ambiente de prática tem suas peculiaridades. Muitos currículos e livros de propedêutica são divididos conforme os sistemas orgânicos: propedêutica cardiológica, propedêutica neurológica etc. Essa sistematização é importante no ensino das especificidades de cada área de atuação.

Porém, o registro talvez possa ser mais bem ensinado conforme o local de atendimento do paciente: unidade de terapia intensiva, enfermaria, ambulatório ou pronto atendimento. Apesar de diferentes especialidades atuarem nesses locais, a semelhança conceitual poderia facilitar a integração de conhecimentos, evitando uma fragmentação excessiva. O registro pode ter adaptações de acordo com as especificidades de cada especialidade, mas cada *locus* de atuação carrega um *core* que precisa ser enfatizado ao aluno e poderia ser mais padronizado respeitando essas particularidades. Infelizmente em muitos currículos se ensina apenas o registro e anamnese praticada na enfermaria como se fosse a única maneira disponível ou adequada para todos os ambientes. Como a prática ambulatorial tem inúmeras especificidades, o aluno ou médico recém-formado percebe intuitivamente que aquela forma de anamnese e registro é inadequada e cada um passa a criar sua própria forma, promovendo o registro caótico ou de uma palavra como "febre", muitas vezes com letra ilegível.

Outro problema do ensino da propedêutica é o estimulo a registros longos e detalhados. O aluno muitas vezes aprende a pensar apenas com a caneta na mão, desviando o olhar e a concentração. Há uma confusão no Brasil entre registro clínico e narrativa. A narrativa é rica em detalhes e se aproxima da literatura. O registro clínico precisa ser resumido para que a informação relevante não fique perdida e, embora seja menos "emotivo" que a narrativa, não significa que a consulta foi "fria". Além da anamnese da internação com *checklist* detalhado, é importante ensinar o aluno ou residente a conversar sem um roteiro fechado preestabelecido, ou seja, associar o ensino da anamnese e registro com as habilidades de comunicação.

Pontos abordados

- » Diferenças do registro na internação e na atenção primária à saúde.
- » Registro clínico orientado a problemas.
- » Conceitos de primeira consulta.
- » Episódio de cuidado.

Diferenças do registro na internação e na atenção primária à saúde

Dentro do universo da atenção ambulatorial, a atenção primária à saúde (APS), em que o médico de família e comunidade (MFC) mais atua, se destaca. É nesse ambiente que, nos sistemas de saúde estruturados, se dá a maior parte dos encontros de médicos e pacientes. Os atributos nucleares da APS são acesso, coordenação, longitudinalidade e cuidado abrangente.[1] Esses atributos devem ser contemplados na estrutura do registro. Vale destacar a importância da longitudinalidade, ou seja, cuidado ao longo do tempo, no registro clínico. Enquanto na internação o cuidado é cada vez mais pontual, na APS é preciso visualizar o "filme" além da "foto". Algumas diferenças do registro na APS para a internação hospitalar podem ser verificadas na Tabela 3.1.

Tabela 3.1. Algumas diferenças conceituais de registros de internação e na APS

Tópico	Internação	APS
Primeira consulta	A primeira consulta é a própria internação.	A primeira consulta pode ser o primeiro contato com o médico, com o serviço ou com a rede.
Retorno	Não há retorno.	Podem ser todas as consultas após o nascimento (caso o registro seja todo integrado), ou as demais consultas após a primeira consulta, de acordo com o conceito que se usa para esta; o conceito de retorno como a consulta subsequente dentro de um mês não tem justificativa científica e é calcada na relação comercial apenas, ou seja, dentro de um mês não se deve cobrar.
Evolução/ consulta	Evolução são os dias subsequentes à internação.	Não há evolução, e sim consultas.
Antecedente pessoal	Antecedente pessoal pode ser um problema secundário em relação ao problema que motivou a internação ou um problema que está inativo.	Os problemas não têm uma hierarquia de importância, mas cronológica apenas, e todos podem compor a lista de problemas.

Registro clínico orientado a problemas

No mundo todo, a estrutura mais usada na APS e no cuidado ambulatorial de maneira geral é o registro clínico orientado a problemas (ou *problem oriented medical record*)[a], desenvolvido por Lawrence Weed no final da década de 1960.[2] Weed é internista e desenvolveu o conceito para o registro de internações, em especial de longa duração, frequentes naquela época. Desta maneira, é um registro apropriado para o cuidado longitudinal e, portanto, bastante adequado para o ambiente ambulatorial. Ao longo da segunda metade do século XXI, foi se tornando a base do registro clínico na APS em diversos países. Essencialmente esta forma de registro é composta de duas partes: SOAP e Lista de Problemas.

SOAP

Acrônimo de Subjetivo-Objetivo-Avaliação-Plano, que são as quatro partes essenciais de uma consulta. O único tópico que pode não existir na consulta é o Objetivo, já que nem sempre é realizado exame físico ou há resultados de exames complementares para serem registrados. Um dado subjetivo leva à busca por um dado objetivo, os quais, juntos, ajudam na formulação da avaliação que determinará o plano (Figura 3.1).

1. Subjetivo (S)

São as informações trazidas pelo paciente durante a conversa. Uma parte é espontânea e a outra, obtida por meio de respostas a perguntas abertas ou fechadas. Deve-se registrar de preferência o mais próximo do que o paciente disse, com duas exceções: termos impróprios devem ser substituídos e quando o paciente aponta uma parte do corpo para explicar um sintoma, deve-se registrar a localização com termos técnicos anatômicos (p. ex., dor em flanco esquerdo).

Se o profissional preferir, pode dividir esta parte em diferentes tópicos (S1, S2, S3). Também pode subdividir o S em antecedentes familiares, antecedentes pessoais (no sentido de problema inativo, que pode ou não ser colocado na lista de problemas inativos ou secundários), condições socioeconômicas etc.

---

a Na tradução foi trocado o termo médico por clínico, pois outros profissionais da saúde podem usá-lo; uma resolução do Coren-SP atesta que esta forma de registro é adequada na prática da enfermagem (http://portal.coren-sp.gov.br/sites/default/files/parecer_coren_sp_2013_056.pdf).

Figura 3.1. Tela do SOAP com dados em texto livre à esquerda e estruturados à direita (extraído do MedicineOne®)

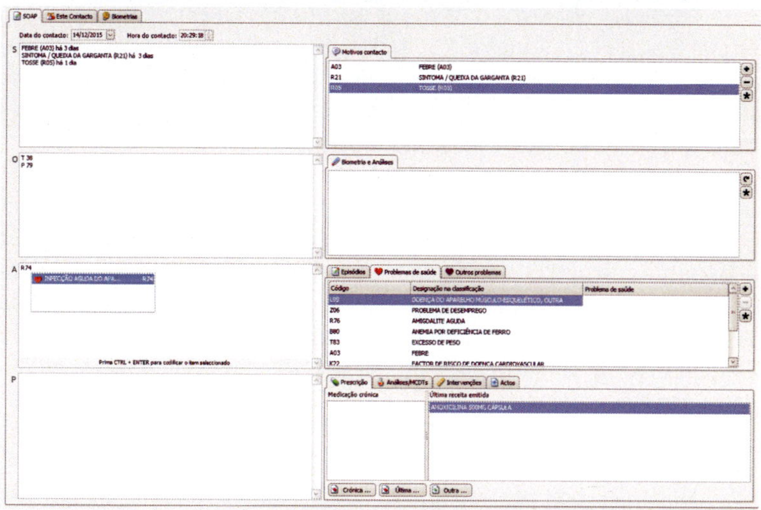

» **Motivo da consulta (MC)**: o subjetivo tem uma parte registrada em texto livre e outra codificada que resume este tópico e é chamada "motivo(s) da consulta" (ou *reason for encounter*). A classificação mais adequada para esta codificação é a Classificação Internacional de Atenção Primária (CIAP).[3] Para codificar o motivo da consulta, deve-se privilegiar o que o paciente disse sem interpretação, ou seja, se relata "icterícia", busca-se na classificação essa rubrica, mesmo que possa não ser a realidade e o paciente esteja trazendo uma percepção dele. Assim, o paciente tem de necessariamente concordar com o que está sendo registrado no S e codificado no MC. Os pacientes podem relatar sintomas e dados subjetivos (como dor ou problemas com o trabalho), doenças estabelecidas (como diabetes) ou solicitar processos de cuidado (como exame de sangue ou atestado). Portanto, toda CIAP pode ser utilizada para codificar o MC.

2. Objetivo (O)

É a parte na qual se registram os dados de exame físico e exames complementares, trazidos pelos pacientes ou realizados na unidade (*point of care*). Também se podem registrar dados da avaliação psiquiátrica ou percepção do estado de saúde mental, como humor deprimido, logorreico etc.

Os dados objetivos devem ser estruturados, sempre que possível, em tabelas de biometrias e resultados de exames complementares, reservando para o texto livre apenas descrições e laudos. Também é possível registrar o objetivo de forma estruturada por meio de códigos de processo da CIAP (–30 ao –69).

3. Avaliação (A)

Na avaliação se registra a impressão diagnóstica do profissional. O paciente não precisa concordar com o que foi registrado, exceto se for um diagnóstico social, como violência doméstica ou desemprego, para evitar julgamento. Não há consenso se hipóteses podem ser anotadas. O ideal é que sejam anotadas no plano (próximo tópico) de investigação. Caso a hipótese seja anotada na avaliação, esta deve vir seguida de interrogação e precedida de algum dado que seja certo, em geral um sintoma (p. ex.: dor em epigástrio – refluxo gastroesofágico?).

Neste campo é possível anotar doenças definidas, sintomas ou problemas sociais. Não se deve anotar nome de medicação, resultado de exames ou dados de processo (p. ex., atestado, solicitação de eletrocardiograma etc.). Conceitualmente, chama-se "sintoma como diagnóstico" quando se registra um sintoma neste campo e ocorre de 30 a 50% das consultas em APS.[4]

» **Problema**: a síntese codificada deste campo recebe o nome de "problema" (ou "problemas do dia"). Ou seja, são os problemas diagnosticados ou abordados nesta consulta. Em geral, na APS, assim como o MC, devem-se codificar os problemas pela CIAP, mas é possível usar outras ferramentas, como CID-10 ou Classificação Internacional para a Prática de Enfermagem (CIPE). Uma das melhores formas de codificação é por meio da CIAP-2 mapeada para a CID-10, ou seja, um código da CIAP abre os poucos códigos da CID-10 mapeados e, assim, chega-se a um grau de granularidade e especificidade difícil de alcançar quando se usa direto a CID, que é muito extensa para o generalista. O mapeamento da CIAP para a CID está disponível em *www.sbmfc.org.br/default.asp?site_Acao=mostraPagina&paginaId=72*. Quando se codifica o(s) problema(s) do dia no prontuário eletrônico, é possível que se coloque um *link* ou *pop-up* com a opção para alocá-lo ou não na lista de problemas principal ou secundária.

Nunca se deve codificar hipóteses; deve-se registrar na avaliação os dados no mais alto grau de especificidade possível. Caso o diagnóstico seja possível sem a realização de exames complementares, deve-se registrar e codificar o diagnóstico e não apenas os sintomas (p. ex., quando o paciente relata tosse, febre baixa e dor de garganta, deve-se registrar na avaliação "infecção de vias aéreas superiores").

4. Plano (P)

Neste tópico, são registrados os planos de cuidado, que podem ser educacionais (uma orientação), medicamentos, solicitação de exames ou referenciamentos. Também é possível registrar um plano de investigação, como "considerar refluxo" ou "investigar refluxo caso a dor persista".

O plano pode ser registrado de maneira estruturada por meio de códigos de processo da CIAP (–30 ao –69) ou de ferramentas específicas, como a Terminologia Unificada da Saúde Suplementar (TUSS).

Lista de problemas

O termo ideal seria "lista de condições", já que nem sempre se trata de problemas, como no caso de pré-natal, mas a denominação "lista de problemas" ficou consagrada. É o dado principal que deve aparecer quando se visualiza a folha de rosto ou resumo clínico de um prontuário. Os dados estão estruturados e podem ser inseridos diretamente, o que é comum no primeiro contato do paciente com os profissionais que compartilham o mesmo prontuário (na unidade ou na rede), ou podem ser importados das avaliações a cada consulta. Apesar de serem codificados, há sistemas que permitem a edição do texto sem perder o dado estruturado. Por exemplo:

» K87 – Hipertensão com complicações (texto como está na CIAP);
» K87 – Hipertensão com complicação renal (texto após edição).

Em geral, os prontuários fornecem duas listas de problemas: principal e secundária ou problemas ativos e inativos. A data de inserção do problema em geral é registrada (em prontuários eletrônicos, é gravada automaticamente). A data que iniciou o problema é um dado pouco acurado, que acaba tendo pouca utilidade como dado estruturado, ficando restrito, na maior parte das vezes, ao texto livre. A decisão de enviar ou incluir um problema na lista de problemas principal ou secundária é dos profissionais. Em geral, apenas problemas crônicos ou muito relevantes são alocados, caso contrário a lista fica demasiadamente extensa, correndo o risco de não deixar destacados os problemas de fato importantes. Na folha de rosto ou resumo clínico, outras listas podem ser acrescentadas, como resultados de exames, lista de medicamentos e lista de alergias. Quanto mais listas houver, maior o risco de competição com a lista de problemas que deve ter destaque. Por exemplo, uma alergia pode constar na lista de problemas e não necessariamente precisa haver uma lista de alergias, exceto se esta informação for usada para a segurança do paciente, bloqueando prescrições de medicamentos que estejam nesta lista.

Conceitos de primeira consulta

Há pelo menos três definições de primeira consulta:

» primeira consulta do paciente com o sistema de saúde;
» primeira consulta do paciente na unidade;
» primeira consulta do paciente com o médico.

A terceira definição, embora médico-centrada, é provavelmente a mais usada no Brasil. Em outros países, usa-se mais a definição "primeira consulta na unidade". Os profissionais deveriam ser obrigados a ler o registro e dar continuidade ao tratamento de onde o outro profissional parou. O conceito de primeira consulta como o primeiro contato com a rede não é tão usado, pois, apesar de hoje ser possível a integração dos sistemas, há restrições por questões de confidencialidade, cujas regras nos países anglo-saxões são muito rígidas.

Na APS muitas vezes se usa a mesma estrutura de SOAP na primeira consulta. A diferença é que o registro é mais extenso e mais problemas são anotados comparado às consultas subsequentes. O importante é que o cuidado se dê ao longo do tempo, ao longo de diversas consultas e o prontuário permita esse registro longitudinal. Não há necessidade de esgotar toda a lista de problemas e todo o exame físico em uma consulta, o que nem é adequado.

Episódio de cuidado[b]

É uma forma de registro longitudinal usando a metodologia SOAP (Figura 3.2). É definido como "um problema desde seu primei-

b O termo "episódio" em português pode dar a impressão de "ponto isolado no tempo"; outra tradução possível para *episode of care* é "linha de cuidado".

ro encontro com o profissional de saúde até o último encontro relacionado a esse problema".[3] Ou seja, não é episódio do sintoma nem da doença que podem continuar depois do último encontro que os abordou. Quando se registra desta maneira, todos os problemas geram episódios, diferentemente da lista de problemas, que é uma seleção do profissional. Muitos episódios duram uma consulta quando são pontuais. Outros duram anos, como no caso da hipertensão. O registro por episódio permite a mensuração da incidência de problemas.

Figura 3.2. Exemplo de episódio de cuidado

PERCEPÇÃO DO PROBLEMA
PERCEPÇÃO DA NECESSIDADE DO CUIDADO
MOTIVO DA CONSULTA
DIAGNÓSTICO
INTERVENÇÃO
Fraqueza (A4)
Fraqueza (A4)
Exame de sangue (A34)
Resultado de exame (A61)
Anemia inespecífica (B82)
Colonoscopia (A40)
Resultado de colonoscopia (D60)
Câncer de cólon (D75)
Referenciado ao gastroenterologista (D67)

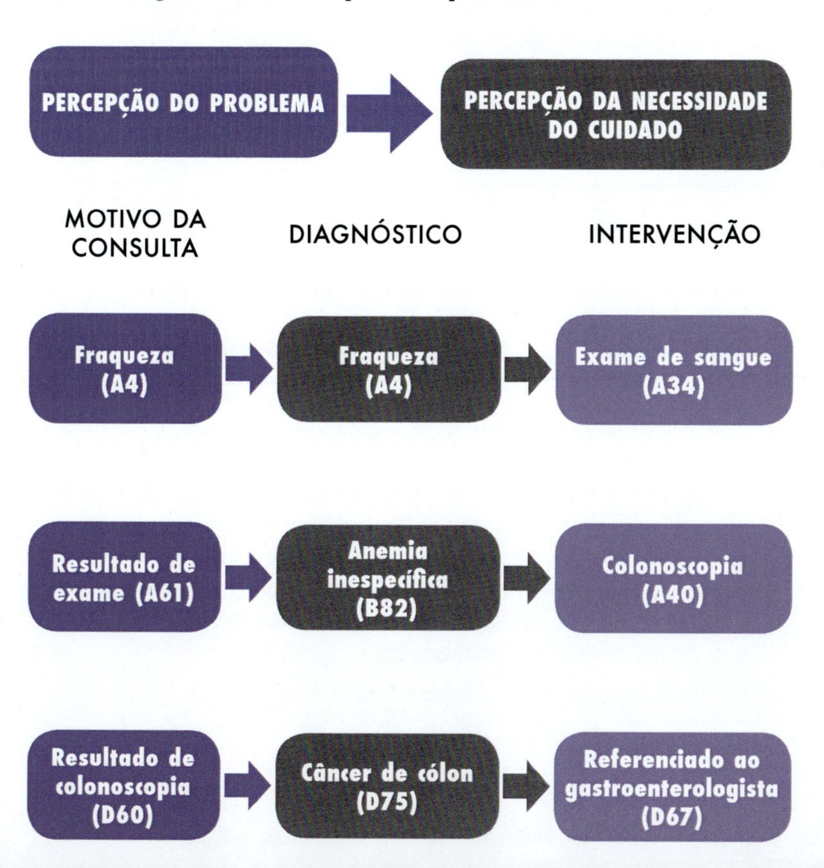

Uma pessoa contribui com um episódio de hipertensão ao longo da vida, mas pode ter vários episódios de gripe. Ao mesmo tempo, dez dias após a primeira consulta por gripe, caso o problema persista, provavelmente se trata do mesmo episódio que se estendeu (impactando também na incidência). Esta forma de registro permite ainda que se responda à seguinte pergunta clínica, com dados do próprio prontuário ou da rede (*big data*): "Qual a probabilidade de um paciente de XX anos de idade e do sexo XX, que procura o serviço com fraqueza, ter câncer de cólon?". As desvantagens são que nem sempre o profissional tem certeza se um sintoma está relacionado com apenas um episódio e há a necessidade de criar subencontros com SOAPs específicos para cada problema, tornando o registro mais complexo. O SOAP e a lista de problemas são consensuais dentre os profissionais de atenção primária, mas o uso do conceito de episódio de cuidado é alvo de calorosas discussões e debates.

Referências

1. Starfield B. Atenção primária. Equilíbrio entre necessidades de saúde, serviços e tecnologia. Brasília: UNESCO/Ministério da Saúde; 2002.
2. Weed LL. Medical records that guide and teach. N Engl J Med. 1968;278:593-600,652-7.
3. World Organization of National Colleges, Academies, and Academic Associations of General Practitioners/Family Physicians Classificação Internacional de Atenção Primária (CIAP 2)/ Elaborada pelo Comitê Internacional de Classificação da WONCA (Associations of General Practitioners/Family Physicians Classificação Internacional de Atenção Primária (CIAP 2)/ Elaborada pelo Comitê Internacional de Classificação da WONCA (Associações Nacionais, Academias e Associações Acadêmicas de Clínicos Gerais/Médicos de Família, mais conhecida como Organização Mundial de Médicos de Família); Consultoria, supervisão e revisão técnica desta edição, Gustavo Diniz Ferreira Gusso. 2. ed. Florianópolis: Sociedade Brasileira de Medicina de Família e Comunidade; 2009.
4. Crombie DL. Diagnostic process. J Coll Gen Practit. 1963;6:579-89.

Capítulo 4

Epidemiologia e raciocínio clínico

José Benedito Ramos Valladão Júnior
Rodrigo Diaz Olmos

> Um risco individual de doença não pode ser isolado do risco da doença na população a que o indivíduo pertence.
> (Geoffrey Rose, 1992)[1]

A diferença entre os médicos de família e comunidade (MFC) e os demais especialistas é comumente apresentada pelo fato de abordarem uma conjunção de problemas em saúde que incorporam conhecimentos abrangentes de diferentes áreas médicas, enquanto os especialistas focais são treinados para a prática de conhecimentos específicos de uma única área. Entretanto, esse não é o elemento mais determinante na distinção entre esses especialistas.

O que caracteriza fundamentalmente essa distinção é o fato de o MFC ser um especialista em população geral e não em uma população específica. Essa característica exige do MFC múltiplas habilidades e diferentes posturas diante do manejo clínico e do cuidado em saúde. Isso é o que distingue prática e conceitualmente a atividade clínica do médico de família da dos especialistas focais, e precede as diferenças entre os conhecimentos técnicos de cada um.

Como veremos, não é possível para um médico de família desenvolver sua prática clínica sem considerar que seu objeto de cuidado é a população geral e que seus encontros clínicos o colocarão diante de indivíduos representativos da população geral. Atuando com essa compreensão, ele deverá ser hábil na resolução da quase totalidade das ocorrências em saúde e ter um cuidado especial no reconhecimento dos indivíduos de maiores riscos ou com agravos incomuns, que compõem uma pequena parcela da população, para o encaminhamento a especialistas focais.

O especialista focal, por outro lado, deverá ser hábil no manejo de agravos incomuns dentro de sua área específica de cuidado e, ao mesmo tempo, reconhecer prontamente os indivíduos de baixo risco para evitar erros por excesso de procedimentos desnecessários. É importante que o especialista focal, mesmo que depare com uma pessoa com um problema que possa estar dentro de sua área médica, reconheça seu baixo risco e a baixa probabilidade de um agravo incomum por se tratar de uma pessoa representativa da população geral. Ao evitar desempenhar a função de generalista sem que tenha formação específica para tal, o especialista focal estará se protegendo quanto a erros de condução clínica baseados na solicitação de exames, procedimentos e tratamentos desnecessários, que acarretam sobrediagnóstico e sobretratamento e incorrem em eventos adversos à saúde do paciente.

Pontos abordados

» Epidemiologia da prevalência.
» Probabilidades pré e pós-teste.
» Valores preditivos.
» Razões de verossimilhança.
» Medicina baseada em evidências.
» Busca pelas melhores evidências científicas.

Epidemiologia da prevalência

A prevalência é uma das pedras fundadoras da epidemiologia e é o ponto de partida do raciocínio clínico.

Durante nossa prática clínica cotidiana, utilizamos as probabilidades epidemiológicas de forma tão automática que não temos consciência do quanto elas são imprescindíveis para nosso raciocínio clínico e, por conseguinte, para nossas condutas clínicas.

Ao depararmos com as queixas apresentadas pelos pacientes nas consultas, iniciamos um processo de inferências, por meio do qual buscamos uma probabilidade de "doença" suficientemente confortável e segura para justificar uma conduta. Esta pode ser a solicitação de algum exame complementar se a probabilidade da condição em questão ainda estiver aquém do "limiar terapêutico", uma intervenção terapêutica (p. ex., a prescrição de uma medicação) quando a probabilidade do agravo for alta o suficiente (acima do limiar terapêutico), que nos assegura iniciar o tratamento sem testes adicionais, ou a decisão de observar os sintomas quando a probabilidade de doença for baixa o bastante para evitar tratamentos e exames desnecessários.

A probabilidade pré-teste (prevalência dos diferentes agravos e condições no contexto de atenção à saúde em que se atua) é o pano de fundo no qual os médicos desenvolvem seu raciocínio clínico, ou seja, essa probabilidade inicial, de certa maneira, determinará as probabilidades posteriores, encontradas por meio da inclusão de dados de história (caracterização dos sintomas, avaliação de fatores de risco, condições socioeconômicas, dinâmica familiar, aspectos psíquicos etc.), de exame físico e, eventualmente, de resultados de exames complementares.

Assim, indivíduos representantes de diferentes populações terão prevalências diferentes e, desta maneira, necessitarão de diferentes formas de raciocínio e condução clínica.

Imaginemos dois cenários clínicos como exemplo:

1. João, de 65 anos de idade, realiza atendimento em um ambulatório de gastroenterologia de um serviço secundário de saúde por queixa de constipação há 2 meses, não sendo relatados outros sintomas associados ou detectada qualquer alteração ao exame clínico.
2. Pedro, de 65 anos de idade, tem o mesmo quadro clínico, porém realiza atendimento na Unidade Básica de Saúde (UBS).

Nas situações clínicas apresentadas há uma diferença na probabilidade pré-teste (prevalência) de doenças específicas, uma vez que Pedro e João (embora tenham a mesma idade e queixa) representam populações diferentes (i.e., estão em contextos diferentes de atenção à saúde).

Preocupado com a possibilidade de neoplasia do trato gastrintestinal, você procura saber qual a validade de solicitar uma colonoscopia na investigação inicial da constipação perante as diferentes realidades e depara com os seguintes dados:

- O senhor Pedro, que realiza atendimento em um serviço de gastroenterologia de uma unidade secundária de saúde, representa um indivíduo de uma população específica, ou seja, fará parte de uma parcela limitada da população geral, que são os indivíduos atendidos em serviços específicos de saúde. Em estudo de avaliação de risco de câncer colorretal a partir de sintomas específicos em população atendida na atenção secundária, obteve-se um valor preditivo positivo de 9,2% para a queixa de constipação.[2] Ou seja, a prevalência de câncer colorretal em indivíduos com constipação na atenção secundária é estimada em 9,2%. Para efeito de exemplificação, utilizaremos o valor de 10%.
- Por outro lado, o senhor João, que procura cuidados em uma Unidade Básica de Saúde com a mesma queixa de constipação, representa um indivíduo da população geral em ambiente de cuidado primário. Em estudo de avaliação de risco de câncer colorretal a partir de sintomas específicos em população atendida na atenção primária, foi possível estimar um valor preditivo positivo de 0,42% (0,34-0,52) para a queixa de constipação.[3] Ou seja, a prevalência de câncer colorretal em indivíduos com constipação na atenção primária é de 0,42%. Para efeito de exemplificação, utilizaremos o valor de 0,5%.
- As diferenças de prevalência de câncer colorretal observadas na população geral (da Unidade Básica de Saúde) e em uma população específica (de um ambulatório especializado de um serviço secundário) com queixa de constipação podem levar a diferenças no melhor manejo clínico do sintoma?

Probabilidades pré e pós-teste

Como visto anteriormente, a prevalência é um dos pontos de partida de nossa prática clínica, sendo a probabilidade pré-teste inicial.[4] A partir desta probabilidade inicial, como já mencionado, outros dados, provenientes da história clínica, de dados demográficos, do exame físico e, eventualmente, de exames complementares, serão utilizados para aumentar ou diminuir a probabilidade de determinado agravo.

O aporte de qualquer informação adicional (pergunta, achado de exame clínico ou resultado de exame complementar), que podemos considerar como a "aplicação de um teste", modificará a situação de incerteza inicial (probabilidade pré-teste) para uma nova situação pós-teste de probabilidade diagnóstica (probabilidade pós-teste), com a qual podemos tornar o diagnóstico mais ou menos provável e, então, chegarmos a uma decisão clínica que beneficie o paciente.[5]

A Figura 4.1 mostra de maneira esquemática essa sequência do raciocínio clínico, conforme a teoria de Bayes.[6]

Figura 4.1. Abordagem bayesiana do raciocínio clínico[6]

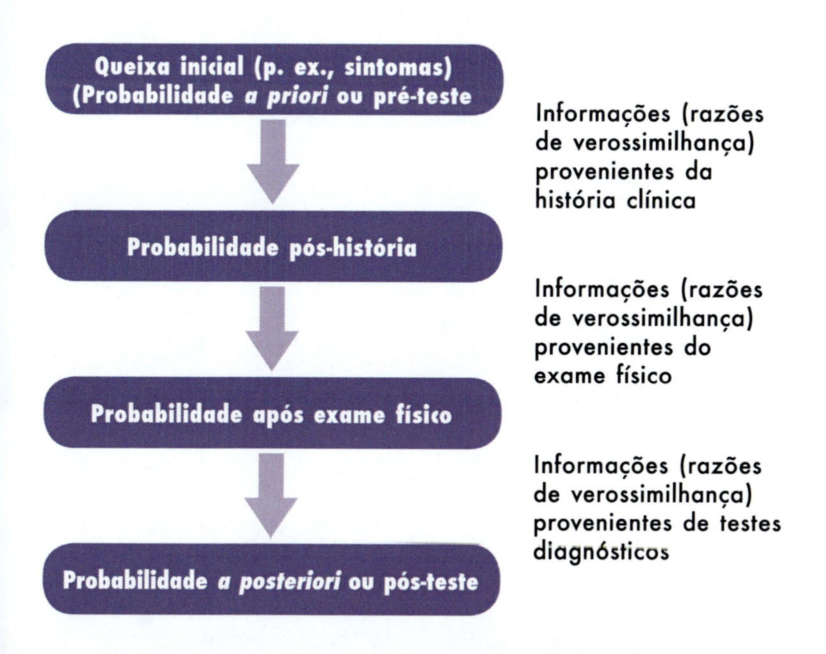

Desta maneira, devemos evitar a realização de testes que não modificam significativamente a probabilidade pré-teste de certo agravo, pois não gerarão benefícios na decisão clínica sobre a saúde da pessoa e, pelo contrário, implicarão potenciais riscos relacionados aos efeitos prejudiciais presentes em qualquer tipo de teste, seja ele realizado por meio de um questionamento, seja por exame clínico ou complementar desnecessário.[7]

Valores preditivos

Os valores preditivos são utilizados para estimarmos a probabilidade de doença após a realização de determinado teste (probabilidade pós-teste). Eles predizem a probabilidade de doença ou não doença a partir de resultados, respectivamente, positivos ou negativos do teste.

Utilizando como exemplo os dois indivíduos com constipação que representam populações diferentes, construiremos uma tabela 2×2 (Tabela 4.1) para avaliar o quanto a realização de uma colonoscopia modificará a probabilidade do diagnóstico de câncer colorretal por meio de estimativas de suas respectivas probabilidades pós-testes.

Tabela 4.1. Tabela 2×2

	Doença presente (câncer colorretal)	Doença ausente (câncer colorretal)
Teste alterado (colonoscopia)	Verdadeiro positivo (a)	Falso positivo (b)
Teste normal (colonoscopia)	Falso negativo (c)	Verdadeiro negativo (d)

$$\text{Prevalência} = \frac{\text{Doentes}}{\text{(Toda população)}} = \frac{(a+c)}{(a+b+c+d)}$$

$$\text{Sensibilidade} = \text{probabilidade de teste positivo se tiver doença} = \frac{a}{(a+c)}$$

$$\text{Especificidade} = \text{probabilidade de teste negativo se não tiver doença} = \frac{d}{(b+d)}$$

$$\text{Valor preditivo positivo} = \text{probabilidade de doença após teste positivo} = \frac{a}{(a+b)}$$

$$\text{Valor preditivo negativo} = \text{probabilidade de não doença após teste negativo} = \frac{d}{(c+d)}$$

Utilizaremos informações sobre a prevalência de câncer colorretal em pacientes com queixa de constipação tanto na atenção primária como na secundária.

A sensibilidade e a especificidade são características dos testes diagnósticos, não sofrendo influência da probabilidade pré-teste (prevalência), isto é, não se modificam conforme as características das pessoas que serão submetidas ao teste. Para efeito de análise, utilizaremos valores hipotéticos de sensibilidade (90%) e especificidade (90%) do exame de colonoscopia para a avaliação diagnóstica do câncer colorretal.

Cenário 1 – Indivíduo em atendimento em serviço secundário de atenção à saúde	
Prevalência = 10% (Probabilidade pré-teste de câncer colorretal em indivíduo com constipação)	Sensibilidade da colonoscopia = 90%
	Especificidade da colonoscopia = 90%
No exemplo, em 1.000 pessoas, teremos 100 casos de câncer.	

	Câncer presente	Câncer ausente	
Colonoscopia alterada	90	90	180 (a+b)
Colonoscopia normal	10	810	820 (c+d)
	100 (a+c)	900 (b+d)	1.000

VPP = 90/180 = 0,50

Probabilidade de câncer após teste positivo = 50%

Nota-se que a realização de colonoscopia em pacientes com queixa de constipação em serviços secundários de saúde aumenta consideravelmente a probabilidade de câncer (de 10 para 50%), o que favorece o diagnóstico e nos auxiliará quanto à conduta.

Ao avaliarmos comparativamente a realização da colonoscopia em pacientes da Atenção Primária à Saúde (APS) com queixa de constipação, poderemos verificar se a aplicação de um teste específico (colonoscopia) gerará impactos diferentes para cada indivíduo.

Cenário 2 – Indivíduo em atendimento na UBS	
Prevalência = 0,5% (Probabilidade pré-teste de câncer colorretal em indivíduo com constipação)	Sensibilidade da colonoscopia = 90%
	Especificidade da colonoscopia = 90%

	Câncer presente	Câncer ausente	
Colonoscopia alterada	9	190	199 (a+b)
Colonoscopia normal	1	1.800	1.801 (c+d)
	10 (a+c)	1.990 (b+d)	2.000

VPP = 9/199 = 0,045

Probabilidade de câncer após teste positivo = 4,5%

Neste caso, verificamos que para indivíduos com queixa de constipação em um contexto de baixa prevalência de doença (atenção primária), o valor preditivo de uma colonoscopia alterada é baixo, ou seja, a probabilidade de câncer antes do exame era de 0,5% (igual à prevalência) e após o exame alterado passa a ser de 4,5%, o que ainda é bem baixo, mostrando que o valor diagnóstico de uma colonoscopia nesta circunstância é ruim, pouco nos auxiliando no diagnóstico e na conduta. Por outro lado, os possíveis eventos adversos (efeitos colaterais) da colonoscopia podem ocorrer com uma frequência maior que o benefício potencial produzido pelo exame.

Desta maneira, a prevalência de determinada condição (probabilidade pré-teste) será determinante para a escolha do teste diagnóstico ideal independentemente das características próprias dos testes (como boas sensibilidade e especificidade).

Na Tabela 4.2, observamos que mesmo testes com sensibilidades e especificidades elevadas não afetarão significativamente a probabilidade de doença (probabilidade pós-teste) quando a probabilidade pré-teste (prevalência) daquele agravo é muito baixa (doença improvável) ou muito alta (doença provável).[8] Assim, a realização de testes nessas situações deve ser ponderada diante de outras características: efeitos prejudiciais, custo e aceitabilidade do teste, possibilidade de sobrediagnóstico e sobretratamento, e gravidade da condição.

É importante lembrar que a probabilidade pré-teste não é sinônimo de prevalência; ela é igual à prevalência apenas antes do aporte de outras informações provenientes da história e do exame físico; à medida que novas informações vão sendo adicionadas, as probabilidades de doença podem aumentar ou diminuir (Figura 4.1), de modo que uma colonoscopia pode ser solicitada na atenção primária em situações nas quais a probabilidade de doença após a história e o exame físico seja alta o suficiente para justificar o exame, aproximando o valor preditivo positivo do exame ao que ocorre no Cenário 1.

A Figura 4.2 mostra um outro exemplo, de maneira esquemática, de como a prevalência de câncer colorretal é diferente em pacientes com queixa de sangramento retal em diferentes contextos de atenção à saúde,[9] mostrando o efeito da "função de filtro" da APS, e mostrando também que o filtro pessoal também é capaz de aumentar a probabilidade pré-teste de doença.

Sendo assim, o que determinará a escolha pela realização de alguma ação diagnóstica ou teste (teste entendido aqui como qualquer tentativa de trazer informações adicionais para o raciocínio clínico, podendo ser uma pergunta, um achado de exame clínico ou um exame complementar) será a probabilidade pré-teste (a probabilidade da condição anterior ao aporte da informação proveniente desse "teste").

Na APS, além do contexto de atenção e sua correspondente prevalência de doenças (em geral baixa na comunidade), a principal ferramenta de que o médico dispõe é o encontro com o paciente, o que inclui a realização da anamnese e o exame físico. Estudos ingleses da década de 1970 já mostravam o valor da anamnese e do exame clínico para obter diagnósticos.

Tabela 4.2. O efeito da prevalência no valor preditivo de um sintoma, sinal ou exame complementar excelente (tanto a especificidade quanto a sensibilidade são iguais a 95% em todos os casos)[8]

Prevalência (%) (probabilidade pré-teste)	99	95	90	80	70	60	50	40	30	20	10	5	1	0,5	0,1
VPP (%) (probabilidade de doença após teste positivo)	99,9	99,7	99,4	99	98	97	95	93	89	83	68	50	16	9	2
VPN (%) (probabilidade de não haver doença após teste negativo	16	50	68	83	89	93	95	97	98	99	99,4	99,7	99,9	99,97	99,99
Probabilidade (%) de existir a doença após teste negativo	84	50	32	17	11	7	5	3	2	1	0,6	0,3	0,1	0,03	0,01

Figura 4.2. Função de filtro da APS

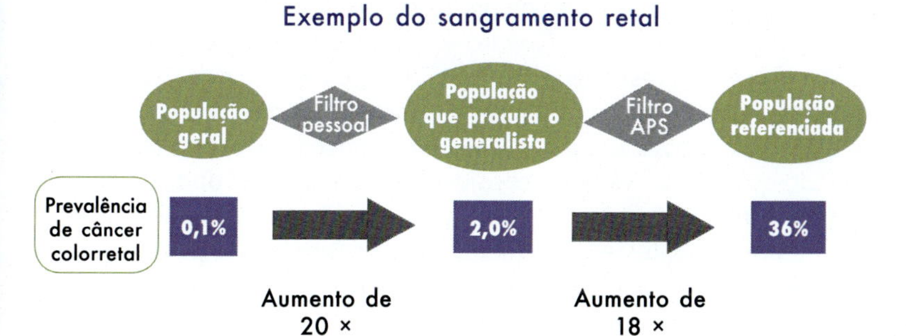

Hampton e colaboradores mostraram que a anamnese isoladamente foi responsável por 82,5% dos diagnósticos, a associação do exame físico contribuiu com mais 8,75% dos diagnósticos e a associação dos exames complementares contribuiu com 8,75% adicionais.[10] Deste modo, o MFC deve compreender que tem potentes ferramentas para um diagnóstico de qualidade, na grande maioria das vezes sem necessidade de utilização de exames complementares. O uso excessivo de exames complementares, além de contribuir pouco para o correto diagnóstico, aumenta os custos e pode causar danos aos pacientes.

Razões de verossimilhança

A razão de verossimilhança (RV), também conhecida como razão de probabilidade ou "*likelihood ratio*" (LR), é um conceito útil e poderoso na avaliação do desempenho de ações diagnósticas (dados de anamnese, exame físico e testes diagnósticos), mais precisa que o cálculo isolado da sensibilidade e da especificidade. As razões de verossimilhança contêm, de maneira combinada, os dois atributos básicos de qualquer teste diagnóstico, a saber, a sensibilidade e a especificidade. Tanto a RV como a curva ROC são indicadores de qualidade dos testes diagnósticos que combinam sensibilidade e especificidade. A RV é definida como a razão entre a probabilidade de um determinado resultado do teste em pessoas com a doença sobre o mesmo resultado em pessoas sem a doença. Deste modo, as razões de verossimilhança poderão ser positivas ou negativas, a depender do resultado do teste. As razões de verossimilhança permitem estimar as probabilidades pós-teste de uma determinada condição a partir da probabilidade pré-teste.

Como se observa no Quadro 4.1, razão de verossimilhança igual a 1 significa que o teste não discrimina doentes de não doentes, não havendo relevância em sua realização. Valores de RV no intervalo entre 0,3 e 3 produzem poucas modificações nas probabilidades pós-teste, mostrando que não há variação considerável do resultado do teste entre o grupo de doentes e não doentes, tendo valor diagnóstico insignificante.

Entretanto, testes com razões de verossimilhança positiva maiores que 3 (particularmente acima de 10) favorecem significativamente o diagnóstico da doença e quanto maior for esse valor, mais provavelmente o diagnóstico poderá ser realizado com apenas a aplicação desse teste, evitando-se a realização de testes adicionais, que podem gerar eventos adversos.

Além disso, testes com razões de verossimilhança negativa menores que 0,3 tornam o diagnóstico improvável de maneira significativa e quanto mais próximo de 0, maior será a probabilidade de descartarem a doença definitivamente.

O Quadro 4.1 ilustra resumidamente o impacto dos valores de verossimilhança sobre a probabilidade de determinada doença.[11]

Quadro 4.1. Impacto da razão de verossimilhança (RV) na probabilidade de doença[11]

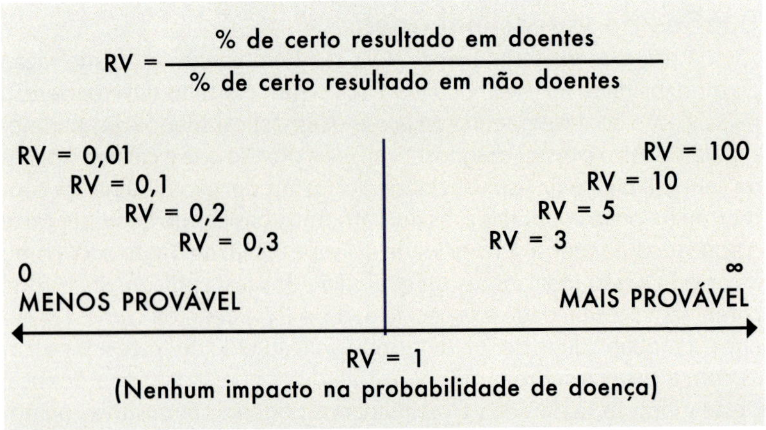

$$RV = \frac{\%\ \text{de certo resultado em doentes}}{\%\ \text{de certo resultado em não doentes}}$$

MENOS PROVÁVEL	MAIS PROVÁVEL
RV = 0,01	RV = 100
RV = 0,1	RV = 10
RV = 0,2	RV = 5
RV = 0,3	RV = 3
0	∞

RV = 1
(Nenhum impacto na probabilidade de doença)

Como exemplo, podemos citar diferentes testes realizados para o diagnóstico de síndrome do túnel do carpo e suas respectivas razões de verossimilhança positivas e negativas (Tabela 4.3).[12]

Tabela 4.3. Razões de verossimilhança para testes voltados ao diagnóstico de síndrome do túnel do carpo[12]

Testes para síndrome de túnel do carpo	RV+	RV-
Idade > 40 anos	1,3	0,5
Parestesia noturna	1,2	0,7
Sintomas bilaterais	1,4	0,7
Hipoalgesia	3,1	0,7
Teste do monofilamento	1,5	0,7
Teste do punho fechado	7,3	0,4
Sinal de Tinel	1,4	0,8
Sinal do chacoalhar (*flick sign*)	21,4	0,1
Manobra de Phalen	1,3	0,7

Uma avaliação rápida da Tabela 4.3 nos permite verificar que a presença do sinal do chacoalhar destaca-se como o teste que mais favorece o diagnóstico de síndrome de túnel do carpo. Outros testes, como a presença de hiperalgesia e o teste do punho fechado positivo, também contribuem significativamente. Os demais testes, inclusive testes classicamente descritos como Tinel e Phalen, pouco auxiliam no diagnóstico e devem ser usados em composição com os demais para que juntos influenciem de modo relevante na probabilidade da doença.

Para exemplificar a importância que a razão de verossimilhança desempenha na prática clínica para nos orientar sobre as melhores formas de investigação e confirmação diagnóstica, iremos expor como é possível chegar a uma probabilidade pós-teste de segurança para o diagnóstico clínico da síndrome do túnel do carpo usando a combinação de um pequeno grupo de testes clínicos.

Inicialmente, precisamos ter a probabilidade pré-teste para avaliar o quanto cada teste contribuirá para o diagnóstico e chegarmos à probabilidade pós-teste desejada para o diagnóstico clínico.

A síndrome do túnel do carpo é a neuropatia compressiva mais comum no mundo e estudos na população geral estimam uma prevalência ao redor de 5 a 7%.[13,14] Ou seja, podemos considerar que a probabilidade pré-teste (antes de obter demais dados) de o indivíduo ter o agravo está entre 5 e 7%.

A partir dessa informação, poderemos utilizar as razões de verossimilhança (RV) dos testes, sequencialmente, para obtermos a probabilidade pós-teste final.

Existem três possíveis métodos para calcular a probabilidade pós-teste a partir da RV (é necessário transformar razão de chances em probabilidade):

A) **Aproximação:** método de menor precisão. Admite-se que valores de RV de 2, 5 e 10 aumentam a probabilidade da condição investigada em 15, 30 e 45%, respectivamente. Por outro lado, valores de RV de 0,5, 0,2 e 0,1 diminuem a probabilidade em 15, 30 e 45%, respectivamente.

B) **Estimativa gráfica:** por meio da utilização do nomograma de Fagan, que consiste em traçar uma reta a partir da probabilidade pré-teste que cruze o valor da RV do teste em estudo e, desta maneira, obtenha a probabilidade pós-teste estimada.

C) **Fórmula matemática:** método de maior precisão.

$$\textbf{Chance} = \frac{\textbf{probabilidade}}{\textbf{1 - probabilidade}}$$

O método de aproximação talvez seja o de aplicação mais factível durante a atividade clínica; no entanto, sua imprecisão pode variar de 5 a 10%.[15] Além disso, todos esses métodos são dependentes do conhecimento pelo médico das probabilidades pré-teste e dos valores das razões de verossimilhança de cada teste, tornando inviável seu uso cotidiano.

Felizmente, foram desenvolvidas soluções com o uso de calculadoras digitais, que atualmente estão disponíveis na forma de aplicativos para *smartphone*, como o aplicativo *Diagnose*.[16] O uso desse aplicativo viabiliza a aplicação de tais conceitos na prática clínica, permitindo verificar quais sintomas e sinais serão suficientes para realizar ou afastar o diagnóstico clínico ou orientar a realização de testes complementares.

Para o diagnóstico clínico de síndrome do túnel do carpo, por exemplo, uma combinação possível de poucos sintomas e sinais é dada por: idade superior a 40 anos, parestesia noturna, sintomas bilaterais, presença de hiperalgesia e sinal do chacoalhar positivo. A presença de tais características na avaliação clínica revela uma probabilidade de cerca de 90% de síndrome do túnel do carpo, que é uma probabilidade de segurança para iniciar terapias clínicas específicas e evitar testes complementares como eletroneuromiografia, deixando a utilização desse exame para situações de exceção em que exista refratariedade clínica e para avaliação de intervenção cirúrgica.

Medicina baseada em evidências

A medicina baseada em evidências (MBE) é classicamente conceituada como "uso judicioso, explícito e consciencioso da melhor evidência existente para a tomada de decisões em relação ao cuidado individual dos pacientes".[17] A tomada de decisões é uma das ações médicas fundamentais e deve ser embasada pelas melhores informações disponíveis. Todo conhecimento a respeito do raciocínio clínico exposto nas partes iniciais deste capítulo integra o que denominamos MBE. Ela incorpora o uso racional das evidências clínicas científicas disponíveis à experiência clínica individual, ao conhecimento das ferramentas da epidemiologia clínica, ao conhecimento fisiopatológico das doenças e à competência cultural e humanística para orientar o raciocínio clínico e a tomada de decisões na prática clínica, com o objetivo de produzir maiores benefícios aos pacientes.

Entretanto, a prática clínica cotidiana, não infrequentemente, é feita de maneira pouco científica, utilizando informações enviesadas, há muito tempo sedimentadas em nossa prática diária. Diante dessa observação, é de extrema importância que os médicos em geral e os MFC em particular, percebam esse fato e lutem para modificá-lo, evitando uma postura inercial pouco científica no cuidado em saúde.

Em síntese, para desenvolvermos a melhor prática clínica, devemos ter conhecimentos de epidemiologia clínica bem fundamentados e utilizá-los para aplicar as melhores evidências científicas disponíveis e relevantes para o manejo dos problemas apresentados pelo indivíduo.[17] Além disso, devem ser considerados aspectos da experiência clínica em lidar com situações de cuidado semelhantes, o contexto sociocultural e de atenção e as preferências e valores da pessoa (Figura 4.3).[18]

Figura 4.3. Evidências científicas, experiência clínica, preferências pessoais e contexto sociocultural

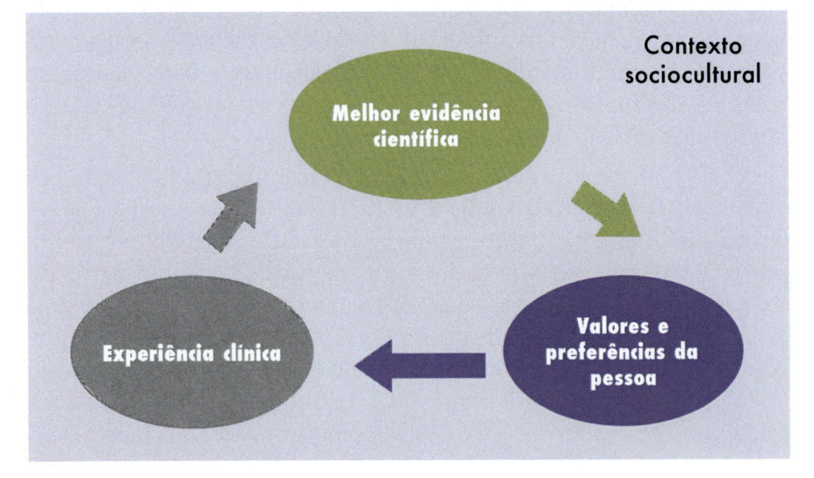

Busca pelas melhores evidências científicas

Além dos conhecimentos epidemiológicos, a busca pelas melhores evidências científicas é determinante para realizarmos a melhor prática clínica por meio de testes e terapias cientificamente comprovadas quanto à sua superioridade, segurança e efetividade. No entanto, essa também não será uma tarefa fácil ao profissional de saúde, pois há uma grande quantidade de informações a serem filtradas para selecionarmos informações científicas válidas, aplicáveis aos nossos pacientes e que tragam benefício real para aquela pessoa especificamente.

Inicialmente devemos nos lembrar da hierarquia das evidências científicas (Figura 4.4).[14] Entretanto, com a quantidade de publicações científicas disponíveis atualmente, poderemos encontrar estudos mostrando tanto indicação de realizar um teste ou tratamento para uma doença quanto estudos que demonstrem o contrário. Desta maneira, além de sabermos que tipo de estudo produz as melhores evidências, não podemos esquecer que mesmo ensaios clínicos randomizados (estudos do topo da hierarquia de evidências) podem ser de qualidade duvidosa, produzindo informações enviesadas ou não aplicáveis ao contexto da atenção primária. É importante ressaltar que, embora a hierarquia dos níveis de evidência seja uma realidade, a MBE não se restringe apenas a metanálises e ensaios clínicos. Ela envolve a busca das melhores evidências disponíveis para responder às nossas dúvidas da prática clínica diária. Assim, um estudo de caso-controle de boa qualidade pode ser suficiente para nos embasar em uma dúvida a respeito de uma associação causal, uma coorte pode produzir evidências de excelente qualidade a respeito de prognóstico e uma série de casos pode ser a melhor evidência para uma condição infrequente.

Figura 4.4. Níveis de evidência

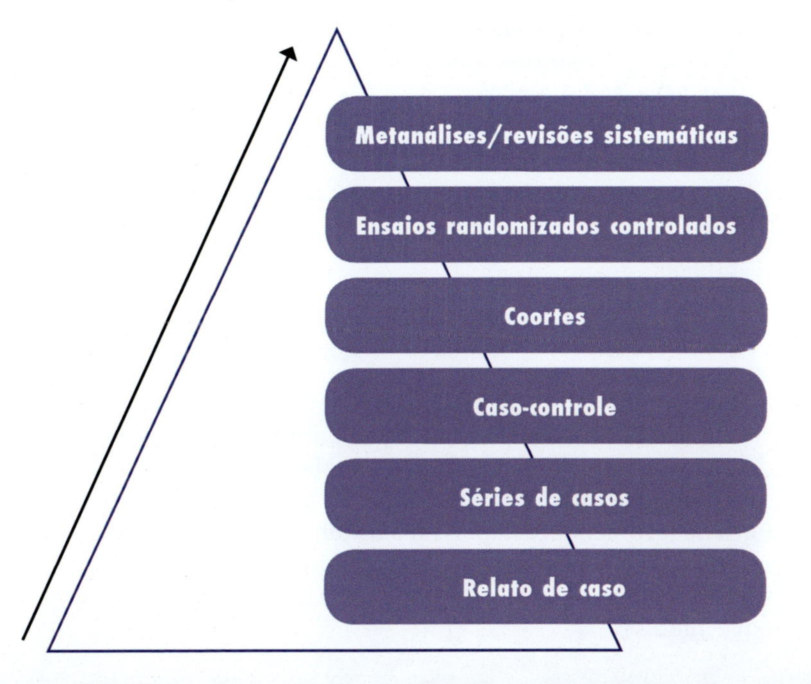

Desta maneira, além de conhecer os tipos de estudos, será importante realizar uma análise crítica minuciosa das publicações científicas quanto a uma série de aspectos metodológicos (Quadro 4.2).[19,20]

Quadro 4.2. Aspectos importantes na avaliação de publicações científicas[19,20]

Os resultados são válidos?
- Avalie a presença de fontes de viés analisando a existência de:
  - randomização;
  - cegamento;
  - alocação aleatória;
  - análise por intenção de tratar;
  - seguimento adequado;
  - conflitos de interesse.

Quais foram os resultados?
- Analise os resultados quanto a:
  - magnitude do efeito;
  - diferenças entre números relativos e absolutos;
  - intervalo de confiança.

Os resultados ajudam no cuidado real de seus pacientes?
- Avalie se os resultados são reprodutíveis e aplicáveis na sua prática:
  - população similar;
  - desfechos importantes considerados.

Durante essa avaliação, é importante atentar para a presença de conflitos de interesse que possam afetar os resultados (mesmo se tratando de estudo com metodologia de alto grau de qualidade e força de recomendação), pois há uma tendência comprovada de que estudos patrocinados pela indústria farmacêutica apresentem significativamente mais resultados positivos favorecendo a intervenção em estudo.

Informação relevante disponível

"Avaliações comparativas patrocinadas pela indústria produzem sistematicamente resultados favoráveis aos patrocinadores, ainda mais quando estudos de não inferioridade estão envolvidos". (Flacco et al., 2015)[21]

Referências

1. Rose G. Estratégias da medicina preventiva. Porto Alegre: Artmed; 2010. 192p.
2. Thompson MR, Perera R, Senapati A, Dodds S. Predictive value of common symptom combinations in diagnosing colorectal cancer. Br J Surg. 2007;94:1260-5.
3. Hamilton W, Round A, Sharp D, Peters TJ. Clinical features of colorectal cancer before diagnosis: a population-based case-control study. Br J Cancer. 2005;93(4):399-405.
4. McGee S. Diagnostic accuracy of physical findings. In: McGee S. Evidence-based physical diagnosis. Philadelphia: WB Saunders Company; 2001.
5. Knottnerus JA, Dinant GJ, van Schayck OP. The diagnostic before-after study to assess clinical impact. In: Knottnerus JA. The evidence base of clinical diagnosis. London: BMJ Books; 2002.
6. Summerton N. Making a diagnosis in primary care: symptoms and context. Br J Gen Pract 2004;54:570-1.
7. Pauker SG, Kassirer JP. The threshold approach to clinical decision making. N Engl J Med. 1980;302:1109-17.
8. Sackett DL, Haynes RB, Tugwell P. Clinical epidemiology: a basic science for clinical medicine. Boston: Little,
9. Brown and Company; 1985.
10. Gervas J, Fernández MP. El fundamento científico de la función de filtro del médico general. Rev Bras Epidemiol. 2005;8(2):205-18.
11. Hampton JR, Harrison MJG, Mitchell JRA, Prichard JS, Seymor C. Relative contributions of history-taking, physical examination, and laboratory investigation to diagnosis and management of medical outpatients. BMJ. 1975;2:486-89.

12. Sackett DL. A primer on the precision and accuracy of the clinical examination. In: Simel DL, Rennie D, Keitz SA, eds. The rational clinical examination: evidence-based clinical diagnosis. Nova York: McGraw-Hill; 2008. p.1-8.
13. D'Arcy CA, McGee S. Does this patient have carpal tunnel syndrome? In: Simel DL, Rennie D, Keitz SA, eds. The rational clinical examination: evidence-based clinical diagnosis. Nova York: McGraw-Hill; 2008. p.111-20.
14. Atroshi I, Gummesson C, Johnsson R, Ornstein E, Ranstam J, Rosén I. Prevalence of carpal tunnel syndrome in a general population. JAMA. 1999;282(2):153-8.
15. Ferry S, Pritchard T, Keenan J, Croft P, Silman AJ. Estimating the prevalence of delayed median nerve conduction in the general population. Br J Rheumatol. 1998;37(6):630-5.
16. McGee S. Evidence-based physical diagnosis. Philadelphia: WB Saunders Company; 2001.
17. Diagnose App. http://www.diagnose-app.com/.
18. Sackett DL, Rosenberg WM, Gray JA, Haynes RB, Richardson WS. Evidence based medicine: what it is and what it isn't. BMJ. 1996 Jan 13;312(7023):71-2.
19. Sackett DL, Straus SE, Richardson WS, Rosenberg W, Haynes RB. Evidence-based medicine. How to practice and teach EBM. 2. ed. Edinburgh: Churchill Livingstone; 2000.
20. Guyatt GH, Sackett DL, Cook DJ. Users' guides to the medical literature. II. How to use an article about therapy or prevention. A. Are the results of the study valid? Evidence-Based Medicine Working Group. JAMA. 1993;270:2598-601.
21. Guyatt GH, Sackett DL, Cook DJ. Users' guides to the medical literature. II. How to use an article about therapy or prevention. B. What were the results and will they help me in caring for my patients? Evidence-Based Medicine Working Group. JAMA. 1994;271:59-63.
22. Flacco ME, Manzoli L, Boccia S, Capasso L, Aleksovska K, Rosso A, et al. Head-to-head randomized trials are mostly industry sponsored and almost always favor the industry sponsor. J Clin Epidemiol. 2015 Jul;68(7):811-20.

Parte 2

Pessoas, suas Condições de Saúde e as Complexas Interações

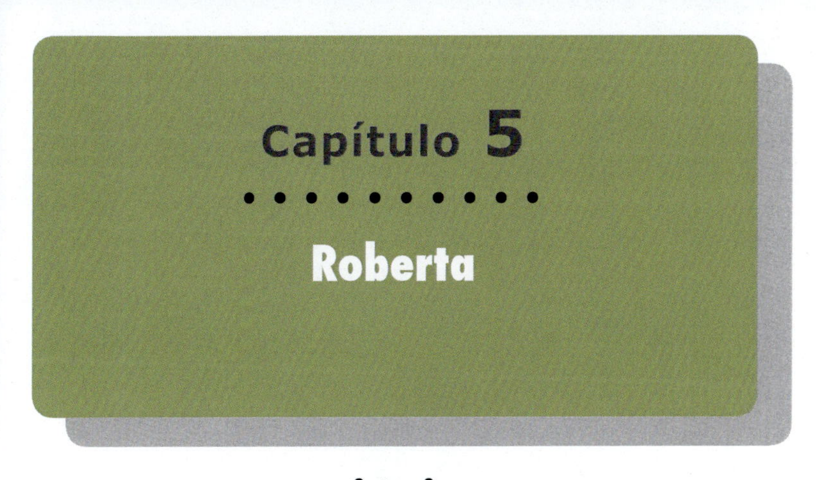

Capítulo 5

Roberta

Gustavo Gusso
José Benedito Ramos Valladão Júnior
Rodrigo Diaz Olmos

> ... o fracasso em reconhecer que os resultados de observações especializadas são, quando muito, apenas verdades parciais, que precisam ser corrigidas com fatos obtidos por estudo mais amplo. (Osler, 1892)[1]

Narrativa

Roberta Dias Rocha, 53 anos, é uma mulher negra, de cabelos grisalhos e que usa óculos. Ela mora com o marido e as duas filhas, que são técnicas de enfermagem. Ela sempre cuidou da casa e o marido é taxista. Roberta não usava a Unidade Básica de Saúde (UBS) porque é nova na região. Embora não tenha um médico de referência, sempre procurou se cuidar e usava os hospitais e prontos atendimentos do SUS na região onde morava. Como se mudou, foi orientada a continuar seu tratamento na UBS mais próxima de sua nova residência. Ela mostra uma sacola cheia de remédios e entrega o seguinte encaminhamento:

- » HD: hipertensão arterial, hipotireoidismo subclínico.
- » Motivo de encaminhamento: seguimento.

Conta que começou a tomar medicações para hipertensão há dois anos: primeiro hidroclorotiazida e depois de um ano foram acrescentados enalapril, ácido acetilsalicílico (AAS) e atorvastatina por um cardiologista de um hospital onde conseguiu fazer a carteirinha, uma vez que sua filha estava estagiando lá. Ela diz que, desde então, uma tosse seca recorrente tem lhe incomodado e, por isso, vem usando frequentemente um xarope que foi indicado por um médico do pronto atendimento há três meses.

Queixa-se também que há cerca de três meses começou a se sentir muito cansada, desanimada e sonolenta durante o dia. O cardiologista solicitou exames e orientou consultar-se com um endocrinologista e um psiquiatra. O endocrinologista avaliou as queixas e os resultados de exames e disse que o cansaço e a indisposição seriam causados pela tireoide e prescreveu levotiroxina. Ainda não conseguiu agendar consulta com um psiquiatra.

Roberta nega febre, emagrecimento, sudorese noturna, anedonia, tristeza ou antecedentes cardiovasculares. Está preocupada por ainda não ter melhorado da tosse e da fraqueza, mesmo após usar tantos remédios. Ao final da consulta, lembra que também faz uso de alendronato e "vitaminas para os ossos", conforme orientado pelo geriatra, e gostaria de saber se tem de fazer novo exame e até quando vai tomar esses remédios. Entrega o resultado dos exames e da densitometria óssea e diz: "Pelo menos da parte ginecológica está tudo bem! Faço Papanicolaou e ultrassonografia transvaginal todo ano com o ginecologista e está sempre normal".

Registro por SOAP

S

Hipertensa há dois anos. Diz que também tem problemas nos ossos e hipotireoidismo. Vinha se consultando com cardiologista, endocrinologista, geriatra, clínicos de prontos atendimentos e estava buscando um psiquiatra. Queixa-se de tosse há aproximadamente um ano e de sonolência excessiva há alguns meses.

Nega antecedente cardiovascular, história de asma, febre ou emagrecimento.

Medicações em uso:

» hidroclorotiazida 25 mg 1-0-0;
» enalapril 20 mg 1-0-1;

» atorvastatina 40 mg 0-0-1;
» AAS 100 mg 0-1-0;
» levotiroxina 50 mcg 1-0-0;
» dexclorfeniramina 5 mL, 8/8 h;
» alendronato 70 mg por semana;
» vitamina D e cálcio.

O

Exame físico:
» bom estado, corada, hidratada;
» pulso = 78 bpm, pressão arterial = 138 × 88 mmHg, IMC = 24 kg/m^2;
» oroscopia: sem alterações;
» exame cardiopulmonar: sem alterações.

Exames complementares: hemograma, radiografia de tórax, eletrocardiograma, creatinina, glicose, colesterol total e frações, pesquisa BAAR do escarro, prova tuberculínica: sem alterações.
» TSH = 6,8 mU/L (valores normais de TSH: 0,4 a 4,5 mU/L);
» T4 livre = 1,2 ng/dL (valores normais de T4 livre: 0,7 a 1,8 ng/dL);
» densitometria óssea:

	T-SCORE	Z-SCORE
L1-L4	-2,04	-1,27
Fêmur proximal	-1,73	-1,02
Rádio	-2,25	-1,51

A

» Hipertensão arterial.
» Baixo risco cardiovascular.
» Tosse crônica secundária ao uso de inibidores da enzima conversora da angiotensina (IECA).
» Sonolência secundária ao uso de anti-histamínico.
» TSH elevado com T4 livre normal (hipotireoidismo subclínico).
» Osteopenia.
» Polifarmácia.

P

» Manutenção de hidroclorotiazida na dose de 25 mg por dia.
» Suspensão de enalapril.
» Plano de suspensão das seguintes medicações:
  - AAS e atorvastatina;
  - dexclorfeniramina;
  - levotiroxina;
  - alendronato, vitamina D e cálcio.
» Abordo ultrassonografia transvaginal anual; acordamos que não há necessidade desse exame rotineiramente.
» Abordar periodicidade de Papanicolaou na próxima consulta.

Pontos abordados

» Manejo da hipertensão arterial.
» Abordagem do risco cardiovascular e indicação de prevenção com estatina e AAS.
» Abordagem da tosse.
» Abordagem da fraqueza.
» Manejo do hipotireoidismo subclínico.
» Prevenção quaternária na abordagem da osteoporose.
» Polifarmácia e desprescrição de medicamentos.

Discussão

Situações como a apresentada por Roberta são frequentes no cotidiano do médico de família e comunidade (MFC), em locais onde a coordenação do cuidado não é uma realidade para todos os pacientes. Nesse contexto, é comum a fragmentação do cuidado em saúde por três a cinco especialistas focais (cardiologista, endocrinologista, geriatra, ginecologista, psiquiatra, entre outros). Como consequência, observamos maior número de exames desnecessários com sobrediagnósticos e sobretratamentos, além de piores resultados em desfechos clínicos.[2,3]

Em situações de cuidado em que não há indicação de um especialista focal, além da fragmentação dos problemas em diferentes aparelhos ou partes do corpo, existem outros prejuízos potenciais em virtude da ausência de coordenação do cuidado e do foco exclusivo em doenças: desconsiderar outras possibilidades diagnósticas e terapêuticas, não observar outros problemas e suas interfaces e não dar importância para potenciais efeitos adversos das medicações utilizadas nas demais condições apresentadas pela pessoa. Tais problemas independem de características pessoais do médico, pois são inerentes à formação dos subespecialistas, cuja formação é focada na atuação e resolução de problemas específicos, raros ou graves, o que leva muitas vezes à reprodução de procedimentos e aplicação de tecnologias estudadas e desenvolvidas para outras populações em outros contextos.

A abordagem ampla e integral focada na pessoa e não em um grupo de doenças específico são características determinantes da formação do MFC para melhor compreensão das reais necessidades de saúde e obtenção de melhores resultados clínicos.[4] Lidar com problemas frequentes e multimorbidades em situações de cuidado, muitas vezes complexas, como as de Roberta, é a especialidade do MFC.

Para oferecermos o melhor cuidado para Roberta, devemos levar em conta a informação relevante para o manejo dos problemas apresentados, a experiência clínica em lidar com situações de cuidado complexas semelhantes e as preferências e valores pessoais[5] da paciente para, juntos, definirmos a melhor estratégia de cuidado.

Manejo da hipertensão arterial

Embora haja estudos censitários ou amostrais que demonstram que entre 20 e 24%[6] da população adulta é hipertensa, os estudos nacionais utilizaram, em sua maioria, apenas uma medida da pressão, além de apresentarem grande heterogeneidade em outros aspectos metodológicos.[7-11] Mais de 50% dos hipertensos apresentam hipertensão arterial leve e grande parte desse contingente apresenta risco cardiovascular global baixo. Desta maneira, possivelmente o tempo e os esforços gastos para identificar e tratar hipertensos leves talvez não seja custo-efetivo, em especial dada a demanda que já existe nas unidades de saúde. Possivelmente, identificar, tratar e controlar os hipertensos mais graves, particularmente aqueles com outros fatores de risco cardiovascular associados, terá maior impacto na redução da morbidade e mortalidade cardiovasculares. Essa prática poderá, ainda, ter efeitos positivos na qualidade de vida de um grande número de hipertensos leves, para os quais o conhecimento da "pressão alta" pode causar mais dano que os potenciais benefícios de seu tratamento. A hipertensão arterial foi indiscutivelmente a primeira condição médica na qual o tratamento foi iniciado em pessoas assintomáticas, inaugurando a era dos tratamentos em pessoas que não se sentiam doentes, transformando-as em pacientes (a era do fetiche do risco). Essa mudança de paradigma se baseava na possibilidade de prevenir doenças cardiovasculares sintomáticas em alguns, mas à custa de diagnosticar e tratar um número maior de "hipertensos" que nunca apresentaria tais doenças. Na década de 1960 alguns estudos randomizados mostraram cabalmente que o tratamento medicamentoso de hipertensos graves reduzia significativamente a mortalidade; entretanto, as progressivas reduções dos níveis de corte de pressão arterial para iniciar o tratamento têm resultado em cada vez menos benefício aos indivíduos deste lado do espectro da hipertensão, produzindo uma situação extremamente comum nos dias atuais: pessoas recebendo tratamentos e sendo rotuladas de doentes, com todas as consequências potenciais (efeitos colaterais das medicações, preocupação excessiva com a saúde, mais sintomas, mais sensação de estar doente, absenteísmo no trabalho, piora da qualidade de vida, mais gastos com saúde, mais utilização de serviços de saúde e exames complementares), para as quais o benefício do tratamento é, na melhor das hipóteses, muito pequeno. O MFC irá lidar, em sua prática diária, com múltiplos encontros relacionados ao manejo da hipertensão arterial e deve ter uma postura crítica e clara em relação a esse problema, levando em consideração a informação relevante disponível.

O que há de relevante ou atual

A "hipertensão do avental branco" é muito comum e o diagnóstico correto de hipertensão arterial deve ser feito com cautela, observando-se todos os passos para a medida correta da pressão arterial (tamanho do manguito, tempo de repouso, técnica adequada, medidas em consultas distintas), particularmente nas situações limítrofes, de baixo risco cardiovascular global e naquelas com forte suspeita de "hipertensão do avental branco". Nestes casos, o ideal é fazer o monitoramento ambulatorial da pressão arterial (MAPA) ou orientar medidas domiciliares de pressão arterial para confirmar o diagnóstico ou a falha terapêutica. Caso o MAPA confirme o diagnóstico de hipertensão arterial, é preciso verificar se foram realizadas pelo menos duas medidas por hora em horário diurno, para quem não trabalha à noite. Se o MAPA não estiver disponível, devem-se realizar 14 medidas da pressão arterial em domicílio

(2 vezes ao dia, 7 dias seguidos), para mimetizar o MAPA. As medidas realizadas por profissional da saúde não têm boa acurácia nessa situação.[12]

- A pressão arterial elevada por si só não representa uma condição de enfermidade, mas sim um fator de risco para doença cardiovascular, sendo mais prudente classificá-la como tal em vez de considerá-la uma doença.
- A pressão arterial é uma variável fisiológica contínua, cujos níveis têm relação diretamente proporcional ao risco cardiovascular (não existe um ponto de corte abaixo do qual não há risco). Entretanto, a associação com doença cardiovascular ocorre em longo prazo e é modulada por um sem-número de outros fatores.
- Em uma dada população, a maioria dos eventos cardiovasculares (infarto agudo do miocárdio, acidente cerebrovascular) ocorre em indivíduos normotensos ou hipertensos leves, uma vez que esse grupo apresenta, em termos absolutos, um número muito maior de indivíduos. Os hipertensos graves produzem um contingente menor de pacientes com evento cardiovascular, embora seu risco individual seja muito maior. Como constatou Rose: "Um grande número de pessoas em situação de baixo risco contribui com mais casos de doença do que um pequeno número de pessoas em situação de alto risco".[13]
- O fato de que o maior número de eventos cardiovasculares ocorra, em números absolutos, na população normotensa, não justifica medicalizar essa população, nem reduzir cada vez mais os valores de corte para diagnóstico de hipertensão arterial, nem adotar controles cada vez mais estritos para a hipertensão, pois essa população tem um risco muito baixo para doença cardiovascular. Para esse grupo de pessoas, intervenções populacionais ou direcionadas a mudanças de estilo de vida tem um impacto muito maior que intervenções médicas medicamentosas.
- Estratégias de prevenção individual em pessoas de baixo risco produzem danos potencialmente superiores a possíveis benefícios e dificilmente serão custo-efetivas.[14]

Ao ponderarmos o início da terapia medicamentosa anti-hipertensiva para um paciente, devemos considerar a classificação da hipertensão (Tabela 5.1), a presença de outros fatores de risco e a presença de doença cardiovascular (avaliação do risco cardiovascular global).

Tabela 5.1. Classificação atual mais usada da pressão arterial (PA)

Classificação da PA	PA sistólica (mmHg)	PA diastólica (mmHg)
Normal	< 140	< 90
Hipertensão leve	140-159	90-99
Hipertensão moderada	160-179	100-109
Hipertensão grave	≥ 180	≥ 110

A grande maioria das pessoas que usam anti-hipertensivos são hipertensos leves (PA sistólica 140-159 e/ou PA diastólica 90-99) e sem antecedente de doença cardiovascular, ou seja, enquadram-se no grupo de prevenção primária de baixo risco.

Informação relevante disponível

"A maioria dos médicos tem tratado essas pessoas com uma falsa confiança de que esta indicação é baseada em evidência de ensaios clínicos randomizados controlados."

"Usando a informação relevante disponível no momento [a partir da análise de ensaios clínicos randomizados controlados], esta revisão sistemática não encontrou qualquer benefício da terapia medicamentosa anti-hipertensiva [em hipertensos leves sem antecedente cardiovascular] na redução de mortalidade, infarto agudo do miocárdio, acidente vascular cerebral ou eventos cardiovasculares totais. Além disso, a terapia medicamentosa teve um índice de 9% de descontinuação do tratamento devido a efeitos adversos." (Diao et al., 2012)[14]

Fundamentando-nos na informação relevante disponível, atualmente o manejo de hipertensos leves sem antecedente cardiovascular (maioria dos hipertensos) deve ser focado no tratamento não medicamentoso (Tabela 5.2)[15,16] em vez da terapia farmacológica. Tais orientações comportamentais sobre modificações do estilo de vida podem ser realizadas por outros profissionais (enfermeiro, nutricionista, educador físico, auxiliar de enfermagem, agente de saúde). Deve-se evitar que o cuidado em saúde de pessoas de baixo risco sem indicação de intervenção médica seja realizado pelo médico ou por outro profissional de saúde.

Tabela 5.2. Medidas não farmacológicas[15,16]

Medida	Recomendação
Redução do peso	Manter IMC entre 18,5 e 24,9 kg/m^2.
Dieta DASH*	Rica em grãos, frutas e vegetais, pobre em gorduras.
Redução do consumo de sódio	Limitar o consumo a 6 g/dia: 2 g já estão presentes nos alimentos de consumo diário, então se recomenda a adição máxima de 4 g/dia (4 colheres de café rasas).
Atividade física	Realizar atividade física regular: 30 minutos, 5 vezes por semana.
Consumo moderado de álcool	Homens: limitar o consumo para até 30 mL de etanol/dia (1 dose de destilado, 1 taça de vinho, 2 latas de cerveja). Mulheres e indivíduos de baixo peso: limitar o consumo para até 15 mL de etanol/dia.
Redução do estresse	Realizar controle do estresse psíquico.
Melhora do sono	Respeitar horas diárias fisiológicas de sono.

* *Dietary Approaches to Stop Hypertension.*

Informação relevante disponível

"Nos hipertensos, os efeitos na redução da pressão arterial da dieta DASH combinada com a redução do consumo de sódio com ou sem perda de peso foram maiores ou iguais àqueles obtidos pela monoterapia com medicamento anti-hipertensivo." (Hedayati et al., 2011)[16]

Para os demais estágios de hipertensão ou na presença de antecedente cardiovascular (prevenção secundária[a]), a terapia farmacológica deve ser oferecida. Para a escolha do melhor plano medicamentoso (Quadro 5.1),[17] devem ser levados em consideração: classes de anti-hipertensivos com evidência de melhores desfechos (medicações de primeira linha), presença de multimorbidades, efeitos adversos, histórico de uso e preferências da pessoa. Os diuréticos tiazídicos sempre devem ser considerados como a primeira opção para monoterapia, salvo quando há uma indicação formal para outra classe (em virtude de comorbidade) ou contraindicação (gota). Os inibidores da enzima conversora de angiotensina (IECA) são protetores para praticamente todas as lesões de órgãos-alvo. A maioria dos hipertensos que necessitam de terapia medicamentosa (moderados a graves) precisará de pelo menos dois anti-hipertensivos para controle adequado, situação na qual é sempre recomendável que uma das drogas seja um tiazídico que tem efeitos sinérgicos com as outras classes de anti-hipertensivos.

Quadro 5.1. Intervenções medicamentosas[17]

Anti-hipertensivos de primeira linha
Diuréticos tiazídicos: hidroclorotiazida 25-50 mg, 1 ×/dia, clortalidona 12,5-25 mg, 1 ×/dia. • Principais efeitos colaterais: hipopotassemia, hiperuricemia, disfunção erétil. • Evidências: doses maiores não têm efeito adicional na redução da PA.
Inibidores da enzima conversora de angiotensina (IECA): enalapril 5-20 mg, 1-2 ×/dia, captopril 50-150 mg, 2-3 ×/dia. • Principais efeitos colaterais: tosse seca, hiperpotassemia, alteração de paladar, erupções cutâneas, leucopenia, toxicidade fetal.
Bloqueadores do receptor de angiotensina (BRA): losartana 50-100 mg, 1-2 ×/dia. • Principais efeitos colaterais: hiperpotassemia, erupções cutâneas, toxicidade fetal, tontura.
Antagonistas dos canais de cálcio: Di-hidropiridínicos: amlodipina 2,5-10 mg, 1 ×/dia. • Principais efeitos colaterais: cefaleia, edema de tornozelos, rubor facial. • Não di-hidropiridínicos: verapamil 120-480 mg, 2-3 ×/dia, diltiazem 120-480 mg, 1-2 ×/dia. • Principais efeitos colaterais: bradicardia, bloqueio atrioventricular, constipação, depressão miocárdica. • Evitar associação com betabloqueador pelo risco de bradicardia/assistolia.

(Continua)

---

a Neste texto, prevenção primária e secundária serão usados de acordo com Rose[13], ou seja, antes e depois do evento cardiovascular.

Quadro 5.1. Intervenções medicamentosas[17] (Continuação)

Anti-hipertensivos de segunda linha*
Betabloqueadores: atenolol 25-100 mg, 1 ×/dia, propranolol 20-160 mg, 1-2 ×/dia, carvedilol 6,25-50 mg, 1-2 ×/dia (não deve ser utilizado para tratar hipertensão isolada; é indicado na insuficiência cardíaca por disfunção sistólica). • Principais efeitos colaterais: bradicardia, distúrbio de condução atrioventricular, vasoconstrição periférica, broncoespasmo, insônia, astenia, disfunção sexual. • Contraindicações: bloqueio atrioventricular, asma, doença pulmonar obstrutiva crônica – DPOC (na DPOC a contraindicação é muito relativa). • Evidências: não são mais recomendados como terapia de primeira linha.
Alfabloqueadores: doxazosina 1-16 mg, 1 ×/dia. • Usados principalmente para aliviar sintomas de prostatismo. • Principais efeitos colaterais: hipotensão ortostática, edema de tornozelos, palpitações, astenia.
Vasodilatadores diretos: hidralazina 50-150 mg, 1-2 ×/dia. • Principais efeitos colaterais: retenção hídrica, taquicardia reflexa.
Inibidores adrenérgicos de ação central: alfametildopa 500-1.500 mg, 2-3 ×/dia, clonidina 0,2-0,6 mg, 2-3 ×/dia. • Principais efeitos colaterais: hipotensão ortostática, boca seca, fadiga, sonolência, disfunção sexual.

** Não devem ser usadas em monoterapia para controle da hipertensão, pois não existem evidências significativas de redução de desfechos cardiovasculares e mortalidade.*

A presença de multimorbidades pode ser útil na escolha da terapia medicamentosa avaliando-se os efeitos adversos indesejados e a ação benéfica no controle de outras condições (Quadro 5.2).

No caso de Roberta, que já vem realizando tratamento medicamentoso anti-hipertensivo, será importante avaliar os seguintes itens: controle pressórico, aderência medicamentosa, presença de lesão de órgão-alvo e risco cardiovascular.

A avaliação do controle da enfermidade e da aderência medicamentosa são aspectos fundamentais na abordagem do manejo não só da hipertensão, mas também de qualquer condição clínica. Para isso, o vínculo construído na relação médico-paciente e as habilidades de comunicação serão essenciais. A principal maneira de abordar a má aderência é perguntando diretamente ao paciente: "Você deixou de tomar algum remédio na última semana?". A resposta afirmativa a tal questionamento revela uma probabilidade pós-teste de mais de 80% de existência de má aderência real.[18]

Quadro 5.2. Como escolher a medicação anti-hipertensiva[18]

Condição associada	Medicações preferíveis
Diabetes	Tiazídico, IECA/BRA
Insuficiência cardíaca	IECA/BRA e betabloqueador
Insuficiência renal	IECA/BRA
Enxaqueca	Betabloqueador
Cefaleia em salvas	Verapamil
Hiperplasia prostática	Alfabloqueador
Osteoporose	Tiazídico
Angina	Antagonista de canais de Ca^{++} Betabloqueador
Pós-infarto agudo do miocárdio	IECA/BRA e betabloqueador
Gestantes	Pindolol ou alfametildopa

Investigar a presença de lesão de órgão-alvo é outro aspecto importante do manejo da hipertensão, pois determinará o tratamento medicamentoso e a prevenção de doença cardiovascular. Os seguintes exames são importantes para tal avaliação: creatinina, urina tipo 1, potássio e eletrocardiograma. A frequência e a necessidade de tais exames deverão ser individualizadas.

Roberta encontra-se com bom controle pressórico, boa aderência medicamentosa e não possui alteração em exames de investigação de lesão de órgão-alvo nem antecedente de doença cardiovascular. Verificada a presença de níveis pressóricos controlados, podemos oferecer a possibilidade de uma redução da medicação anti-hipertensiva com orientação à realização de novas medidas pressóricas para obter a dose mínima de controle que facilite sua aderência e exponha a pessoa a menos efeitos adversos das medicações.

Abordagem do risco cardiovascular e uso de estatina e AAS

Mais uma vez, para avaliar a necessidade do uso de uma medicação preventiva, é necessário avaliar se o paciente faz parte de um grupo de pessoas em que o uso do fármaco oferecerá mais benefícios que riscos.

Informação relevante disponível

A totalidade das evidências atuais mostra que o benefício do AAS é muito pequeno e é neutralizado pelo maior risco de sangramentos maiores em pacientes sem antecedente de doença cardiovascular (sem doença aterosclerótica manifesta).

"Não houve redução significativa de infarto agudo do miocárdio, acidente vascular cerebral ou mortalidade [nessa população] que superasse os riscos da medicação." (Berger et al., 2011)[19]

Utilizando-se a informação relevante disponível, a terapia medicamentosa profilática com AAS deve ser oferecida especialmente como prevenção secundária, ou seja, para os indivíduos com antecedente de doença cardiovascular.[20] A dose sugerida nesses casos é de 100 mg/dia.

Com relação às indicações de uso de estatina, as principais evidências disponíveis atualmente mostram que é importante separar os indivíduos sem doença cardiovascular em dois grupos: os de baixo risco e os de alto risco cardiovascular.

Para a realização de tal estratificação, algumas ferramentas têm sido utilizadas com boa evidência de segurança e benefício. As principais são os escores de Framingham[21] e o QRISK2[22], que utilizam variáveis como idade, sexo, tabagismo, nível pressórico, colesterol total e HDL para calcular o risco cardiovascular.

É importante reiterar que o uso de estatinas está indicado para a prevenção de evento cardiovascular e não para tratamento de hiperlipidemia (excetuando-se situações especiais, como as hiperlipidemias familiares). Ao deparar com níveis elevados de colesterol, deve-se avaliar a presença de outros fatores de risco cardiovascular. Não há evidências que sustentem o uso de estatina meramente para melhorar índices laboratoriais de colesterol em pacientes sem risco cardiovascular.

Informação relevante disponível

"A metanálise em questão não encontrou redução de mortalidade geral com o uso de estatina em pacientes sem doença cardiovascular prévia (prevenção primária)." (Ray et al., 2010)[23]

Uma metanálise mais recente, utilizando a maioria dos estudos incluídos na primeira, mas com algumas diferenças na avaliação dos desfechos e na inclusão de dados individuais, encontrou redução relativa de mortalidade geral de 14%.[24] Prasad, em um excelente artigo em 2014,[25] mostra que uma diferença de apenas 0,5% entre as reduções absolutas de risco das duas metanálises resultou em conclusões diametralmente opostas. Além disso, ele demonstra que a metanálise de Taylor e colaboradores[24] utilizou desfechos de estudos de seguimento (*open-label*) dos ensaios clínicos originais, o que pode ter produzido efeitos enviesados favorecendo as estatinas e, ao contrário da metanálise de Ray e colaboradores,[23] incluiu um número significativo de pacientes com doença cardiovascular prévia. Desta maneira, embora ainda existam controvérsias no que diz respeito à utilização de estatinas na prevenção primária de eventos cardiovasculares, é provável que, se houver algum benefício, ele seja extremamente pequeno e possivelmente neutralizado por eventos colaterais das estatinas, custo, utilização de recursos de saúde, piora na qualidade de vida, e outros efeitos deletérios do fenômeno da rotulação. Assim, utilizando as melhores evidências disponíveis atualmente, orientamos que a terapia medicamentosa profilática com estatina seja indicada nas seguintes situações:

» prevenção primária de indivíduos com alto risco cardiovascular (maior ou igual a 20% em 10 anos);
» prevenção secundária.

Constatada que a utilização de AAS e estatina não está indicada para Roberta, devemos discutir com ela a descontinuação dessas medicações em virtude da ausência de benefícios significativos e dos potenciais riscos de sua utilização.

Abordagem da tosse crônica

A tosse é um dos sintomas que respondem pelas maiores taxas de procura por cuidado médico em todo o mundo. Além de gerar desconforto, estima-se que sua duração média em episódios inespecíficos seja de 18 dias,[26] sendo, assim, uma fonte de preocupação dos pacientes. Desta maneira, é importante uma avaliação correta do problema, bem como uma comunicação efetiva, para evitar tanto os excessos de intervenção médica quanto seu menosprezo como sintoma relevante e fonte de sofrimento à pessoa.

Uma das causas mais frequentes de tosse persistente é a pós-infecciosa, que ocorre em decorrência de alterações alérgico-inflamatórias do epitélio das vias aéreas, comumente resultantes de infecção viral. É autolimitada, resolvendo-se em poucas semanas (3 a 8 semanas) e, por isso, classificada como tosse subaguda. Não há tratamento específico, devendo-se avaliar junto ao paciente criteriosamente a necessidade do uso de medicamentos para controle sintomático, como os anti-histamínicos.

A avaliação da queixa de tosse crônica (de duração maior que 8 semanas) deve ser feita com o objetivo de determinar a provável causa e, então, estabelecer os recursos diagnósticos necessários e as ferramentas terapêuticas direcionadas à origem do problema. Estima-se que as condições responsáveis por cerca de 90% das causas de tosse crônica sejam gotejamento pós-nasal, asma e doença do refluxo gastroesofágico (DRGE).[27]

O gotejamento pós-nasal é uma causa importante de tosse crônica que ocorre comumente em decorrência de rinite e/ou sinusite. A avaliação dos sintomas associados à tosse, bem como o exame clínico de mucosa nasal, orofaringe e seios da face, trará importantes informações sobre as possibilidades diagnósticas. Nos casos sugestivos de rinite (prurido nasal, espirros), orienta-se o uso de anti-histamínicos e corticosteroides nasais. Nos casos sugestivos de sinusite aguda, deve-se realizar avaliação criteriosa para o uso de antibióticos na suspeita de infecção bacteriana (rinorreia purulenta com mais de 10 dias de história, ou mais de 4 dias com sintomas intensos, incluindo febre e dor facial). Diferentemente dos casos de sinusite bacteriana aguda, há predomínio de infecção por flora mista e, possivelmente, presença de germes anaeróbios nas sinusites bacterianas crônicas, o que torna a indicação de uso de clindamicina ou amoxicilina com clavulanato, por 10 a 14 dias, boas escolhas na terapia antimicrobiana.[28]

Nos casos de asma, espera-se a presença de sintomas clássicos como sibilância, dispneia e opressão torácica, além do relato de antecedentes de crise pela pessoa. Entretanto, a tosse crônica pode ser o único achado em pacientes com a variante tussígena da asma. Na ausência de tais dados ou sintomas, o exame clínico e testes de função pulmonar poderão auxiliar na exclusão ou confirmação da suspeita diagnóstica para implementar o tratamento específico para a asma.

A tosse crônica secundária à DRGE ocorre como resultante de microaspiração e/ou estímulo vagal por reflexo traqueobrônquico. Além do relato da associação com a alimentação, a pessoa pode referir sintomas como pirose, sensação de plenitude gástrica, regurgitação, eructação excessiva, dor torácica, entre outros, que poderão estar presentes em maior ou menor grau. Na suspeita de tal diagnóstico, orienta-se o tratamento empírico com o uso de inibidores de bomba de prótons associado a modificações do estilo de vida e de hábitos alimentares.[29]

Tendo em mente tais considerações, percebemos que Roberta não possui nenhuma das características de tais condições mais frequentemente associadas à tosse crônica. Assim, devemos atentar para outras possíveis causas. Entre elas, destacam-se: tabagismo, doença pulmonar obstrutiva crônica (DPOC), infecções respiratórias (especialmente tuberculose), efeito adverso de medicamentos (destacando-se os inibidores da enzima conversora de angiotensina).

Observamos também que o uso de anti-histamínicos no tratamento da tosse está indicado nos casos de tosse de origem alérgica, que não é o caso de Roberta, que no máximo obteve certo alívio sintomático durante o período de uso da dexclorfeniramina, porém sem reversão do quadro.

Ante o exposto e a análise do caso clínico, podemos concluir que a provável causa para a tosse seca crônica de Roberta é o uso de IECA, que pode acarretar esse efeito adverso em até 35%[23] de seus usuários e, nesse caso, apenas sua descontinuação levará à resolução da tosse.[30]

Comentário

Sempre que um paciente está em uso de medicações e apresenta um novo sintoma, é importante primeiro descartar a possibilidade de efeito colateral. Por isso, o médico deve estar sempre munido de aplicativos que ajudem na identificação de efeitos colaterais como Epocrates, Medscape e British National Formulary.

A tosse induzida por IECA pode ocorrer depois de horas a meses do início de seu uso[30] e a identificação dessa associação é vital para o manejo dos problemas apresentados por Roberta.

Devemos sugerir a ela a descontinuação do enalapril por ser a provável causa da tosse seca crônica, orientando a realização de novas medidas pressóricas para seguimento do manejo medicamentoso anti-hipertensivo.

Espera-se que haja melhora da tosse logo após a descontinuação do fármaco e que a resolução completa ocorra tipicamente após 1 a 4 semanas na grande maioria das pessoas e, em alguns casos, em até três meses.[31]

Abordagem da fraqueza

Queixas de fraqueza, astenia, cansaço e fadiga também são causas frequentes de encontros no cotidiano do MFC. E, novamente, é essencial uma avaliação minuciosa para evitar erros tanto por excesso quanto por omissão da intervenção médica.

Além da avaliação clínica tradicional, também é importante observar aspectos psíquicos, socioculturais e contextuais que podem estar associados à queixa. A partir de dados da anamnese, como início e duração dos sintomas, padrão de sono, sintomas associados e uso de medicações, pode-se chegar a possibilidades diagnósticas que orientem um exame clínico direcionado e, a partir daí, a necessidade recursos propedêuticos complementares. É sempre importante abordar a rotina do(a) paciente, bem como a relação deste(a) com o trabalho. Há inúmeras questões relacionadas ao trabalho, geralmente negligenciadas, que impactam a saúde das pessoas de maneira bastante importante.

No caso de Roberta, temos um possível fator causal para a existência dos sintomas relatados de sonolência e cansaço. As consequências do tratamento da tosse com o uso de anti-histamínico (dexclorfeniramina) são sonolência e astenia, por seu efeito sedativo.

A solicitação da dosagem de TSH e T4 livre ocorreu de maneira precipitada, uma vez que existe um fator a ser descartado. O achado do exame de TSH ligeiramente elevado e T4 livre normal apenas comprova a inexistência de associação da queixa de fraqueza como sintoma de hipotireoidismo. Por outro lado, a alteração discreta, possivelmente transitória e insignificante no TSH, leva à medicalização do exame (hipotireoidismo subclínico – TSH elevado e T4 livre normal), com potencial para a continuação de uma cascata de intervenções desnecessárias e danosas ao paciente com a prescrição de levotiroxina, solicitação de USG de tireoide, reavaliações e coletas de exames frequentes, influencias na percepção de saúde, dentre outras.

Manejo do hipotireoidismo

A investigação de doença tireoidiana é importante em pessoas com sintomas persistentes de fraqueza sem causa clara ou em pacientes que apresentam sintomas típicos associados. É preciso cautela, pois os sintomas de hipotireoidismo, como queda de cabelo, intolerância ao frio e sonolência, podem ser fisiológicos ou terem relação com mudanças do cotidiano e da rotina.

No caso de Roberta, a existência de potencial causa para a fraqueza (uso de anti-histamínico) e a ausência de outros sintomas torna desnecessária a realização de exames de investigação. Achados de exames em que existe elevação isolada e pouco significativa de TSH são comuns em pessoas sem doença tireoidiana[30] e a primeira conduta, nesses casos, é a repetição do exame e observação do caso.

Ainda não existem ensaios randomizados controlados que mostrem evidências contundentes sobre a indicação do tratamento do hipotireoidismo subclínico. Em casos de TSH persistentemente elevado, alguns estudos mostraram certo benefício de tratamento em determinadas situações: pacientes com dosagens séricas de TSH ≥ 10 mU/L, gestantes.[32] Há muitas publicações que avaliam possíveis associações do hipotireoidismo subclínico com doença cardiovascular e fatores de risco cardiovasculares, mas não há estudos que demonstrem que o tratamento dessas alterações laboratoriais leves tenha impacto em desfechos clínicos significativos.

Uma vez que Roberta não está grávida, há uma possível causa para seu sintoma e seu TSH é menor que 10 mU/L; a introdução de levotiroxina, neste momento, não se justifica. Devemos orientá-la sobre a inexistência de tal diagnóstico, uso desnecessário da reposição hormonal e oferecer acompanhamento, com eventual repetição do TSH em alguns meses.

Nos casos em que o hipotireoidismo franco (TSH elevado + T4 livre baixo) se confirma, deve ser iniciada a terapia de reposição hormonal com levotiroxina. A dose inicial geralmente é de 50 mcg/dia em indivíduos com menos de 60 anos e saudáveis, sendo realizadas provas de função tireoidiana (TSH) para ajuste a cada 12 semanas até obtenção da dose diária ideal para manter o TSH na faixa normal. Nos idosos ou pessoas portadoras de cardiopatia, deve-se iniciar com dose menor (25 mcg/dia) e realizar TSH a cada 4 semanas para ajuste da medicação.[33] Cabe lembrar que o controle do hipotireoidismo é feito com o TSH, não sendo necessária a dosagem do T4 livre e muito menos de T3 e T4 totais. Após obtenção da dose ideal, o seguimento pode ser espaçado por um período mais longo.

Informação relevante disponível

"Pacientes que recebem 125 mcg/dia de levotiroxina ou menos podem espaçar os exames (basicamente o TSH) de controle a intervalos de até 2 anos se o TSH estiver dentro da faixa normal." (Pecina et al., 2014)[34]

Prevenção quaternária na abordagem da osteoporose

Ao final da entrevista clínica, Roberta também pontua dúvidas em relação ao tempo de uso de medicações para osteoporose e periodicidade de realização de densitometria óssea. Ao avaliarmos a densitometria óssea, observamos que Roberta apresenta osteopenia, e não osteoporose. Como ela não apresenta nenhum histórico ou evidência de fratura, devemos orientar a suspensão de alendronato, vitamina D e cálcio, por ausência de indicação para uso de tais fármacos.

Atualmente, as evidências apontam para a terapia medicamentosa apenas para os casos de osteoporose (T-score ≤ –2,5) e em algumas situações específicas de alto risco e antecedente de fratura de vértebra ou quadril,[35] sendo sugerido o uso de bifosfonados associados a cálcio por um período de 3 a 5 anos. O uso adjuvante de vitamina D tem se mostrado benéfico apenas nos indivíduos com deficiência de vitamina D. Vale lembrar que mesmo a indicação de alendronato para a prevenção primária de fraturas osteoporóticas (pessoas sem fratura prévia com densitometria mostrando osteoporose) pode ser alvo de críticas, uma vez que grande parte dos estudos de prevenção primária avaliou seu impacto sobre desfechos substitutos (melhora da densidade óssea) ou sobre incidência de fraturas vertebrais de compressão, que não apresentam o mesmo grau de morbidade que as fraturas de fêmur.

Informação relevante disponível

"O suplemento de cálcio suprime o *turnover* ósseo em até 20% e tem efeito benéfico na densidade óssea."

"A vitamina D não tem nenhum real efeito na densidade óssea. O uso de vitamina D sem uma deficiência efetiva de vitamina D parece inapropriado." (Reid et al., 2014)[36]

Sobre as dúvidas de Roberta quanto à necessidade de realizar novo exame de densitometria óssea, é importante oferecer uma leitura crítica quanto às reais indicações de exames de rastreamento para osteoporose. O Reino Unido não indica o rastreamento para osteoporose, independentemente da existência de fator de risco, pontuando importantes motivos para tal:[37]

1. Não existem ensaios randomizados que avaliem a eficácia clínica ou a custo-efetividade do rastreamento.
2. Os benefícios de longo prazo em eficácia clínica e custo-efetividade do tratamento da osteoporose, particularmente como prevenção primária, são desconhecidos.
3. Não há consenso entre as duas principais fontes de recomendações nesta área no Reino Unido (National Osteoporosis Guideline Group – NOGG e o National Institute for Health and Clinical Excellence – NICE) em relação a que mulheres deveriam ser elegíveis para tratamento.
4. A maioria das fraturas ocorre em mulheres que não têm osteoporose (que são um grupo de menor risco, mas que correspondem à grande maioria numérica) ou que já tiveram fratura clinicamente detectável (que são em menor número, mas representam o grupo de maior risco).
5. Mulheres que não têm osteoporose não se beneficiarão do rastreamento, pois não há uma proposta terapêutica com evidência clara de benefício para esse grupo.
6. As mulheres que já tiveram fratura não são alvo de rastreamento, pois não fazem parte da população assintomática.

Em resumo, levando-se em consideração a eficácia clínica, a custo-efetividade, o paradoxo da prevenção (muitos que usam medicação preventiva não se beneficiarão dela), o potencial de sobretratamento e as diferenças entre prevenção primária e secundária, não há evidências consistentes que sustentem a realização de rastreamento de osteoporose, embora haja alguma evidência de que talvez deva ser realizada para pessoas de alto risco. Para essa avaliação podem ser realizados escores como o FRAX,[38] que ainda carece de estudos para validar seu uso na população brasileira, e o São Paulo Osteoporosis Risk Index (Sapori).[39]

Polifarmácia e desprescrição

A definição de polifarmácia não envolve uma quantidade exata de medicações. Um princípio geral aceito é ter cinco fármacos como limite para serem tomados por uma pessoa, mas, evidentemente, há inúmeras situações de doenças raras ou graves que exigem um número muito maior do que esse. Quem usa mais do que cinco fármacos deve fazer revisões regulares da necessidade de cada um deles. Outra definição é mais qualitativa, ou seja, envolve quem usa fármacos sem indicação clínica. A desprescrição é um processo de suspensão de medicações cujos benefícios são nulos ou menores que os potenciais malefícios. As fases do processo de desprescrição estão descritas no Quadro 5.3.[40]

Quadro 5.3. Fases do processo de desprescrição de medicamentos[38]

Revisar	Elaborar lista completa de medicamentos
	Considerar aspectos físico e socioeconômicos
Analisar	Avaliar adesão e efeitos colaterais
	Considerar metas de atenção e objetivos de tratamento
Agir	Começar com fármacos inadequados que causam dano
	Passar do cenário preventivo para o sintomático ou paliativo
Ajustar	Considerar expectativas, preferências ou crenças
	Adaptar o ritmo às possibilidades reais
Monitorar	Ressaltar os resultados, considerar a aderência à prescrição, dar apoio
	Monitorar reaparecimento de sintomas ou de doenças

No caso da Roberta, a proposta em médio prazo, dependendo da aceitação da paciente e do vínculo criado ao longo do tempo, seria a suspensão das seguintes medicações:

» Enalapril, por ser a provável causa da tosse, solicitando a realização de novas medidas pressóricas para avaliar se ela mantém bom controle apenas com o tiazídico ou se será necessária a introdução de outra classe medicamentosa substituta. Prosseguir na investigação da tosse crônica, caso não haja melhora com a descontinuação do enalapril.

» AAS e atorvastatina, orientando sobre a não indicação do uso como prevenção primária em pacientes de baixo risco cardiovascular, com os riscos sendo maiores que os possíveis benefícios.
» Dexclorfeniramina, por não existir indicação uma vez retirada a provável causa da tosse (enalapril) e por ser a provável causa dos sintomas de astenia.
» Levotiroxina, por não existir evidência de benefício como tratamento do hipotiroidismo subclínico. O objetivo é realizar nova dosagem de TSH e T4 livre após alguns meses para avaliar o estado funcional da tireoide.
» Alendronato, vitamina D e cálcio, por não existir evidência de seu benefício em pessoas com osteopenia.

É importante seguir as recomendações para desprescrição e não suspender todos de uma vez sem a anuência da paciente. A desprescrição é um ato inerente à coordenação do cuidado e necessita de comunicação com a equipe envolvida nesse cuidado, além do consentimento do paciente.

Referências

1. Osler W. Remarks on specialism. Boston Med Surg J. 1982;126:4579.
2. Starfield B. Atenção primária - equilíbrio entre necessidades de saúde, serviços e tecnologia. Brasília: Ministério da Saúde; 2002.
3. Shi L, Macinko J, Starfield B, Wulu J, Regan J, Politzer R. The relationship between primary care, income inequality, and mortality in US States, 1980-1995. J Am Board Fam Pract. 2003;16(5):412-22.
4. McWhinney IR. Manual de medicina de família e comunidade. 3. ed. Porto Alegre: Artmed; 2010.
5. Sackett DL, Rosenberg WM, Gray JA, Haynes RB, Richardson WS. Evidence based medicine: what it is and what it isn't. BMJ. 1996 Jan 13;312(7023):71-2.
6. Portal Brasil. Hipertensão atinge 24,3% da população adulta. Vigitel. Disponível em: http://www.brasil.gov.br/saude/2013/11/hipertensao-atinge-24-3-da-populacao-adulta. Acesso em: 19 jul. 2015.

7. Fuchs FD, Moreira LB, Moraes RS, Bredemeier M, Cardozo SC. Prevalence of systemic arterial hypertension and associated risk factors in the Porto Alegre metropolitan area. Populational-based study. Arq Bras Cardiol. 1994;63:473-9.
8. de Lolio CA. Prevalence of arterial hypertension in Araraquara, Brazil. Arq Bras Cardiol. 1990;55:167-73.
9. Martins IS, Marucci M de F, Velasquez-Melendez G, Coelho LT, Cervato AM. Atherosclerotic Cardiovascular disease, lipemic disorders, hypertension, obesity and diabetes mellitus in the population of a metropolitan area of southeastern Brazil. III – Hypertension. Rev Saúde Pública. 1997;31:466-71.
10. Ayres JE. Prevalence of arterial hypertension in Piracicaba city. Arq Bras Cardiol. 1991;57:33-6.
11. Rego RA, Berardo FA, Rodrigues SS, Oliveira ZM, Oliverira MB, Vasconcellos C, et al. Risk factors for chronic noncommunicable diseases: a domiciliary survey in the municipality of Sao Paulo, SP (Brazil). Methodology and preliminary results. Rev Saúde Pública. 1990;24:277-85.
12. Hodgkinson J, Mant J, Martin U, Guo B, Hobbs FD, Deeks JJ, et al. Relative effectiveness of clinic and home blood pressure monitoring compared with ambulatory blood pressure monitoring in diagnosis of hypertension: systematic review. BMJ. 2011;342:d3621.
13. Rose G. Estratégias da medicina preventiva. Porto Alegre: Artmed; 2010.
14. Diao D, Wright JM, Cundiff DK, Gueyffier F. Pharmacotherapy for mild hypertension. Cochrane Database Syst Rev. 2012;(8):CD006742.
15. Eckel RH, Jakicic JM, Ard JD, de Jesus JM, Houston Miller N, Hubbard VS, et al.; American College of Cardiology/American Heart Association Task Force on Practice Guidelines. AHA/ACC guideline on lifestyle management to reduce cardiovascular risk: a report of the American College of Cardiology/American Heart Association Task Force on Practice Guidelines. Circulation. 2014 Jun 24;129(25 Suppl 2):S76-99.
16. Hedayati SS, Elsayed EF, Reilly RF. Non-pharmacological aspects of blood pressure management: what are the data? Kidney Int. 2011;79(10):1061-70.
17. James PA, Oparil S, Carter BL, Cushman WC, Dennison-Himmelfarb C, Handler J. 2014 Evidence-Based Guideline for the Management of High Blood Pressure in Adults Report from the Panel Members Appointed to the Eighth Joint National Committee (JNC 8). JAMA. 2014 Feb 5;311(5):507-20.
18. Bosworth HB, Rosenthal A. Assessing medication adherence – make the diagnosis. In: Simel DL, Rennie D. The rational clinical examination: evidence-based clinical diagnosis. JAMA Evidence. New York: McGraw-Hill; 2008. p.182.

19. Berger JS, Lala A, Krantz MJ, Baker GS, Hiatt WR. Aspirin for the prevention of cardiovascular events in patients without clinical cardiovascular disease: A meta-analysis of randomized trials. Am Heart J. 2011;162(1):115-24.
20. Antithrombotic Trialists' (ATT) Collaboration. Aspirin in the primary and secondary prevention of vascular disease: collaborative meta-analysis of individual participant data from randomised trials. The Lancet. 2009;373(9678):1849-60.
21. Framingham Heart Study. National Heart, Lung and Blood Institute. Disponível em: https://www.framinghamheartstudy.org/risk-functions/cardiovascular-disease/10-year-risk.php. Acesso em: 19 jul. 2015.
22. QRisk. University of Nottingham and EMIS. Disponível em: http://www.qrisk.org/. Acesso em: 19 jul. 2015.
23. Ray KK, Seshasai SR, Erqou S, Sever P, Jukema JW, Ford I, Sattar N. Statins and all-cause mortality in high-risk primary prevention: a meta-analysis of 11 randomized controlled trials involving 65.229 participants. Arch Intern Med, 2010;170(12):1024-31.
24. Taylor F, Huffman MD, Macedo AF, Moore TH, Burke M, Davey Smith G, et al. Statins for the primary prevention of cardiovascular disease. Cochrane Database Syst Rev. 2013 jan 31;(1).
25. Prasad V. Statins, primary prevention, and overall mortality. Ann Intern Med. 2014;160(12):867-9.
26. Ebell MH, Lundgren J, Youngpairoj S. How long does a cough last? Comparing patients' expectations with data from a systematic review of the literature. Ann Fam Med. 2013;11(1):5-13.
27. Palombini BC. A pathogenic triad in chronic cough: asthma, postnasal drip syndrome, and gastroesophageal reflux disease. Chest. 1999;116(2):279-84.
28. Araújo E, Sakano E, Voegels R. Diretrizes Brasileiras de Rinossinusites. Rev Bras Otorrinolaringol. 2008;74(2):6-59.
29. Chang AB, Lasserson TJ, Gaffney J, Connor FL, Garske LA. Gastro-oesophageal reflux treatment for prolonged non-specific cough in children and adults. Cochrane Database Syst Rev. 2011;(1):CD004823.
30. Hollowell JG, Staehling NW, Flanders WD, Hannon WH, Gunter EW, Spencer CA, et al. Serum TSH, T4, and thyroid antibodies in the United States Population (1988 to 1994): National Health and Nutrition Examination Survey (NHANES III). J Clin Endocrinol Metab. 2002;87(2):489-99.
31. Dicpinigaitis PV. Angiotensin-converting enzyme inhibitor-induced cough: ACCP evidence-based clinical practice guidelines. Chest. 2006;129(1 Suppl):169S-173S.

32. Cooper DS. Subclinical thyroid disease. Lancet. 2012;379(9821):1142-54.

33. Todd CH. Management of thyroid disorders in primary care: challenges and controversies. Postgrad Med J. 2009;85(1010):655-9.

34. Pecina J, Garrison GM, Bernard ME. Levothyroxine dosage is associated with stability of thyroid-stimulating hormone values. Am J Med. 2014;127:240-5.

35. Cosman F, de Beur SJ, LeBoff MS, Lewiecki EM, Tanner B, Randall S, et al.; National Osteoporosis Foundation. Clinician's Guide to Prevention and Treatment of Osteoporosis. Osteoporos Int. 2014;25:2359-81.

36. Reid IR, Bolland MJ, Grey A. Effects of vitamin D supplements on bone mineral density: a systematic review and meta-analysis. Lancet 2014;383:146-55.

37. UK National Screening Committee's (UK NSC). Screening for Osteoporosis in Postmenopausal Women. London: UK NSC; 20 March 2013.

38. FRAX-WHO. Fracture Risk Assessment Tool, World Health Organization. Disponível em: https://www.shef.ac.uk/FRAX/?lang=pt. Acesso em: 09 nov. 2016.

39. Unifesp. Disciplina de Reumatologia. Disponível em: http://www2.unifesp.br/dmed/reumato/sapori. Acesso em: 19 jul. 2015.

40. Gavilan-Moral E, Villafaina Barroso A, Jiménez de Garcia L. Como desprescrever medicamentos. Gestão da Clínica. In: Gusso G, Lopes JM, eds. Tratado de medicina de família e comunidade: princípios, formação e prática. Porto Alegre: Artmed; 2012.

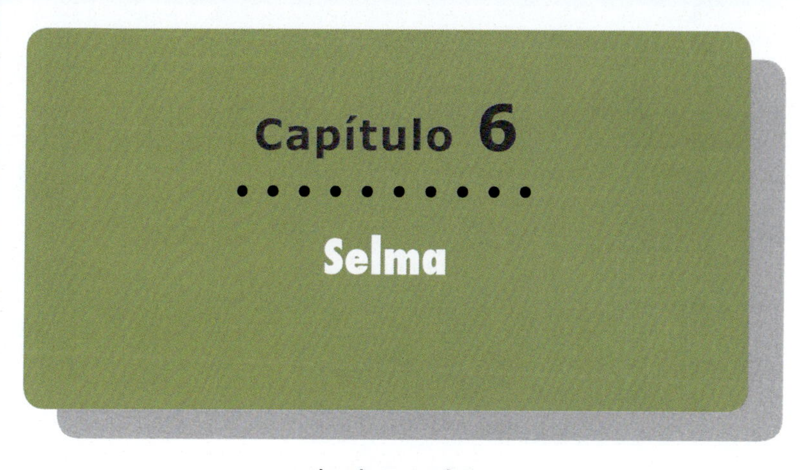

Capítulo 6

Selma

Aline de Souza Oliveira
Amanda Arlete Ribeiro Firmino
Clarissa Willets Bezerra
Nathalia Machado Cardoso

Narrativa

Selma tem 22 anos e é primigesta de 16 semanas. Chega atrasada para a sua segunda consulta pré-natal pedindo desculpas, pois seu patrão não gosta que saia do trabalho para ir às consultas. Trabalha como caixa na padaria do bairro com carteira assinada.

Conta que há cinco dias precisou procurar o pronto-socorro (PS) obstétrico de referência, pois sentiu uma dor muito intensa do lado esquerdo das costas e teve medo de estar perdendo o bebê. Durante avaliação no PS, realizou ultrassonografia e lhe foi dito que tem pedra nos rins. Na contrarreferência do PS se lê:

À Unidade Básica de Saúde
Hipótese diagnóstica: litíase urinária
Cálculo único de 4 mm em ureter distal à esquerda sem dilatação pielocalicial.
Realizado tratamento conservador. Encaminho para acompanhamento.

Está muito preocupada com o bebê e questiona: "Será que a pedra pode machucar meu filho?"

Desde a consulta no PS não teve novos episódios de dor lombar, polaciúria, hematúria ou febre, porém refere disúria leve há um dia e também se queixa de corrimento e prurido vaginal. Nega dispareunia.

Além disso, deseja saber o resultado dos exames solicitados pela enfermeira na última consulta e se existe algum tratamento possível para micose durante a gravidez, pois vem apresentando prurido e ardência entre os dedos dos pés, que já estão "abrindo feridas".

Tem muita preocupação com o trabalho, que é sua única fonte de renda, voltando várias vezes durante a consulta a comentar sobre a dificuldade de lidar com a pressão do patrão, que já deixou claro que ela não poderá ficar afastada mais de três meses após o nascimento da criança.

Registro por SOAP

S

» Chegou 12 minutos atrasada. Reclama novamente do patrão.
» Procurou PS há cinco dias por intensa dor lombar esquerda, sendo diagnosticada nefrolitíase. Foi medicada com melhora e liberada para seguimento ambulatorial. Está com medo de a pedra afetar o bebê.
» Nega novos episódios de dor lombar desde então, porém refere disúria leve há um dia, sem outros sintomas urinários ou febre. Relata corrimento vaginal esbranquiçado e sem odor há mais ou menos três dias, com prurido.
» Acha também que está com micose entre os dedos dos pés, pois tem prurido e feridas no local.
» Quer saber os resultados dos exames e se já pode parar de tomar ácido fólico.
» Preocupa-se com a situação no trabalho, pois o patrão disse que só permitirá três meses de licença-maternidade.

O

» Idade gestacional: 16 semanas e 4 dias.
» Exame físico: bom estado geral, corada, hidratada.
  - PA: 110 × 68 mmHg.
  - Altura uterina (AU): 15 cm.
  - Batimentos cardíacos fetais (BCF): 145 bpm.
  - Ginecológico: hiperemia de mucosa vulvar e vaginal, moderada quantidade de secreção esbranquiçada, em grumos, ade-

rida à parede vaginal e vulvar, sem odor. Colo uterino epitelizado, sem lesões, sem saída de secreção pelo orifício externo e sem dor à mobilização.
- Pele: descamação, hiperemia e exulceração leve entre os dedos dos pés.
- Fita urinária: negativa.

Resultados de exames laboratoriais do 1° trimestre

Tipagem sanguínea: A+	Hb: 11,5	Leucócitos: 5.200
Glicose: 78	Ht: 39,0	Plaquetas: 150.000
HIV: negativo	VDRL 1:4	FTA-ABS positivo
Anti-HBs: positivo	AgHBs: negativo	Anti-HBc: positivo
Toxoplasmose: IgG reagente; IgM não reagente	Urina 1: proteínas +/4+; leucócitos 7.000	Urocultura: negativa

- USG obstétrico: presença de saco gestacional com embrião com BCF presente, tópico. Placenta posterior. Idade gestacional compatível com data da última menstruação.

A

» Gestação no 2º trimestre com 16 semanas e 4 dias.
» Litíase ureteral à esquerda de 4 mm.
» Candidíase vaginal.
» Sífilis gestacional
» *Tinea pedis.*
» Imune à toxoplasmose e hepatite B.
» Problemas relacionados às condições de trabalho.

P

» Tranquilizo sobre a litíase urinária, ressaltando evolução geralmente benigna (provável eliminação espontânea pelas características do cálculo). Construo plano de analgesia em caso de novo episódio de dor, oriento hidratação e sinais de alarme (dor lombar refratária, disúria, polaciúria, febre).

» Prescrevo miconazol 2% creme vaginal por 7 dias para tratamento de candidíase vaginal, orientando aplicação noturna ao se deitar. Solicito urocultura para descartar infecção do trato urinário (ITU) associada, pois trata-se de paciente de risco (litíase urinária e gestante).
» Explico resultados dos exames laboratoriais.
» Realizo notificação compulsória de sífilis e explico sobre o diagnóstico e a necessidade de tratamento com penicilina benzatina 2.400.000 UI, intramuscular (IM), uma vez por semana durante três semanas para a gestante e o parceiro, orientando o uso de preservativo como método de prevenção de doenças sexualmente transmissíveis (DSTs). Solicito nova coleta de VDRL um mês após última dose da medicação para controle de tratamento.
» Prescrevo cetoconazol 2% creme para aplicação entre os dedos dos pés a cada 12 horas por 14 dias e oriento manter o local seco.
» Suspendo ácido fólico por término do período de uso como profilaxia de defeito do tubo neural.
» Oriento sobre os direitos trabalhistas das gestantes no pré-natal e pós-natal.

Pontos abordados

» Assistência pré-natal.
» Manejo da litíase urinária.
» Diagnóstico diferencial com ITU.
» Queixa de corrimento vaginal.
» Abordagem das DSTs.
» Manejo de micoses cutâneas.
» Direitos trabalhistas da gestante.

Discussão

A gestação é um processo normal e fisiológico. Portanto, qualquer intervenção médica deve ter seus benefícios claramente documentados por estudos científicos de boa qualidade e deve ser aceita pela mulher. As mulheres grávidas devem receber de maneira clara informações sobre as evidências disponíveis e ter suporte para tomar suas próprias decisões a respeito de seu pré-natal.

Segundo a Organização Mundial da Saúde (OMS), um dos princípios fundamentais da atenção perinatal é que o cuidado na gestação e no parto não deve ser medicalizante, reiterando o uso de um conjunto mínimo de intervenções que sejam realmente necessárias.[1]

É nesse sentido que o seguimento pré-natal realizado pelo médico de família e equipe de enfermagem traz benefícios importantes, por incorporar ao cuidado uma abordagem integral que engloba medidas de prevenção quaternária (vide Capítulo 9), o conhecimento sobre o território, a família, contextos sociais, direitos da mulher e o acompanhamento futuro do puerpério e da criança em todas as fases do ciclo vital.

Desta maneira, o pré-natal de baixo risco constitui-se em uma prática a ser desempenhada pelo médico de família e comunidade (MFC) na Atenção Primária à Saúde (APS). Vários estudos de boa qualidade compararam diferenças nos desfechos do acompanhamento pré-natal realizado por médicos de família, especialistas focais (ginecologista/obstetra) e enfermeiras. Uma revisão sistemática verificou que não houve nenhuma diferença estatisticamente significativa nos seguintes desfechos: trabalho de parto prematuro, cesarianas, casos de anemia, infecções do trato urinário, hemorragia no terceiro trimestre ou mortalidade neonatal. Além disso, ao comparar o acompanhamento por médicos generalistas e parteiras, verificou-se redução significativa na incidência de doença hipertensiva específica da gestação (DHEG) e não houve diferença de satisfação dos usuários nos diferentes grupos.[2]

Comentário

O modelo de acompanhamento de pré-natal de baixo risco por médicos de família e enfermeiros generalistas deve ser oferecido para as gestantes. O acompanhamento periódico e rotineiro por obstetras durante o pré-natal não traz melhoria aos desfechos perinatais em comparação com o encaminhamento dessas pacientes apenas em casos de complicações (grau de recomendação A, nível de evidência I).[3]

Assistência pré-natal

Durante o seguimento pré-natal de Selma, algumas questões importantes deverão ser estabelecidas antes da construção conjunta dos planos de cuidado médico específico:

» O cuidado deve ser prestado por uma pequena equipe com quem a gestante se sente confortável.
» O cuidado deve ser longitudinal.
» A presença do(a) parceiro(a) e de outras pessoas com quem a gestante se sente à vontade deve ser estimulada.

Também será interessante oferecer à gestante a possibilidade de participação em espaços de troca de informações e compartilhamento de experiências com outras gestantes. A literatura sugere que atividades em grupo durante o pré-natal têm boa taxa de satisfação e não estão associadas a eventos adversos. Entretanto, são necessários novos estudos para determinar se há benefício significativo em comparação com consultas individuais.[3]

Além disso, o médico de família deverá utilizar habilidades e técnicas de comunicação próprias de sua formação para melhor lidar com os anseios, preocupações e dilemas da gestante de modo a favorecer o empoderamento e a autonomia das mulheres. Para tal, o principal recurso metodológico a ser usado como ferramenta clínica será o Método Clínico Centrado na Pessoa (MCCP),[4] que oferece estrutura para a comunicação, auxiliando na obtenção de informações para ajudar as mulheres e famílias a tomar suas próprias decisões de maneira consciente, autônoma e potente (Quadro 6.1).

Aspectos gerais do pré-natal

A partir de todo esse cenário de comunicação clínica a ser construído ao longo das consultas de pré-natal, será importante prover à mulher o melhor conjunto de medidas e informações clínicas para prevenção e promoção de saúde, avaliação de riscos, reconhecimento e tratamento precoce de intercorrências materno-fetais que garantam seu bem-estar, sua autonomia e o respeito aos seus desejos e as melhores condições para o nascimento do bebê.

A seguir, listamos o conjunto de atividades clínicas de importância a serem desenvolvidas no pré-natal.[5,6]

Abordagem pré-concepcional

O aconselhamento das mulheres em idade fértil sobre a concepção deve ocorrer de maneira oportuna e especialmente se manifestarem o

Quadro 6.1. Exemplos de questões que podem ser abordadas em cada componente do MCCP ao longo das consultas de pré-natal

Componente	Exemplos
1. Explorando a doença e a experiência com a doença	Explorar história da gestação: planejada, aceita, com apoio do(a) parceiro(a)? Como e onde deseja ter seu parto, quais seus medos e dúvidas? Pesquisar sintomas desagradáveis e como está lidando com eles. Prestar atenção a dicas e movimentos.
2. Entendendo a pessoa como um todo	Explorar o contexto familiar e laboral: com quem vive, com o que trabalha, como são a rotina e os deslocamentos, pesquisar violência doméstica ou no trabalho. O que a chegada do bebê mudará na sua vida e de sua família? Como a família lidou com gestações e chegada de bebês anteriormente? Considerar elaboração do genograma.
3. Elaborando um projeto comum de manejo dos problemas	Caracterizar os papéis do médico e da pessoa, buscando autonomia e responsabilização. Pactuação dos procedimentos e atividades preventivas após exposição dos riscos e benefícios. Definir conjuntamente a frequência e o intervalo entre as consultas.
4. Incorporando prevenção e promoção da saúde	Orientar sobre estilo de vida. Informar riscos e benefícios das atividades preventivas: suplementação vitamínica, imunização e exames.
5. Intensificando a relação médico-pessoa	Manter-se acessível, reforçar a relação, respeitar escolhas.
6. Sendo realista	Utilizar adequadamente os recursos disponíveis: tempo, equipe, acesso, rede.

desejo de engravidar, pois existem medidas no período pré-concepcional que poderão ser ofertadas e realizadas pelo profissional de saúde que as beneficiarão:

» **Sempre revisar as medicações em uso:** suspender/substituir medicações que gerem mais riscos que benefícios materno-fetais. O cuidado com o uso de medicações deve ser realizado durante toda a gestação e o período de amamentação.
» **Exames laboratoriais:** podem ser antecipados os exames sorológicos de rastreamento do 1° trimestre.
» **Realizar orientações quanto ao estilo de vida:** preferir engravidar dentro da faixa de peso normal e em vigência de controle adequado de comorbidades (se presentes), cessar uso de álcool, tabaco ou outras drogas, realizar atividade física regularmente e adotar dieta balanceada.
» **Realizar atualização do estado vacinal:** avaliar especialmente o *status* vacinal contra rubéola, pois a vacina é contraindicada durante a gestação, devendo ser realizada no período pré-concepcional ou, se a mulher já estiver grávida, logo após o nascimento do bebê.
  - Vacinas com componentes vivos estão contraindicadas na gestação: sarampo, caxumba, rubéola, febre amarela, BCG.
  - Hepatite B: as gestantes vacinadas não necessitam de reforço. Em caso de vacinação incompleta ou não vacinadas, deverão ser realizadas três doses.
  - Tétano (dTPa): as gestantes vacinadas têm o reforço antecipado em cinco anos. As gestantes não vacinadas nos últimos 10 anos deverão tomar duas doses.
  - Influenza: aconselhar a vacinação.
» **Avaliar riscos:** identificar mulheres que possam necessitar de cuidados adicionais. A avaliação do risco gestacional deve ser permanente. Em cada consulta devem ser pesquisados fatores associados a pior prognóstico ou que demandem maior densidade tecnológica para encaminhar a gestante ao serviço de referência obstétrico, se for o caso. Os pré-natais de alto risco correspondem a apenas 10% das gestações. Os principais motivos de encaminhamento encontram-se no Quadro 6.2.
» **Profilaxia de defeito do tubo neural**: recomenda-se o uso de 0,4 mg ao dia de ácido fólico a partir do desejo de gestação até 12 semanas. Não estão indicadas outras profilaxias ou suplementos.

Informação relevante disponível

"Profilaxia com suplementação de ferro não está indicada por efeitos colaterais superarem possíveis benefícios." (Siu, 2015)[7]

Quadro 6.2. Fatores associados a pior prognóstico ou que demandam maior densidade tecnológica

Condições prévias	Condições da gestação atual
Cardiopatias, pneumopatias, nefropatias e endocrinopatias, doenças hematológicas, hipertensão arterial, doenças neurológicas, psiquiátricas, dependência de drogas, autoimunes, trombose venosa profunda, doenças ginecológicas estruturais ou tumorais, hanseníase, tuberculose, óbito fetal ou perinatal, DHEG complicada, abortamento habitual, esterilidade.	Restrição de crescimento intrauterino, polidrâmnio ou oligodrâmnio, gemelaridade, malformações fetais, arritmia, DHEG, ITU de repetição (> 2 episódios de pielonefrite), anemia grave ou com má resposta ao tratamento, infecção pelo HIV, hepatites, toxoplasmose, sífilis terciária, rubéola, citomegalovírus, condiloma grande obstruindo via de parto, proteinúria, *diabetes mellitus* gestacional, desnutrição materna grave, neoplasia intraepitelial cervical (NIC) grau III, mamografia com bi-Rads 3 ou mais, neoplasias.

» **Diagnóstico de gravidez:** o diagnóstico clínico de gravidez atrasa o início do pré-natal. Na suspeita clínica, recomendamos a realização do exame de gravidez, conforme disponibilidade.

» **Determinação da idade gestacional (IG):** se a data da última menstruação (DUM) é conhecida, realizar cálculo manual. Some o número de dias entre a DUM e a data da consulta. Divida o resultado por 7. Obterá o resultado em semanas e o resto em dias. Se a DUM é desconhecida, realizar medida do fundo uterino ou USG obstétrico. O exame pélvico não tem boa acurácia para avaliar a idade gestacional e sua realização não está recomendada.

Um USG obstétrico pode ser oferecido entre a 10ª e a 14ª semana para determinar a IG e detectar gestação múltipla. Isso pode aumentar a acurácia da IG e reduzir a indução do trabalho de parto por pós-datismo. Se o comprimento cabeça-nádega (CCN) estiver maior que 84 mm, a IG deve ser estimada utilizando a circunferência da cabeça.

» **Cálculo da data provável para o parto (DPP):** regra de Nägele (DUM conhecida ou corrigida pelo USG): somar sete dias à DUM e subtrair três meses. Nos casos em que o número de dias encontrado for maior que o número de dias do mês, passe os dias excedentes para o mês seguinte, adicionando 1 (um) ao final do cálculo do mês.

Exame clínico

Existem parâmetros de exame clínico a serem avaliados durante o seguimento pré-natal que merecem atenção para se acompanhar a progressão adequada da gestação:

» **Medida de peso e índice de massa corpórea (IMC = peso [kg]/altura [m]²):** sempre realizar na primeira consulta como referencial de vigilância para orientar a gestante a não exceder o ganho de peso esperado na gestação:

IMC	Aumento de peso no 2º e 3º trimestres	Aumento total de peso na gestação
Baixo peso (< 18,5)	500-600 g/semana	12,5-18 kg
Peso adequado (18,5 a 25)	400-500 g/semana	11,5-16 kg
Sobrepeso (25 a 30)	200-300 g/semana	7-11,5 kg
Obesidade (> 30)	200-300 g/semana	5-9 kg

» **Aferição de pressão arterial:** em todas as consultas. Se PA > 140 × 90, proteinúria e/ou sintomas clínicos, considerar DHEG e realizar encaminhamento para seguimento obstétrico.

» **Avaliação de edema:** permite identificar edema patológico, útil como preditor de DHEG.

» **Auscultar batimento cardíaco fetal (BCF):** confirma que o bebê está vivo e, apesar de não predizer nenhum desfecho, tranquiliza a mãe. Espera-se uma frequência entre 120 e 160 batimentos por minuto, rítmicos, sendo possível detectar com sonar Doppler a partir de 10 a 12 semanas.

» **Verificar altura uterina:** útil para verificar crescimento fetal, polidrâmnio e perdas de líquido não percebidas no final da gestação. Na suspeita de alteração, oferecer USG para confirmar e interpretar em conjunto com outros dados clínicos. Espera-se que o fundo uterino seja palpável a partir de 12 semanas na altura da sínfise púbica; com 16 semanas, a meia distância entre a sínfise púbica e a cicatriz umbilical; com 20 a 22 semanas, na cicatriz umbilical; posteriormente, espera-se que a altura uterina seja compatível com a idade gestacional até 37 semanas.

» **Palpação fetal:** permite verificar a situação e apresentação fetal, sendo útil a partir de 36 semanas, pois pode influenciar o plano para o parto. Antes disso, é desconfortável e tem baixa acurácia. Na suspeita de apresentação atípica, oferecer ultrassonografia.

Informação relevante disponível

Não são recomendados rotineiramente em gestantes assintomáticas o exame das mamas ou o exame pélvico. O último não acessa idade gestacional acuradamente, nem prediz prematuridade ou desproporção céfalo-pélvica.[7]

Exames complementares

» **Tipagem sanguínea e fator Rh:** realizar no 1° trimestre.

- Se gestante Rh negativo, testar Coombs indireto no 1° trimestre e repetir mensalmente após 28 semanas, além de administrar imunoglobulina Rh com 28 semanas e a cada 12 semanas ou se sangramento, procedimento invasivo e no pós-parto se o recém-nascido for Rh positivo.

» **Hemograma:** realizar no 1° e 3° trimestres.

- Os valores de referência para gestantes são: Hb > 11 mg/dL no 1° trimestre e Hb > 10,5 mg/dL no 3° trimestre. Se

Hb > 8 e < 11 mg/dL, tratar com sulfato ferroso 40 mg, 4 a 6 comprimidos por dia. Se anemia grave (Hb < 8 mg/dL), encaminhar.[8]

- **Glicose:** realizar no 1° trimestre.[9]
  - Teste oral de tolerância à glicose de 75 g (0 h, 1 h e 2 h): realizar entre 24 e 28 semanas.[10] Há algumas controvérsias em relação ao rastreamento do diabetes gestacional (se deve ser universalmente oferecido ou se deve ser oferecido apenas para gestantes de maior risco de desenvolvê-lo), pois não há estudos randomizados de rastreamento que avaliaram desfechos clínicos perinatais; entretanto, recomendamos o rastreamento conforme a recomendação da OMS de 2013.
- **HIV:** solicitar sorologia no 1° e 3° trimestres, pois intervenções apropriadas podem reduzir a transmissão vertical. Se positivo, encaminhar para seguimento obstétrico de alto risco.
- **Sífilis:** solicitar sorologia no 1° e 3° trimestres, pois tem tratamento eficaz que previne a sífilis neonatal. Se positivo, realizar notificação e tratamento de gestante e parceiro(s).
- **Hepatite B:** solicitar sorologia no 1° trimestre, para que medidas adequadas sejam oferecidas e se reduza o risco de transmissão da mãe para o bebê.
  - Em caso de suscetibilidade: vacinar.
  - Em caso de infecção: encaminhar para seguimento obstétrico de alto risco.
- **Toxoplasmose:** solicitar sorologia no 1° trimestre.
  - Imune: sem necessidade de novo rastreamento.
  - Suscetível: realizar sorologia trimestral, orientar evitar ingesta de carne crua ou vegetais mal lavados e evitar contato com solo ou fezes de gatos.
- **Urina I:** solicitar no 1° e 3° trimestres.
- **Urocultura:** solicitar no 1° e 3° trimestres.
- **Pesquisa de *Streptococcus* do grupo B (SGB):** não há boas evidências para recomendar antibiótico profilático intraparto para reduzir infecção por SGB no período neonatal.[11] Desta maneira, como não há comprovação de intervenção eficaz, não há indicação que sustente a realização de pesquisa de SGB, devendo ser avaliado individualmente o benefício em fazê-la.

» **Ultrassonografia:**[12]
- Entre 11 e 14 semanas: finalidade de datação e avaliação de translucência nucal.
- 20 semanas: exame morfológico para detecção de malformações. A avaliação da translucência nucal deve ser recomendada com cautela e a gestante deve ser informada do objetivo do exame e das opções de conduta, visto que a interrupção da gravidez em caso de síndrome de Down não é realizada no Brasil.

É importante destacar que um dos critérios básicos para indicar um rastreamento é a disponibilidade de intervenção eficaz,[13] de modo que não se recomenda a realização dos seguintes exames de rastreamento:

» **Hepatite C:** não deve ser oferecido, por não existir vacina que previna transmissão vertical ou tratamento, nem mudança na via de parto ou evidência de transmissão pela amamentação.

» **Citomegalovírus:** não deve ser oferecido, por não existir intervenção efetiva conhecida.

» **Rubéola:** não deve ser recomendada como medida de rastreamento na gestação, por não ser custo-efetiva e não existir intervenção efetiva conhecida que evite a infecção fetal. Sugere-se que os recursos sejam utilizados para realizar diagnóstico de mulheres com suspeita ou exposição à rubéola[14] e para o tratamento das complicações neonatais e manejo de sequelas.

Reforça-se a recomendação contra a realização desses rastreamentos pelo fato de, no Brasil, não existir aparato legal para o aborto nessas situações. Assim, diferentemente de outros países que porventura recomendem o rastreamento, a detecção de alguma dessas infecções ao exame de rastreamento da gestante não acrescentará nenhuma possibilidade de intervenção e, por outro lado, pode fornecer estímulo à procura por métodos irregulares e/ou clandestinos, que oferecem risco à mulher e interrupção da gestação antes mesmo de existir evidência de transmissão e infecção fetais.

Orientações

Parte importante da assistência pré-natal é fornecer informações relevantes para o bem-estar materno a partir de todas as modificações pelas quais a mulher passa e às quais não está habituada, respondendo a suas dúvidas, preocupações e medos e atuando na prevenção de riscos. A seguir, citamos alguns aspectos comuns a serem abordados:

» **Amamentação:** idealmente deve ser realizada de modo exclusivo até os 6 meses.
» **Atividade física:** manter atividade física regular de leve a moderada intensidade. Alertar potenciais perigos e desencorajar a prática de esportes de contato e com raquete, que podem causar trauma abdominal, quedas ou desgaste articular excessivo; além de atividades de mergulho, que podem causar malformação e doença descompressiva.
» **Dieta:** manter alimentação balanceada e fracionada em seis refeições ao longo do dia, com vigilância para evitar o ganho excessivo de peso.
» **Direção:** não se recomenda dirigir veículos após 36 semanas. Orientar a colocação do cinto de três pontos acima e debaixo da barriga, nunca sobre ela.
» **Drogas:** aconselhar a cessação do tabagismo, uso de álcool ou outras drogas.
  – Álcool: aconselhar não beber nos primeiros meses, pois está associado a risco de aborto de 1° trimestre. Se optar por beber durante a gestação, não beber mais que uma dose-padrão de álcool (40 mL de destilado, 85 mL de vinho ou 340 mL de cerveja), uma a duas vezes por semana. Há controvérsias sobre a dose segura, mas nesse nível não há evidências de dano ao bebê.
  – Tabaco: acessar o estágio motivacional, prover informação sobre os riscos à mulher e ao bebê, abordar dúvidas e preocupações. As medidas que têm evidência de auxílio em grávidas tabagistas são: terapia cognitivo-comportamental (TCC) e entrevista motivacional. Considera-se a realização de terapia de reposição de nicotina em último caso (evidências controversas) após discutir riscos e benefícios, sendo administrada por no máximo duas semanas. Não se deve oferecer medicações orais para cessação do tabagismo.[15]
» **Exposição solar:** recomendar o uso de protetor solar para prevenir hiperpigmentação e cloasma gravídico.

- **Medicações:** informar que pouquíssimos medicamentos estão liberados para uso seguro na gestação. Dessa maneira, é importante ampliar e diversificar o acesso à equipe de saúde para evitar automedicação.
- **Sexo:** explicar que não está associado a complicação alguma, devendo ser evitado apenas em situações especiais (rotura prematura de membranas ovulares ou trabalho de parto prematuro).
- **Sono:** a melhor posição para dormir é o decúbito lateral esquerdo (especialmente a partir do terceiro trimestre, com o aumento do volume uterino).
- **Viagens:** são seguras até quatro semanas antes da data prevista para o parto. Em caso de trajetos longos, devem ser usadas meias elásticas de média compressão em membros inferiores pelo risco de trombose venosa profunda (TVP).

Plano de parto

Além de informações gerais sobre a gestação, que são costumeiramente abordadas durante o pré-natal, é importantíssimo que o MFC realize orientações específicas sobre o parto que possibilitem a prevenção quaternária da violência obstétrica. Tal abordagem é especialmente importante no Brasil em razão de um excesso de intervenções obstétricas desnecessárias, impostas direta ou indiretamente à mulher por meio de uma cultura inadequada criada sobre o parto. É tão marcante o descompasso e desrespeito aos desejos da mulher que os partos cesarianos respondem pela maioria dos nascimentos no país, mesmo observando que a grande maioria das mulheres brasileiras prefere o parto vaginal para o nascimento de seus filhos.[16]

O MFC deve, assim, desempenhar um papel central na disseminação de orientações sobre práticas seguras de parto, benefícios do parto natural, procedimentos questionáveis e suas complicações, direitos e autonomia da mulher.[17]

Uma ferramenta muito útil e recomendada pela OMS é a elaboração de um plano de parto com a gestante.[18] O Quadro 6.3 pontua alguns aspectos importantes a serem discutidos no aconselhamento da gestante para a construção de um plano de parto que possibilite estabelecer diretivas sobre seus desejos e medidas de respeito e proteção à mulher a fim de evitar se submeter a más práticas e violência obstétrica.[19,20]

Quadro 6.3. Questões para discussão e construção de um plano de parto[20]

Plano de parto:

Início do trabalho de parto

1. Importância de só ir para a maternidade em trabalho de parto ativo, já que internações precoces podem desencadear uma cascata de intervenções.
2. Direito a acompanhante (Lei 11.108/2005) em todas as dependências da maternidade: sala de parto, centro cirúrgico e alojamento conjunto.

Durante o trabalho de parto

1. Escolha do local de parto: domicílio, centro de parto normal, casa de parto, maternidade (entender as diferenças entre essas instituições e cobrar delas a divulgação de seus indicadores).
2. Procedimentos questionáveis para os quais não há evidência de benefício: tricotomia (raspagem dos pelos pubianos), enema, acesso venoso e ocitocina rotineiros, jejum, amniotomia.
3. Auxiliam a tolerar as dores do trabalho de parto e têm se mostrado benéficos: liberdade de movimento, meios não farmacológicos para o alívio da dor (banho quente, massagem).
4. Caso perceba a necessidade de analgesia de parto, solicitar consentimento informado antes de realizar o procedimento.

Durante o parto

(Conhecer indicações de cesariana e funcionamento do partograma).

1. Liberdade de escolher posição de parto e priorizar posição verticalizada ou lateralizada (cócoras, semissentada, em quatro apoios).
2. Não aceitar pernas presas em perneiras ou estribos ou posição de litotomia completa.
3. Orientar preparo perineal a partir de 34 semanas com óleo vegetal e evitar puxos induzidos. A mulher empurra quando tem vontade. Isso diminui as chances de laceração perineal.
4. Episiotomia não deve ser realizada rotineiramente.
5. Clampeamento oportuno do cordão umbilical.
6. O pai/acompanhante pode ser incluído na cena do parto e solicitar cortar o cordão.
7. Contato precoce, pele a pele, entre mãe e bebê.
8. Bebê amamentado assim que possível.

Pós-parto

1. Alojamento conjunto 24 horas.
2. Livre demanda ao aleitamento materno. Questionar complementação com leite artificial.

Seguimento

» **Número e intervalo de consultas:** o número ideal de consultas de pré-natal permanece controverso. O Ministério da Saúde recomenda consultas mensais até a 28ª semana, quinzenais da 28ª à 36ª semana e semanais da 36ª à 41ª semana (grau de recomendação D). Recomendamos que o calendário das consultas seja individualizado e determinado pela função das consultas. Devem ser dispensados mais tempo e atenção às famílias que apresentem mais dúvidas, sintomas ou complicações.

» **Pós-data:** após 40 semanas, orienta-se o encaminhamento da gestante para seguimento obstétrico conjunto, com a finalidade de vigilância de perfil biofísico fetal. Deve ser oferecida a opção de induzir o parto a gestantes entre 41 e 42 semanas que não entraram em trabalho de parto até esse ponto da gestação. A indução está associada a menor taxa de morte perinatal, sem aumento do risco de cesariana, comparada à conduta expectante, apesar de o risco absoluto ser pequeno. Se a mulher optar por aguardar entrar em trabalho de parto naturalmente, oferecer monitoramento fetal regular.[21]

Manejo dos sintomas mais comuns

» **Constipação:** há tendência natural de o hábito intestinal tornar-se mais constipado durante a gestação. Aconselhe dieta rica em fibras, aumento da ingestão de líquidos e evitar alimentos de alta fermentação. Além disso, a gestante deve ser orientada a se manter ativa e realizar exercício físico regular, o que favorece a peristalse e alivia os sintomas.

» **Corrimento vaginal:** explicar que o aumento da secreção fisiológica é comum. Se associado a dor, prurido, odor intenso ou disúria, pode haver causa infecciosa, devendo ser avaliado clinicamente.

» **Edema:** quase todas as gestantes experimentarão algum grau de edema durante a gestação em decorrência da retenção de líquido. É mais comum nos membros, ao final do dia, em dias quentes ou depois de longos períodos em pé. Deve-se, assim, tranquilizar e orientar a elevação dos membros para melhora. Na presença de edema generalizado, é importante realizar aferição de pressão arterial e exame de fita urinária para descartar pré-eclâmpsia.

- » **Hemorroidas:** principalmente causadas por esforço intenso para evacuar, decorrente de constipação. Recomendar aumento da ingesta hídrica e de fibras, diminuição do esforço para evacuar, uso de água ou lenços úmidos para higiene. Podem ser prescritos anestésicos tópicos para uso local.
- » **Lombalgia:** ocorre em razão das mudanças osteoarticulares que o organismo materno passa para se preparar para o parto, sendo mais comum a partir do segundo trimestre e no final do dia. Recomendar: calor local, manter-se ativa, dormir bem, alongamento, cuidados posturais, evitar ganho de peso além do esperado, não usar saltos altos. Prescrever analgésicos comuns conforme a dor.
- » **Náuseas e vômitos:** ocorrem na grande maioria das mulheres, iniciando a partir de 4 a 6 semanas e melhorando ao redor de 16 semanas. É importante tranquilizar e explicar que não estão associados a maiores complicações. O controle é realizado fracionando as refeições (maior número de refeições diárias e em menor quantidade) e evitando ingesta de alimentos gordurosos, Chá ou balas de gengibre podem aliviar os sintomas. Considerar antieméticos seguros para uso conforme a necessidade: dimenidrato, meclizina, clorpromazina, metoclopramida, ondansetrona. Em casos refratários, deve-se avaliar a presença de sinais de gravidade (vômitos incoercíveis, desidratação, perda de peso, alteração neurológica, icterícia) para encaminhamento para pronto-socorro.
- » **Pirose e sintomas dispépticos:** muito comuns na gestação, sendo controlados com fracionamento das refeições e evitando ingesta de alimentos fritos, ácidos, condimentados, cafeína, chocolate, bebidas gasosas, álcool e fumo. Caso não haja melhora com as medidas comportamentais, antiácidos (hidróxido de alumínio 60 mg/mL, 5 a 10 mL, até 4 vezes ao dia) e ranitidina podem ser utilizados com segurança.
- » **Varizes:** tranquilizar e explicar que são comuns durante a gestação em razão da sobrecarga das veias imposta pela pressão gerada pelo aumento uterino. Orientar repouso com membros elevados, uso de meias elásticas de média compressão e evitar ganho de peso além do esperado.

Manejo da litíase urinária

Apesar de a ocorrência de litíase urinária durante a gestação ser a mesma da população geral, há grande relevância clínica, por ser uma das principais causas de dor abdominal não obstétrica. Além disso, é causa comum de internação e pode cursar com complicações: prematuridade, rotura prematura de membranas ovulares, pielonefrite, disfunção renal. Assim, em conjunto com os cuidados do seguimento pré-natal de Selma, será importante realizar o manejo e a vigilância da litíase urinária.

Epidemiologicamente, observamos que, na maior parte das vezes (80 a 90% das pacientes), a apresentação da litíase ocorre no 2° ou 3° trimestre, sendo rara no primeiro.[22] Também se nota que há maior acometimento em multíparas (responsáveis por até 80% dos casos). Sobre a topografia de maior ocorrência, observa-se que a presença de cálculos ureterais é mais comum.[23] Com relação à composição dos cálculos, os de fosfato de cálcio são os mais comuns na gestação, com incidência estimada de 75%.[24]

Os fatores de risco não diferem da população geral: obesidade; sedentarismo; características da dieta, como baixa ingesta de água; exposição a temperaturas elevadas e menor umidade do ar; resistência à insulina; doenças gastrintestinais; uso de alguns medicamentos.

Da mesma maneira, a sintomatologia clínica também ocorre de forma habitual, com: dor lombar que irradia para flanco, fossa ilíaca ou região genital e podendo existir hematúria, polaciúria, disúria, náuseas, vômitos e mal-estar.

A investigação diagnóstica se inicia com uroanálise e urocultura, por ser fundamental o diagnóstico diferencial com infecções do trato urinário. A avaliação da função renal por meio da dosagem de creatinina, bem como a ultrassonografia, pode ser realizada. A USG deve ser o exame de imagem de escolha em gestantes para detecção do cálculo e avaliação de complicações renais.

O tratamento dos sintomas agudos é feito com hidratação e manejo da dor (Tabela 6.1).[25] Para cálculos de até 10 mm, medicamentos como bloqueadores dos canais de cálcio e alfabloqueadores relaxam o músculo liso dos ureteres acelerando a passagem do cálculo em 5 a 7 dias. A maioria dos cálculos passa espontaneamente pelo trato urinário dilatado das gestantes. Em 80% das vezes os cálculos são eliminados com tratamento clínico. A necessidade de intervenção com procedimentos

Tabela 6.1. Medicações e seu perfil de segurança[25]

Medicação	Categoria FDA
Paracetamol	B
Dipirona	Baixo risco, porém não classificada pela FDA
Metoclopramida; difenidramina; ondasetrona	B
Diclofenaco de sódio	C (D no 3° trimestre)
Cetoprofeno; ibuprofeno; ácido mefenâmico; cetorolaco	C
Dexametasona; prednisolona; prednisona	C
Tramadol; codeína; morfina	C
Tansulosina	B
Nifedipino	C

cirúrgicos ocorre em casos de exceção, quando há presença de cálculos maiores que 10 mm, refratariedade ao controle da dor, sinais de sobrecarga ou falência renal e infecção associada.

Algumas situações determinam indicação imediata de encaminhamento para serviço de emergência:[25]

» Presença de infecção urinária associada à obstrução por cálculo.
» Dor intratável a despeito das medidas clínicas e analgesia intensa.
» Insuficiência renal aguda, em geral associada à obstrução bilateral ou em gestantes com rim único.
» Grande quantidade de contrações uterinas ocorrendo prematuramente.

Para as gestantes com cálculos de até 10 mm que não apresentam as complicações mencionadas, deve ser realizado o tratamento clínico. No caso de Selma, orienta-se realizar suporte medicamentoso, observar a evolução do quadro e orientar sintomas de alarme.

Diagnóstico diferencial com infecção do trato urinário

Infecção do trato urinário (ITU) é uma condição comum em mulheres jovens; pelo menos 40% delas terão um episódio em suas vidas.[26] É a complicação clínica mais frequente na gestação, ocorrendo em 17 a 20% das mulheres nesse período.[4] O principal microrganismo envolvido é a *Escherichia coli* e, ocasionalmente, outros Gram-negativos.

Na gravidez, está associada à rotura prematura de membranas, ao aborto, ao trabalho de parto prematuro, à corioamnionite, ao baixo peso ao nascer, à infecção neonatal, à restrição do crescimento intrauterino, entre outros.

Por tais riscos, há vigilância especial diante da possibilidade de ITU na gestante, sendo indicada a realização de exames de urina de rastreamento e o tratamento, inclusive da bacteriúria assintomática.

A bacteriúria assintomática é definida pela presença de urocultura positiva com mais de 100 mil colônias por mL na ausência de sintomas e deve ser tratada na gestante com antibiótico seguro (Tabela 6.2) e selecionado de acordo com o perfil de sensibilidade do antibiograma. Após o tratamento, orienta-se realizar cultura de urina para controle de cura de 1 a 2 semanas após o término do tratamento; se o resultado for negativo e não houver sintomas urinários, sugere-se que a urocultura seja repetida mensalmente até o parto.

Tabela 6.2. Antibióticos de escolha para tratamento de bacteriúria assintomática e cistite na gravidez[5]

Antibiótico	Posologia
Cefalexina	500 mg de 6/6 h por 7 dias
Nitrofurantoína	100 mg de 6/6 h por 7 dias
Amoxicilina	500 mg de 8/8 h por 7 dias
Ampicilina	500 mg de 6/6 h por 7 dias
Fosfomicina trometamol	3 g em jejum, dose única, pó diluído em água

Agora, caso ocorram sintomas que possibilitem o diagnóstico de ITU, a antibioticoterapia deve ser estabelecida prontamente de maneira empírica a despeito da realização de urocultura e, posteriormente, pode ser modificada se houver necessidade, conforme o resultado do antibiograma.

O diagnóstico de cistite em geral é realizado clinicamente, não sendo útil na maioria dos casos a realização de testes adicionais (como exame de fita urinária, urina tipo 1 ou urocultura). Os sintomas mais encontrados são disúria, polaciúria, urgência miccional, noctúria, dor em baixo ventre e sensação de peso em região suprapúbica. Além dos sintomas, estudos têm mostrado que o fato de a mulher relatar que está com infecção urinária é uma informação que pode contribuir para o diagnóstico clínico, especialmente se ela já teve ITU previamente (razão de verossimilhança – RV = 4,0).[27,28]

A infecção urinária é tão comum em mulheres que a presença de um único sintoma urinário determina uma probabilidade de ITU de cerca de 50%.[29] Associando-se mais sintomas clínicos essa probabilidade aumenta, sendo possível realizar o diagnóstico clínico na maior parte das vezes. O conjunto mínimo de informações mais útil como ferramenta da prática clínica que permite o diagnóstico de infecção urinária não complicada é: presença de disúria, presença de polaciúria e ausência de corrimento ou prurido vaginal.[30]

Em casos de dúvida diagnóstica, os exames que podem auxiliar são a fita urinária, a urina tipo 1 e a urocultura. A urocultura deve ser especialmente solicitada (mesmo se já existir o diagnóstico estabelecido) em pacientes com maior risco de gravidade, como: homens; gestantes; portadores de diabetes; pessoas que apresentam ITU de repetição, litíase urinária e nefropatia; imunodeprimidos; casos de refratariedade ao tratamento com antibiótico.

Realizado o diagnóstico de cistite, é importante, além de instituir prontamente a antibioticoterapia, orientar sobre aumento da hidratação e sintomas de alarme para pielonefrite (presença de sintomas sistêmicos como febre, taquicardia, calafrios, náuseas, vômitos e dor lombar). Existindo suspeita de pielonefrite, é importante a procura por sinais de gravidade sistêmicos e manifestação de sinal de Giordano ao exame.

Em caso de pielonefrite, a gestante deve ser encaminhada para serviço de emergência para realizar o início do tratamento em ambiente hospitalar. Após o tratamento, indica-se a terapia profilática com nitrofurantoína (100 mg/dia) até a 37ª ou 38ª semana de gravidez.[4]

Selma iniciou disúria leve há um dia, sem outros sintomas de cistite. No entanto, ela apresenta corrimento vaginal com prurido local, o que torna provável que a queixa de disúria esteja relacionada a uma vulvovaginite, como veremos a seguir.

Queixa de corrimento vaginal

Corrimento vaginal é outra queixa comum entre as mulheres (principalmente na idade reprodutiva) e pode se manifestar por odor fétido, irritação, prurido local e disúria. Na presença deste último sintoma, é importante a realização de diagnóstico diferencial com infecção urinária, que pode ser feito por meio da procura de outros sintomas de ITU, realização de exame ginecológico e solicitação de exames de urina.

Também é importante, diante da queixa de corrimento, descartar a gravidade. Devem ser pesquisados sinais e sintomas de doença inflamatória pélvica (DIP) aguda, como: dispareunia, febre e mau estado geral, dor à mobilização do colo e dos anexos.

Neste tópico, abordaremos os três diagnósticos mais prevalentes de corrimento vaginal: vaginose bacteriana, candidíase vulvovaginal e tricomoníase. Destes, a vaginose e a candidíase são infecções endógenas e apenas a tricomoníase é uma DST, o que deve ser bem esclarecido. O diagnóstico de DST pode representar caso de violência doméstica, além de outros impactos sobre o relacionamento entre parceiros.

Entre as causas não infecciosas de corrimento, destacam-se: corrimento fisiológico, vaginite inflamatória, vaginite atrófica, corpo estranho, dermatites alérgicas e doenças de pele.

A avaliação da queixa de corrimento vaginal muitas vezes é difícil, pois a distinção entre corrimento normal e anormal é imprecisa. É comum que a maioria das mulheres apresente aumento das secreções vaginais no meio do ciclo menstrual pelo aumento do muco cervical nesse período. E, muitas vezes, esse excesso de secreção vaginal pode produzir mau cheiro[31] e sintomas irritativos locais.[32] Desta maneira, muitas vezes as mulheres são submetidas a exame e tratamento desnecessários. Levando em conta tais considerações, exibiremos a seguir um conjunto de sintomas e sinais clínicos que podem guiar o médico no diagnóstico mais preciso das situações de anormalidade e direcionar seu tratamento.

Vaginose bacteriana

A vaginose bacteriana é a principal causa de corrimento vaginal, sendo causada por um microrganismo naturalmente presente na flora vaginal, a *Gardnerella vaginalis*. Manifesta-se por corrimento fétido, branco-acinzentado com aspecto cremoso, que se acentua após relação sexual sem preservativo e durante o período menstrual. Entre outros sintomas associados, a dispareunia é pouco frequente. Na gestação, está associada a corioamniorrexe prematura, corioamnionite, prematuridade e endometrite após cesárea. Quando presente nos procedimentos invasivos (como colocação de DIU), aumenta o risco de DIP.

Candidíase

A candidíase é causada por fungos do gênero *Candida* sp (a *Candida albicans* é responsável por cerca de 85% dos casos), presentes na mucosa vaginal e digestiva, e sua proliferação indevida provoca os sintomas, especialmente quando o meio se torna favorável ao seu desenvolvimento (imunodeficiências, gestação, obesidade, diabetes mal controlado, hábitos de higiene precários, uso de vestimentas que aumentam umidade e calor local). Caracteriza-se habitualmente por corrimento branco, grumoso, com aspecto de "leite coalhado" em placas, cobrindo vulva, vagina e colo. Como manifestações adicionais podem ocorrer: prurido de intensidade variável, disúria, dispareunia de penetração, hiperemia de vulva e vagina, com edema e fissuras.

Tricomoníase

A tricomoníase é causada pelo protozoário *Trichomonas vaginalis* e representa uma DST, o que implica especial atenção em seu reconhecimento e na necessidade de implementação de cuidados adicionais. O corrimento destaca-se por ser abundante, amarelado e bolhoso, podendo vir acompanhado de prurido e/ou irritação vulvar. As características que mais permitem a diferenciação em relação aos demais tipos de corrimento são: presença de dor pélvica, hiperemia de mucosa com colpite focal ou difusa com colo em aspecto de framboesa.

A partir desse conjunto de informações clínicas provenientes da anamnese e do exame ginecológico, permite-se realizar o diagnóstico presuntivo do agente etiológico do corrimento vaginal para estabelecer o tratamento específico.

A confirmação etiológica é apenas possível por exame bacterioscópico e não é habitualmente utilizada pelo fato de o corrimento vaginal representar queixa de baixa morbidade com tratamento empírico seguro e efetivo na maior parte dos casos. Além disso, tal avaliação é particularmente problemática pelo fato de parte dos agentes etiológicos também estar presente na flora vaginal habitual, persistindo um impasse sobre ser o agente causal verdadeiro para o problema. Outros exames complementares [pH vaginal < 4,5 sugere candidíase e > 4,5 ou teste de hidróxido de potássio (KOH) positivo sugere vaginose] também raramente são necessários. Desta maneira, exames complementares são usados em casos de exceção, como situações de refratariedade ao tratamento ou de maior gravidade.

Para o caso de Selma, as características do corrimento apontam para o diagnóstico presumível de candidíase vulvovaginal, não sendo necessária a realização de testes de elucidação adicionais para implementar o tratamento. As recomendações de tratamento dos corrimentos vaginais se encontram na Tabela 6.3.

É importante considerar a investigação de causas sistêmicas (como diabetes, HIV, abuso de corticosteroide sistêmico, imunossupressão) em quadros de candidíase recorrentes (maior ou igual a quatro episódios sintomáticos no ano).

Em casos de tricomoníase, por tratar-se de DST, sempre deve ser instituído o tratamento com orientação de uso de preservativos e realização de exames sorológicos de rastreamento de outras DSTs (HIV, sífilis, hepatite B) para a mulher e parceiro(s) atual(is).

Abordagem das doenças sexualmente transmissíveis

As DSTs respondem por uma parcela importante de atendimentos do MFC, sendo abordadas desde demandas sobre dúvidas, medos e preocupações até situações de procura ativa por surgimento de lesão ou sintoma genital.

O grupo de DSTs de principal destaque que abordaremos a seguir é composto por sífilis, infecção pelos vírus HPV, herpes e HIV, infecção por gonococo e clamídia.

Cada uma dessas condições possui características e tratamentos específicos, porém guardam importantes cuidados necessários em comum:

- » Orientar utilização de preservativo ou abstinência sexual durante todo o período de tratamento para evitar transmissão e reexposição.
- » Realização de tratamento conjunto do(s) parceiro(s) sexual(is).
- » Fornecimento de sorologia para investigação de outras DSTs (HIV, sífilis, hepatites B e C) para o paciente e parceiro(s) sexual(is).

Tabela 6.3. Recomendações de tratamento dos corrimentos vaginais[33]

	Primeira opção	Segunda opção	Tratamento em gestantes	Casos recorrentes	Comentários
Candidíase vulvovaginal	Miconazol creme a 2%, via vaginal, um aplicador cheio à noite, ao deitar-se, por 7 dias; ou Nistatina 100.000 UI, uma aplicação, via vaginal à noite, ao deitar-se, por 14 dias.	Fluconazol 150 mg, VO, dose única; ou Itraconazol 100 mg, 2 comprimidos, VO, 2 ×/dia, por 1 dia.	Durante a gravidez o tratamento deve ser realizado somente por via vaginal. O tratamento oral está contraindicado na gestação e lactação.	Mesmas opções do tratamento da candidíase vaginal, por 14 dias; ou Fluconazol 150 mg, VO, 1 ×/dia, nos dias 1, 4 e 7, seguido de terapia de manutenção: fluconazol 150 mg, VO, depois manter 1 ×/semana, por 6 meses.	As parcerias sexuais não precisam ser tratadas, exceto as sintomáticas. É comum durante a gestação, podendo apresentar recidivas pelas condições propícias do pH vaginal que se estabelecem nesse período.
Vaginose bacteriana	Metronidazol 250 mg, 2 comprimidos, VO, 2 ×/dia por 7 dias; ou Metronidazol gel vaginal 100 mg/g, um aplicador cheio via vaginal à noite, ao deitar-se, por 5 dias.	Clindamicina 300 mg, VO, 2 ×/dia, por 7 dias.	Primeiro trimestre: Clindamicina 300 mg, VO, 2 ×/dia, por 7 dias. Após primeiro trimestre: Metronidazol 250 mg, 1 comprimido, VO, 3 ×/dia, por 7 dias.	Metronidazol 250 mg, 2 comprimidos, VO, 2 ×/dia, por 10 a 14 dias; ou Metronidazol gel vaginal 100 mg/g, um aplicador cheio via vaginal, 1 ×/dia, por 10 dias, seguido de tratamento supressivo com duas aplicações semanais, por 4 a 6 meses.	O tratamento das parcerias sexuais não está recomendado. Para as puérperas, recomenda-se o mesmo tratamento das gestantes.
Tricomoníase	Metronidazol 400 mg, 5 comprimidos, VO, dose única (dose total de tratamento 2 g); ou Metronidazol 250 mg, 2 comprimidos, VO, 2 ×/dia, por 7 dias.		Metronidazol 400 mg, 5 comprimidos, VO, dose única (dose total de tratamento 2 g); ou Metronidazol 400 mg, 1 comprimido, VO, 2 ×/dia, por 7 dias; ou Metronidazol 250 mg, 1 comprimido, VO, 3 ×/dia, por 7 dias.		As parcerias sexuais devem ser tratadas com o mesmo esquema terapêutico. O tratamento poderá aliviar os sintomas de corrimento vaginal em gestantes, além de prevenir infecção respiratória ou genital em RN. Para as puérperas, recomenda-se o mesmo tratamento das gestantes.

Sífilis

A sífilis é uma doença causada pela bactéria *Treponema pallidum* e ocorre em diferentes estágios ao longo do tempo, que são importantes para a definição do tratamento e seguimento. A sífilis recente em geral manifesta-se no primeiro ano da infecção pela bactéria e é composta por:

- Sífilis primária: úlcera e cancro no sítio de infecção.
- Sífilis secundária: *rash*, lesões mucocutâneas, linfadenopatia.
- Sífilis latente recente: sorologia positiva sem sintomas clínicos e < 1 ano de infecção.

A sífilis tardia se manifesta após um ano de infecção e pode se apresentar como:

- Sífilis terciária: neurossífilis, sífilis cardiovascular, sífilis gomosa.
- Sífilis latente tardia: sorologia positiva sem sintomas clínicos e > 1 ano de infecção ou sem duração conhecida.

No caso apresentado, foi detectada sorologia positiva durante exame de rastreamento de Selma sem existirem sintomas ou duração conhecida da infecção. Dessa forma, o caso pode ser classificado como sífilis latente tardia gestacional.

Diagnóstico

Em geral, o diagnóstico de sífilis é realizado pela presença de positividade em dois testes sorológicos, sendo um teste não treponêmico (VDRL, RPR) e um teste treponêmico (FTA-ABS, TP-PA, Elisa). Isso ocorre pelo fato de o teste não treponêmico não possuir especificidade suficiente para confirmação diagnóstica por si só e pelo fato de o teste treponêmico não diferenciar infecção ativa e prévia, fato distinguível pelo teste não treponêmico (títulos > 1:8 são sugestivos de infecção recente). Exceção ocorre em gestantes, nas quais, em razão dos riscos fetais, é iniciado o tratamento mesmo existindo resultado reagente em apenas um dos testes (enquanto se aguarda o outro teste).

O padrão de referência para diagnóstico é a microscopia de campo escuro, porém depende da pesquisa direta de material retirado das lesões, que nem sempre estão presentes e, quando presentes, muitas vezes o exame não é disponível, recomendando-se a dosagem sorológica e o tratamento empírico quando existem sintomas clínicos compatíveis.

Nos casos de suspeita de neurossífilis, o comprometimento do sistema nervoso é comprovado pelo exame do liquor, podendo ser encontradas pleocitose, hiperproteinorraquia e positividade das reações sorológicas.

A comunicação do diagnóstico de sífilis é um aspecto importantíssimo do manejo clínico, sendo importante orientar sobre o contágio sexual, medidas de cuidado e prevenção, esclarecer sobre dúvidas e preocupações, tranquilizar e reforçar a cura pela aderência à antibioticoterapia pela pessoa e por seu(s) parceiro(s) sexual(is). Em especial, nas gestantes, como Selma, é essencial realizar o tratamento imediato com o(s) parceiro(s) orientando sobre a efetividade do tratamento em evitar a transmissão materno-fetal e reforçar o acompanhamento com exames e vigilância materno-fetal com maior periodicidade.

Tratamento

A penicilina G, administrada via parenteral, é a droga de escolha para todos os estágios da doença. Preparações, dosagens e o tempo de tratamento dependem do estágio e das manifestações clinicas da doença (Quadro 6.4).

Quadro 6.4. Tratamento da sífilis

Sífilis primária, secundária e latente recente: penicilina G benzatina, 2,4 milhões UI, IM, dose única (1,2 milhão UI em cada glúteo). Alternativa: doxiciclina 100 mg, VO, 2 ×/dia, por 15 dias (exceto para gestantes); ceftriaxona 1 g, IV ou IM, 1 ×/dia, por 8 a 10 dias para gestantes e não gestantes.
Sífilis terciária e latente tardia: penicilina G benzatina, 2,4 milhões UI, IM (1,2 milhão UI em cada glúteo), por três semanas. Alternativa: doxiciclina 100 mg, VO, 2 ×/dia, por 30 dias (exceto para gestantes); ceftriaxona 1 g, IV ou IM, 1 ×/dia, por 8 a 10 dias para gestantes e não gestantes.
Neurossífilis: penicilina G cristalina, 18-24 milhões UI/dia, IV, administrada em doses de 3-4 milhões UI, a cada 4 horas ou por infusão contínua, por 14 dias. Alternativa: ceftriaxona 2 g, IV ou IM, 1 ×/dia, por 10 a 14 dias.

Durante a gestação, a única droga com comprovação definitiva de eficácia no tratamento da gestante e do feto é a penicilina. Assim, recomenda-se o encaminhamento de gestantes com alergia confirmada à penicilina para dessensibilização em ambiente hospitalar. Na impossibilidade de realizá-la, deve ser usada a ceftriaxona como tratamento.

Seguimento

O teste não treponêmico (VDRL, RPR) está correlacionado à atividade da doença e é usado, quantitativamente, para seguir a resposta ao tratamento. Após o tratamento, deve-se realizar dosagem de controle durante dois anos. Recomenda-se dosagem mensal para as gestantes (como Selma) e trimestral para os demais durante o primeiro ano, passando a ser a cada seis meses durante o segundo ano. O retratamento deve ser prescrito quando houver elevação de títulos dos testes não treponêmicos em duas diluições em relação ao último exame realizado (p. ex., de 1:16 para 1:64, de 1:8 para 1:32). Considera-se como cura a negativação aos testes ou a presença de títulos baixos e estáveis após os dois anos de controle sorológico.

Vigilância epidemiológica

Todo caso de sífilis (adquirida e congênita) é de notificação compulsória.

Recomendações e orientações

As seguintes recomendações e orientações objetivam o tratamento efetivo e a prevenção de transmissão e reexposição:

- Uso de preservativos.
- Realização de sorologia para outras DSTs, devendo incluir sempre: sífilis, HIV, hepatites B e C.
- Avaliação clínica para investigar presença de verrugas anogenitais por HPV.
- Realização de aconselhamento, tratamento e sorologias aos parceiros sexuais.

Infecção pelo HPV

Atualmente, é a DST mais frequente no mundo. Isso ocorre por sua alta transmissibilidade viral e apresentação assintomática na maioria das pessoas, o que não permite a identificação e o tratamento para quebra do ciclo de transmissão. Na grande maioria dos casos, é uma infecção autolimitada e transitória, sem causar qualquer dano ou complicação. Em alguns casos, manifesta-se como verrugas anogenitais e, em mulheres, pode manifestar-se como lesão precursora para o desenvolvimento de neoplasia do colo uterino. No entanto, é importante destacar que a maioria das infecções por HPV em mulheres (sobretudo quando adolescentes) tem resolução espontânea, em um período aproximado de 24 meses.[33] Além disso, o tempo médio entre a infecção pelo HPV de alto risco e o desenvolvimento do câncer cervical é de aproximadamente 15 a 20 anos.[33,34]

Diagnóstico

Como a maior parte dos pacientes não apresentará sintomas, algumas ferramentas clínicas poderão auxiliar quando há suspeita de infecção por HPV: uso de reagentes como ácido acético, citologia oncótica, colposcopia, anuscopia, biópsia. Tais recursos também podem ser úteis em casos de dúvida diagnóstica diante de uma verruga anogenital.

Tratamento

Entre as opções de tratamento das verrugas anogenitais, destacam-se: ácido tricloroacético 70-90% (ATA), podofilina 10-25% (contraindicada na gestação), crioterapia (com nitrogênio líquido ou CO_2), exérese cirúrgica (em caso de lesões extensas, falta de resposta ao tratamento clínico ou no intuito de realização de biópsia, que também é indicada nos casos refratários, além dos casos em que existe dúvida diagnóstica e em portadores de imunodeficiência).

Os tratamentos não cirúrgicos devem ocorrer por aplicação local semanal.

Recomenda-se a mudança do método terapêutico quando não houver melhora após três sessões ou se as verrugas não desaparecerem após seis sessões.

O encaminhamento para serviço secundário deve ser realizado em caso de lesões extensas e disseminadas e na imunossupressão.

Herpes genital

A infecção pelo vírus herpes simplex (HSV) também se mantém assintomática na maioria das pessoas e as estimativas de ocorrência de manifestações variam entre 13 e 37% dos pacientes.[33] Quando sintomática, a infecção pelo HSV pode ser dividida em primoinfecção herpética ou surto recidivante. Em ambos os casos, os sintomas típicos incluem surgimento inicial de lesões eritematopapulosas, que evoluem para vesículas dolorosas de base eritematosa e culminam em exulcerações e/ou úlceras genitais. Na primoinfecção herpética, em geral os sintomas são mais intensos, com febre, mal-estar, mialgia e linfadenomegalia inguinal dolorosa bilateral, e podem durar de 2 a 3 semanas. Após a infecção genital, o vírus entra em estado de latência nos gânglios dos nervos sensitivos, não existindo nenhum tratamento que evite a infecção do gânglio. Desta maneira, é comum a ocorrência de surto recidivante, especialmente no primeiro ano da infecção, por reativação viral favorecida por estados transitórios como outros quadros infecciosos, exposição à radiação ultravioleta, traumatismos locais, menstruação, estresse físico ou emocional, antibioticoterapia prolongada ou imunodeficiência. Os surtos de recidiva são, em geral, menos intensos, em mesma topografia (ou próxima), e têm duração menor (entre 7 e 10 dias).

Em gestantes, há especial risco se existir lesão ativa ao final da gestação, pois o maior risco de transmissão congênita se dá através da passagem pelo canal de parto. Por tal motivo, recomenda-se a realização de cesariana em mulheres com lesões ativas em trabalho de parto.

Tratamento

Como já discutido, não existe tratamento que elimine completamente o herpes vírus do organismo; assim, não há cura da infecção pelo vírus e ele permanece inativo no corpo. O tratamento se concentra na melhora das lesões mais rapidamente para diminuição do incômodo, período de transmissão e complicações (como infecção secundária). Entre as possíveis medicações a serem utilizadas, estão:

» aciclovir 200 mg, VO, de 4/4 horas, por 7 dias ou 400 mg, VO, de 8/8 horas, por 7 dias;
» valaciclovir 1 g, VO, de 12/12 horas, por 7 dias;
» fanciclovir 250 mg, VO, de 8/8 horas, por 7 dias.

Além disso, analgésicos por via oral e anestésico tópico (como lidocaína a 5%) podem ser usados para alívio da dor local.

Infecção pelo HIV

No Brasil, de acordo com dados de estudos sentinelas, a infecção por HIV tem prevalência de 0,61% na população entre 15 e 49 anos de idade e, em mulheres, de 0,41%.

O período entre a infecção pelo HIV e o surgimento de sinais e sintomas da fase aguda pode variar de 5 a 30 dias (incubação). Todavia, o período da infecção aguda até o desenvolvimento da imunodeficiência (período de latência) pode variar entre 5 e 10 anos, com uma média de seis anos.

O HIV possui transmissão por via sexual (esperma e secreção vaginal), pelo sangue (via parenteral e vertical) e pelo leite materno.

A transmissão pode ocorrer em todas as fases da infecção e o risco é proporcional à magnitude da viremia. A transmissão vertical (da mãe para o filho) pode ocorrer em qualquer momento da gestação, do parto, do pós-parto e também por meio do aleitamento materno.

Estima-se que 65% das transmissões verticais ocorram tardiamente na gestação, principalmente durante o trabalho de parto e no parto propriamente dito, sendo esses momentos importantes para a profilaxia do HIV. Os 35% restantes ocorrem mediante transmissão intraútero, principalmente nas últimas semanas de gestação.

O aleitamento materno representa risco adicional de transmissão de 7 a 22%, que se renova a cada exposição (mamada).

Diagnóstico

A investigação diagnóstica pode ser realizada a partir da suspeita de HIV por meio de sinais e/ou sintomas sugestivos de HIV agudo (sintomas gerais inespecíficos, similares a gripe ou mono-*like*) ou de imunodeficiência (processos oportunistas de menor gravidade [candidíase oral; testes de hipersensibilidade tardia negativos; presença de mais de um dos seguintes sinais e sintomas, com duração superior a 1 mês, sem causa identificada: linfadenopatia generalizada, diarreia, febre, astenia, sudorese noturna e perda de peso superior a 10%] ou doenças oportunistas [podem ser causadas por vírus, bactérias, protozoários, fungos e certas neoplasias]).

Além disso, pode-se chegar ao diagnóstico de HIV pelo rastreamento de indivíduos da população geral, gestantes ou integrantes de populações de alta vulnerabilidade ou comportamentos e risco (profissionais do sexo, transgêneros, homens homossexuais, portadores de

DST, pessoas com contato sexual com portador de DST, relação sexual ocasional desprotegida, usuários de drogas, indivíduos em situação de rua, presidiários). É importante lembrar que esse rastreamento deve ser realizado com menor ou maior periodicidade, conforme o risco analisado individualmente, e que, na presença de evento de possível contágio do vírus que tenha resultado em investigação negativa, recomenda-se novo teste sorológico em 90 dias em razão do período de janela imunológica.

A testagem anti-HIV sempre deve ser realizada após consentimento e deve haver aconselhamento pré e pós-teste.

Manejo

O paciente com diagnóstico de HIV necessita ser encaminhado para seguimento conjunto em Serviço de Atenção Especializada em DST/Aids (SAE) ou ambulatório de infectologia.

A gestante HIV-positiva deverá ser encaminhada ao pré-natal de alto risco e ao (SAE) para vigilância materno-fetal, implementação e acompanhamento da terapia antirretroviral (TARV).

O seguimento em conjunto pelo médico de família é essencial a todo portador de HIV como uma maneira de coordenação de seu cuidado com outros níveis de atenção à saúde, garantia de acesso e integralidade ao utilizar o sistema de saúde, detectar as dificuldades de compreensão e outros obstáculos ao tratamento, prover informações claras sobre objetivos do tratamento, significado dos exames de carga viral e de contagem de $CD4^+$, necessidade de adesão ao regime terapêutico proposto, efeitos adversos potenciais, importância de evitar o uso de bebidas alcoólicas e drogas recreacionais, importância do uso sistemático de preservativos, necessidade de realização periódica das consultas e dos exames de seguimento.

Dermatofitoses

A apresentação das micoses cutâneas é heterogênea conforme a área acometida. Por isso, a infecção é classificada conforme a localização (Tabela 6.4). São mais comuns lesões eritematodescamativas, com bordas arredondadas e pruriginosas. Estabelecer o diagnóstico clínico a partir da aparência das lesões e indicar exame micológico para casos atípicos tem nível de evidência C.[35]

Tabela 6.4. Classificação, apresentação e diagnóstico diferencial de dermatofitoses

Tinha	Apresentação	Diagnóstico diferencial
Tinea corporis	Tronco, membros ou face. Lesões circinadas, únicas ou múltiplas pruriginosas, com borda eritematosa e descamativa.	Eczema discoide, psoríase, pitiríase rósea.
Tinea cruris	Parte superior da coxa. Placas eritematosas com descamação, especialmente nas bordas.	Intertrigo, candidíase, eritrasma, pitiríase versicolor.
Tinea pedis (pé de atleta)	Maceração em região intertriginosa, hiperqueratose plantar ou aspecto vesiculoso desde o espaço interdigital.	Dermatite de contato, psoríase, eczema disidrótico.
Tinea capitis	Placas descamativas, alopecia com cabelos quebradiços, tonsura.	Alopecia areata, psoríase, eczema seborreico.
Tinea unguium (onicomicose)	Margem distal da unha com progressão proximal. Opacificação, espessamento, esfarelamento e distrofia da lâmina ungueal.	Psoríase, trauma, candidíase.

Nos casos de dúvida diagnóstica, o exame de maior auxílio é o micológico direto em hidróxido de potássio (KOH), realizado com material coletado das bordas das lesões circinadas, dos espaços interdigitais e de fragmentos de unhas. A cultura do material coletado também pode ser útil em alguns casos.[36]

Tratamento

Tópico[37]

Está indicado como primeira opção nos casos de *T. cruris*, *T. corporis* e *T. pedis*. Mesmo sendo comuns, as associações com corticosteroides podem estar relacionadas a falha terapêutica.[38] Se necessário, deve-se optar pelos de baixa potência, por poucos dias (Tabela 6.5).

> **Comentário**
>
> Uma metanálise que avaliou a ação dos antifúngicos tópicos no tratamento das dermatofitoses concluiu que todas as classes comumente utilizadas atingiram cura micológica e clínica substanciais.[39] Portanto, a posologia e o custo podem ser norteadores do tratamento de escolha.

Tabela 6.5. Preparações tópicas antifúngicas mais utilizadas

Fármaco	Apresentação	Posologia	Duração
Cetoconazol	Creme a 2%	1 ou 2 ×/dia	11 a 45 dias
Miconazol	Creme, loção ou pó para pés a 2%	2 a 3 ×/dia	7 a 10 dias; para pregas cutâneas, utilizar por 2 a 4 semanas
Tioconazol	Creme, loção ou pó 1%	1 a 2 ×/dia	7 dias
Isoconazol	Creme, loção ou spray a 1%	1 ×/dia	2 a 4 semanas
Terbinafina	Creme, solução tópica ou gel a 1%	1 a 2 ×/dia	1 a 4 semanas
Butenafina	Creme a 1%	1 a 2 ×/dia	1 a 4 semanas

Sistêmico

É a escolha para *T. capitis*[40] e onicomicoses, além de em indivíduos imunodeprimidos, lesões resistentes ao tratamento tópico e lesões mais extensas ou refratárias (Tabela 6.6). Na onicomicose a primeira linha de tratamento é a terbinafina, que apresenta melhor taxa de cura que a griseofulvina.[41] Na recorrência, o retratamento pode ser feito com a mesma dose do primeiro tratamento, caso tenha sido obtida cura.[42]

Gestação e antifúngicos

A maior parte dos antifúngicos não está recomendada durante a gestação, com categoria de risco C, como os imidazóis e a griseofulvina, por exemplo. A nistatina (não é eficaz para tratar dermatofitoses) tem categoria de risco A, podendo ser utilizada durante a gravidez. Dos antifúngicos sistêmicos, a anfotericina B e a terbinafina têm categoria de risco B.[43]

Direitos trabalhistas das gestantes

No Brasil, os direitos conquistados com a Consolidação das Leis do Trabalho (CLT) e o Programa de Humanização no Pré-natal e Nascimento garante às gestantes realizar seguimento pré-natal, assistência ao parto e puerpério e usufruir da licença-maternidade, sem qualquer prejuízo trabalhista ou discriminação.

É papel do médico de família orientar esses direitos e ajudar a proteger a gestante de abusos. Cartas ao empregador, declarações de comparecimento e atestados são ferramentas de comunicação e de cumprimento da lei que devem ser oferecidas oportunamente. Durante o pré-natal, a mulher deve ser esclarecida sobre:

- » O direito de ter um(a) acompanhante de sua escolha durante as consultas e o trabalho de parto.
- » O direito de ser orientada quanto aos riscos e benefícios dos procedimentos obstétricos durante o trabalho de parto e participar como sujeito da decisão de recebê-los ou não, como analgesia farmacológica, episiotomia, ocitocina etc.

Dispensa para consultas e exames

O art. 392 do capítulo III da CLT (Da Proteção do Trabalho da Mulher) discorre sobre alguns desses direitos:[44]

Tabela 6.6. Antifúngicos orais

Fármaco	Apresentação	Posologia	Duração
Cetoconazol	Comprimido 200 mg	1 ×/dia	14 a 45 dias (onicomicose)
			7 dias (pitiríase versicolor)
Fluconazol	Cápsulas 50 e 100 mg	1 ×/dia	5 a 20 dias
	Cápsulas 150 mg	1 ×/semana	2 a 6 semanas
Itraconazol	100 mg	1 ×/dia	7 a 15 dias
		2 comprimidos, 1 ×/dia	12 semanas (onicomicose)
		2 comprimidos, 2 ×/dia (pulsoterapia)	Somente 1ª e 5ª semana (onicomicose)
		2 ×/dia	5 dias (pitiríase versicolor)
Terbinafina	Comprimidos 125 ou 250 mg	**Peso corporal:** • 10-20 kg: 62,5 mg/dia;	2 a 4 semanas (crianças)
		• 20-40 kg: 125 mg/dia;	4 a 12 semanas (*tinea capitis* em adultos)
		• > 40 kg: 250 mg/dia	12 a 16 semanas (onicomicose)
Griseofulvina	Comprimidos 500 mg	2 comprimidos, 1 ×/dia	30 a 45 dias
		20 a 30 mg/kg/dia	

» No § 4º, inciso II, é garantido à empregada, durante a gravidez, sem prejuízo do salário e demais direitos, a dispensa do horário de trabalho pelo tempo necessário para a realização de, no mínimo, seis consultas médicas e demais exames complementares.
» A interpretação da lei é de que o "tempo necessário" não é apenas relativo às horas necessárias para realizar a consulta ou o exame, mas compreende a viagem de ida e volta do trabalho até a unidade de saúde/hospital e vice-versa. Cabe ao empregador calcular o tempo de deslocamento.

Licença-maternidade

O art. 392 da CLT diz que a empregada gestante tem direito à licença de 120 dias, sem prejuízo do emprego ou do salário. E se aplica a evento ocorrido a partir da 23ª semana de gestação, pré-termo ou natimorto. Aos eventos ocorridos antes da 23ª semana, a dispensa concedida legalmente é de duas semanas.

No caso das empregadas domésticas, o salário-maternidade é pago pelo INSS, devendo o empregador manter a contribuição mensal habitual.

Estabilidade

As gestantes têm direito público subjetivo à estabilidade provisória, desde a confirmação do estado fisiológico de gravidez até cinco meses após o parto (ADCT, art. 10, II, b).

A lei também dispõe sobre casos em que as gestantes têm contrato temporário ou engravidam no curso do aviso prévio, sendo também contempladas pela estabilidade.

Período de amamentação

O art. 396 determina que, para amamentar o próprio filho até os seis meses de idade, a mulher tem direito, durante a jornada diária de trabalho, de dois descansos de 30 minutos a cada dia de trabalho.

É comum que a própria empregada solicite à empresa a junção dos dois períodos, ou até mesmo a junção de todos os períodos, totalizando 15 dias corridos. No entanto, por não se tratar de legislação específica, necessita de acordo prévio com o empregador.

Referências

1. World Health Organization (WHO). WHO principles of perinatal care: the essential antenatal, perinatal, and postpartum care course. Birth. 2001 Sep;28(3):202-7.
2. Villar J, Khan-Neelofur D. Patterns of routine antenatal care for low-risk pregnancy. Cochrane Database of Systematic Reviews. 2001;(4):CD000934.
3. Catling CJ, Medley N, Foureur M, Ryan C, Leap N, Teate A, Homer CS. Group versus conventional antenatal care for women. Cochrane Database Syst Rev. 2015;4;(2):CD007622.
4. Stewart M, Weston WW, McWhinney IR, McWilliam CL, Freeman TR. Medicina centrada na pessoa. 2. ed. Porto Alegre: Artmed; 2010.
5. Brasil. Ministério da Saúde. Secretaria de Atenção à Saúde. Departamento de Atenção Básica. Atenção ao pré-natal de baixo risco. Brasília: Ministério da Saúde; 2013.
6. National Institute for Health and Care Excellence. Antenatal care: cg62. NICE guideline. Published update: November 2014. Disponível em: http://www.nice.org.uk/guidance/cg62. Acesso em: 10 nov. 2016.
7. Siu AL. Screening for iron deficiency anemia and iron supplementation in pregnant women to improve maternal health and birth outcomes: U.S. Preventive Services Task Force Recommendation Statement. Ann Intern Med. 2015;163(7):529-36.
8. Peña-Rosas JP, Viteri FE. Effects of routine oral iron supplementation with or without folic acid for women during pregnancy. Cochrane Database of Systematic Reviews: the Cochrane Library. 2009;(3):CD004736.
9. Hillier TA, Vesco KK, Pedula KL, Beil TL, Whitlock EP, Pettitt DJ. Screening for gestational diabetes mellitus: a systematic review for the U.S. Preventive Services Task Force. Ann Intern Med. 2008 May 20;148(10):766-75.
10. Mires GJ, Williams FL, Harper V. Screening practices for gestational diabetes mellitus in UK obstetric units. Diabetes World Health Organization. Definition and diagnosis of diabetes mellitus and intermediate hyperglycemia: report of a WHO/IDF consultation. Geneva: World Health Organization; 2006.
11. Ohlsson A, Shah VS. Intrapartum antibiotics for known maternal Group B streptococcal colonization. Cochrane Database Syst Rev. 2013;31;(1):CD007467.
12. Whitworth M Ultrasound for fetal assessment in early pregnancy. Cochrane Database of Syst Rev. 2015;14;(7):CD007058.
13. Wilson JMG, Jungner G. Principles and practice of screening for disease. WHO Chronicle Geneva: World Health Organization; 1968. Public Health Papers, #34.

14. World Health Organization (WHO). Department of Making Pregnancy Safer. Standards for Maternal and Neonatal Care – Prevention of Congenital Rubella Syndrome. Geneva: WHO; 2006.
15. National Institute for Health and Care Excellence (NICE). Smoking: stopping in pregnancy and after childbirth. Disponível em: http://www.nice.org.uk/guidance/ph26/chapter/1. Acesso em: 10 nov. 2016.
16. Domingues RMSM, Dias MAB, Nakamura-Pereira M, Torres JA, d'Orsi E, Pereira APE, et al. Processo de decisão pelo tipo de parto no Brasil: da preferência inicial das mulheres à via de parto final. Cad Saúde Pública. 2014;30(Supl):S101-16.
17. Klein MC, Kaczorowski J, Tomkinson J, Hearps S, Baradaran N, Brant R. Family physicians who provide intrapartum care and those who do not: very different ways of viewing childbirth. Can Fam Physician. 2011;57(4):e139-e147.
18. World Health Organization (WHO). Department of Making Pregnancy Safer. Birth and emergency preparedness in antenatal care. Integrated management of pregnancy and childbirth (IMPAC). Geneva: WHO; 2006. Acesso em: 17 jun. 2015.
19. Petitti DB, Cefalo RC, Shapiro S, Whalley P. In Hospital maternal mortality in the United States: time trends and relation to method of delivery. Am J Obstet Gynecol. 1982 Jan;59(1):6-12.
20. Tesser CD, Knobel R, Andrezzo HFA, Diniz SD. Violência obstétrica e prevenção quaternária: o que é e o que fazer. Rev Bras Med Fam Comunidade. 2015;10(35):1-12.
21. Gülmezoglu AM, Crowther CA, Middleton P, Heatley E. Induction of labour for improving birth outcomes for women at or beyond term. Cochrane Database Syst Rev. 2012 Jun 13;(6):CD004945.
22. Kroovand RL. Stones in pregnancy and in children. J Urol. 1992;148:1076.
23. Strothers L, Lee LM. Renal colic in pregnancy. J Urol. 1992;148:1383-7.
24. Frassetto L, Kohlstadt I. Treatment and prevention of kidney stones: an update. Am Fam Physician. 2011; 84(11):1234-2.
25. Korkes F, Rauen EC, Heilberg IP. Litíase urinária e gestação. J Bras Nefrol. 2014;36(3):389-95.
26. Figueiró-Filho EA, Bispo AMB, Vasconcelos MM, Maia MZ, Celestino FG. Infecção do trato urinário na gravidez: aspectos atuais. Femina. 2009 Mar;37(3):165-71.
27. Gupta K, Hooton TM, Roberts PL, Stamm WE. Patient-initiated treatment of uncomplicated recurrent urinary tract infections in young women. Ann Intern Med. 2001;135(1):9-16.
28. Knottenerus BJ, Geerlings SE, Charante EPM, Riet G. Toward a simple diagnostic index for acute uncomplicated urinary tract infections. Ann Fam Med. 2013 Sep/Oct;11(5):442-51.

29. Bent S, Nallamothu BK, Simel DL, Fihn SD, Saint S. Does this woman have an acute uncomplicated urinary tract infection?. In: Simel DL, Rennie D, Keitz SA, eds. The rational clinical examination: evidence-based clinical diagnosis. New York: McGraw-Hill; 2008. p.675-86.
30. Komaroff AL, Pass TM, McCue JD, Cohen AB, Hendricks TM, Friedland G. Management strategies for urinary and vaginal infections. Arch Intern Med. 1978;138(7):1069-73.
31. Doty RL, Ford M, Preti G, Huggins GR. Changes in the intensity and pleasantness of human vaginal odors during the menstrual cycle. Science. 1975;190(4221):1316-8.
32. Priestley CJ, Jones BM, Dhar J, Goodwin L. What is normal vaginal flora? Genitourin Med. 1997;73(1):23-8.
33. Brasil. Ministério da Saúde. Secretaria de Vigilância em Saúde. Departamento DST, Aids e Hepatites Virais. Protocolo Clínico e Diretrizes Terapêuticas para Atenção Integral às Pessoas com Infecções Sexualmente Transmissíveis. Brasília: Ministério da Saúde; 2015.
34. Meijer CJLM, Snijders PJF, van der Brule AJC. Screening for cervical cancer: should we test for high-risk HPV? CMAJ. 2000;163(5):535-8.
35. Kelly BP. Superficial fungal infections. Pediatr Rev. 2012;33(4):e22-e37.
36. Gusso G, Lopes JMC. Tratado de Medicina de Família e comunidade. Porto Alegre: Artmed; 2012.
37. Oliveira JF. Tópicos em micologia médica. 4. ed. Rio de Janeiro; 2014.
38. Crawford F, Hollis S. Topical treatments for fungal infections of the skin and nails of the foot. Cochrane Database Syst Rev. 2007 Jul 18;(3):CD001434.
39. El-Gohary M, van Zuuren EJ, Fedorowicz Z, Burgess H, Doney L, Stuart B, et al. Topical antifungal treatments for *tinea cruris* and *tinea corporis*. Cochrane Database Syst Rev. 2014 Aug 4;(8):CD009992.
40. Chen X, Jiang X, Yang M, González U, Lin X, Hua X, et al. Systemic antifungal therapy for tinea capitis in children. Cochrane Database Syst Rev. 2016 May 12;(5):CD004685.
41. Bell-Syer SE, Khan SM, Torgerson DJ. Oral treatments for fungal infections of the skin of the foot. Cochrane Database Syst Rev. 2012 Oct 17;10:CD003584.
42. Sigurgeirsson B, Olafsson JH, Steinsson JB, Paul C, Billstein S, Evans EG. Long-term effectiveness of treatment with terbinafine vs. itraconazole in onychomycosis: a 5-year blinded prospective follow-up study. Arch Dermatol. 2002;138(3):353.
43. Pilmis B, Jullien V, Sobel J, Lecuit M, Lortholary O, Charlier C. Antifungal drugs during pregnancy: an updated review. J Antimicrob Chemother. 2015 Jan;70(1):14-22.
44. Brasil. Decreto-lei n. 5.452, de 1º de maio de 1943. Consolidação das Leis do Trabalho (CLT).

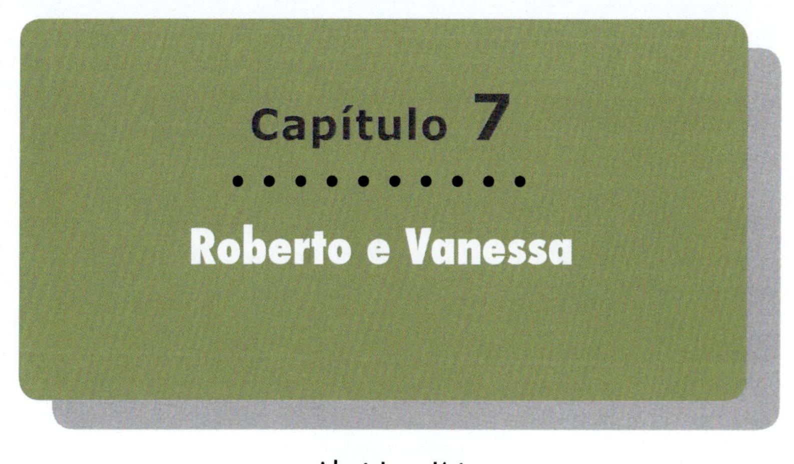

Capítulo 7

Roberto e Vanessa

Ademir Lopes Júnior
Ana Paula Andreotti Amorim
José Benedito Ramos Valladão Júnior
Kamila Vieira Silva
Luiza Magalhães Cadioli

Não importa saber apenas que doença a pessoa tem, mas que pessoa tem essa doença. (William Osler)

Narrativa

Roberto, 70 anos de idade, é trazido para consulta na Unidade Básica de Saúde (UBS) por sua filha Vanessa, de 45 anos de idade. Roberto é casado, aposentado, foi trabalhador da construção civil. É magro, cabelo grisalho, fala baixo, vocabulário simples. Vanessa é alta, ombros largos, cabelo comprido, voz rouca e bem vestida.

Vanessa está preocupada porque percebeu que seu pai está com diarreia há três dias, de 4 a 5 vezes ao dia, com fezes amolecidas. Refere que seu pai teve um episódio de "zonzeira" há dois dias e caiu na rua.

"Aproveitando que estamos aqui, o senhor também poderia pedir para ele parar de beber?" – diz Vanessa.

Roberto nega: "Não queria vir, não tenho nada, minha filha fica preocupada à toa, porque voltou a me ver faz um ano. Foi uma zonzeira rápida e a diarreia vai passar. Meus únicos problemas são uma dor no estômago, nas costas e dor de cabeça às vezes". Ele explica: "A dor nas costas veio com a idade e pelo trabalho. Deve ser bico de papagaio, por isso uso diclofenaco, que é uma beleza! O doutor poderia me dar uma receita? A dor de estômago tenho desde a juventude, quase todos os dias, piora em jejum e quando estou nervoso, melhora quando como alguma coisa. Tomo omeprazol todos os dias há 10 anos para melhorar. E a dor de cabeça? Essa é um pouco de tudo, vem com a dor nas costas, com irritação, com falta de dinheiro, deve ser a 'pressão'...".

O médico pede para ficar sozinho com o paciente. Roberto está um pouco irritado e explica que tinha bebido quando caiu na rua: "Dizem que o álcool é um problema. Tomo duas doses por dia, comecei aos 30 anos. No começo sentia prazer, mas agora sinto falta da cachaça. O tamanho da dose é um copo americano. Na verdade, tomo um pouco mais que duas ou três 'doses' todos os dias. Desde que entrei para a igreja estou tentando parar de beber. Mas quando não bebo, a zonzeira e o nervoso pioram e me dá tremedeira".

Na conversa com Vanessa, ela explica que tem pouca intimidade com seu pai. Aos 16 anos, por ser uma mulher transexual, foi expulsa de casa após sofrer violência física e verbal por Roberto, que é alcoolista desde que ela era criança. Ela é filha única e seus pais estão com dificuldade para pagar contas, fazer compras e cuidar da casa. Há um ano Vanessa, a pedido de sua mãe, voltou a aproximar-se dos pais: "Os episódios de agressão física pararam. Meu pai começou a ir a uma igreja neopentecostal e está tentando parar de beber, desde então ele não me xinga e parou de me bater. Mas ele não entende minha transexualidade, e nisso essa igreja não ajuda".

Roberto nega internações, tabagismo ou uso de outras drogas. No prontuário estão registradas consultas esporádicas solicitando atestados para o trabalho por lombalgia, cefaleia, vertigem e diarreia e dois episódios de ansiedade.

Registro por SOAP

S

» Roberto (70 anos), acompanhado de sua filha (Vanessa, 45 anos). Vanessa refere que Roberto apresenta diarreia há três dias, 4 a 5 episódios por dia com fezes amolecidas, sem náuseas ou vômitos.

Há dois dias, Roberto apresentou um episódio de vertigem e queda na rua após ter bebido. É usuário crônico de álcool, 5 a 10 doses diárias de álcool destilado há 40 anos. Tentando parar após tornar-se evangélico; entretanto, tem episódios de vertigem e tremores quando abstinente. Nega tabagismo ou uso de outras drogas.

» Roberto está em dificuldades financeiras e necessita da filha para as atividades instrumentais de vida diária. Roberto não aceita a transexualidade de Vanessa e a agrediu verbal e fisicamente no passado. Epigastralgia diária que piora em jejum e ao estresse desde jovem, melhora quando se alimenta, sem refluxo, sem sinais de alerta. Solicita omeprazol, uso diário há 10 anos. Lombalgia, piora com movimentação, sem sinais de alerta. Uso crônico de diclofenaco. Cefaleia de padrão tensional, piora com estresse. Acha que é a "pressão".
» Medicações em uso: diclofenaco 50 mg, se dor (uso quase diário), omeprazol 20 mg, uma vez ao dia.

O

» Emagrecido, descorado, mucosas secas, afebril, *flush* facial.
» Humor irritado, motivado para a abstinência alcoólica. Sem alterações da sensopercepção, linguagem ou pensamento.
» Pulso: 90 bpm, dextro = 95.
» Pressão arterial: 140 × 92 mmHg (ortostática) e 146 × 90 mmHg (decúbito dorsal).
» Altura: 1,65 m, peso = 60 kg; IMC = 22 kg/m^2.
» Oroscopia: uso de prótese, sem alterações.
» Ausculta cardiopulmonar sem alterações.
» Palpação abdominal sem alterações.
» Pulsos pediosos presentes bilateralmente, simétricos e cheios. Sem edema de membros inferiores.
» Tremor leve de mãos.
» Sensibilidade dos membros inferiores sem alteração. Reflexo e força dos membros superiores e inferiores sem alterações. Sem alteração ao exame de pares cranianos.
» Romberg negativo, Lasègue negativo. Manobra de Dix-Hallpike negativa.
» Discreta escoliose lombar. Dor à flexão/dorsiflexão lombar e à palpação de musculatura paravertebral em região lombar.

A

- Abstinência e dependência alcoólica (P15 – abuso crônico de álcool).
- Vertigem (N17 – vertigem/tontura).
- Desidratação (T11 – desidratação).
- Lombalgia (L03 – sinais/sintomas da região lombar).
- Dispepsia (D07 – dispepsia/indigestão).
- Conflito familiar (Z20 – problema de relacionamento com familiares).
- Diarreia aguda (D11 – diarreia).
- Cefaleia esporádica (N01 – cefaleia).
- Risco para queda (A23 – fator de risco NE).
- Uso crônico de omeprazol e AINE (P18 – abuso de medicação).

P

- Orientar hidratação oral, presença de desidratação e sintomas de abstinência.
- Abordar relação entre problemas apresentados (queda, vertigem, dispepsia, sintomas de abstinência) e uso de álcool e motivar o paciente para abstinência.
- Diazepam 10 mg a cada 4 horas em caso de sintomas de abstinência (máximo 60 mg/dia).
- Tiamina 300 mg, intramuscular.
- Retorno no dia seguinte (para avaliar sintomas de abstinência e reforçar vínculo para seguimento do diagnóstico de dependência).

Pontos abordados

- Abordagem de problemas relacionados ao uso do álcool e outras drogas.
- Manejo da diarreia.
- Manejo da lombalgia.
- Manejo da queixa de dispepsia.
- Manejo da cefaleia.
- Manejo da tontura e vertigem.
- O cuidado em saúde relacionado às questões de gênero e sexualidade.

Discussão

Problemas como os apresentados por Roberto são frequentes na atenção primária. Alguns pontos devem ser destacados na abordagem das pessoas com problemas relacionados ao uso do álcool:

» Muitas vezes o problema com o uso do álcool não é o motivo inicial da consulta. A queixa inicial frequentemente é inespecífica e por isso o médico deve estar atento e perguntar ativamente sobre o uso de álcool, caso contrário esse diagnóstico passará despercebido.

» Problemas relacionados ao uso do álcool aparecem nos serviços de saúde por meio dos familiares, por exemplo, quando estes buscam ajuda para o paciente ou se queixam do comportamento do usuário. É comum a relação entre conflitos familiares e problemas com o álcool. Acolher outros problemas de saúde considerados prioritários pelo próprio paciente em vez de abordar o problema do álcool pode ser uma boa estratégia inicial de vínculo.

» Pessoas que abusam do álcool ou outras drogas são frequentemente julgadas pela sociedade, família e profissionais de saúde como "de mau caráter", "irresponsáveis", ou "sem força de vontade". Esses discursos afastam o paciente do serviço, dificultam sua adesão e promoção da autoeficácia. Por outro lado, atitudes que demonstrem empatia, reconheçam as dificuldades da mudança do comportamento e comemorem pequenas conquistas, fortalecem o vínculo.

» Embora pessoas com problemas com álcool ou outras drogas possam requerer consultas mais longas em algumas situações, o médico pode e deve utilizar a longitudinalidade e a continuidade dos cuidados como recurso para gerir o tempo. O vínculo, o conhecimento prévio sobre a pessoa e a família, o acesso ao prontuário com lista de problemas e as informações de outros membros da equipe multiprofissional tornam a gestão do tempo mais eficiente. O acesso a um profissional que o paciente já conhece em momentos críticos, como nas crises de fissura ou abstinência, parece ser mais importante para o vínculo que consultas agendadas.

» Faltas às consultas agendadas não devem ser vistas como irresponsabilidade, mas como parte do processo de cuidado. Oferecer períodos em que a pessoa possa procurar o médico sem agendamento (como o modelo do acesso avançado) é uma estratégia que facilita o seguimento dos casos, fortalece o vínculo e amplia as janelas de oportunidade para o tratamento.

Problemas relacionados ao uso do álcool e outras drogas

Substâncias psicoativas são aquelas que causam alterações no sistema nervoso central. São classificadas em depressoras (álcool, benzodiazepínicos e opioides), estimulantes (cafeína, nicotina, cocaína, ecstasy, anfetamina, crack) e perturbadoras (maconha e LSD) do estado de consciência. Podem ser lícitas sem necessidade de prescrição médica, lícitas com necessidade de prescrição ou ilícitas. As substâncias psicoativas sempre acompanharam a história da humanidade, mas apenas a partir do século XIX o uso de algumas delas tornou-se um problema de "saúde pública" e, em alguns casos, um "problema policial ou moral".[1] O padrão de uso das substâncias pode ser classificado em experimentação, uso frequente, uso nocivo, uso abusivo e dependência (Quadro 7.1).[2]

Quadro 7.1. Padrões do uso de álcool[2]

Uso nocivo	Qualquer consumo associado a situações de risco (operar máquinas, dirigir) ou associado a prejuízos no trabalho, relações familiares ou violência.
Uso abusivo	Pelo menos 4 doses por dia ou 14 doses por semana para homens, e 3 doses por dia ou 7 doses por semana para mulheres.
Dependência	Desejo importante e recorrente do consumo do álcool, doses cada vez maiores para atingir o mesmo efeito (tolerância), consumo frequente por longos períodos de tempo e sintomas de abstinência.

O uso abusivo e nocivo das substâncias psicoativas está relacionado ao aumento do risco de problemas físicos (agudos ou crônicos), dependência (física e psicológica), intoxicação, problemas sociais (como violência e acidentes) e custos ao sistema de saúde.[3] A ocorrência e o perfil de problemas dependem do tipo de substância e variam de acordo com determinantes sociais, personalidade e padrão de uso. Nem sempre as drogas proibidas são as de maior risco de dano ou dependência.[4]

O rastreamento para problemas relacionados ao uso de álcool está aconselhado para pessoas maiores de 18 anos e gestantes (evidência B). Pode ser feito pelo CAGE (4 questões), AUDIT (10 questões), AUDIT-C (3 questões), T-ACE (4 questões) e ASSIST (8 questões).[5,6] O CAGE (Quadro 7.2) é um método rápido e de fácil realização para triagem do abuso de álcool (≥ 2 respostas "sim").

Quadro 7.2 – Questionário CAGE para rastreamento do abuso de álcool[5]

C (*cut down*)	Você já pensou em largar a bebida?
A (*annoy*)	Você fica aborrecida quando outras pessoas criticam seu hábito de beber?
G (*guilty*)	Você já se sentiu mal ou culpado pelo fato de beber?
E (*eye-opener*)	Você já bebeu ao acordar pela manhã para ficar mais calma ou se livrar da ressaca?

O T-ACE é baseado no CAGE e específico para gestantes (Quadro 7.3).

Quadro 7.3. T-ACE – Instrumento de rastreamento do uso de álcool em gestantes[6]

T (*tolerance*)	Quantas doses você precisa para se sentir bêbada?
A (*annoy*)	Você fica aborrecida quando outras pessoas criticam seu hábito de beber?
C (*cut down*)	Você já pensou em largar a bebida?
E (*eye-opener*)	Você já bebeu ao acordar pela manhã para ficar mais calma ou se livrar da ressaca?

O AUDIT é um questionário elaborado pela Organização Mundial da Saúde (OMS) (Quadro 7.4) que conforme a pontuação determina o risco do indivíduo e a intervenção recomendada para lidar com o problema

Quadro 7.4. AUDIT (*Alcohol Use Disorders Identification Test*)[7]

1. Com que frequência você consome bebidas que contenham álcool?				
(0) Nunca	(1) ≤ 1 ×/mês	(2) 2-4 ×/mês	(3) 2-3 ×/semana	(4) ≥ 4 ×/semana
2. Nas ocasiões em que bebe, quantas doses, copos ou garrafas você costuma tomar?				
(0) 1-2 doses	(1) 3-4 doses*	(2) 5-6 doses	(3) 7-9 doses	(4) ≥ 10 doses
3. Com que frequência você toma "seis ou mais doses" em uma ocasião?				
(0) Nunca	(1) ≤ 1 ×/mês	(2) Mensalmente	(3) Semanalmente	(4) Todos os dias ou quase todos
4. Com que frequência, durante o último ano, você achou que não seria capaz de controlar a quantidade de bebida depois de começar?				
(0) Nunca	(1) ≤ 1 ×/mês	(2) Mensalmente	(3) Semanalmente	(4) Todos os dias ou quase todos
5. Com que frequência, durante o último ano, você não conseguiu cumprir com algum compromisso por causa da bebida?				
(0) Nunca	(1) ≤ 1 ×/mês	(2) Mensalmente	(3) Semanalmente	(4) Todos os dias ou quase todos
6. Com que frequência, durante o último ano, depois de ter bebido muito, você precisou beber pela manhã para se sentir melhor?				
(0) Nunca	(1) ≤ 1 ×/mês	(2) Mensalmente	(3) Semanalmente	(4) Todos os dias ou quase todos
7. Com que frequência, durante o último ano, você sentiu culpa ou remorso depois de beber?				
(0) Nunca	(1) ≤ 1 ×/mês	(2) Mensalmente	(3) Semanalmente	(4) Todos os dias ou quase todos
8. Com que frequência, durante o último ano, você não conseguiu se lembrar do que aconteceu na noite anterior por causa da bebida?				
(0) Nunca	(1) ≤ 1 ×/mês	(2) Mensalmente	(3) Semanalmente	(4) Todos os dias ou quase todos
9. Alguma vez na vida você ou alguma outra pessoa já se machucou, se prejudicou por causa de você ter bebido?				
(0) Não	–	(2) Sim, mas não no último ano	–	(4) Sim, durante o último ano
10. Alguma vez na vida algum parente, amigo, médico ou outro profissional da saúde já se preocupou com você por causa de bebida ou lhe disse para parar de beber?				
(0) Não	–	(2) Sim, mas não no último ano	–	(4) Sim, durante o último ano

* *1 dose = 10 g de álcool (equivale a 30 mL de destilado a 40%, 100 mL de vinho a 13%, 250 mL de cerveja a 5%).*

relacionado ao álcool (Tabela 7.1).[7] AUDIT-C (*consumption*) compreende as 3 primeiras questões do questionário AUDIT e visa detectar o consumo de risco (pontuação ≥ 5 em homens e ≥ 4 em mulheres). O ASSIST rastreia problemas para álcool, tabaco e outras drogas.[8] A aplicação desses instrumentos varia de menos de um minuto a um pouco mais de cinco minutos. Perguntas únicas como "quantas vezes no último ano você bebeu quatro ou mais doses num dia?" têm boa sensibilidade para detecção de uso abusivo do álcool.[2] Não está determinada a frequência do rastreamento e não há evidências suficientes para o rastreamento entre adolescentes de 12 a 17 anos. O rastreamento positivo auxilia na definição de intervenções e avaliação diagnóstica para dependência.

Tabela 7.1. Interpretação dos resultados do AUDIT e sugestão de manejo[7]

Resultado do AUDIT	Nível de risco	Problema	Intervenção preconizada
0 a 7	Baixo	Consumo de baixo risco	Informação/educação.
9 a 15	Baixo/ moderado	Consumo de risco	Orientação/ aconselhamento.
16 a 19	Moderado	Consumo nocivo	Orientação/ aconselhamento. Intervenção breve. Abordagem longitudinal pelo MFC.
20 a 40	Alto	Dependência	Encaminhamento para seguimento conjunto com equipe multiprofissional especializada.

O CIAP-2 classifica os problemas relacionados ao uso de substâncias em abuso de tabaco (P17), medicação (P18) e drogas (P19). Apenas no caso do álcool, o CIAP-2 divide em abuso crônico (P15) e agudo (P16).[9] O DSM-V classifica os diagnósticos em transtorno por uso da substância e transtorno induzido por uso da substância (Quadro 7.5). O primeiro se baseia em um padrão disfuncional de uso, caracterizado pelo pouco controle e uso recorrente, fissura e prejuízo social, podendo haver tolerância e/ou sintomas de abstinência dependendo da substância.[10] Já o transtorno induzido por substâncias inclui a intoxicação, a abstinência e outros transtornos mentais decorrentes do uso, como psicoses e depressão.[11]

Quadro 7.5. Critérios para diagnósticos de transtorno por uso de álcool (DSM-V)

Um padrão problemático de uso de álcool, levando a comprometimento ou sofrimento clinicamente significativos, manifestado por pelo menos dois dos seguintes critérios, ocorrendo durante um período de 12 meses:

- Consumo em grandes quantidades ou por período maior que o pretendido.
- Desejo persistente ou esforços malsucedidos para reduzir ou controlar o uso.
- Muito tempo é gasto para obter a substância, na sua utilização ou na recuperação de seus efeitos.
- Fissura, forte desejo ou necessidade de usar a substância.
- Uso recorrente, resultando no fracasso em desempenhar papéis importantes no trabalho, na escola ou em casa.
- Uso continuado, apesar de problemas sociais ou interpessoais causados ou exacerbados por seus efeitos.
- Atividades sociais, profissionais ou recreacionais são abandonadas ou reduzidas em virtude do uso da substância.
- Uso recorrente em situações nas quais isso representa perigo para a integridade física.
- Uso mantido apesar da consciência de um problema físico ou psicológico relacionado à substância.
- Tolerância: necessidade de quantidades progressivamente maiores para alcançar a intoxicação ou o efeito desejado ou efeito acentuadamente menor com o uso continuado da mesma quantidade da substância.
- Sintomas de abstinência.

O que há de novo

O DSM-V removeu a divisão entre abuso e dependência que existia nas versões anteriores, e a gravidade passou a ser definida de acordo com o número de critérios preenchidos: 2 ou 3 (leve), 4 ou 5 (moderado), 6 ou mais critérios (grave).

A estratégia de redução de danos objetiva minimizar as consequências adversas do consumo de drogas. As metas do tratamento devem ser decididas com a pessoa, visando à ampliação de sua autonomia e redução de suas vulnerabilidades, e não apenas à abstinência. O uso protegido da substância, a diminuição da frequência ou quantidade, a substituição por substâncias que causem menos problemas e inclusive a abstinência são algumas metas que podem ser estabelecidas.[12] As diretrizes diagnósticas e o conhecimento sobre o efeito das substâncias colaboram para a definição do plano terapêutico, mas não o definem.

Intervenções breves, com múltiplas consultas de 6 a 15 minutos, têm boa efetividade na atenção primária para reduzir o consumo e evitar a exposição a situações de risco para pessoas com uso abusivo ou nocivo de álcool (Quadro 7.6).[2,13] Para aqueles com AUDIT igual ou maior que 20, ou diagnosticados com transtorno moderado ou grave, ou transtorno associado a psicoses, déficit cognitivo, depressão grave e risco de suicídio, recomenda-se o acompanhamento conjunto com equipe multiprofissional e serviço especializado em álcool e drogas, como o CAPS-AD.[14] Para outras drogas, como maconha e cocaína, o rastreamento com intervenção breve não apresenta impacto para reduzir a quantidade de uso ou exposição a situações de risco na atenção primária.[15,16]

O uso de álcool e outras drogas pode estar associado a comorbidades e complicações clínicas como hipertensão, dislipidemia, diarreia crônica, deficiência nutricional, pancreatite, cânceres, neuropatias etc. Entretanto, as evidências são insuficientes para o rastreamento de doenças específicas em usuários de álcool; assim, a solicitação de exames complementares deve ser guiada pela presença de queixas e pelos achados no exame clínico. Hemograma, enzimas hepáticas, bilirrubinas e tempo de protrombina (TP) são frequentemente solicitados para usuários crônicos de álcool a fim de identificar anemia e complicações hepáticas.

Quadro 7.6. Ações para intervenção breve no uso de álcool[13]

1. Verifique quantidade e frequência da ingesta de álcool.
2. Identifique fatores que levam a pessoa a beber ou cessar o uso.
3. Ofereça uma devolutiva sobre o risco de problemas relacionados ao uso do álcool.
4. Mencione claramente a importância de reduzir ou cessar o uso do álcool.
5. Converse sobre a responsabilidade pessoal em decidir reduzir o hábito de beber ou interrompê-lo.
6. Respeite o tempo da pessoa para a mudança do comportamento.
7. Estabeleça objetivos e um acordo com o paciente.
8. Proponha a realização de um diário da ingesta de álcool.
9. Sugira estratégias de mudança do comportamento, estratégias de enfrentamento e materiais de apoio.
10. Promova a autonomia da pessoa, expresse apoio e empatia.

A gamaglutamiltransferase (GGT) e a aspartato aminotransferase (AST) geralmente estão elevadas em usuários crônicos de álcool, e anemia pode ser decorrente de sangramentos gastrintestinais ou alterações na mucosa gástrica associadas ao uso de álcool, anemia de doença crônica e hiperesplenismo em pacientes com hepatopatias crônicas com hipertensão portal. O TP pode estar elevado em hepatopatias avançadas. No caso de cocaína/crack, sorologias para HIV, sífilis, hepatites B e C justificam-se pelo compartilhamento de seringas e canudos e exposição a situações de maior vulnerabilidade para transmissão sexual (evidência B). Biomarcadores para o uso de álcool, como volume corpuscular médio (VCM), GGT, razão AST/ALT, apolipoproteína A1 e B têm sido estudados; entretanto, estudos populacionais não evidenciariam utilidade clínica.[17]

A presença de sintomas de abstinência depende do tipo de substância. Ela deve ser classificada de acordo com a gravidade. Presença de agitação intensa, alteração do estado de consciência ou da sensopercepção, ideação suicida, convulsão e presença de comorbidades clínicas podem requerer o encaminhamento para um serviço de emergência e internação hospitalar. Por outro lado, sintomas leves a moderados podem ser manejados na atenção primária em nível ambulatorial ou internação domiciliar (Quadros 7.7 e 7.8).[18]

Quadro 7.7. Medidas para abstinência alcoólica na atenção primária[18]

Avaliação da gravidade: alucinações auditivas ou visuais, agitação psicomotora intensa, desorientação temporoespacial, agressividade, múltiplas comorbidades e convulsão podem requerer internação e encaminhamento para a emergência.
Hidratação: por boca ou intravenosa, se desidratação.
Reposição vitamínica: tiamina 200 a 500 mg, intramuscular (pois a absorção oral pode estar prejudicada). Manter por 1 mês, via oral. Evidências insuficientes sobre a duração e dose da tiamina e indicação generalizada de vitaminas do complexo B.
Manejo sintomas de abstinência: diazepam 10 mg, via oral, a cada 1 hora até remissão dos sintomas (máximo 60 mg por dia), com retirada gradual em 1 semana. Lorazepam 8 mg, via oral, por dia pode ser uma alternativa para cirróticos. Carbamazepina 400 a 600 mg/dia (2 a 3 ×/dia) com retirada gradual até 1 semana é uma boa opção para tratamento ambulatorial de casos selecionados.

Quadro 7.8. O que NÃO fazer no tratamento da abstinência alcoólica[18]

1. Hidratar indiscriminadamente, pois aumenta o risco de desenvolver a síndrome de Wernicke.
2. Administrar glicose sem presença de hipoglicemia.
3. Administrar clorpromazina, haloperidol ou fenitoína.
4. Aplicar diazepam intravenoso, se não houver recursos para reverter uma possível parada respiratória. O diazepam parenteral é rotineiramente utilizado em ambiente hospitalar.

O uso da naltrexona (50 mg/dia) é recomendado no caso da dependência alcoólica para reduzir a avidez pelo álcool; entretanto, seu efeito é limitado. Dissulfiram (250 a 500 mg/dia) pode ser um adjuvante na dependência do álcool a fim de evitar o reforço positivo. Os níveis de acetaldeído se elevam com o dissulfiram e a ingesta de álcool, provocando náuseas, vômitos e confusão. Deve ser utilizado com cautela e apenas em pacientes envolvidos com um projeto terapêutico multidisciplinar, pois pode levar a reações graves. O acamprosato também é uma opção terapêutica. A gabapentina na dose de 1.800 mg/dia é uma alternativa para usuários dependentes de álcool e está associada à redução de recaídas e melhora de insônia.[19] Anticonvulsivantes, embora frequentemente prescritos para dependência de cocaína e outras drogas, têm estudos com evidência limitada mostrando seu benefício.[20]

Transtornos mentais como depressão e ansiedade devem ser abordados com medidas medicamentosas e não medicamentosas, pois podem tanto predispor ao uso de substâncias quanto ser agravados pela adição. A abordagem familiar é uma estratégia promissora para abordar o uso de substâncias em adolescentes e identificar comportamentos dos familiares que reforçam o uso da substância pelos usuários crônicos de álcool e outras drogas. Grupos de apoio como Alcoólicos Anônimos (AA) ou Narcóticos Anônimos (NA) são úteis para determinados pacientes,[21] e para algumas populações são mais promissores quando os grupos são mais homogêneos, como no caso de mulheres ou adolescentes.

O que há de relevante e atual

O uso da metadoxina (piridoxina ou vitamina B_6) está associado ao aumento da velocidade da depuração do álcool e da melhora dos sintomas de intoxicação por álcool em horas; entretanto, os estudos realizados são de coorte ou ensaios clínicos randomizados com poucos pacientes.[22,23]

A gabapentina na dose de 1.800 mg/dia é uma alternativa para usuários dependentes de álcool e está associada a redução de recaídas e melhora de insônia.[19]

Ultrassonografia abdominal não deve ser solicitada de rotina para detecção de cirrose em usuários crônicos de álcool, exceto se houver presença de sintomas sugestivos.[24]

Manejo da diarreia

A queixa de diarreia é uma das principais causas de procura por atendimento médico em todo mundo e se define pela diminuição da consistência das fezes e aumento do número de evacuações (mais de 3 vezes ao dia).[25]

É classificada, conforme sua duração, em aguda (< 4 semanas) e crônica (> 4 semanas).

Causas[26]

A maioria dos episódios de diarreia é decorrente de infecções virais de curta duração (5 a 10 dias) e autolimitadas. Há diferentes processos etiológicos envolvidos nas diarreias agudas e crônicas.

» **Causas de diarreia aguda:** mau comportamento dietético, intoxicação alimentar, infecção viral ou bacteriana, constipação por transbordamento, efeito colateral de medicamentos (antibióticos, AINEs, metformina, inibidor da bomba de prótons, laxativos), abuso de álcool, colite pseudomembranosa, início de doenças inflamatórias intestinais e de outras diarreias crônicas.

» **Causas de diarreia crônica:** neoplasias do trato gastrintestinal, doenças inflamatórias intestinais, síndrome do intestino irritável, síndromes de má absorção, doença celíaca, deficiência de lactase, infecções intestinais em imunossuprimidos, supercrescimento bacteriano, neuropatia autonômica diabética, hipertireoidismo, pancreatite crônica, etilismo, medicamentos, diarreias factícias por uso de laxantes em transtornos alimentares.

Sintomas

A diarreia pode estar acompanhada de náusea, vômito, dor abdominal, dor no corpo, astenia, mal-estar, febre. No caso de diarreia crônica, alguns sintomas, com outros dados de anamnese, merecem destaque por serem sinais para doença orgânica:[27]

» diarreia crônica em > 50 anos;

» presença de sangue nas fezes;

» emagrecimento não intencional;

» histórico familiar de neoplasia colorretal;

» sintomas noturnos.

Exame clínico

Os estados geral e de hidratação do indivíduo devem ser sempre avaliados, além da análise de parâmetros vitais (pressão arterial, frequência de pulso, temperatura) e do exame abdominal. Nos casos de diarreia crônica, também se deve avaliar a possibilidade de neoplasias gastrintestinais por meio do exame abdominal e, quando necessário, exame retal; também se deve atentar para sinais sistêmicos que sugiram alguma causa específica (dermatite herpetiforme: doença celíaca; úlceras orais, artrite, eritema nodoso, uveíte: doenças inflamatórias intestinais; baqueteamento digital: linfoma e doenças inflamatórias intestinais).

Exames complementares

Por se tratar de condição comum, benigna e autolimitada, a diarreia aguda não necessitará de exames para sua detecção ou acompanhamento, com exceção de situações específicas de maior gravidade.

Por outro lado, a investigação da diarreia crônica é recomendada na maior parte dos casos, com exceção daqueles em que existe uma causa claramente identificada (infecção gastrintestinal, efeito adverso de fármaco). É importante lembrar que, em mais da metade dos pacientes, a queixa de diarreia crônica é causada por distúrbios funcionais e não orgânicos do intestino (ver adiante em *Síndrome do intestino irritável*). Embora não seja possível diferenciar as causas de diarreia crônica apenas com os dados clínicos, pode-se tentar identificar se o sintoma se origina de disfunções do intestino delgado ou do cólon como ponto de partida para uma investigação diagnóstica mais focada. Geralmente evacuações diarreicas em grande quantidade e menor frequência são mais características de envolvimento do delgado; já pequenas quantidades e em maior frequência sugerem doença do cólon; a presença de tenesmo, urgência fecal e alívio da dor abdominal com a evacuação são mais frequentemente observadas no acometimento colônico; a presença de muco e sangue sugerem cólon e a presença de restos alimentares sugerem doença do delgado. A desnutrição é mais frequentemente encontrada nas diarreias crônicas originárias no intestino delgado. Por fim, devemos lembrar que a diarreia pode ser sintoma de uma afecção sistêmica, como é o caso do hipertireoidismo.

Os exames na avaliação inicial de pacientes com diarreia crônica deverão ser solicitados a depender das principais hipóteses aventadas a partir dos dados de história, exame clínico e contexto de atenção (probabilidade pré-teste – ver Capítulo 4).[28,29] Eles podem incluir: hemograma, velocidade de hemossedimentação (VHS), proteína C-reativa (PCR), cálcio, enzimas hepáticas, ureia, creatinina, hormônio tireoestimulante (TSH), vitamina B_{12}, ácido fólico, perfil de ferro, proteínas totais e frações, anticorpo antiendomísio, exames de fezes (parasitológico, coprocultura, pesquisa de gordura, de leucócitos e de substâncias redutoras nas fezes). Além disso, pode-se avaliar, em conjunto com o paciente, a necessidade de investigação de infecção pelo HIV. Diante da suspeita de neoplasia colorretal e doenças inflamatórias intestinais, a colonoscopia é o exame indicado. A doença celíaca (DC) tem uma prevalência sorológica estimada, por meio de doadores de sangue na cidade de São Paulo, de 1:286 (0,3%), e para cada caso com sintomas típicos de diarreia e desnutrição há de 3 a 7 pessoas oligo ou assintomáticas.[30] Desta maneira, a menos que exista uma suspeita clínica fundamentada (história familiar, ascendência europeia e evidências laboratoriais ou extraintestinais) para DC, exames para sua investigação não devem ser solicitados em uma primeira abordagem diagnóstica na atenção primária.

Prevenção

A maioria dos casos de diarreia é prevenível. Assim, orientar medidas preventivas é parte importante do cuidado e deve contemplar recomendações sobre cuidados em relação ao contato com grupos de maior risco (crianças e idosos), a lavagem de mãos e higienização de alimentos ingeridos, além de fervura de água não tratada.

Tratamento

O tratamento da diarreia aguda na quase totalidade dos casos consiste em medidas de suporte, pois a maioria das causas é autolimitada. Nos casos em que se identifique alguma condição específica (especialmente nas diarreias crônicas), deve-se realizar o tratamento específico conjuntamente às medidas de suporte clínico e, nos casos em que houver necessidade (doenças inflamatórias intestinais, doença celíaca, pancreatites, neoplasias), realizar o encaminhamento para seguimento conjunto por gastroenterologista ou outro especialista focal.

» **Hidratação:** é a medida central no manejo da diarreia, promovendo melhor recuperação e diminuindo o risco de complicações. Na presença de sinais de desidratação, recomenda-se a reposição volêmica em ambiente ambulatorial ou hospitalar. Nos casos sem sinais de desidratação, o manejo deve ser feito em domicílio. Deve ser orientada hidratação vigorosa, com consumo de cerca de 3 litros de água ao dia para adultos. Além disso, o uso de sais de reidratação é recomendado para compor o gradiente de hidratação diário.

» **Dieta branda:** orientar ao paciente que evite o consumo de produtos lácteos e gorduras até a melhora do quadro.

» **Antibioticoterapia:** indicada em situações de exceção (diarreia com sangue e pus, septicemia, desidratação grave com suspeita de cólera, giardíase ou amebíase confirmada por exame).

» **Medicamentos sintomáticos:**
  - Analgésicos e antitérmicos são recomendados para alívio de sintomas conforme a necessidade.
  - Antieméticos são recomendados para controle de crises de vômitos moderadas a intensas, porém há pouco respaldo para o uso no controle de sintomas leves, especialmente em crianças.
  - Antidiarreicos estão contraindicados.

Síndrome do intestino irritável

A síndrome do intestino irritável é uma importante causa de diarreia crônica e se caracteriza por ser um distúrbio funcional intestinal em que a dor é associada à defecação ou alteração do ritmo intestinal com sintomas de distensão. Está associada a condições psíquicas, como estresse, ansiedade e depressão.

O diagnóstico é realizado se houver mais de seis episódios de dor abdominal no último ano com duas ou mais das seguintes características: dor aliviada pela defecação, dor associada à alteração da frequência das evacuações, dor associada à alteração da consistência, distensão abdominal visível, sensação de evacuação incompleta, presença de muco.

O tratamento deve ser realizado com medidas de readequação alimentar (aumentar consumo de fibras e evitar consumo de leite e derivados, repolho, álcool, cafeína, tabaco, grãos) e terapias psicológicas. Os antidepressivos também têm se mostrado eficazes, sendo possível serem associados ao tratamento.[31] Antidiarreicos, como a loperamida, podem ser usados se os sintomas forem excessivos (> 5 evacuações/dia) ou estiverem acarretando prejuízo funcional e/ou social importante.

Abordagem da lombalgia

Lombalgia é uma condição tão comum, que corresponde a uma das principais queixas de atendimento na atenção primária à saúde. Cerca de

90% das pessoas serão acometidas por lombalgia em algum momento de suas vidas. Além disso, é a maior causa de anos vividos com incapacidade, conforme dados do *Global Burden of Disease* publicados em 2015.[32] É também uma causa frequente de solicitação de exames e encaminhamentos a especialistas focais (principalmente ortopedistas) desnecessários, o que piora a resolutividade do problema, aumenta os custos, satura as filas para exames e consultas de especialistas sem trazer nenhum benefício ao paciente. Deste modo, há necessidade de especial atenção para sua identificação e manejo, sendo fundamental que o médico de família e comunidade adquira competências e habilidades na abordagem desses pacientes. A grande maioria dos pacientes com lombalgia pode ser manejada na atenção primária, com a participação de equipe multiprofissional.

A lombalgia é classificada em: aguda (duração < 3 meses) e crônica (duração > 3 meses).

Conforme sua etiologia, é classificada em:[33]

» **Lombalgia mecânica:** estima-se que corresponda a cerca de 97% das lombalgias.
  - Não irradiadas:
    - Distensão ou tensão muscular (> 70% dos casos): dor difusa, possível irradiação para glúteos.
    - Degeneração discal com ou sem osteófitos (cerca de 10% dos casos): dor lombar localizada e, às vezes, similar à dor da tensão.
  - Irradiadas: ciatalgia
    - Hérnia de disco (4%): o local mais acometido é L4-S1, a dor irradiada na perna é caracteristicamente pior que a dor lombar, além disso, dor abaixo do joelho pode estar presente.
    - Compressão decorrente por fratura de osteoporose (< 4%): coluna dolorida com história de trauma.
    - Estenose da medula espinhal (3%): dor melhora quando a coluna é fletida ou sentado, piora mais em descida que subida, sintomas geralmente bilaterais.
    - Espondilolistese (2%): piora com atividade, melhora com repouso, achado de imagem controverso como causa de dor significante.

» **Lombalgia não mecânica:** 1% dos casos.
  - Neoplasias: dor localizada, emagrecimento.

- Artropatias (osteoartrose, artrite reumatoide, espondiloartropatias): rigidez matinal, melhora com atividade.
- Infecção (tuberculose vertebral, discite, osteomielite, artrite séptica): dor localizada, sintomas constitucionais.

» **Lombalgia referida:** 2% dos casos.

- Problemas de órgãos pélvicos e abdominais (doença inflamatória pélvica, endometriose, prostatite, pancreatite, úlcera duodenal): sintomas também em região abdominal.
- Problemas de vias urinárias (litíase, pielonefrite): sintomas abdominais, alteração urinária.
- Aneurisma de aorta: dor epigástrica, massa abdominal pulsátil.
- Herpes-zóster: unilateral, respeita dermátomo, vesículas.

O exame clínico é essencial e permitirá, na quase totalidade dos casos, afastar causas de maior gravidade sem a necessidade de realização de exames adicionais. Os aspectos importantes do exame físico a se atentar são:

» Avaliação da presença de compressão nervosa (Tabela 7.2).

Tabela 7.2. Avaliação da presença de compressão nervosa

Raiz	Alteração sensitiva	Alteração motora	Propedêutica
L2	Porção anterior da coxa.	Flexão/adução do quadril.	Dificuldade para flexionar o quadril.
L3	Porção medial da coxa.	Extensão do joelho.	Dificuldade para se levantar.
L4	Porção medial da perna.	Extensão do joelho. Dorsiflexão do pé.	Dificuldade para se levantar ou agachar.
L5	Porção lateral da perna e dorso do pé.	Flexão do joelho. Inversão do pé. Extensão do hálux.	Dificuldade de marcha apoiado no calcanhar.
S1	Porção lateral e planta do pé.	Flexão do joelho. Flexão plantar do pé.	Dificuldade de marcha na ponta dos pés.

O exame neurológico também deve analisar reflexos (aquileu, patelar), graduação de força, realização de Lasègue (extensão de MMII, sendo positivo quando a dor irradia abaixo do joelho) e avaliação sensitiva de dermátomos (anestesia em sela sugere síndrome da cauda equina).

» Avaliação da presença de espondiloartropatias:
  - Teste de Schober: marcar ponto entre L5-S1 (espinha ilíaca superior) e ponto 10 cm acima. Se ao realizar flexão ventral houver aumento da distância inferior a 5 cm, há limitação funcional (considerar que em idosos e obesos essa limitação pode ocorrer naturalmente).
  - Flexão lateral (normal até 30º): diminuída em espondiloartropatias.
  - FABER (flexão, abdução, rotação externa do quadril): a presença de dor sugere envolvimento de articulação sacroilíaca.
» Diagnóstico de síndrome do piriforme: importante causa de lombalgia mecânica.
  - Dor à palpação glútea.
  - Manobra de Beatty: abdução ativa do quadril, dor glútea sem dor lombar.
  - FAIR (flexão, adução, rotação interna): dor glútea irradiada para coxa.
  - PACE: abdução contra resistência gera dor glútea.

Exames complementares

Não devem ser realizados exames de imagem (radiografia, tomografia, ressonância, cintilografia) de rotina na avaliação inicial de lombalgia, pois não afetam positivamente desfechos clinicamente significativos.[34,35] Exames desnecessários, como mencionado, têm sido realizados em larga escala na avaliação da lombalgia e o único resultado dessa prática é a exposição do paciente a riscos por radiação, falsos-positivos, cascata de intervenções desnecessárias, sobrediagnósticos, custos desnecessários e, principalmente, o desvio do foco de intervenções eficazes, acarretando na não resolução do problema. Assim, recomenda-se que os exames complementares sejam feitos apenas em situações excepcionais: pacientes com alterações neurológicas, sinais de alarme e nos candidatos à intervenção cirúrgica.

Recomenda-se que a solicitação do exame seja orientada a partir da suspeita de condições específicas:

- » **Radiografia:** útil na avaliação de fratura, colapso vertebral, neoplasias. Pode ser realizada radiografia de pelve para avaliação de articulações sacroilíacas na suspeita de espondilite anquilosante.
- » **Tomografia computadorizada:** útil na suspeita de hérnia de disco, estenose da medula, mieloma múltiplo, avaliação de órgãos intraperitoniais.
- » **Ressonância nuclear magnética:** para avaliar hérnia de disco ou tumores intraespinhais.
- » **Cintilografia óssea:** pode ser útil na suspeita de casos de difícil diagnóstico de infecção, tumor, artrite e fratura.
- » **Exames laboratoriais:** hemograma, VHS e PCR são importantes na suspeita de processo inflamatório ou neoplasia; dosagem de cálcio, fosfato e fosfatase alcalina na suspeita de doença óssea difusa (Paget, tumores); eletroforese de proteínas séricas e urinárias na suspeita de mieloma múltiplo; antígeno prostático específico (PSA) na suspeita de metástase por câncer de próstata.

Sinais de alarme da lombalgia

Um problema importante para o uso indiscriminado de exames está relacionado com a determinação dos sinais de alarme vermelhos (red flags) em diretrizes de sociedades de especialistas, nas quais se recomenda que, na presença de um sinal de alarme, seja realizada investigação complementar com exame de imagem e encaminhamento ao especialista focal. Tal recomendação deve ser avaliada criteriosamente, pois muitos desses sinais e sintomas considerados sinais de alarme não tiveram seus valores preditivos avaliados adequadamente e, entre os que foram estudados, a maioria aponta para uma correlação fraca com a presença de doença grave.

Além disso, em pacientes com lombalgia, a probabilidade pré-teste de doença grave na atenção primária à saúde é bastante baixa, sendo de 1% para fratura espinal e de 0,5% para malignidade espinal.[36] Assim, para avaliar a real importância de cada sinal de alarme isoladamente na tomada de decisão sobre a investigação diagnóstica complementar, devemos avaliar as razões de verossimilhança de cada um deles (Tabelas 7.3 e 7.4) à procura dos valores que realmente tenham impacto no diagnóstico e, consequentemente, na conduta e no desfecho dos pacientes.

Tabela 7.3. Razões de verossimilhança (RV) para fratura vertebral em portador de lombalgia

Red flags classicamente descritas	RV+	RV-
Idade > 64 anos	7,1	0,4
Idade > 50 anos	1,8	0,6
Uso crônico de corticosteroide	48,5	0,8
Uso de corticosteroide	4,0	1,0
Trauma severo	10,0	0,8
Trauma	1,8	0,4
Alteração sensitiva	2,2	0,8
Alteração motora	2,2	0,9
Outros sintomas/sinais		
Presença de contusão ou abrasão local	31,1	0,2

Tabela 7.4. Razões de verossimilhança (RV) para malignidade em portador de lombalgia

Red flags classicamente descritas	RV+	RV-
História de câncer	15,3	0,7
Emagrecimento	2,6	0,9
Falha terapêutica após 1 mês	2,6	0,6
Idade > 50 anos	2,5	0,4
Febre	1,8	1,0
Escoliose	1,6	0,9
Dor severa	1,5	0,9
Cifose	1,2	1,0
Dor torácica	1,0	1,0

Como podemos analisar na Tabela 7.3, apenas quatro sinais de alarme (idade > 64 anos, uso crônico de corticosteroide, trauma severo, presença de contusão ou abrasão local) possuem razão de verossimilhança positiva (RV+) alta o bastante por si só para modificar a probabilidade (aumento para até 33%) de fratura vertebral no portador de lombalgia a ponto de favorecer a conduta de prosseguimento investigativo com exames de imagem. Todas as demais características individualmente determinam uma probabilidade pós-teste abaixo de 4%, o que não justifica sua nomeação como *red flag* nessa esfera de cuidado em saúde.

Analisando a Tabela 7.4, o único fator que aumentou consideravelmente a probabilidade de a dor lombar ser resultante de malignidade da coluna vertebral foi a presença de história de câncer (probabilidade pós-teste de 7%). As razões de verossimilhança positiva das demais características são pequenas para, isoladamente, gerarem mudança significativa na probabilidade pré-teste (0,5%), estando todas as probabilidades pós-teste abaixo de 3%. Essa baixa probabilidade evidencia que a presença de qualquer uma das demais características, isoladamente, não justifica o prosseguimento investigativo com exames laboratoriais ou de imagem.

Em resumo, para o âmbito da atenção primária à saúde em que as probabilidades pré-teste de fratura e malignidade da coluna vertebral para o paciente com dor lombar são baixas, há poucos sinais de alarme (Quadro 7.9) que por si só, de fato, justifiquem a realização de exames complementares.

Quadro 7.9. Sinais de alarme da lombalgia na atenção primária à saúde

- Sinais de alarme para fratura da coluna vertebral: idade > 55 anos, trauma severo, presença de contusão ou abrasão local, uso crônico de corticosteroides.
- Sinais de alarme para neoplasia da coluna vertebral: apenas histórico de câncer.
- Sinais de alarme para infecção da coluna vertebral: não existe um fator que sozinho seja determinante para a conduta; os achados devem ser avaliados em conjunto.
- Sinais de alarme para síndrome da cauda equina (emergência): déficit neurológico rapidamente progressivo, anestesia em sela, disfunção esfincteriana.

Todos os demais sintomas e sinais classicamente descritos como red flags não devem ser usados de forma isolada para definição de conduta. Recomenda-se utilizá-los conforme fazemos na prática clínica habitual, procurando a presença de vários deles para que promovam uma probabilidade suficiente da hipótese de fratura ou malignidade vertebral que dê validade para prosseguir à investigação com exame de imagem.

Tal *modus operandi* é essencial para a manutenção da prática clínica de excelência na atenção primária à saúde sustentada pela medicina baseada em evidências para garantir os melhores desfechos em saúde e a diminuição de iatrogenias resultantes da solicitação de exames desnecessários, que acarretam exposição a efeitos adversos, aumento de falsos-positivos, sobrediagnóstico e sobretratamento.

Prognóstico

Como relatado anteriormente, a lombalgia é um problema comum em que quase a totalidade dos casos decorre de situações sem gravidade. Espera-se que grande parte das pessoas melhore em uma semana a despeito do tratamento realizado e a vasta maioria, em oito semanas. Até 12 semanas, há resolução da dor em cerca de 90% dos indivíduos. Quando a dor persiste por 12 semanas, há um alto risco de cronicidade (chance de cerca de 67%).

Os alertas amarelos (*yellow flags*) expostos no Quadro 7.10 são sinais úteis na avaliação do contexto em que a lombalgia se insere na vida da pessoa e apontam o quanto a dor lombar pode afetar a funcionalidade e acarretar prejuízos (ocupacionais, psicossociais), sendo marcadores importantes para o médico implementar um cuidado com encontros com maior periodicidade, abordagem multifatorial e multiprofissional.[37]

Tratamento

O tratamento da lombalgia deve centrar-se em medidas não farmacológicas, pois são as principais maneiras de garantir a recuperação mais efetiva e rápida e diminuir as chances de cronicidade e recorrência da dor lombar.

» **Não farmacológico:** fornecer orientações sobre cuidados e medidas a serem realizados, orientar ergonomia, calor/gelo local, alongamentos, exercícios de força, equilíbrio, mobilidade e condiciona-

Quadro 7.10. Alertas amarelos da lombalgia[37]

- Humor deprimido ou negativo (principal fator de risco para cronicidade).
- Crença de que a dor e a manutenção de suas atividades são danosas.
- "Comportar-se como doente" (insistir em ficar em repouso por longo período).
- Tratamento prévio que não se adequa às melhores práticas.
- Exageros na queixa e esperança de recompensa.
- História de abuso de atestado médico.
- Problemas no trabalho, insatisfação com o emprego.
- Trabalho pesado com poucas horas de lazer.
- Superproteção ou pouco suporte familiar.

mento físico, praticar atividades físicas regulares (pelo menos 30 minutos, 5 vezes por semana), seguimento multiprofissional com fisioterapia e terapia ocupacional. Além disso, é importante garantir aconselhamento sobre situações de afastamento e direitos laborais, quando necessário.

» **Farmacológico:** deve ser realizada terapia escalonada para a dor com analgésicos comuns (preferencialmente utilizar dipirona, pois ensaios têm mostrado pouca eficácia do paracetamol para controle de dor lombar),[38] anti-inflamatórios (em quadro agudo e por pequeno período), opioides.

» **Adjuvantes:** medicamentos (antidepressivos tricíclicos, relaxantes musculares), acupuntura, massagem,[39] hidroginástica, práticas corporais, bandagens elásticas.

» **Cirurgia:** recomenda-se cirurgia em casos de exceção (< 1%).

Importante

A síndrome da cauda equina representa risco iminente à vida e corresponde à condição de pior prognóstico associada à lombalgia. Sua suspeita é considerada uma situação de emergência em que se deve encaminhar o paciente prontamente ao pronto-socorro, pois se recomenda realizar a descompressão em até 48 horas.

Abordagem da queixa de dispepsia

Dispepsia é definida por qualquer sintoma relacionado ao trato digestivo alto com mais de quatro semanas de duração.[40] É encontrada em cerca de 20 a 40% das pessoas,[41] sendo causa frequente de procura para atendimento médico mesmo que os médicos só deparem com uma parcela dos casos, pois em grande parte das vezes as pessoas ignoram o sintoma ou lidam com o problema por si próprias sem procurar por consulta.

As causas de dispepsia são divididas em dois grandes grupos:

» **Dispepsia funcional:** estima-se que corresponda a mais de 60% dos casos, compreendendo etiologias multifatoriais e contextuais em que se desconhece uma entidade etiológica específica.

» **Dispepsia orgânica:** secundária a doenças estruturais ou bioquímicas como doença do refluxo gastroesofágico (DRGE) (20%), úlcera péptica (10%), esôfago de Barrett (2%), câncer gástrico ou esofágico (< 1%),[42,43] outras condições (distúrbios de fígado e vias biliares, doença pancreática).

Alguns dados da anamnese podem sugerir maior probabilidade de um diagnóstico em relação a outro: o tabagismo está mais associado com o desenvolvimento de neoplasias do trato gastrintestinal e DRGE, o uso de AINEs é fator de risco importante para a ocorrência de úlcera péptica, pacientes obesos têm maior chance de apresentar DRGE, mulheres têm maior possibilidade de colecistopatia calculosa, especialmente na presença de fatores de risco (4Fs: *female, forty, fat, fertile* – mulher, acima de 40 anos, obesa, multípara). Idosos com comorbidades cardiovasculares e epigastralgia em aperto ou irradiação (cervical ou membro superior) necessitam de atenção, pela possibilidade de equivalente isquêmico.

Como relatado, qualquer sintoma relacionado ao trato digestivo alto com mais de quatro semanas de duração pode ser classificado como dispepsia; assim, há uma grande variedade de formas de apresentação da dispepsia: dor retroesternal ou epigástrica, empachamento, saciedade precoce, pirose, azia, regurgitação, náusea, vômitos, sensação de distensão, gases em excesso etc.

A presença de pirose retroesternal, regurgitação ou azia confere ao quadro a distinção como DRGE, sendo importante essa identificação para seu manejo específico.

O uso de AINEs merece especial destaque, por ser um dos principais desencadeadores de sintomas dispépticos, devendo ser considerado logo no início da abordagem da queixa dispéptica por ser um agente de fácil reversibilidade dos sintomas com sua retirada e pela possibilidade de mascarar a presença de outras causas dispépticas ou agravar quadros de úlcera péptica e refluxo.

Deste modo, recomenda-se que a abordagem inicial da dispepsia siga o seguinte fluxo representado na Figura 7.1.[44]

Figura 7.1. Abordagem inicial da dispepsia

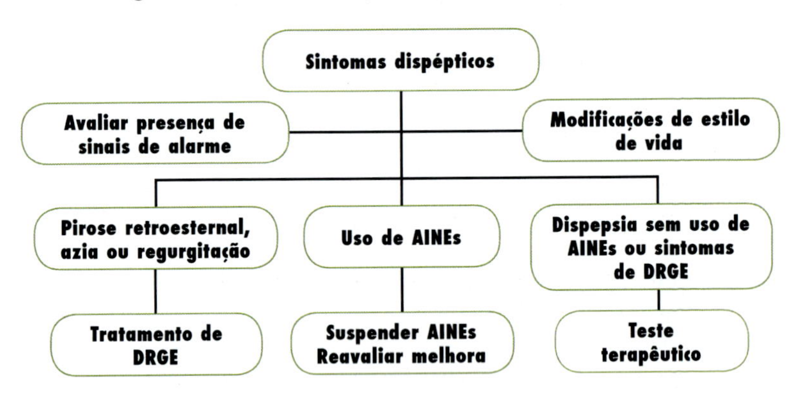

Na atenção primária à saúde (APS), a baixa probabilidade pré-teste de condições graves (como úlcera péptica e neoplasias) como causa da dispepsia torna difícil que algum sinal de alarme classicamente descrito possa isoladamente atuar com aumento considerável da probabilidade a ponto de, por si só, determinar a decisão clínica pela realização de endoscopia ou outra ferramenta de prosseguimento diagnóstico. O máximo que se encontra em estimativa da probabilidade pós-teste para um sinal de alarme isolado é de 14% para úlcera péptica e 4% para neoplasia. Assim, considerando essa limitação, existem alguns sinais de alarme que podem ser utilizados na prática clínica da atenção primária para guiar a realização precoce de endoscopia digestiva alta (Quadro 7.11).[45]

As demais informações que constituam fator de risco para úlcera péptica, neoplasia e outras causas específicas (idade > 55 anos, sintomas sistêmicos, tabagismo, histórico familiar) devem ser levadas em consideração de maneira agrupada para o médico em atuação na atenção primária à saúde decidir pelo prosseguimento investigativo, conforme sua suspeita clínica, a partir do conjunto das informações clínicas.

Quadro 7.11. Sinais de alarme que demandam investigação precoce com endoscopia na APS

- Sangramento gastrintestinal.
- Disfagia progressiva.
- Vômitos persistentes.
- Emagrecimento sem motivo aparente.
- Massas abdominais.
- Anemia.

Tratamento

O tratamento deve se concentrar no manejo da causa de dispepsia (Figura 7.2). Desta maneira, existem quatro principais pilares do tratamento para remoção dos principais agentes causais:

1. **Dieta:** orientar mastigação adequada, alimentação fracionada e o não consumo de alimentos irritativos gástricos (ácidos, chocolate, café, álcool, refrigerante e outras bebidas gaseificadas, gorduras, frituras), particularmente aqueles que o próprio paciente já percebeu que aumentam os sintomas.
2. **Não usar anti-inflamatórios:** além disso, alguns fármacos também devem ser evitados (bifosfonados, antagonistas dos canais de cálcio, tetraciclinas, azitromicina, suplementos de ferro ou potássio, corticosteroides, digitálicos, teofilina).
3. **Controle do estresse e ansiedade:** utilizar medidas de relaxamento, lazer, atividade física, higiene do sono. Suporte psicológico também pode ser recomendado.
4. **Cessação do tabagismo:** trabalhar a motivação e fornecer auxílio com suporte comportamental e medicamentoso para a cessação do tabagismo.

Medidas farmacológicas

Consiste em terapia de alívio dos sintomas dispépticos e de controle para evitar complicações. Não são medidas curativas (a cura depende da correção dos fatores causais, como relatado anteriormente) e isso deve estar claro aos pacientes, pois frequentemente tornam-se dependentes de medicações para lidar com a dispepsia.

Figura 7.2. Manejo da dispepsia

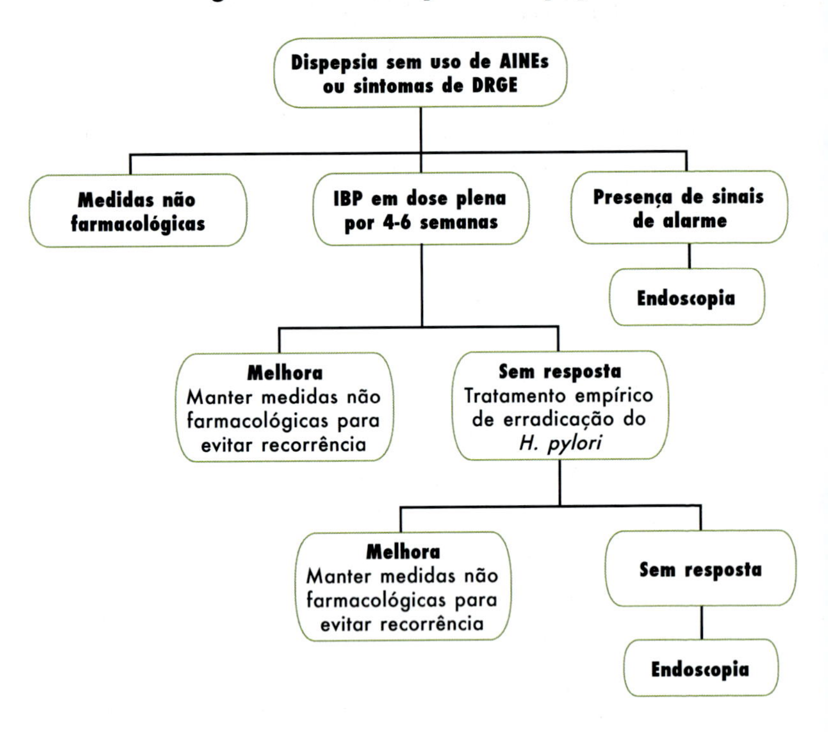

Terapia de escolha

Inibidor de bomba de prótons (IBP) durante 4 a 6 semanas em dose plena (omeprazol 20 mg/dia, lansoprazol 30 mg/dia, pantoprazol 40 mg/dia).[46] Alternativamente: antagonistas de receptor H2 (cimetidina 800 mg/dia, ranitidina 300 mg/dia, famotidina 40 mg/dia).

Na presença de sintomas predominantes de dismotilidade (desconforto ou empachamento pós-prandial), pode-se optar por terapêutica inicial com pró-cinético (metoclopramida 10 mg, de 8/8 horas; bromoprida 10 mg, de 8/8 horas, domperidona 10 mg, de 8/8 horas) por 4 a 6 semanas e, se não houver resposta, realizar o tratamento com inibidor da bomba de prótons (IBP).

Além disso, o uso de analgésicos comuns e antiácidos pode ser associado com o intuito de alívio dos sintomas.

Conforme a resposta ao tratamento inicial com IBP, serão importantes as seguintes medidas:

- **Resposta ao tratamento:** manutenção de medidas não farmacológicas para evitar recorrência dos sintomas dispépticos.
- **Ausência de resposta ao tratamento:** em razão da alta prevalência de *Helicobacter pylori* no Brasil (em torno de 62 e 81%),[47,48] indica-se o tratamento empírico de erradicação da bactéria, sem necessidade de testes de detecção de *H. pylori*[49] (Quadro 7.12).

Quadro 7.12. Esquema farmacológico de erradicação do *H. pylori*

Primeira escolha: Claritromicina (500 mg) + amoxicilina (1 g) + omeprazol (20 mg), 12/12 horas por 10 a 14 dias.
Esquemas alternativos: Claritromicina (500 mg) + furazolidona (200 mg) + omeprazol (20 mg) 12/12 horas por 10 a 14 dias; ou Tetraciclina 500 mg, 6/6 horas + furazolidona 200 mg, 8/8 horas + omeprazol 40 mg/dia por 10 a 14 dias.

Persistindo os sintomas após tratamento empírico com IBP e erradicação de *H. pylori*, recomenda-se a realização de endoscopia.

Tratamento da doença do refluxo gastroesofágico (DRGE)

Para o tratamento específico da DRGE devem ser realizadas as mesmas medidas não farmacológicas com adição de recomendações sobre a elevação da cabeceira da cama (15 cm), evitar deitar-se antes de duas horas após as refeições e reduzir o peso corpóreo.

O tratamento farmacológico consiste no uso de IBP por 8 a 12 semanas, sendo recomendada a realização de endoscopia digestiva alta (EDA) se o tratamento não tiver sucesso. Alternativamente, podem ser usados: antagonistas H2 ou pró-cinéticos. O uso de antiácidos pode ser feito como adjuvante para controle sintomático.

Conforme o resultado da endoscopia:

» **EDA normal:** manter mudanças comportamentais + IBP ou antagonista H2 ou pró-cinético por 8 a12 semanas.

» **EDA com esofagite leve (Los Angeles A):** mudanças comportamentais + IBP por 12 a 20 semanas (conforme melhora, manter com dose mínima eficaz).

» **EDA com esofagite moderada (Los Angeles B):** mudanças comportamentais + IBP em dose dobrada (p. ex., omeprazol 40 mg/dia) por 12 a 20 semanas. Realizar nova EDA após 6 a 12 meses de tratamento para vigilância de evolução da esofagite e ajuste do esquema terapêutico.

» **EDA com esofagite grave (Los Angeles C e D):** mudanças comportamentais + IBP em dose dobrada (p. ex., omeprazol 40 mg/dia) + encaminhamento para seguimento conjunto com gastrocirurgião.

Importante

A relação entre o *H. pylori* e a DRGE é complexa, não sendo recomendada a pesquisa da bactéria ou erradicação empírica. Nesses casos, a erradicação do *H. pylori* apenas deve ser considerada se a bactéria for um achado do exame de endoscopia.

Cirurgia

Pode ser benéfica em situações específicas e em caso de complicações (hérnia de hiato, esôfago de Barrett, esofagite grave, sintomas pulmonares) – Figura 7.3.

Manejo da queixa de cefaleia

A cefaleia é um dos sintomas mais comuns de procura por atendimento médico na APS e a abordagem pelo médico de família resulta tanto em melhor recuperação, qualidade de vida e satisfação do paciente como em redução de incapacidades, intervenções desnecessárias, encaminhamentos e gastos em saúde.[50] Para tal, é essencial o correto reconhecimento pelo médico de família do tipo de cefaleia para, assim, garantir seu adequado manejo.

Figura 7.3. Manejo da doença do refluxo gastroesofágico (DRGE)

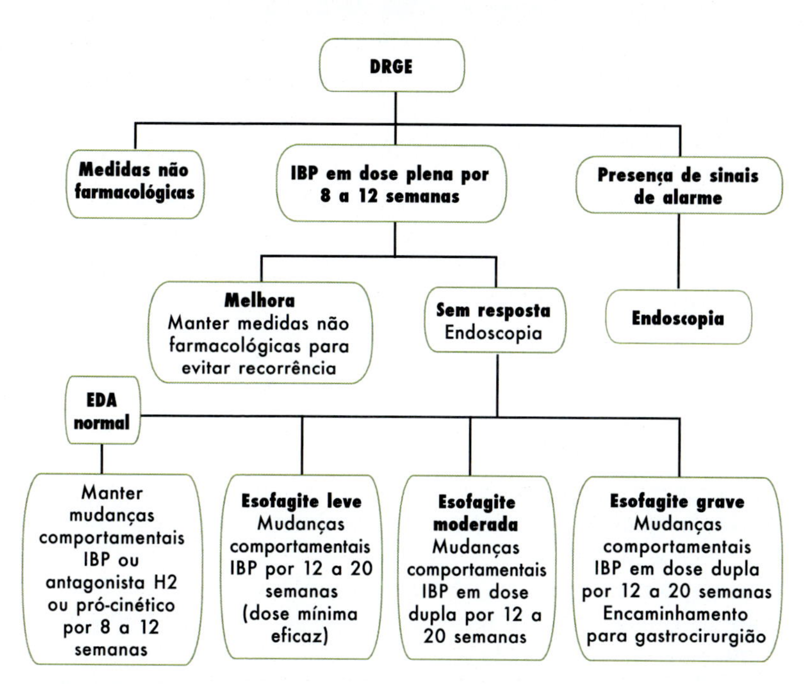

As cefaleias primárias respondem pela grande maioria das cefaleias, sendo as mais comuns a cefaleia tensional e a enxaqueca.[51]

As principais características da cefaleia tensional são:

» **Localização:** bilateral, na maioria dos casos.
» **Duração:** as crises geralmente têm duração entre 30 minutos e 7 dias.
» **Intensidade:** leve a moderada. Pode ocasionar alguma limitação para a realização das atividades de vida diária, porém dificilmente gera incapacidade funcional.
» **Tipo de dor:** referida como aperto, pressão, muitas vezes acometendo região occipital e músculos cervicais posteriores.
» **Fatores precipitantes:** estresse psíquico.
» **Sintomas associados:** ausentes.
» **Histórico familiar:** ausente.

As principais características da enxaqueca (ou migrânea) são:

- **Localização:** unilateral, na maioria dos casos; porém pode ser referida como bilateral ou global em até 30% deles.
- **Duração:** as crises geralmente têm duração entre 4 e 72 horas.
- **Intensidade:** moderada a intensa, comumente acarretando incapacidade funcional em algum momento da crise.
- **Tipo de dor:** referida como latejante, pulsátil.
- **Fatores precipitantes:** estresse psíquico, alterações no hábito de sono, alimentos (contendo cafeína, glutamato monossódico, chocolates, queijos, cítricos), álcool, tabaco, alterações de clima e pressão atmosférica, menstruação.
- **Sintomas associados:** náusea, vômito, fotofobia, fonofobia, osmofobia, aura (sintomas visuais, déficits transitórios de fala ou motores em face ou membros com duração de cerca de 5 a 60 minutos).
- **Histórico familiar:** presença estimada em 60 a 70% dos casos.[52]

O principal atributo que permite distinguir entre esses dois tipos de cefaleia é a ocorrência de incapacidade funcional associada à dor de cabeça. A existência de incapacidade torna o diagnóstico de enxaqueca mais provável, pois é incomum a presença de incapacidade na cefaleia do tipo tensional. Por outro lado, é extremamente comum na enxaqueca, que é a sexta causa de anos vividos com incapacidade no mundo conforme dados do *Global Burden of Disease* publicado em 2015.[30]

A exemplo da história, o exame físico também deve ser realizado com atenção para possíveis achados que sugiram causas secundárias e sinais de alarme, sendo sugeridos:

- Realização de medida de pulso e pressão arterial.
- Palpação de musculatura de cabeça e pescoço à procura de bandas de tensão e pontos-gatilho que sugiram características de cefaleia tensional.
- Avaliação neurológica: estado mental, pares cranianos, testes sensitivos e motores de membros, pesquisa de sinais meníngeos.

Além disso, também podem ser úteis a realização de fundoscopia direta e otoscopia.

As cefaleias secundárias ocorrem como consequência de outras condições e necessitarão de manejo específico conforme a causa: jejum, desidratação, insolação, estado febril, abuso de analgésico, rinossinusites, trauma, disfunção da articulação temporomandibular, enfermidades relacionadas aos dentes, arterite temporal, neuralgia do nervo trigêmeo, glaucoma, hemorragias intracranianas, tumores e infecções do SNC.

A presença de sinais de alarme (Quadro 7.13) para causas mais graves de cefaleia secundária deve orientar a necessidade de encaminhamento para serviços de emergência para a realização de exames complementares, particularmente exames de imagem.[53]

Quadro 7.13. Sinais de alarme na avaliação da queixa de cefaleia[53]

- Primeira cefaleia em indivíduo com mais de 50 anos.
- Cefaleia de início súbito de forte intensidade.
- Alteração importante do padrão de dor (aumento de frequência ou intensidade).
- Condições (HIV, câncer) ou sintomas sistêmicos (febre, emagrecimento).
- Trauma cranioencefálico.
- Alteração neurológica.

Tratamento da cefaleia tensional

» **Medidas não farmacológicas:** terapias de controle da ansiedade e estresse (como relaxamento, massagem, yoga, meditação, psicoterapia, atividade física regular), agulhamento para desativação de pontos-gatilho, calor local, alongamento, fisioterapia e acupuntura conforme sintomas musculoesqueléticos importantes, além de higiene do sono, alimentação saudável e boa hidratação.

» **Medidas farmacológicas:** analgésicos comuns e anti-inflamatórios não hormonais são as primeiras drogas a serem utilizadas e responsáveis por resolução do quadro álgico na maior parte dos casos. Para os casos de difícil controle ou com comprometimento musculoesquelético importante, podem ser associados relaxantes musculares e infiltração de anestésico em pontos-gatilho.

Informação relevante disponível

"O uso de opioides no tratamento da cefaleia tensional deve ser evitado, pois se associa a maior risco de cefaleia crônica diária ou cefaleia por uso excessivo de medicação." (Scher et al., 2010)[54]

- **Terapia profilática:** recomendada nos casos de cefaleia tensional que acarreta prejuízo funcional ou de cefaleia tensional crônica (com frequência ≥ 15 dias/mês).

A amitriptilina é a medicação de escolha para a terapia profilática[55] e deve ser iniciada em dose baixa (12,5 mg à noite) e ser aumentada gradualmente até atingir sucesso terapêutico, efeitos colaterais intoleráveis ou dose máxima. O sucesso deve ser avaliado após pelo menos dois meses de uso da medicação. Após obter a dose ideal de controle, recomenda-se manutenção por 4 a 6 meses, seguida de retirada gradual.

Em casos de intolerância à amitriptilina, outros tricíclicos podem ser utilizados alternativamente (nortriptilina, imipramina, clomipramina).

Sobre o uso de anticonvulsivantes (como topiramato e gabapentina), sugere-se algum benefício, porém a evidência científica é limitada.

Informação relevante disponível

"O uso de inibidores seletivos da recaptação de serotonina (fluoxetina, paroxetina, sertralina, citalopram) ou venlafaxina não foi mais efetivo que o placebo na redução da frequência da cefaleia tensional crônica." (Banzi et al., 2015)[56]

Tratamento da enxaqueca

- **Medidas não farmacológicas:** evitar agentes precipitantes alimentares, jejum prolongado, álcool, tabagismo, exposição a cheiros fortes, ruídos ou luz excessiva; manter padrão de sono adequado; realizar medidas de controle da ansiedade e estresse (como relaxamento, massagem, yoga, meditação, psicoterapia, atividade física regular).

» **Medidas farmacológicas:** analgésicos comuns e anti-inflamatórios não hormonais também são as medicações de primeira linha no tratamento da enxaqueca. Para os casos de dor mais intensa ou de difícil controle, devem ser associados triptanos ou derivados do ergot.

O sucesso na resolução mais rápida da crise de enxaqueca se relaciona com a precocidade do uso da medicação, devendo ser preferencialmente optado por medicação única em dose alta a várias medicações em doses baixas. Além disso, na existência de náuseas e vômitos, deve ser implementada terapia analgésica e antiemética por via não oral tão logo possível com a finalidade de obter melhora precoce e evitar desidratação. Dentre os antieméticos, metoclopramida[57] e clorpromazina[58] são os preferidos (sob a forma de administração intravenosa), por mostrarem benefícios no controle emético e álgico da enxaqueca.

A utilização de opioides no tratamento da enxaqueca também deve ser evitada, devendo-se limitar seu uso apenas como último recurso no manejo da dor, pois se associam com maiores efeitos colaterais, maior número de retornos precoces ao serviço de saúde e maior risco de ocasionar uma enxaqueca crônica ou uma cefaleia por uso excessivo de medicação.[59]

Sobre o uso adjuvante de corticosteroides, a dexametasona intravenosa associa-se com redução da recorrência da crise de enxaqueca e, assim, sugere-se sua realização em dose única conjuntamente ao tratamento analgésico.[60] Com relação ao uso de corticosteroide oral, não há evidência suficiente que mostre seu benefício.[61]

Informação relevante disponível

"O uso de dexametasona intravenosa como terapia para a crise de enxaqueca mostrou não prover benefício adicional no alívio do quadro agudo de dor, porém esteve associado com redução da recorrência da enxaqueca em 24 a 72 horas". (Colman et al., 2008)[62]

» **Terapia profilática:** recomendada nos casos de enxaqueca que acarreta incapacidade importante ou de enxaqueca crônica (com frequência ≥ 15 dias/mês). As classes de medicamentos que se mostraram efetivas no tratamento profilático da enxaqueca são betabloqueadores, antidepressivos (amitriptilina, venlafaxina), anticonvulsivantes (topiramato, valproato), bloqueadores do canal de cálcio (verapamil, flunarizina).[63]

Sugere-se que a escolha da medicação seja individualizada e leve em consideração: perfil dos efeitos colaterais da medicação conjuntamente a características, comorbidades (Tabela 7.5) e preferências do paciente.

Tabela 7.5. Terapia profilática para enxaqueca conforme comorbidades

Comorbidade	Medicação sugerida
Ausente	Propranolol, amitriptilina ou topiramato
Hipertensos	Betabloqueador ou bloqueador do canal de cálcio
Transtornos do humor	Amitriptilina ou venlafaxina
Insônia	Amitriptilina
Obesidade	Topiramato
Epilepsia	Topiramato ou valproato

Importante

Em alguns casos, a cefaleia tensional e a enxaqueca podem coexistir, devendo ser implementadas terapias complementares dessas duas formas de cefaleia.

A realização de diários de dor favorece o manejo da crise aguda, o ajuste de dose das medicações, a identificação de fatores precipitantes, o manejo para a profilaxia de novas crises e auxilia na identificação de cefaleia associada ao uso excessivo de medicações.

A cefaleia associada ao uso excessivo de medicação é uma das complicações relacionadas ao manejo medicamentoso da dor de cabeça. É definida como cefaleia que ocorre com uma frequência ≥ 15 dias/mês decorrente do uso excessivo de medicação (≥ 10 dias de uso/mês, por pelo menos 3 meses). A enxaqueca é a cefaleia primária mais associada com a ocorrência desta condição.[64] Entre as medicações, os estudos têm mostrado que os fármacos com maior risco de desenvolvimento de cefaleia são os opioides e os barbitúricos. Os triptanos e as associações entre cafeína ou codeína com analgésicos comuns possuem risco intermediário. Os AINEs são os que apresentam menor risco.[65,66] A suspensão da medicação é a medida necessária para resolução do problema, devendo-se alertar que os sintomas podem piorar nos primeiros 3 a 7 dias.

Por fim, é importante lembrar que as cefaleias primárias, particularmente a enxaqueca, são frequentemente abordadas de maneira inadequada, tanto pelo médico da atenção primária, como, muitas vezes, pelo próprio especialista focal (neurologista em geral). Não é incomum o relato de pacientes com cefaleia crônica já terem realizado exames de imagem (mais de uma vez) e passado em consulta com neurologistas, médicos da atenção primária, médicos de serviços de emergência e de terem recebido a devolutiva de que "não têm nada", pois a tomografia de crânio estava normal, sem ao menos uma conversa sobre o significado da enxaqueca, sua abordagem profilática e seu prognóstico.

Queixas de tontura e vertigem

Queixas de tontura são comuns na atenção primária à saúde e representam um sintoma bastante inespecífico desde a forma de relato trazida pelo paciente até as possibilidades etiológicas e de manejo. Assim, o médico de família deve tomar cuidado para não desvalorizar a queixa e procurar sempre entender o problema de maneira integral unindo as informações da anamnese, exame clínico direcionado e contextos envolvidos.

As causas de tontura são múltiplas e muitas vezes pode ser difícil perceber exatamente o que a está causando.[67] Assim, é importante tentar caracterizar a queixa de tontura e entender o que exatamente o paciente percebe e descreve como tontura para facilitar a procura por possíveis etiologias e favorecer seu manejo adequado. Desta maneira, inicialmente é importante buscar qual dos sintomas clínicos abaixo relatados é o mais próximo da queixa de tontura da pessoa:

» **Vertigem (cerca de 50% dos casos):** sensação rotatória (percepção de que o mundo ao seu redor gira ou se sentir girando em relação às coisas) ou oscilatória (percepção de estar "pisando em falso"). Ocorrem por disfunções do sistema vestibular que podem ter origem periférica (40% dos casos) ou central (10% dos casos). As causas periféricas mais comuns são: vertigem posicional paroxística benigna (VPPB), neuronite vestibular, labirintites infecciosas, síndrome de Ménière, síndrome de Ramsay-Hunt, otosclerose, vertigem pós-trauma. Entre as causas de vertigem de origem central, destacam-se: enxaqueca, acidente vascular cerebral (nistagmo vertical), tumores do ângulo pontocerebelar (perda auditiva unilateral), esclerose múltipla.

» **Lipotimia ou pré-síncope (cerca de 9% dos casos):** pródromo de desmaio, sensação de escurecimento visual com taquicardia reflexa, possivelmente com perda rápida de consciência, porém sem perda de tônus postural. Está relacionada à baixa oxigenação cerebral e, assim, tem como principais causas: insuficiência vertebrobasilar, hipotensão arterial (insolação, exposição a temperaturas altas ou locais fechados, período prolongado em pé), disfunção cardíaca (insuficiência cardíaca, arritmias cardíacas), reflexo vasovagal (ocorre em situações específicas de dor intensa, aplicação de injeção, visualização de sangue, entre outros), anemia, distúrbios metabólicos.

» **Desequilíbrio (cerca de 3% dos casos):** sensação de instabilidade, de perda de posição/postura, especialmente ao deambular, e com melhora ao repouso. Relacionada a distúrbios visuais, problemas do labirinto, fraqueza muscular (por hipotrofia, falta de condicionamento físico, neuropatia degenerativa), problemas psicológicos, uso de álcool e outras drogas, distúrbios metabólicos (hipoglicemia, hiperglicemia, desidratação, distúrbios acidobásicos, doenças tireoidianas, uremia), cinetose (ocorre em meios de transporte como automóvel, trem, barco, avião).

» **Tontura inespecífica (cerca de 30% dos casos):** relatada como mal-estar inespecífico (sensação de vazio na cabeça, sensação de "zonzeira", de estar avoado) ou como um conjunto de sintomas de lipotimia, vertigem e desequilíbrio, sem ser possível caracterizar especificamente do que se trata. Pode estar associada com qualquer causa de tontura, mas é mais observada em pessoas submetidas a fatores ambientais (insolação, locais fechados, cinetose), com problemas psicológicos (insônia, fobias, depressão, estresse, ansiedade), como efeito adverso de medicações (anti-hipertensivos, anticonvulsivantes, psicotrópicos).

Como sintomas associados, podem estar presentes: náusea, vômito, fraqueza, mal-estar geral, sensação de queda.

Avaliação clínica

Os dados de anamnese conjuntamente ao exame clínico direcionado favorecem a definição de uma causa para a queixa de tontura e, quando não é possível encontrá-la, permitem a exclusão de doenças mais graves sem a necessidade de exames complementares na maior parte das vezes, evitando-se a iatrogenia.

A anamnese deve compor fatores de risco de exposição ambiental, medicamentosa (avaliar com especial cuidado o uso de medicações pelo idoso, pois os fármacos correspondem a cerca de 20 a 25% dos casos de tontura nessa população),[68] histórico de problemas psíquicos, doenças metabólicas e cardiovasculares. No exame clínico, os parâmetros vitais de especial importância são glicemia capilar, frequência cardíaca, aferição de pressão arterial deitado e em pé para avaliação de hipotensão postural. Além disso, o exame cardíaco é importante especialmente nos casos de lipotimia.

Diante do sintoma de vertigem, o exame otoscópico e neurológico é essencial para diferenciação entre causas periféricas e centrais. O exame neurológico deve compreender avaliação de função cerebelar (diadococinesia, índex-índex), pares cranianos, equilíbrio estático (Romberg) e dinâmico (cinco passos para frente e para trás, primeiro com olhos abertos e depois com olhos fechados), nistagmo (nistagmo vertical pode estar presente nas vertigens centrais), teste de impulso da cabeça, manobra de Dix-Hallpike.

Além disso, existem algumas características marcantes em determinadas condições que favorecem seu diagnóstico (Quadro 7.14):

» **VPPB:** vertigem episódica de curta duração (alguns segundos a minutos), sintomas rotatórios intensos, associados à movimentação da cabeça, sem alteração auditiva. É a causa mais comum de vertigem e a avaliação positiva pela manobra de Dix-Hallpike é suficiente para o diagnóstico sem ser necessário qualquer exame complementar.

» **Neuronite vestibular:** segunda causa mais comum de vertigem, geralmente decorrente de infecções virais, sendo comum em adolescentes e adultos jovens. Cursa com sintoma de vertigem persistente sem alteração auditiva, que evolui com melhora em alguns dias.
» **Labirintites:** decorrentes de infecções (virais, bacterianas) do labirinto. Pode causar sintoma de vertigem persistente intensa com náusea, vômito e hipoacusia importante.
» **Síndrome de Ménière:** vertigem episódica com duração de horas; relata-se hipoacusia e eventualmente sensação de plenitude auricular e zumbido.
» **Síndrome de Ramsay-Hunt:** decorrente de reativação de herpes-zóster em trajeto de nervo facial, podendo cursar com paralisia facial periférica, vesículas em conduto auditivo externo e otalgia em associação com a vertigem.
» **Otosclerose:** espessamento da membrana timpânica causada pela idade ou infecções recorrentes.
» **Vertigens de origem central:** a enxaqueca é tipicamente reconhecida pela presença de cefaleia, fono/foto/osmofobia, náuseas/vômitos e, quando acompanhada de vertigem, também pode apresentar zumbido e plenitude auricular. Se suspeita das demais causas de vertigem de origem central quando existem alterações ao exame neurológico. Nesses casos, deve-se proceder à análise imagenológica do encéfalo por tomografia ou ressonância magnética.

Quadro 7.14. Características clínicas das principais causas de vertigem periférica

Vertigem	Hipoacusia	Sem alteração auditiva
Episódica	Síndrome de Ménière	VPPB
Persistente	Labirintopatias	Neuronite vestibular

Exames complementares

Como relatado anteriormente, a correta avaliação clínica será suficiente para o manejo de queixas de tontura. Exames complementares devem ser solicitados em situações particulares, quando existam sinais de alarme ou suspeita clínica específica que necessite de teste adicional (como a realização de eletrocardiograma diante da suspeita de origem cardíaca).

Especial atenção deve ser dada aos casos de vertigem, nos quais há um uso indiscriminado de tomografias de encéfalo sem indicação. Como exposto, a correta anamnese e exame clínico são suficientes para o manejo da vertigem e indicarão os casos excepcionais em que será válida a realização de estudo de imagem do encéfalo. Além disso, a probabilidade de a vertigem estar associada a algum processo expansivo de sistema nervoso central é muito baixa (da ordem de 0,0001). Estima-se que seja necessário submeter 9.307 pessoas a uma tomografia de crânio para encontrar um processo expansivo cerebral,[69] o que geraria um alto índice de iatrogenia evitável.

Os exames laboratoriais (como hemograma, eletrólitos, glicose, TSH) também são pouco úteis. Estima-se que auxiliem na detecção etiológica de menos de 1% das pessoas com queixa de tontura. Assim, recomenda-se a sua aplicação apenas em situações de real suspeita de comorbidade sistêmica.

Tratamento

O tratamento deve ser voltado à causa da tontura, porém, como vimos anteriormente, muitas vezes é difícil determinar uma causa específica. Felizmente, a maioria das causas tem evolução benigna com resolução espontânea na primeira semana e a avaliação clínica permite afastar condições mais graves. Desta maneira, uma das partes essenciais do projeto terapêutico é tranquilizar e procurar compreender os medos e questionamentos do paciente, pois em geral a tontura é causa de bastante preocupação nas pessoas. Algumas orientações gerais também podem ser utilizadas: realizar hidratação e alimentação adequadas, evitando jejum prolongado, movimentar a cabeça e o pescoço lentamente ao se levantar da cama, controlar a tensão e ansiedade, melhorar o sono, evitar fatores desencadeantes como ficar tempo prolongado em pé, embaixo do sol ou em lugares fechados, evitar dirigir para prevenir acidentes. Para reduzir o risco de quedas (especialmente em idoso), é importante procurar um local para repouso quando tiver crise de tontura, tornar a casa mais segura, usar sapatos antiderrapantes e resistentes, certificar-se de que os caminhos são claros e bem iluminados.

A farmacoterapia envolve o uso de sedativos do labirinto (bloqueadores de canais de cálcio, antieméticos, agentes vasoativos) como recurso de alívio dos sintomas (Tabela 7.6).

Tabela 7.6. Principais agentes de controle sintomático da tontura

Antieméticos	Dimenidrato 25-50 mg de 8/8 horas Ondansentrona 4-8 mg de 8/8 horas
Agentes vasoativos	Betaístina 16 mg de 8/8 horas Gingko biloba (Egb 761) 40-80 mg de 12/12 horas Pentoxifilina 400 mg de 8/8 horas
Bloqueadores dos canais de Ca^{2+} (evitar uso crônico ou altas doses: pode causar sintomas parkinsonianos)	Cinarizina 12,5-25 mg de 8/8 horas Flunarizina 5-10 mg à noite

Tratamentos específicos envolvem:

» **Hipotensão:** hidratação, decúbito horizontal.
» **Hipoglicemia:** ingesta de alimento, glicose a 50% em *bolus*.
» **Hiperglicemia:** hidratação, insulina.
» **Transtornos psiquiátricos:** prescrição de antidepressivos e ansiolíticos, realização de terapia cognitivo-comportamental.
» **Cinetose:** uso de sintomático (dimenidrato) 30 minutos antes de utilizar o meio de transporte que ocasiona os sintomas.
» **Vertigens periféricas:** reabilitação vestibular, uso de sintomáticos (sedativos do labirinto).
  - **VPPB:** realização de manobra de Epley.
  - **Neuronite vestibular:** apenas uso de sintomáticos.
  - **Labirintite:** uso de sedativos do labirinto, encaminhar para otorrinolaringologista se persistir por mais de seis semanas, orientar o paciente a evitar consumo de chá, café, álcool e fumo.
  - **Síndrome de Ménière:** orientar dieta hipossódica e controle de estresse, encaminhar para seguimento conjunto com otorrinolaringologista; além da prescrição de medicamentos para controle sintomático, o uso de tiazídicos também pode ser benéfico.
  - **Síndrome de Ramsay-Hunt:** prednisona 20 mg/dia + aciclovir 800 mg, 4/4 horas por 7 a 10 dias.

Cuidado em saúde relacionado às questões de gênero e sexualidade

A identidade de gênero é autodeterminada e leva em conta a vivência da pessoa na sociedade, assim como suas sensações; portanto, não é determinada pelas genitálias externas, pelos órgãos reprodutores ou por cromossomos. Pessoas que se identificam com o gênero diferente daquele atribuído a elas no nascimento são consideradas transexuais, travestis ou transgênero, enquanto as demais são cisgêneras. Cada um pode se entender como mulher, homem ou de gênero não binário.

A expressão de gênero, ou seja, a maneira como a pessoa se apresenta e é compreendida socialmente enquanto homem ou mulher, não necessariamente se relaciona com a identidade de gênero e também depende de culturas e costumes regionais. Vale lembrar que os gêneros são construtos sociais geradores de desigualdades, motivo pelo qual a teoria Queer,[70] que questiona a normatividade da sexualidade, tem ganhado destaque no universo acadêmico e entre a população, como possível propulsora de transformações sociais estruturais. O movimento social considera atualmente que a sigla LGBT (lésbicas, gays, bissexuais, travestis, transexuais e transgêneros) pode ser acrescida de QIA (queer, intersexos e assexuais).

Importante não confundir gênero com orientação sexual, que é o direcionamento do desejo afetivo-sexual de uma pessoa. Homossexuais se interessam por pessoas do mesmo gênero que o seu, heterossexuais pelo gênero oposto, bissexuais por ambos e pansexuais por todos os gêneros, enquanto assexuais não possuem desejo sexual. Embora exista essa divisão clara, os desejos sexuais e vínculos afetivos não são tão facilmente classificáveis, o que levou Kinsey a descrever em seu relatório, de 1948, uma continuidade de graduações entre as práticas sexuais, variando da homossexualidade à heterossexualidade exclusivas.[71,72] Mais tarde, Klein construiu uma grade de orientação sexual mais abrangente, que considerou, além do comportamento sexual, a atração, as fantasias, a autoidentificação e as preferências para convivências emocionais, sociais e comunitárias, tanto em relação ao passado quanto ao presente e ao ideal do indivíduo.[73]

Desde 1990 a homossexualidade não está mais incluída na Classificação Internacional de Doenças (CID), na qual, até então, era descrita como "homossexualismo" (o movimento social rejeita esse termo pelo histórico patologizante).[74] Assim, a homossexualidade não é uma condição tratável e, por isso, abordá-la com finalidade de mudá-la é antiético e passível de processo judicial. Vale ressaltar que a discriminação de indivíduos por aspectos de sua sexualidade fere princípios constitucionais e é sujeita a legislações específicas, que punem administrativamente profissionais e instituições. Atualmente há grande movimento pela criminalização da LGBTfobia.

Homossexuais, bissexuais e pansexuais ainda sofrem de negligência e violência no sistema de saúde, portanto muitos não revelam sua orientação sexual aos médicos por receio, apesar de haver pesquisas brasileiras demonstrando que essa população corresponde a pelo menos 10% nas capitais pesquisadas. É necessário oferecer claramente espaço para que as pessoas possam declarar sua orientação sexual, pois o enfrentamento do preconceito e da exclusão dos serviços é responsabilidade de todos os profissionais de saúde.

Apesar de "transexualidade" ser um termo descrito na CID[75] e no DSM[76], existe grande luta pela sua despatologização e pela ampliação de políticas públicas. Pois, apesar de na maioria dos casos haver grande sofrimento psicológico voltado à busca pelo reconhecimento de seu próprio corpo, pessoas transexuais sofrem, adoecem e morrem em decorrência da exclusão social. Dificuldade para se manter na escola, acessar serviços de saúde, ter garantido suporte familiar e comunitário, conseguir empregos formais e ter assegurada a proteção do Estado são realidades que geram tristes estatísticas. O Brasil é o país onde mais ocorrem assassinatos de travestis e transexuais em todo o mundo, motivo pelo qual a expectativa de vida de uma travesti no Brasil é de 35 anos. Uma das maneiras de levantar dados de casos de violência motivados por LGBTfobia é a ficha de notificação de violência, que passou a conter campos obrigatórios sobre orientação sexual e identidade de gênero das pessoas acima de 10 anos desde 2014.

A Política Nacional de Saúde Integral à População LGBT (Portaria do MS 2.836/2011) considera a orientação sexual e a identidade de gênero como determinantes sociais e visa à eliminação das iniquidades e desigualdades na saúde dessa população. A operacionalização dessa política também considera centros especializados no processo transexualizador, para onde travestis e transexuais possam ser referenciados caso desejem cirurgia de readequação (redesignação sexual, mamoplastia masculinizadora, histerectomia e intervenções faciais como laringoplastia). Já a hormonização para desenvolvimento de caracteres sexuais secundários em geral é realizada ambulatorialmente, com o uso de estradiol, somado ou não a bloqueadores da testosterona via oral para mulheres transexuais e travestis, enquanto para homens trans utiliza-se testosterona intramuscular.[77]

Disfunção sexual

A satisfação sexual depende de inúmeros fatores, principalmente dos referenciais de ideal conhecidos pelo indivíduo e desejados para si. Portanto, consideram-se disfunções sexuais os problemas compreendidos como falta, excesso, desconforto ou dor em alguma das fases do ciclo de resposta sexual humana:[78,79]

1. **Desejo:** inclui a imaginação e as fantasias sexuais.
2. **Excitação:** vasoconstrição pélvica, ereção peniana, lubrificação e expansão vaginal.
3. **Orgasmo:** ápice da excitação com satisfação sexual, ejaculação peniana, contração vaginal ou perineal.
4. **Repouso:** período de assimilação da experiência, que alimentará o desejo em uma futura resposta sexual. Também corresponde ao período refratário para nova ereção.

As disfunções sexuais podem ter causas orgânicas, psicológicas ou relacionais. Na anamnese é importante investigar a frequência do problema relatado e as condições associadas, inclusive a ocorrência durante masturbação. Pode-se considerar convocação do(a) parceiro(a) para as situações em que não se identifica problema exclusivo da pessoa atendida.

O uso de algumas medicações e sedativos pode ser responsável pela interrupção em algum ponto do ciclo de resposta sexual, assim como algumas condições clínicas específicas (doenças vasculares, insuficiência coronariana, diabetes, hipertensão arterial, neuropatias e doenças neurológicas, distúrbios endócrinos, etilismo, tabagismo, transtornos mentais comuns, obesidade, sedentarismo, infecções genitais, cicatrizes, dermatites e atrofia nas genitálias).

Lubrificantes vaginais, estrógenos vaginais e inibidores da fosfodiesterase são possibilidades terapêuticas quando os problemas se relacionam com atrofia vaginal e dificuldade constante de ereção, respectivamente, mas deve-se tomar cuidado com a possibilidade de medicalizar situações não exclusivamente físicas. O encaminhamento para especialistas focais deve ser realizado quando o problema tiver longa duração com falha no manejo pela atenção primária ou quando for resultado de uma doença orgânica grave.

Referências

1. WONCA. Substance use disorder in primary mental health. In: Ivbijaro G, editor. Companion to primary care mental health. Boca Raton: CRC Press; 2012. p.455-96.
2. Moyer VA; Preventive Services Task Force. Screening and behavioral counseling interventions in primary care to reduce alcohol misuse: U.S. preventive services task force recommendation statement. Ann Intern Med. 2013;159(3):210-8.
3. Roerecke M, Rehm J. Cause-specific mortality risk in alcohol use disorder treatment patients: a systematic review and meta-analysis. 2014;43(3):906-19.
4. Nutt D, King LA, Saulsbury W, Blakemore C. Development of a rational scale to assess the harm of drugs of potential misuse. Lancet. 2007;369(9566):1047-53.
5. Mayfield D, McLeod G, Hall P. The CAGE questionnaire: validation of a new alcoholism instrument. Am J Psychiatry. 1974 Oct;131(10):1121-3.
6. Sokol RJ.Finding the risk drinker in your clinical practice. In: Robinson G, Armstrong R (eds.). Alcohol and child/family health: proceedings of a conference with particular reference to the prevention of alcohol-related birth defects. Vancouver, BC., December; 1988.
7. Babor TF, Higgins-Biddle JC, Saunders JB, Monteiro MG. AUDIT: cuestionario de identificación de los transtornos debidos al consumo de alcohol - Pautas para su utilización en Atención Primaria. Organización Mundial de la Salud, Departamento de Salud Mental y Dependencia de Sustancias; 2001.
8. Organização Mundial da Saúde. ASSIST. Disponível em: http://www.who.int/substance_abuse/activities/assist_portuguese.pdf. Acesso em: 11 nov. 2016.
9. WONCA CIC. Classificação Internacional da Atenção Primária 2 2009. Dispponível em: http://www.sbmfc.org.br/media/CIAP2_sumario_correcao_W84.pdf. Acesso em: 11 nov. 2016.
10. American Psychiatric Association. Transtornos relacionados a substâncias e transtornos aditivos. In: Manual diagnóstico estatístico de transtornos mentais quinta edição (DSM-V). Porto Alegre: Artmed; 2014.
11. American Psychiatric Association. Manual diagnóstico e estatístico dos transtornos mentais DSM-V. Porto Alegre: Artmed; 2014.
12. Brasil. Saúde Mental – Cadernos da atenção básica. Saúde mental/Ministério da Saúde. Secretaria de atenção à saúde. Departamento de ações estratégicas; 2013. 176p.

13. Enoch MA, Goldman D. Problem drinking and alcoholism: diagnosis and treatment. Am Fam Physician. 2002;65(3):441-8.

14. National Institute for Health and Clinical Excellence: Guidance. Alcohol-use disorders: diagnosis, assessment and management of harmful assessment and management of harmful drinking and alcohol dependence drinking and alcohol dependence. Leicester (UK): British Psychological Society; 2011.

15. Saitz R, Palfai TP, Cheng DM, Alford DP, Bernstein JA, Lloyd-Travaglini CA, et al. Screening and brief intervention for drug use in primary care: the ASPIRE randomized clinical trial. JAMA. 2014;312(5):502-13.

16. Fuster D, Cheng DM, Wang N, Bernstein JA, Palfai TP, Alford DP, et al. Brief Intervention for daily marijuana users identified by screening in primary care: a subgroup analysis of the ASPIRE randomized clinical trial. Subst Abus. 2015;1-7.

17. Liangpunsakul S, Qi R, Crabb DW, Witzmann F. Relationship between alcohol drinking and aspartate aminotransferase:alanine aminotransferase (AST:ALT) ratio, mean corpuscular volume (MCV), gamma-glutamyl transpeptidase (GGT), and apolipoprotein A1 and B in the U.S. population. J Stud Alcohol Drugs. 2010;71(2):249-52.

18. Associação Médica Brasileira. Abuso e dependência do álcool. Projeto Diretrizes; 2012. Disponível em: http://www.projetodiretrizes.org.br/diretrizes11/abuso_e_dependenia_de_alcool.pdf. Acesso em: 11 nov. 2016.

19. Mason BJ, Goodell V, Shadan F. Gabapentin treatment for alcohol dependence – reply. JAMA Intern Med. 2014;174(7):1201-2.

20. Minozzi S, Cinquini M, Amato L, Davoli M, Farrell MF, Pani PP, et al. Anticonvulsants for cocaine dependence. Cochrane Database Syst Rev. 2015;(4):CD006754.

21. Ferri M, Amato L, Davoli M. Alcoholics Anonymous and other 12-step programmes for alcohol dependence. Cochrane Database Syst Rev. 2006;(3):CD005032.

22. Shpilenya LS, Muzychenko AP, Gasbarrini G, Addolorato G. Metadoxine in acute alcohol intoxication: a double-blind, randomized, placebo-controlled study. Alcohol Clin Exp Res. 2002;26(3):340-6.

23. Díaz Martínez MC, Díaz Martínez A, Villamil Salcedo V, Cruz Fuentes C. Efficacy of metadoxine in the management of acute alcohol intoxication. J Int Med Res. 2002;30(1):44-51.

24. Pavlov CS, Casazza G, Semenistaia M, Nikolova D, Tsochatzis E, Liusina E, et al. Ultrasonography for diagnosis of alcoholic cirrhosis in people with alcoholic liver disease. Cochrane Database Syst Rev. 2016;(3):CD011602.

25. Wenzl HH, Fine KD, Schiller LR, Fordtran JS. Determinants of decreased fecal consistency in patients with diarrhea. Gastroenterology. 1995;108:1729.

26. Simon C, Everitt H, Dorp F, Burkes M. Oxford handbook of general practice. 4. ed. Oxford: Oxford University Press; 2014.
27. Gunnarsson J, Simrén M. Efficient diagnosis of suspected functional bowel disorders. Nat Clin Pract Gastroenterol Hepatol. 2008;5:498-507.
28. Thomas PD, Forbes A, Green J, Howdle P, Long R, Playford R, et al. Guidelines for the investigation of chronic diarrhoea. 2. ed. Gut. 2003;52(Suppl 5):v1-15.
29. Schiller LR, Pardi DS, Sellin JH. Chronic diarrhea: diagnosis and management. Clin Gastroenterol Hepatol. 2016 Aug 2. [Epub ahead of print].
30. Alencar, ML, Ortiz-Agostinho CL, Nishitokukado I, Damião AOMC, Abrantes-Lemos CP, et al. Prevalence of celiac disease among blood donors in São Paulo – the most populated city in Brazil. CLINICS. 2012;67(9):1013-8.
31. Ford AC, Quigley EMM, Lacy BE, Lembo AL, Saito YA, Schiller LR, et al. Effect of antidepressants and psychological therapies, including hypnotherapy, in irritable bowel syndrome: systematic review and meta-analysis. Am J Gastroenterol. 2014;109(9):1350-65.
32. Collaborators GBoDS. Global, regional, and national incidence, prevalence, and years lived with disability for 301 acute and chronic diseases and injuries in 188 countries, 1990-2013: a systematic analysis for the Global Burden of Disease Study 2013. Lancet. 2015;386(9995):743-800.
33. Gusso G, Lopes JMC. Tratado de medicina de família e comunidade. Porto Alegre: Artmed; 2012.
34. Jarvik JG, Gold LS, Comstock BA, Heagerty PJ, Rundell SD, Turner JA, et al. Association of early imaging for back pain with clinical outcomes in older adults. JAMA. 2015;313(11):1143-53.
35. Chou R, Qaseem A, Owens DK, Shekelle P. Diagnostic imaging for low back pain: advice for high-value health care from the American College of Physicians. Ann Intern Med. 2011;154:181-9.
36. Downie A, Williams CM, Henschke N, Hancock MJ, Ostelo R, De Vet HCW, et al. Red flags to screen for malignancy and fracture in patients with low back pain: systematic review. BMJ. 2013;347:f7095.
37. Kendall NAS, Linton SJ, Main CJ. Guide to assessing psychosocial yellow flags in acute low back pain: Risk factors for long-term disability and work loss. Wellington, NZ: ACC; 1997.
38. Machado GC, Maher CG, Ferreira PH, Pinheiro MB, Lin CC, Day RO, et al. Efficacy and safety of paracetamol for spinal pain and osteoarthritis: systematic review and meta-analysis of randomised placebo controlled trials. BMJ. 2015;350:h1225.
39. Cherkin DC, Sherman KJ, Kahn J, Wellman R, Cook AJ, Johnson E, et al. A comparison of the effects of 2 types of massage and usual care on chronic low back pain – a randomized controlled trial. Ann Intern Med. 2011;155:1-9.

40. Talley NJ, Vakil N. Guidelines on the management of dyspepsia. Am J Gastroenterol. 2005;100(10):2324-37.

41. Grainger SL, Klass HJ, Rake MO. Prevalence of dyspepsia: the epidemiology of overlapping symptoms. Postgrad Med J. 1994;70(821):154-61.

42. Ford AC, Marwaha A, Lim A, Moayyedi P. What is the prevalence of clinically significant endoscopic findings in subjects with dyspepsia? Systematic review and meta-analysis. Clin Gastroenterol Hepatol. 2010 Oct;8(10):830-7, 837.e1-2.

43. Zagari RM1, Law GR, Fuccio L, Pozzato P, Forman D, Bazzoli F. Dyspeptic symptoms and endoscopic findings in the community: the Loiano-Monghidoro study. Am J Gastroenterol. 2010 Mar;105(3):565-71.

44. Conroy RT, Siddiqi B. Dyspepsia. Prim Care Clin Office Pract. 2007;34:99-108.

45. Meineche-Schmidt V, Jorgensen T. Alarm symptoms in patients with dyspepsia: a three-year prospective study from general practice. Scand J Gastroenterol. 2002;37:999-1007.

46. National Institute for Health and Care Excellence 2014. Gastro-oesophageal reflux disease and dyspepsia in adults: investigation and management. NICE guidelines [CG184]. Published date: September 2014, Last updated: November 2014.

47. Oliveira AM, Rocha GA, Queiroz DM, Moura SB, Rabello AL. Seroconversion for *Helicobacter pylori* in adults from Brazil. Trans R Soc Trop Med Hyg. 1999;93:261-3.

48. Rocha GA, Queiroz DM, Mendes EN, Oliveira AM, Moura SB, Barbosa MT, et al. Indirect immunofluorescence determination of the frequency of anti-*H. pylori* antibodies in Brazilian blood donors. Braz J Med Biol Res. 1992;25:683-9.

49. Harzheim E, Stein AT, Castro Filho ED. Dispepsia não-investigada: Diagnóstico e tratamento na atenção primária em saúde. v. 8. Projeto Diretrizes. Rio de Janeiro: Sociedade Brasileira de Medicina de Família e Comunidade; 2009.

50. McCrone P, Seed PT, Dowson AJ, Clark LV, Goldstein LH, Morgan M, et al. Service use and costs for people with headache: a UK primary care study. J Headache Pain. 2011;12:617-23.

51. Rasmussen BK, Jensen R, Schroll M, Olesen J. Epidemiology of headache in a general population – a prevalence study. J Clin Epidemiol. 1991;44:1147-57.

52. Honkasalo ML, Kaprio J, Winter T, Heikkilä K, Sillanpää M, Koskenvuo M. Migraine and concomitant symptoms among 8167 adult twin pairs. Headache. 1995;35(2):70.

53. Dodick D. Headache as a symptom of ominous disease. What are the warning signals? Postgrad Med. 1997 May;101(5):46-50, 55-6, 62-4.

54. Scher AI, Lipton RB, Stewart WF, Bigal M. Patterns of medication use by chronic and episodic headache sufferers in the general population: results from the frequent headache epidemiology study. Cephalalgia. 2010 Mar;30(3):321-8.

55. Lenaerts ME. Pharmacoprophylaxis of tension-type headache. Curr Pain Headache Rep. 2005;9(6):442.

56. Banzi R, Cusi C, Randazzo C, Sterzi R, Tedesco D, Moja L. Selective serotonin reuptake inhibitors (SSRIs) and serotonin-norepinephrine reuptake inhibitors (SNRIs) for the prevention of tension-type headache in adults. Cochrane Database Syst Rev. 2015;4:CD002919.

57. Colman I, Brown MD, Innes GD, Grafstein E, Roberts TE, Rowe BH. Parenteral metoclopramide for acute migraine: meta-analysis of randomised controlled trials. BMJ. 2004;329(7479):1369.

58. Bigal ME, Bordini CA, Speciali JG. Intravenous chlorpromazine in the emergency department treatment of migraines: a randomized controlled trial. J Emerg Med. 2002;23(2):141.

59. Langer-Gould AM, Anderson WE, Armstrong MJ, Cohen AB, Eccher MA, Iverson DJ, et al. The American Academy of Neurology's top five choosing wisely recommendations. Neurology. 2013 Sep;81(11):1004-11. Epub 2013 Feb 20.

60. Singh A, Alter HJ, Zaia B. Does the addition of dexamethasone to standard therapy for acute migraine headache decrease the incidence of recurrent headache for patients treated in the emergency department? A meta-analysis and systematic review of the literature. Acad Emerg Med. 2008;15(12):1223.

61. Kelly AM, Kerr D, Clooney M. Impact of oral dexamethasone versus placebo after ED treatment of migraine with phenothiazines on the rate of recurrent headache: a randomised controlled trial. Emerg Med J. 2008;25(1):26.

62. Colman I, Friedman BW, Brown MD, Innes GD, Grafstein E, Roberts TE, Rowe BH. Parenteral dexamethasone for acute severe migraine headache: meta-analysis of randomised controlled trials for preventing recurrence. BMJ. 2008;336(7657):1359.

63. Pringsheim T, Davenport WJ, Becker WJ. Prophylaxis of migraine headache. CMAJ. 2010;182(7):E269.

64. Diener HC, Dahlof CG. Headache associated with chronic use of substances. In: Olesen J, Tfelt-Hansen P, Welch KM, eds. The headaches. 2. ed. Philadelphia: Lippincott Williams & Wilkins; 1999. p.871.

65. Bigal ME, Serrano D, Buse D, Scher A, Stewart WF, Lipton RB. Acute migraine medications and evolution from episodic to chronic migraine: a longitudinal population-based study. Headache. 2008;48(8):1157.

66. Bigal ME, Lipton RB. Excessive acute migraine medication use and migraine progression. Neurology. 2008;71(22):1821.

67. Kroenke K, Lucas CA, Rosenberg ML, Scherokman B, Herbers JE Jr, Wehrle PA, et al. Causes of persistent dizziness. A prospective study of 100 patients in ambulatory care. Ann Intern Med 1992;117:898.

68. Maarsingh OR, Dros J, Schellevis FG, van Weert HC, van der Windt DA, ter Riet G, et al. Causes of persistent dizziness in elderly patients in primary care. Ann Fam Med. 2010;8(3):196.

69. Simel DL, Froehling DA, Bedlack R. Vertigo - make the diagnosis. In: Simel DL, Rennie D, Keitz SA, eds. The Rational clinical examination: evidence-based clinical diagnosis. New York: McGraw-Hill; 2008. p.717. Disponível em: http://www.jamaevidence.com/content/3489210. Acesso em: 11 nov. 2016.

70. Jagose A. Queer theory. An introduction. New York: New York University Press; 1996.

71. Kinsey A, Pomeroy W, Martin C, Gebhard P. Sexual behavior in the human male. Philadelphia: Saunders; 1953.

72. Kinsey A, Pomeroy W, Martin C, Gebhard P. Sexual behavior in the human female. Philadelphia: Saunders; 1953.

73. Klein F. The bisexual option. New York: Harrington Park; 1993. p.19.

74. Organização Mundial de Saúde (OMS). Classificação Estatística Internacional de Doenças e Problemas Relacionados à Saúde Versão 9 (CID-9); 1977.

75. Organização Mundial de Saúde (OMS). Classificação Estatística Internacional de Doenças e Problemas Relacionados à Saúde Versão 10 (CID-10); 2012.

76. American Psychiatric Association (APA). DSM-V: Manual Diagnóstico e Estatístico de Transtornos Mentais. 5 ed. American Psychiatric Publishing; 2013.

77. Brasil. Ministério da Saúde. Política Nacional de Saúde Integral de Lésbicas, Gays, Bissexuais, Travestis e Transexuais. Brasília: Ministério da Saúde; 2010.

78. Masters WH, Johnson VE. Human sexual response. Boston: Lippincott Williams & Wilkins; 1966.

79. Kaplan HS. A nova terapia do sexo. 6. ed. São Paulo: Nova Fronteira; 1974.

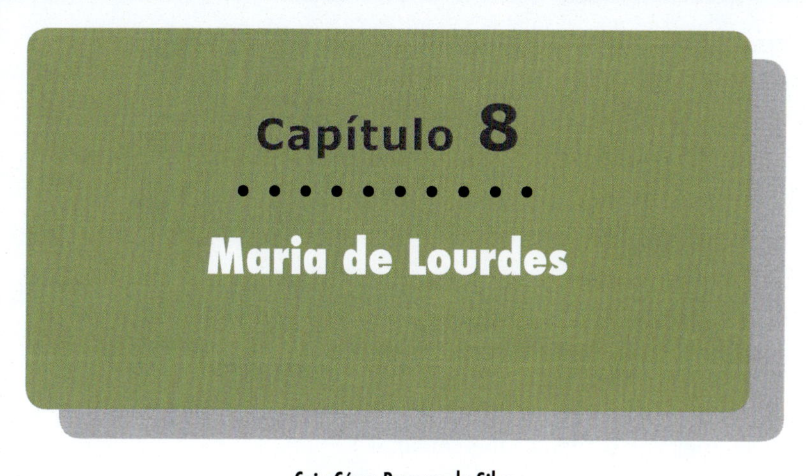

Capítulo 8

Maria de Lourdes

Caio César Bezerra da Silva
Camila de Sá
Lygia Maria de França Pereira
Marcus Vinicius Camargo Garcia de Pontes
Renata Maximiano Meiga

"Não se curem além da conta.
Gente curada demais é gente chata.
Todo mundo tem um pouco de loucura."
(Nise da Silveira)

Narrativa

Maria de Lourdes de Jesus, 65 anos, branca, casada, mora com o marido, João, o filho mais novo, Volnei, e três netos (um moço de 17 anos, filho de seu filho mais velho, que está preso) e os dois mais novos (de 16 e 14 anos) são filhos do primeiro casamento de sua filha do meio, Marineide. Dona Lourdes cuida da casa e a família vive da aposentadoria do esposo e do salário de auxiliar de pedreiro de Volnei. Marineide não ajuda com os filhos e quase nunca aparece na casa; quando o faz, "vem para comer e pedir dinheiro". Não gosta muito de ir ao posto de saúde porque não tem "muito tempo sobrando". Seu prontuário mostra alguns contatos prévios no acolhimento da Unidade Básica de Saúde (UBS) por queixas como "dor em roda do umbigo que sobe para o ombro direito", "agonia nas mãos e nos pés" e "friagem na boca do estômago".

Ultimamente, dona Lourdes está mais calada e não tem conseguido dar conta das tarefas domésticas. Sente uma zoeira nos ouvidos e acha que não está escutando bem.

Registro por SOAP

Primeira consulta

» Motivo da consulta: zoeira no ouvido.

S

» Zoeira no ouvido há três semanas.
» Relata que o marido reclama que ela não está dando mais atenção a ele, que ele fala e ela não responde, fica desatenta; acha que está surda e quer encaminhamento para o otorrino. Está triste, pois seu marido tem brigado muito com ela. Tem medo de ter acidente vascular cerebral (AVC) como a mãe, falecida por esse motivo aos 67 anos.

O

» Otoscopia: rolha de cera em conduto auditivo esquerdo.
» Apresenta latência de resposta, lentificação psicomotora, olhar entristecido, pouco contato visual. Aparência desleixada.

A

» Cerúmen.
» Sintomas depressivos.

P

» Prescrevo solução otológica composta por hidroxiquinolina e trolamina para ação emoliente de cerúmen, orientando o uso de 5 gotas em ouvido afetado, 3 vezes ao dia e que a aplicação ocorra com a paciente deitada de lado com o ouvido afetado para cima e mantendo a posição durante 5 minutos para ação correta da medicação.
» Oriento uso correto de bastonetes de algodão.
» Abordar no retorno sintomas depressivos.

Segunda consulta

S

» Refere que apresentou pequena melhora para ouvir, porém mantém uma "agonia dentro do ouvido". Conta que nos últimos meses anda muito desanimada, que não tem vontade de fazer nada em casa. Acredita que pode ser porque têm aparecido "machucados nas mãos" – acha que deve ser alergia ao detergente. Cozinha "a pulso", pois não tem vontade de comer. Não tem dificuldade para iniciar o sono, mas acorda todos os dias às 3:00 horas e fica lembrando de sua mãe que morreu "de derrame" aos 67 anos e pensando que talvez ela possa morrer da mesma causa, o que não seria ruim, pois acabariam os seus sofrimentos.

» Diz que já se sentiu assim antes, há 10 anos, sem motivo aparente, e que tomou um remédio que não lembra qual era, passado pelo psiquiatra.

O

» Otoscopia: sem alteração.

» Mãos: lesões hiperemiadas em placa.

» Exame psíquico (EP): humor deprimido, mantém latência de resposta, evita contato visual, aparência descuidada. Motricidade e fala permanecem lentificadas.

A

» Cerúmen resolvido.

» Dermatite por irritante primário.

» Depressão recorrente – episódio atual moderado.

P

» Informo sobre a resolução do cerúmen.

» Oriento observação de irritante primário e remoção do agente.

» Escuta ativa.

» Introduzo imipramina 25 mg/noite.

» Retorno em 21 dias para avaliação de sintomas e efeitos colaterais.

Terceira consulta

» Não consegue defecar há 1 semana.

S

» Desde que começou a usar o remédio não consegue evacuar, a boca está bastante seca, porém está chorando menos e dormindo melhor.
» Nega qualquer outro sintoma associado.

O

» Abdome: ruídos hidroaéreos (RHA) aumentados, distendido, dor leve à palpação profunda, difusamente, sem visceromegalias, sem sinais de peritonite.
» EP: aparência mais cuidada, noto pequena melhora do humor.

A

» Obstipação (efeito adverso do tricíclico).
» Boca seca (efeito adverso do tricíclico).

P

» Oriento dieta laxativa.
» Mantenho imipramina e observo efeitos colaterais.

Pontos abordados

» Manejo da depressão.
» Manejo da obstipação.
» Abordagem da dermatite.
» Manejo de excesso de cerúmen.
» Manejo da insônia.
» Avaliação de risco de doença vascular cerebral.
» Queixas vagas.

Discussão

No cotidiano da atenção primária à saúde, a forte presença de quadros oligossintomáticos e subsindrômicos, mesclando depressão, ansiedade e queixas somáticas, além de sofrimentos psíquicos diversos e inúmeras questões relacionadas à dinâmica familiar, à vida cotidiana, ao contexto socioeconômico e ao trabalho, pode levar ao risco de reducionismos medicalizantes. Para evitar esse risco, é importante que o médico de família e comunidade (MFC) e os demais profissionais de saúde da atenção primária possam apreender integralmente as questões psicossociais e biológicas implicadas, particularmente nos casos em que há múltiplas carências sociais, culturais e afetivas aliadas a diversas necessidades de saúde.

A compreensão de que se deve cuidar de pessoas em vez de tratar doenças, uma das principais orientações das ações de cuidado na atenção primária, é particularmente pertinente quando se trata de usuários em sofrimento psíquico que produzem sintomas depressivos. A investigação diagnóstica centrada na pessoa, sua história de vida e circunstâncias atuais e suas relações na família e no território permitem uma compreensão mais integral da situação e a elaboração de um plano terapêutico suficientemente amplo para comportar intervenções individuais, familiares e territoriais que possam acionar desde pessoas da rede de apoio psicossocial até equipamentos intersetoriais.

Vale lembrar que a maior parte da evidência científica que orienta algoritmos e protocolos para o tratamento de qualquer problema mental é produzida em serviços de atenção secundária e terciária. Os casos incluídos nessas investigações tendem a ser escolhidos a dedo, para estarem livres de variáveis de confundimento, de tal modo a se tornarem mais exceções que regra. A aplicação de diretrizes (*guidelines*) assim produzidas para o tratamento de usuários da atenção primária, ou seja, pessoas do "mundo real", pode apresentar uma série de inconveniências. Um exemplo comum é a recomendação de tratar a depressão com dose "usual" de 100-300 mg/dia de tricíclicos de aminas terciárias (na atenção primária, raramente se chega a 100 mg/dia). Outro exemplo é o fato de que os ensaios clínicos randomizados têm um escopo temporal que, em geral, se limita às etapas de diagnóstico, fase aguda e prevenção de recaída (até 6 meses), quando se sabe que, muitas vezes, as recaídas vão acontecer quando os sujeitos da pesquisa já estão fora do protocolo, ou seja, na atenção primária. Os casos refratários ou os que desistem dos estudos também vão levar suas queixas para o médico de família.

É importante que os usuários da atenção primária possam ser abordados, levando-se em conta, em vez de eliminá-las, todas as variáveis psicopatológicas e socioculturais que formam a riqueza desse grupo populacional, o longo tempo da longitudinalidade e da coordenação do cuidado e a mescla e variação de produção sintomática que raramente fecha critério para os construtos diagnósticos que embasam as classificações psiquiátricas.

Manejo da depressão

A depressão tem prevalência de 3 a 11% da população,[1] chega a atingir até 25% dos usuários de serviços ambulatoriais e de atenção primária[2] e contribui fortemente para a carga global de doença.[3] É 2 a 3 vezes mais frequente em mulheres,[4] particularmente aquelas que se encontram em situação de desvantagem social.[5,6] Em geral, apresenta um curso recorrente ou crônico (cada episódio depressivo dura, em média, 20 semanas e 12% deles mantêm curso crônico, sem remissão sintomática,[7] com várias queixas somáticas, o que contribui para aumento da utilização dos serviços de atenção à saúde.[8] A doença arterial coronariana, o diabetes e o acidente vascular cerebral parecem mais comuns em pacientes deprimidos.[8]

Avaliação diagnóstica

A tristeza, o desânimo, a desesperança, a culpa e a autorrecriminação são estados de alma, que podem conformar um dado momento da vida psíquica normal. Eles podem ser tomados como "sintomas", ou seja, "não normais", quando acontecem sem que haja motivo externo aparente, quando são quantitativamente desproporcionais aos acontecimentos do momento e quando trazem prejuízo funcional para o sofredor. Sintomas depressivos podem estar presentes em diversos quadros clínicos, psiquiátricos ou não. Desta maneira, o diagnóstico dos estados depressivos deve levar em conta a possibilidade de os sintomas serem decorrentes de alguma doença física, de uso de drogas e de medicamentos (Quadro 8.1).[9]

À exceção de um eletrocardiograma (ECG) para pessoas com mais de 50 anos que iniciarão um antidepressivo tricíclico, não há exames complementares específicos exigidos para a introdução da medicação. Assim, os exames complementares a serem pedidos serão os necessários para o diagnóstico diferencial com doenças clínicas que possam cursar com sintomas depressivos.

A "síndrome" depressiva inclui alterações do humor (tristeza, irritabilidade, falta de capacidade de sentir prazer, apatia) e alterações cognitivas, psicomotoras e vegetativas (sono, apetite).[10]

Quadro 8.1. Doenças e substâncias que podem causar depressão[9]

Agentes farmacológicos	• Anti-hipertensivos: reserpina, alfametildopa, propranolol e clonidina. • Neurolépticos, antiparkinsonianos: levodopa, carbidopa, amantadina. • Corticosteroides. • Interrupção do uso de anfetamina. • Cocaína e álcool. • Outros: cicloserina, vincristina, vimblastina, cimetidina, indometacina.
Doenças endócrinas	• Tireoide: hipo e hipertireoidismo. • Paratireoide: hiperparatireoidismo. • Hipófise: hipopituitarismo. • Suprarrenal: hipercortisolismo, doença de Addison • Pâncreas: *diabetes mellitus*.
Doenças neurológicas	• Esclerose múltipla, Parkinson, epilepsia, apneia do sono, tumores, doença cerebrovascular, demências.
Doenças do colágeno	• Lúpus eritematoso, artrite reumatoide.
Doenças nutricionais	• Pelagra, anemia perniciosa, hipervitaminose A, béri-béri.

A depressão, como transtorno mental, está classificada de várias maneiras, a depender do período histórico, da preferência dos autores, da finalidade da classificação e do ponto de vista adotado. Podemos encontrar na literatura atual o episódio depressivo maior, a depressão recorrente, a atípica, a melancolia, a distimia (depressão crônica), a sazonal, a depressão integrante do transtorno bipolar tipos I e II, a depressão da ciclotimia, as reações depressivas etc. Em todos esses casos, a depressão pode ser leve, moderada ou severa, dependendo da intensidade dos sintomas e da presença de alguns sintomas qualitativamente especiais (como os psicóticos, os catatônicos e o risco de suicídio – Quadro 8.2).[10]

Quadro 8.2. Sintomas da depressão[10]

Psíquicos	Fisiológicos	Comportamentais
• Humor depressivo • Anedonia • Fadiga • Dificuldade para pensar • Delírio e alucinação	• Alteração do sono • Alteração do apetite • Redução do interesse sexual • Alteração de ritmos circadianos	• Retraimento social • Crises de choro • Comportamento suicida • Retardo ou agitação psicomotora • Catatonia

Sabe-se que a maior parte dos cuidados médicos oferecidos a pacientes com depressão é realizada por médicos da atenção primária, sendo, portanto, fundamental a boa acurácia no diagnóstico e manejo dessa condição pelos profissionais da APS. A não identificação desses casos tem sido extensamente descrita, para todas as especialidades clínicas. No entanto, há divergências de que isso seja, de fato, um problema, uma vez que, na ausência de profissionais habilitados em psicoterapia, o destino comum das pessoas identificadas como deprimidas é receber medicamento antidepressivo, resultando na possibilidade de medicalização do sofrimento dos casos mais leves.

É papel do MFC saber utilizar as melhores evidências científicas em prol de práticas baseadas em evidências e custo-efetivas. Para tanto, é necessário saber avaliar criticamente os estudos originais para obtermos conclusões adequadas e não mediadas por outras instâncias, sabendo reconhecer vieses que podem contaminar os resultados de estudos, reconhecendo estudos desenhados de maneira inadequada, às vezes, propositalmente, para influenciar a prática médica diária. Logo, a boa prática clínica do MFC precisa ponderar entre os níveis de evidência oferecidos pelos estudos e a individualização do tratamento da pessoa, respeitando seu contexto, possibilidade criada pelo conhecimento do território em que atua e pelo cuidado longitudinal da população.

Nesse sentido, a revisão publicada por Ioannidis em 2008[11] leva em conta duas revisões sistemáticas com análise de mais de mil estudos submetidos à FDA para aprovação de medicações antidepressivas. O autor chama nossa atenção para a maneira alarmante com que se manipulam evidências científicas por meio de estudos pequenos, com vieses propositalmente construídos e também para a omissão da publicação de estudos com resultados negativos, a fim de direcionar a opinião científica na construção de parâmetros cada vez mais precoces e tênues na medicalização dos sentimentos da vida das pessoas, impactando diretamente no aumento da prescrição e venda desses medicamentos. Assim, também é papel do MFC saber ouvir a pessoa e acolher suas demandas de maneira empática, oferecendo as melhores informações científicas, sabendo filtrá-las de modo ético e honesto, para a elaboração conjunta de um plano terapêutico que não só respeite o contexto da pessoa que procura ajuda, mas também a empodere para o enfrentamento de seus problemas, evitando a medicalização desnecessária de sentimentos e frustrações inerentes à vida em sociedade. Essas considerações não excluem, absolutamente, a utilização de intervenções farmacológicas quando necessárias.

Uma metanálise[12] que envolveu 41 estudos e incluiu 50.371 pacientes constatou que médicos generalistas de diversos países identificaram corretamente a depressão em 47,3% dos casos. Em 19 desses estudos, foi avaliada tanto a capacidade de fazer o diagnóstico de depressão como a de excluí-lo. O resultado sugere que para cada 100 casos não selecionados vistos na APS, há mais falsos-positivos que casos não diagnosticados e casos verdadeiramente identificados, ou seja, pacientes com sintomas sugestivos de depressão são avaliados como depressivos; entretanto, a exclusão do diagnóstico de pacientes que não estão verdadeiramente doentes ainda pode melhorar. Essa melhora, como ressalta o estudo, ocorre com o seguimento longitudinal por período mais longo (3 a 12 meses), inclusive entre pacientes mais idosos, sendo, portanto, necessária sua reavaliação cuidadosa.

Embora a Rede de Atenção Psicossocial (RAPS) preconize a atuação dos profissionais de saúde mental que compõem o Núcleo de Apoio à Saúde da Família (NASF) para o cuidado matricial nos casos de depressão na atenção primária, tem-se tornado cada vez mais evidente a necessidade de uma equipe mais ampla na própria UBS ou de um equipamento comunitário de saúde mental – articulado ao restante da rede – que possa garantir o direito do usuário de receber uma psicoterapia adequada e mesmo uma avaliação mais detalhada de seu quadro clínico, particularmente quando se trata de casos cuja gravidade (sintomas psicóticos) é insuficiente para uma indicação ao Centro de Atenção Psicossocial (CAPS).[13]

Vale lembrar que a cobertura pela Estratégia de Saúde da Família (ESF) não alcança toda a população e que as equipes multiprofissionais das UBSs tradicionais (sem ESF) têm sido sucateadas, seja por terem saído da atenção primária para compor os CAPS, seja pelos salários não atraentes dos serviços públicos municipais. Alguns autores têm sugerido que profissionais como enfermeiros e assistentes sociais sejam treinados para diversas atividades de suporte psicológico,[5] como monitoramento por telefone, aconselhamento, psicoeducação, terapia de resolução de problemas, terapia interpessoal e indicação para terapias cognitivo-comportamentais oferecidas na internet.

Embora seja bastante provável que os antidepressivos possam ser menos efetivos do que a literatura científica vem sugerindo,[11] sua indicação na distimia e na depressão leve refratária às medidas psicossociais e nas depressões moderadas e graves, como parte dos cuidados escalonados (*stepped care*, Quadro 8.3), tem se mostrado consensual.[5-8]

Quadro 8.3. Modelo de cuidados escalonados (*stepped care*) para a abordagem da depressão[14]

Etapa/foco de cuidado	Responsável pelo cuidado	Intervenções a considerar
1. Identificação.	Médico generalista, MFC, enfermeiro.	Avaliação diagnóstica.
2. Depressão leve.	MFC, equipe multidisciplinar.	Observação expectante, autoajuda orientada, terapia cognitivo-comportamental (TCC) por computador, atividade física, intervenções psicológicas breves.

(*Continua*)

Quadro 8.3. Modelo de cuidados escalonados (*stepped care*) para a abordagem da depressão[14] (*Continuação*)

Etapa/foco de cuidado	Responsável pelo cuidado	Intervenções a considerar
3. Depressão moderada ou grave.	MFC, equipe multidisciplinar.	Tratamento farmacológico, intervenções psicológicas, apoio social.
4. Resistência ao tratamento, recorrência, depressão psicótica e atípica, pacientes muito vulneráveis.	Especialistas em saúde mental, incluindo equipes que fazem intervenção em crise.	Tratamento farmacológico, intervenções psicológicas complexas, tratamentos combinados.
5. Risco de morte, autorrejeição grave.	Cuidado hospitalar, equipes que fazem intervenção em crise.	Tratamento farmacológico, tratamentos combinados, terapêutica eletroconvulsiva.

Recomendações de tratamento para o transtorno depressivo maior[14]

Fase aguda – implementação

a) Medicamentos antidepressivos

As psicoterapias e as ações de cuidado psicossocial, como o monitoramento sistemático em contatos semanais,[15] além das medidas mais gerais sobre o modo de vida (atividade física, dieta equilibrada, diminuição do uso de bebida alcoólica, lazer, rede social de apoio etc.), são as indicações nas depressões leves. Nos casos em que houver história pregressa de episódio depressivo leve com boa resposta a antidepressivo, ausência de recursos psicoterápicos ou se for da vontade do paciente, é possível iniciar um antidepressivo em doses bem mais baixas que as indicadas para depressões mais severas.

Uma vez que a efetividade dos antidepressivos não difere muito entre ou intraclasses, a escolha do medicamento deve ser orientada pelo perfil de efeitos colaterais de cada substância, como grau de sedação, possibilidade de piorar a ansiedade e a agitação, efeitos gastrintestinais; pela presença de comorbidades (p. ex., dor crônica, enxaqueca, obesidade); pela história pregressa de resposta a antidepressivos específicos; pelo custo e pela preferência do usuário. Os antidepressivos inibidores seletivos de recaptação de serotonina (ISRS) apresentam, em geral, um perfil de tolerabilidade melhor que os tricíclicos, sendo essa a principal razão de serem a primeira escolha, com a desipramina, a nortriptilina, a bupropiona e a venlafaxina. O Quadro 8.4 mostra os antidepressivos disponíveis na rede pública no município de São Paulo.

Quadro 8.4. Antidepressivos à disposição na rede pública da cidade de São Paulo para tratamento da depressão*

Tricíclicos de amina terciária	Tricíclicos de amina secundária	Inibidores seletivos de recaptação de serotonina
• Amitriptilina • Clomipramina • Imipramina	• Nortriptilina	• Fluoxetina • Sertralina

* O inibidor de recaptação de dopamina-norepinefrina (bupropiona) só está disponível para os programas de cessação do tabagismo.

Na atenção primária, se o episódio não for grave, é possível iniciar dose baixa de antidepressivo e aumentá-la gradativamente, tanto para amenizar possíveis efeitos colaterais como para verificar a resposta a uma dose mais baixa que a utilizada na atenção terciária. O ajuste da dose é realizado nas primeiras semanas de tratamento, lembrando que os antidepressivos costumam atingir a plenitude de sua ação – dada uma determinada dose – entre 4 e 8 semanas. O início do tratamento é um momento especial em que, a depender de reação individual, os primeiros efeitos do antidepressivo podem ser o de piorar o quadro de base (particularmente se associado à ansiedade), além de ser um período de grande vulnerabilidade para o risco de suicídio, de modo que o monitoramento dos retornos ou das visitas domiciliares deve ser bastante frequente – pelo menos 1 vez por semana, com o objetivo de avaliar efeitos adversos e fortalecer o vínculo entre os profissionais e os usuários e seus familiares.

Idealmente, o tratamento da fase aguda deve objetivar a remissão sintomática completa, observando-se o humor e a funcionalidade do usuário. Entretanto, a frequência de episódios depressivos crônicos, a ocorrência de "dupla depressão" (distimia com episódio depressivo), a efetividade dos antidepressivos (funcionam entre 50 e 80% dos casos) e a história pregressa de vários episódios depressivos, além de comorbidades clínicas e de problemas de personalidade, tendem a transformar esse objetivo em uma utopia.

É preciso levar em conta que a capacidade de suportar um determinado efeito colateral, para além da objetividade do incômodo, também pode dizer respeito à subjetividade do usuário em cada momento dado. Ele poderá estar disposto a negociar alguns efeitos colaterais desagradáveis em nome da melhora do quadro depressivo, mas poderá não tolerar outros. Vale lembrar que a diminuição da libido para os homens e o ganho de peso para as mulheres são preços bastante altos a pagar por uma remissão sintomática. Será preciso um período de ensaio e negociação entre o profissional e o usuário para que possam chegar ao antidepressivo que ofereça a melhor resposta com o menor incômodo possível. Vale lembrar que o melhor antidepressivo do mundo (aquele que dá 100% de remissão sintomática com 0% de efeitos colaterais) não existe! O Quadro 8.5 mostra alguns efeitos colaterais causados pelo bloqueio de receptores e a Tabela 8.1 mostra a ação dos antidepressivos sobre esses receptores.

O Quadro 8.6 descreve as interações medicamentosas mais importantes entre os antidepressivos disponíveis na rede pública e medicações frequentemente prescritas pelo médico de família.

b) Psicoterapia

As psicoterapias cognitivas e comportamentais são as mais estudadas em pesquisas cujo formato é capaz de produzir evidência científica. Elas têm indicação precípua nas depressões leves e são, em geral, específicas para determinado quadro sintomático.

A terapia psicodinâmica tem uma abrangência mais ampla, pois não foca na eliminação sintomática. Seu objetivo é proporcionar ao usuário melhor compreensão de seus mecanismos mentais, o que contribui

Quadro 8.5. Efeitos colaterais do bloqueio de receptores[16]

Anti-colinérgicos	Anti-histamínicos	Alfa-1-adrenérgicos	5-HT2-érgicos
• Boca seca • Vista turva • Aumento da pressão ocular • Retenção urinária • Taquicardia • Ganho de peso • Constipação • Disfunções sexuais • Confusão • Sonolência	• Sonolência • Sedação • Fadiga • Tontura • Náusea • Ganho de peso • Hipotensão • Potencialização de drogas depressoras centrais	• Hipotensão postural • Taquicardia reflexa • Nariz entupido • Tontura • Ansiedade • Vertigens • Tremores • Disfunção erétil e ejaculatória • Incontinência urinária • Boca seca	• Hipotensão • Tontura • Fadiga • Alterações de sono • Irritabilidade • Ganho de peso • Náusea • Disfunções sexuais • Pirose • Diarreia • Dor de cabeça • Tremores • Agitação

para o esclarecimento de sua produção sintomática e favorece o empoderamento e a resiliência. Nesse sentido, as abordagens psicodinâmicas tendem a ser mais centradas na pessoa que na doença.

A terapia comunitária parece ter efeitos promissores quando se trata de ampliar a rede de apoio social e a sensação de pertencimento, elementos importantes para a diminuição de vulnerabilidade e o aumento da resiliência.

Vale lembrar, novamente, que a psicoterapia precisa fazer sentido para o usuário e que o que funciona para uma pessoa pode não funcionar para outra, ainda que tenham a mesma "doença".

c) Associação de medicamentos antidepressivos e psicoterapia

Em geral, o resultado da associação de psicoterapia com medicação antidepressiva mostra melhores desfechos do que cada uma isoladamente.

Tabela 8.1. Efeito dos antidepressivos sobre receptores[16]

Drogas	Bloqueio colinérgico (Ach)	Recaptura de norepinefrina (NE)	Bloqueio histamínico tipo 1 (H1)	Recaptura de serotonina (5HT)	Bloqueio serotoninérgico tipo 1 (5-HT1)	Bloqueio serotoninérgico tipo 2 (5-HT2)
Amitriptilina	+++	+++	++++	+++	++	+++
Imipramina	+++	+++	+++	+++	+	+++
Nortriptilina	++	++++	+++	++	++	+++
Clomipramina	+++	+++	+++	++++	+	+++
Fluoxetina	+	++	+	+++	+-	++
Sertralina	++	++	+-	++++	+-	+
Paroxetina	++	+++	+-	+++++	+-	+-
Citalopram (escitalopram)	-	+	++	++++	+-	+
Venlafaxina	-	++	-	+++	+-	+-
Bupropiona	+-	+	+	+-	+-	+-

- = praticamente sem efeito; +++++ = efeito acentuado.

d) Medidas gerais

A avaliação das condições de vida (pessoal, familiar e territorial) e vulnerabilidades pode indicar as medidas de apoio biopsicossocial necessárias a cada pessoa/família/território. Nesse sentido, o tratamento se especifica para as necessidades daquele usuário, o que caracteriza a clínica centrada na pessoa (em vez de uma clínica padronizada da doença).

Quadro 8.6. Interação medicamentosa entre os antidepressivos disponíveis na rede pública e as medicações mais utilizadas na prática clínica do médico de família[9,16]

Fármaco	Possível interação
Amitriptilina	• Diminuição do efeito do antidepressivo (indução de enzimas que inativam a amitriptilina): nicotina, barbitúricos, hidrato de cloral, fenitoína e carbamazepina. • Aumento do efeito do antidepressivo (inibição do metabolismo de amitriptilina): antipsicóticos (especialmente fenotiazinas), bloqueadores seletivos da recaptação de serotonina, metilfenidato, cimetidina, contraceptivos orais, dissulfiram e fenfluramina. • Potencialização dos efeitos: álcool e outros depressores do sistema nervoso central; fármacos anticolinérgicos (anti-histamínicos H1, antiparkinsonianos e neurolépticos); IMAO; quinidina, procainamida, amiodarona (aumento de cardiotoxicidade), anfetaminas, claritromicina, cisaprida, droperidol, epinefrina, eritromicina, fluconazol, fluoxetina, gatifloxacino, haloperidol, halotano e varfarina.
Imipramina	• Pode aumentar o risco de depressão do sistema nervoso central com álcool, outros depressores do SNC e barbitúricos. • Pode ter seus níveis aumentados com cimetidina, fluoxetina, fluvoxamina, paroxetina e sertralina. • Pode reverter a ação e causar hipertensão grave com clonidina (não associar). • Pode aumentar o efeito hipertensor com epinefrina e norepinefrina. • Pode causar crise de hiperpirexia, convulsões graves e morte com IMAO (respeitar um intervalo mínimo de 14 dias entre os medicamentos). • Pode aumentar o risco de arritmias graves com quinolona.

(Continua)

Quadro 8.6. Interação medicamentosa entre os antidepressivos disponíveis na rede pública e as medicações mais utilizadas na prática clínica do médico de família[9,16] *(Continuação)*

Fármaco	Possível interação
Nortriptilina	• Pode aumentar o risco de depressão do SNC com outro depressor do SNC. • Pode ter seus níveis aumentados por cimetidina, fluoxetina, fluvoxamina, paroxetina e sertralina. • Pode causar hipertensão grave com clonidina (não associar). • Pode aumentar o risco de reações graves (hiperpirexia, aumento de pressão arterial, convulsões graves) e até fatais com IMAO (respeitar um intervalo mínimo de 14 dias entre os medicamentos). • Pode aumentar o risco de arritmias graves com quinolona (evitar associar). • Pode aumentar os efeitos pressóricos de nafazolina oftálmica, oximetazolina nasal ou oftálmica, fenilefrina nasal ou oftálmica, xilometazolina nasal, epinefrina e norepinefrina. • Pode aumentar as ações e os efeitos tóxicos de hormônios tireoidianos.
Clomipramina	• Pode aumentar o risco de depressão do SNC com álcool e outros depressores do SNC. • Pode aumentar o risco de agranulocitose com antitireoidiano. • Pode sofrer ou provocar aumento das reações adversas com fenotiazina e simpaticomimético. • Pode ter sua ação e/ou efeitos tóxicos aumentados por cimetidina. • Pode diminuir a ação hipotensora de clonidina. • Pode aumentar o risco de reações extrapiramidais com medicamentos que causam reações extrapiramidais. • Pode aumentar o risco de reações graves (e até fatais) com IMAO, incluindo furazolidona, procarbazina e selegilina, hiperpirexia, crises de hipertensão e convulsão graves.

(Continua)

Quadro 8.6. Interação medicamentosa entre os antidepressivos disponíveis na rede pública e as medicações mais utilizadas na prática clínica do médico de família[9,16] *(Continuação)*

Fármaco	Possível interação
Fluoxetina	• Pode aumentar o risco de síndrome serotoninérgica com anfetamina, buspirona, dextrometorfano, di-hidroergotamina, sais de lítio, meperidina, duloxetina, venlafaxina, tramadol, trazodona, antidepressivo tricíclico, triptofano e IMAO (respeitar um intervalo de pelo menos 5 semanas entre os produtos). • Pode aumentar os efeitos sobre o SNC com benzodiazepínico, lítio e antidepressivo tricíclico. • Pode aumentar os níveis de betabloqueador, carbamazepina, flecainida e vimblastina. • Pode ter seus efeitos diminuídos com ciproeptadina. • Pode causar efeitos adversos raros como alucinações visuais com dextrometorfano. • Pode ter seus níveis aumentados com fenitoína. • Pode alterar os níveis de glicose e as necessidades de antidiabéticos com insulina; antidiabético oral (ajustar a dosagem). • Pode aumentar o risco de arritmias ventriculares graves e aumentar os níveis de tioridazina (respeitar um intervalo mínimo de 5 semanas entre os medicamentos). • Pode aumentar o risco de sangramento com varfarina.
Sertralina	• Pode apresentar reações adversas graves, até mesmo fatais, com IMAO (aguardar pelo menos 14 dias de intervalo entre os medicamentos). • Pode aumentar as concentrações de digitoxina, varfarina, antidepressivo tricíclico, tolbutamida. • Pode aumentar o risco de arritmias cardíacas de astemizol (não associar), terfenadina (não associar). • Pode provocar aumento de reações adversas com serotoninérgico (aumenta o risco da síndrome serotoninérgica) e lítio. • Não deve ser associada com pimozida.

(Continua)

Quadro 8.6. Interação medicamentosa entre os antidepressivos disponíveis na rede pública e as medicações mais utilizadas na prática clínica do médico de família[9,16] *(Continuação)*

Fármaco	Possível interação
Clomipramina	• Pode aumentar o risco de depressão do SNC com álcool e outros depressores do SNC. • Pode aumentar o risco de agranulocitose com antitireoidiano. • Pode sofrer ou provocar aumento das reações adversas com fenotiazina e simpaticomimético. • Pode ter sua ação e/ou efeitos tóxicos aumentados por cimetidina. • Pode diminuir a ação hipotensora de clonidina. • Pode aumentar o risco de reações extrapiramidais com medicamentos que causam reações extrapiramidais. • Pode aumentar o risco de reações graves (e até fatais) com IMAO, incluindo furazolidona, procarbazina e selegilina, hiperpirexia, crises de hipertensão e convulsão graves.
Fluoxetina	• Pode aumentar o risco de síndrome serotoninérgica com anfetamina, buspirona, dextrometorfano, di-hidroergotamina, sais de lítio, meperidina, duloxetina, venlafaxina, tramadol, trazodona, antidepressivo tricíclico, triptofano e IMAO (respeitar um intervalo de pelo menos 5 semanas entre os produtos). • Pode aumentar os efeitos sobre o SNC com benzodiazepínico, lítio e antidepressivo tricíclico. • Pode aumentar os níveis de betabloqueador, carbamazepina, flecainida e vimblastina. • Pode ter seus efeitos diminuídos com ciproeptadina. • Pode causar efeitos adversos raros como alucinações visuais com dextrometorfano. • Pode ter seus níveis aumentados com fenitoína. (...)

(Continua)

Quadro 8.6. Interação medicamentosa entre os antidepressivos disponíveis na rede pública e as medicações mais utilizadas na prática clínica do médico de família[9,16] *(Continuação)*

Fármaco	Possível interação
Fluoxetina	(...) • Pode alterar os níveis de glicose e as necessidades de antidiabéticos com insulina; antidiabético oral (ajustar a dosagem). • Pode aumentar o risco de arritmias ventriculares graves e aumentar os níveis de tioridazina (respeitar um intervalo mínimo de 5 semanas entre os medicamentos). • Pode aumentar o risco de sangramento com varfarina.
Sertralina	• Pode apresentar reações adversas graves, até mesmo fatais, com IMAO (aguardar pelo menos 14 dias de intervalo entre os medicamentos). • Pode aumentar as concentrações de digitoxina, varfarina, antidepressivo tricíclico, tolbutamida. • Pode aumentar o risco de arritmias cardíacas de astemizol (não associar), terfenadina (não associar). • Pode provocar aumento de reações adversas com serotoninérgico (aumenta o risco da síndrome serotoninérgica) e lítio. • Não deve ser associada com pimozida.

Quanto maior a gravidade do quadro depressivo, maiores serão a carga de doença e o sofrimento familiar. É importante que os familiares possam participar, se não houver algum impedimento, de todo o processo de tratamento, tanto para amenizar o peso do acontecimento no cotidiano doméstico quanto para que possam ser aliados nas ações de cuidado necessárias.

Fatores estressores tendem a desencadear e/ou agravar um episódio depressivo. É importante identificar a natureza desses acontecimentos negativos para ajudar o usuário e sua família a encontrarem saídas e formas de enfrentamento nessas situações. Muitas vezes é necessário o acionamento de uma rede intersetorial de apoio, como em casos que incluem violência doméstica ou de outros tipos, questões judiciais, educacionais, trabalhistas ou beneficiárias.

O apelo à rede de apoio psicossocial (parentes, amigos, grupos de atividades sociais específicas e líderes e companheiros de espiritualidade) deve ser estimulado.

Alguns hábitos de vida podem exercer importante peso na recuperação do episódio depressivo, como: atividade física (particularmente em idosos), higiene do sono, alimentação mais saudável, diminuição da ingesta de álcool ou outras drogas. É importante encontrar atividades que sejam prazerosas para o usuário, que façam sentido para ele, como as constantes no cardápio diversificado dos Centros de Convivência e Cooperativa (CECCOs), que englobam trabalhos manuais, horticultura, tai-chi e dança circular, e dos CEUs, como natação, hidroginástica, caminhada, cursos variados etc.

e) Manejo de pacientes com difícil controle

Quando não se obtém a resposta terapêutica desejada, deve-se, inicialmente, aumentar a dose do antidepressivo originalmente escolhido até sua possibilidade máxima (se houver tolerância aos efeitos colaterais até a dose máxima). Caso isso não funcione, deve-se trocar para outro antidepressivo, de preferência de outra classe (se iniciou com um tricíclico, trocar para um inibidor seletivo de serotonina e vice-versa) e reiniciar o processo de avaliação clínica. Quando mesmo a troca do antidepressivo até a dose máxima indicada (e tolerada pelo paciente) não produzir o efeito desejado, deve-se proceder a uma nova investigação diagnóstica para tentar identificar algum episódio maníaco ou hipomaníaco pregresso ou história familiar de transtorno bipolar (TAB). Se houver história positiva (pessoal ou familiar), deve-se adicionar um estabilizador de humor (lítio, valproato de sódio, carbamazepina). Dependendo da acessibilidade ao apoio matricial em psiquiatria, é possível que o médico de família consiga tratar o TAB e a depressão refratária, embora esses casos tenham indicação de tratamento (ou pelo menos de estabilização do quadro) com especialistas.

f) Encaminhamento ao psiquiatra

Deve-se recorrer ao especialista se o episódio for muito grave, anérgico, catatônico e/ou com grande risco de suicídio, além dos casos com muita comorbidade psiquiátrica ou os refratários às tentativas terapêuticas anteriormente citadas para considerar combinação de medicações, eletroconvulsoterapia (ECT) ou terapêuticas mais sofisticadas.

O médico de família deve perguntar ao paciente deprimido se ele já pensou em morrer ou em acabar com a própria vida. Estudo recente mostra que falar sobre suicídio com uma pessoa que está deprimida não aumenta o risco de que ela se mate.[17] Vale lembrar que há uma gradação entre a típica frase de quem está em uma situação muito difícil ou desesperançosa, particularmente os idosos ("Seria bom se Deus me levasse", que poderia ser chamada de "ideia ou vontade de morrer"), passando pelo pensamento de se matar, pelo planejamento e aquisição de meios até, finalmente, a tentativa de suicídio (exitosa ou não). O Quadro 8.7 descreve os fatores predisponentes e precipitantes mais comuns para o comportamento suicida.

Fase de estabilização

A partir do momento em que o paciente, seus familiares e seu médico consideram que os sintomas desapareceram e que houve recuperação da capacidade funcional prévia ao início do quadro, deve-se manter a mesma conduta medicamentosa da fase aguda por 16 a 20 semanas. O objetivo da fase de estabilização é manter a remissão e evitar a recaída.

É importante aproveitar esse período para fortalecer a capacidade do usuário de construir (ou reconstruir) um projeto de futuro, uma rede social de apoio e laços afetivos consistentes e de melhorar a confiança em si próprio e sua autonomia. Novamente, nesta etapa do episódio de cuidado é muito importante poder contar com uma abordagem multiprofissional visando intervenções individuais e familiares, além do acionamento de redes de apoio intersetoriais, quando for o caso.

Após 20 semanas, se a equipe de referência considerar que o paciente mantém a remissão, suas circunstâncias (família, escola/trabalho, amigos, grupos sociais etc.) estão mais consolidadas e não há nenhum estressor psicossocial relevante no momento, é possível diminuir gradualmente a medicação.

Se o paciente está usando mais de um comprimido ao dia, recomenda-se que inicie reduzindo gradativamente o número de comprimidos ao dia, até chegar a um comprimido por dia.

Quadro 8.7. Fatores predisponentes e precipitantes para o comportamento suicida[18]

Fatores predisponentes	Fatores precipitantes
• Sexo (masculino: suicídio; feminino: tentativas). • Idade (mais jovens: tentativa; mais velhos: suicídio). • História familiar de comportamento suicida. • História familiar de alcoolismo e outros transtornos mentais. • Tentativa(s) prévia(s). • Presença de transtornos mentais. • Presença de desesperança. • Estado civil divorciado, viúvo ou solteiro. • Abuso físico, emocional ou sexual na infância. • Estar desempregado ou aposentado. • Isolamento social. • Pertencer a uma minoria étnica. • Pertencer a uma minoria sexual (homossexual, transexual). • Baixo nível de inteligência.	• Separação conjugal. • Ruptura de relação amorosa. • Rejeição afetiva e/ou social. • Alta recente de hospitalização psiquiátrica. • Graves perturbações familiares. • Perda do emprego. • Modificação da situação econômica ou financeira. • Gravidez indesejada (principalmente em solteiras). • Vergonha. • Temor de ser descoberto (por algo socialmente indesejável).

Como nem sempre há muitas alternativas de apresentação dos antidepressivos, é difícil conseguir fracionar doses menores que 20 mg de fluoxetina ou 25 mg de imipramina, por exemplo. Nesse caso, é possível propor o uso da medicação em dias alternados por uma ou duas semanas antes da retirada total.

Algumas pessoas apresentam efeitos desagradáveis na cessação da medicação antidepressiva (cefaleia, sensação de cabeça "pesada" ou "leve", tontura). A síndrome de retirada ocorre mais particularmente com os antidepressivos de meia-vida mais curta (Tabela 8.2). Nesses casos, a retirada deve ser ainda mais gradual.

Tabela 8.2. Meia-vida dos antidepressivos (em horas) disponíveis na rede pública

Antidepressivo	Meia-vida	Antidepressivo	Meia-vida
Imipramina	6-18	Fluoxetina	48
Desipramina*	7-70	Norfluoxetina*	144
Amitriptilina	9-25	Sertralina	26
Nortriptilina*	28-31	N-desmetil sertralina*	62-104
Clomipramina	20-30	* Metabólito ativo	

Fase de manutenção

Em alguns casos, há indicação de manter a medicação por um tempo mais longo ou indefinidamente, para prevenir a recorrência da depressão.

Os principais critérios para orientar a escolha de manter o tratamento são: história pregressa de vários episódios depressivos, presença de comorbidades (psiquiátricas ou clínicas), sintomas residuais importantes entre episódios; permanência de estressor social importante, último episódio muito grave (potencial suicida, aspectos psicóticos, prejuízos funcionais graves). As preferências do usuário e de sua família, além da experiência de efeitos colaterais em tratamento contínuo, devem ser levadas em conta e a decisão deve ser tomada conjuntamente.

Abordagem da constipação

Constipação é uma queixa clínica comum e mais prevalente entre mulheres, idosos > 65 anos, indivíduos de pior condição socioeconômica, institucionalizados, sedentários e pessoas com dieta rica em produtos industrializados (pobre em fibras). História de depressão e abuso sexual também são fatores de risco para constipação. É diagnosticada com base nos sintomas de dificuldade de evacuação, esforço para evacuar e sensação de esvaziamento incompleto, muitas vezes com a presença de fezes ressecadas e até o relato de necessidade de auxílio manual para a evacuação. Geralmente a frequência das evacuações é menor que três episódios por semana, mas baixa frequência de evacuações não é necessária para o diagnóstico. O paciente também pode experimentar sintomas como dor e distensão abdominal.

A constipação pode ocorrer secundariamente a alguma situação clínica como hipotireoidismo, diabetes, hipercalcemia, doença de Parkinson, demência, sequela de AVC, outras doenças neurológicas; desordens anorretais como fissuras e hemorroidas ou em decorrência do uso de medicamentos como antidepressivos tricíclicos, suplementos de cálcio, opioides ou em condições psicogênicas.[19]

Na avaliação clínica de pacientes com queixa de constipação, é necessário tentar compreender se a queixa é, de fato, causadora de desconforto, ou se a preocupação do paciente está mais relacionada ao que a constipação possa, culturalmente, significar. O segundo passo é avaliar clinicamente se há evidências de causas secundárias. Esse passo é fundamental para evitar a solicitação desnecessária de exames complementares, uma vez que o valor de testes diagnósticos na investigação de causas secundárias em pacientes obstipados sem sinais de alerta é semelhante ao valor desses testes em pacientes com hábito intestinal normal, isto é, a probabilidade pré-teste de doença de base é tão baixa em obstipados funcionais sem sinais de alerta quanto em pacientes com hábito intestinal normal. Uma das principais queixas que devem despertar a suspeita de causas secundárias é a alteração recente do hábito intestinal. Pacientes cronicamente obstipados, embora possam apresentar causas secundárias (p. ex., uso de drogas obstipantes), têm uma baixa probabilidade de as apresentarem. Caso exista condição secundária identificável, exames pertinentes para investigação devem ser considerados, bem como o tratamento deve ser direcionado à causa. O Quadro 8.8 ilustra os principais sinais de alerta relacionados à constipação intestinal.

A constipação sem causa secundária é classificada como primária ou funcional crônica e é caracterizada pela presença de sintomas por pelo menos três meses.[20] A constipação, principalmente no idoso, é multifatorial e, como tal, deve ser abordada de modo integral e multidisciplinar. A presença de comorbidades, o uso de várias medicações, a associação de quadros depressivos (redução de atividade física e ingestão alimentar + possível utilização de antidepressivos obstipantes), a presença de osteoartrose (levando à redução da atividade física), a falta de acesso a alimentos ricos em fibras (e o acesso a produtos industrializados com pouca fibra e muitas calorias), entre outras situações, podem todos contribuir para a piora do hábito intestinal.[20]

Quadro 8.8. Sinais e sintomas de alerta na constipação intestinal

- Anemia.
- Febre e/ou sintomas noturnos.
- Sangramento digestivo/sangramento anal.
- Massas abdominais e retais.
- Perda de peso não intencional.
- Suspeita de doença orgânica sistêmica.
- Constipação grave não responsiva a tratamento inicial.
- Início recente de sintomas em pacientes idosos sem fator precipitante aparente.
- História familiar de câncer de cólon.
- História familiar de doença inflamatória intestinal.
- Vômitos e parada da eliminação de gases (quadros agudos).

A maioria dos pacientes com constipação deve ser tratada inicialmente com medidas de modificação do estilo de vida, como aumento da ingesta hídrica e de fibras na dieta, ir ao vaso sanitário por alguns minutos após as refeições e manter atividade física, revisão das medicações em uso e desprescrição se possível, atentando para questões psicodinâmicas e sociais. Fibras podem ser adicionadas à dieta sob a forma de metilcelulose e *psyllium.*[21]

Ameixas secas são tradicionalmente usadas no tratamento da constipação e também são uma forma de adicionar fibra à dieta.[21]

Informação relevante disponível

"Ameixas secas são seguras, palatáveis, e mais efetivas que *psyllium* para o tratamento de constipação leve a moderada, e devem ser consideradas como 1ª linha de tratamento." (Attaluri et al., 2011)[21]

O próximo passo no tratamento da constipação é o uso de laxantes osmóticos como polietilenoglicol.[22] Laxativos à base de magnésio devem ser evitados em longo prazo por seu potencial de toxicidade.

Informação relevante disponível

"Polietilenoglicol deve ser usado preferencialmente à lactulose no tratamento da constipação crônica." (Lee-Robichaud et al., 2010)[22]

No caso de dona Maria de Lourdes, a constipação está presumivelmente associada ao uso de tricíclico, sendo optado inicialmente por realização de medidas não medicamentosas (aumento da ingesta hídrica e de fibras) e reavaliação periódica para observar a diminuição do efeito colateral da imipramina, conforme adaptação do organismo ao seu uso crônico ou necessidade de sua retirada conforme piora da constipação ou intolerância do sintoma pela paciente.

Abordagem da dermatite de contato

Dermatite de contato é uma condição inflamatória da pele provocada por agentes externos. Existem dois tipos de dermatite de contato: alérgica (imunomodulada) e por irritante primário (não imunomodulada). A dermatite de contato geralmente leva a eritema, prurido, edema, descamação, vesículas, bolhas, ressecamento e dor de forma aguda, subaguda ou crônica. É causada por agentes externos como níquel, fragrâncias, solventes e detergentes.[23]

O diagnóstico é frequentemente feito com história e exame clínico. O primeiro passo para a confirmação diagnóstica se dá com a observação da melhora clínica da lesão ao evitar o contato com o agente externo e com tratamento empírico com corticosteroides tópicos de média ou alta potência (Tabela 8.3) por 2 a 4 semanas. Excepcionalmente, para o tratamento de regiões de pele fina (face, genitais) e para o tratamento em crianças, é indicada a terapia com corticosteroides tópicos de baixa potência com o intuito de evitar efeitos adversos (hipopigmentação, atrofia, estrias cutâneas). As mãos, face e pescoço são frequentemente envolvidos, embora qualquer área possa ser acometida.[23]

Caso a dermatite envolva áreas extensas, corticosteroides sistêmicos podem ser considerados por 1 a 3 semanas. Na presença de prurido, anti-histamínicos orais podem ser usados para alívio do sintoma.

Se o tratamento empírico falhar, uma história de exposição (tanto em casa como no trabalho e no lazer) mais minuciosa deve ser tentada e, se

Tabela 8.3. Corticosteroides tópicos no tratamento de dermatites

Corticosteroide	Tratamento
Hidrocortisona 1% (baixa potência)	Aplicar 2 a 3 ×/dia
Dexametasona 1% (baixa potência)	Aplicar 2 a 3 ×/dia
Clobetasona 0,05% (média potência)	Aplicar 2 ×/dia
Mometasona 0,1% (média potência)	Aplicar 1 ×/dia
Betametasona 0,1% (alta potência)	Aplicar 2 ×/dia
Clobetasona 0,05% (alta potência)	Aplicar 1 a 2 ×/dia

o alérgeno (no caso das dermatites alérgicas) permanecer desconhecido, o *patch test* pode ser considerado,[23] porém sua baixa disponibilidade na rede pública, particularmente em regiões periféricas, e seu custo elevado, podem ser obstáculos a sua realização. O Quadro 8.9 mostra as recomendações clínicas para o manejo da dermatite de contato e seus níveis de evidência.

A paciente Maria de Lourdes teve as mãos acometidas, provavelmente pelo contato com detergente. Algumas medidas preventivas poderiam ser indicadas para a paciente, embora não existam evidências diretas substanciais para apoiá-las ou para não indicá-las.[24] São elas o uso de luvas, emolientes e cremes de barreira.[24]

Manejo do excesso de cerúmen

Mais conhecido como cera de ouvido, o cerúmen (ou cerume) é composto de secreções das glândulas sebáceas e ceruminosas localizadas no terço lateral do canal auditivo. Sua função é proteger a pele do canal externo de danos causados por água, infecção, traumas e corpos estranhos. O acúmulo de cerume é geralmente assintomático, mas pode causar alguns sintomas:

» hipoacusia;
» otalgia;
» plenitude auricular;
» tosse reflexa;
» tonturas;
» tinnitus;
» vertigem.

Quadro 8.9. Recomendações clínicas e níveis de evidência[23]

Recomendação clínica	Nível de evidência
Em pacientes com dermatite de contato, a prioridade é identificar o agente causador e evitá-lo.	C
Lesões agudas localizadas são tratadas com sucesso com corticosteroides tópicos de moderada ou alta potência.	C
Em áreas onde a pele é mais fina (áreas flexoras, olhos, anogenital), corticosteroides de baixa potência podem ajudar a minimizar os riscos de atrofia da pele.	C
Se a dermatite de contato envolve áreas extensas da pele, corticosteroide sistêmico pode fornecer alívio em 12 a 24 horas.	C

Os principais fatores de acúmulo de cerúmen no canal do ouvido incluem:

- Obstrução decorrente de doença no canal auditivo.
- Estreitamento do canal auditivo.
- Falha de migração epitelial.
- Superprodução.

A remoção só está indicada para pacientes que apresentam sintomas decorrentes do excesso de cerúmen ou para pacientes que não são capazes de expressar os sintomas, como crianças e pacientes com comprometimento cognitivo. Importante ressaltar que, embora seja raro, a remoção de cerúmen pode produzir resultados adversos.[25,26]

Para a remoção de cerúmen, há três opções terapêuticas recomendadas: agentes ceruminolíticos, lavagem do ouvido e remoção manual.[25,26] As revisões sistemáticas não encontraram superioridade de um método sobre outro, portanto a seleção do método de remoção de cerúmen deve ser baseada na experiência do prestador, disponibilidade de tempo e equipamento. Para a atenção primária, sugere-se o uso de ceruminolítico e, na falha, a lavagem do conduto auditivo.

- » **Ceruminolíticos:** seguros para uso em pacientes sem história de infecções, perfurações ou cirurgia otológica. Devem ser evitados em caso de suspeita de lesão da membrana timpânica.
- » **Lavagem:** uma das formas mais usadas de remoção de cerúmen. Deve-se executar irrigação suave do canal auditivo com uma seringa grande (200 mL) e soro fisiológico morno e deve ser realizada pelo médico. O canal auditivo deve ser esticado o máximo possível, puxando a orelha para cima e posteriormente. A ponta da seringa não deve ser colocada depois do terço externo do canal auditivo (geralmente não mais que 8 mm para dentro do canal). A lavagem tende a não ser eficaz para a impactação dura. Realizar otoscopia direta após irrigação para avaliar a eficácia do procedimento.
- » **Remoção manual:** a remoção manual é muitas vezes mais rápida que o uso de ceruminolíticos e a lavagem, além de não expor o ouvido à umidade. A remoção manual deve ser realizada por médicos com experiência e equipamento adequado. A remoção manual requer visualização adequada, normalmente com um otoscópio ou microscópio binocular.

As principais complicações são reações alérgicas, otite externa, dor de ouvido, perda auditiva transitória e tonturas, geralmente por uso de ceruminolítico. Um efeito adverso comum da lavagem é a retenção de água atrás de cerúmen incompletamente removido, resultando em maceração da pele e risco de infecção. Perfuração da membrana timpânica, perda auditiva, zumbido, dor e vertigem também podem ocorrer, particularmente após a lavagem intensa. Os efeitos adversos mais comuns com a remoção manual de cerúmen incluem dor de ouvido, sangramento, laceração e perfuração da membrana timpânica.

No caso da dona Maria de Lourdes, inicialmente foi optado pelo uso de ceruminolítico, embora também fosse possível pensar em lavagem no primeiro encontro. Como na segunda consulta o problema já estava resolvido, o procedimento não foi necessário.[25,26]

Manejo da insônia

A perturbação do sono mais frequente na prática clínica é a insônia. Ela afeta um terço da população geral em estudos no Reino Unido e Estados Unidos.[27] Tem maior prevalência em mulheres e aumenta com a idade.[28]

A insônia pode se manifestar como a dificuldade de iniciar o sono, a dificuldade de mantê-lo, o acordar precoce ou o sono não restaurador apesar de tempo e oportunidade para dormir adequados. Resulta em prejuízo de concentração, problemas de humor e cansaço diurno.[27]

Pode ser classificada, de acordo com a causa, como insônia primária, quando não há comorbidade identificada, ou secundária, quando há comorbidade. Também pode ser chamada de insônia de curto prazo, até quatro semanas, ou insônia de longo prazo, de duração de quatro ou mais semanas.[27]

A insônia pode ser secundária a várias situações e condições clínicas:[27]

- Outras perturbações do sono, como apneia obstrutiva do sono, transtornos do ritmo circadiano, parassonias e narcolepsia.
- Estresse ocupacional, interpessoal, financeiro, acadêmico, ambiental e por condições físicas.
- Comorbidades psiquiátricas como transtornos do humor, ansiosos e psicóticos.
- Doenças físicas.
- Uso de substâncias como álcool, drogas recreativas, cafeína e nicotina.
- Medicações (Quadro 8.10).

Quadro 8.10. Medicações associadas à insônia[27,28]

Antidepressivos	Inibidores seletivos de recaptação de serotonina, venlafaxina, bupropiona, duloxetina, inibidores de monoaminoxidase.
Antiepilépticos	Lamotrigina e fenitoína.
Anti-hipertensivos	Betabloqueadores, bloqueadores do canal de cálcio.
Hormônios	Corticosteroides e hormônio tireoidiano.
Anti-inflamatórios	Anti-inflamatórios não hormonais.
Estimulantes	Metilfenidato e modafinil.
Simpaticomiméticos	Salbutamol, salmeterol, teofilina, pseudoefedrina.

Na avaliação de uma pessoa com insônia, é importante entender o que ela acredita ser um sono normal e qual o impacto da insônia em sua vida, determinar a duração dos sintomas e avaliar causas secundárias de insônia. Caso uma causa subjacente não esteja clara, pode ser sugerida a realização de um diário de sono (Quadro 8.11) por pelo menos duas semanas.[27]

Quadro 8.11. Diário de sono[27]

Hora de ir para a cama e hora de levantar.
Tempo demorado até dormir e número e duração dos episódios de despertar noturno.
Episódios de cansaço diurno e cochilos.
Horários de refeições, consumo de álcool, consumo de cafeína e eventos significativos do dia, como exercício ou estresse.
Avaliar qualidade do sono.

Para o cuidado de uma pessoa com insônia, devem ser abordadas causas identificadas e subjacentes e orientada higiene do sono (Quadro 8.12). Além disso, deve ser orientado evitar dirigir com sono.[27,28]

Terapia cognitivo-comportamental pode ser indicada para insônia de longa duração, mas o tratamento farmacológico geralmente não é indicado. O uso de medicações hipnóticas por curto prazo fica reservado para prejuízo diurno grave, sintomas graves ou uma exacerbação aguda de insônia persistente, sendo recomendados benzodiazepínicos de curta duração (temazepam, loprazolam, lormetazepam) e não benzodiazepínicos de curta duração (zopiclona, zolpidem e zaleplon), observando alguns cuidados:[27]

- Usar menor dose efetiva pelo menor período possível.
- Explicar que geralmente não são fornecidas novas prescrições de hipnóticos, explicando o porquê e registrando em prontuário.
- Informar a razão pela qual é prescrito.
- Não prescrever outro em caso de falha.

Quadro 8.12. Higiene do sono[27-30]

Evitar: • deitar até que sinta sono; • permanecer na cama se não está com sono; • cochilos diurnos; • dormir durante o dia após uma noite ruim de sono; • grandes refeições tarde da noite; • ficar olhando o relógio enquanto tenta dormir; • cafeína, álcool e nicotina até 6 horas antes de deitar. Considerar completa suspensão de cafeína da dieta.
Estabelecer horários de sono e vigília. Levantar no mesmo horário toda manhã, independentemente de quanto dormiu.
Reservar o quarto para dormir e para atividade sexual. Não comer, ler, trabalhar ou assistir à TV nele.
Manter quarto e cama confortáveis e evitar claridade e extremos de barulho e temperatura.
Identificar e compreender o que ajuda a pessoa a relaxar antes de deitar (banho quente, leite morno, música, leitura etc.).
Realizar atividade física regular diurna, mas evitar 4 horas antes de deitar (exceto sexo, que pode ser benéfico).

- » Trocar caso ocorra efeito colateral diretamente relacionado ao hipnótico usado.
- » Evitar uso por mais de duas semanas. Se isso for necessário, deve ser reavaliado o uso a cada duas semanas.
- » Não prescrever se não for avaliar a pessoa futuramente.
- » Ser cauteloso em prescrever hipnóticos para idosos.

Diazepam, nitrazepam e flurazepam não são recomendados por terem meia-vida longa, gerando efeitos residuais no dia seguinte e doses repetidas tendem a ser cumulativas. Diazepam pode ser útil para insônia com ansiedade diurna associada.[29]

Alerta 1: Preocupações com o uso de hipnóticos[27-29]

- Efeitos colaterais: sedação diurna, prejuízo na coordenação e na cognição e risco aumentado de acidentes automobilísticos e na operação de máquinas e quedas.
- Tolerância a hipnóticos reduz sua eficácia em tratar insônia. Particularmente, a tolerância a benzodiazepínicos pode ser rápida, ocorrendo em poucos dias a semanas.
- Dependência pode ocorrer e o uso continuado pode servir apenas para evitar os sintomas da retirada, como insônia de rebote. A dependência ocorre mais no uso prolongado, altas doses, benzodiazepínicos mais potentes e de curta ação e história de ansiedade.
- Em idosos, o benefício pode não superar o risco aumentado de efeitos adversos, como prejuízo cognitivo e aumento do risco de quedas.

Para pessoas com mais de 55 anos com insônia de longo prazo, considerar o uso de melatonina de liberação prolongada, sendo a duração inicial do tratamento de três semanas e, caso haja resposta, pode ser continuada por mais 10 semanas. Seu uso foi estudado apenas na insônia de longo prazo.[27]

Referenciar ao especialista em medicina do sono se a insônia persistir apesar do manejo na atenção primária.[27]

Alerta 2: Tratamentos não suportados por evidências[27]

- Drogas sedativas (antidepressivos, anti-histamínicos, hidratos de cloral, clometiazol e barbitúricos) não são recomendadas para manejo de insônia, de acordo com revisões de opinião de especialistas, por não haver evidências que suportem seus usos e o potencial significativo de efeitos adversos.
- Acupuntura não apresenta evidências de qualidade suficientes para recomendar seu uso no cuidado com insônia.
- Valeriana não apresenta evidências de qualidade suficientes para recomendar seu uso no cuidado com insônia.

Com essas informações, retornando ao caso da dona Maria de Lourdes, identifica-se o sintoma de insônia terminal, com o despertar precoce. As preocupações com a possibilidade de "derrame cerebral", bem como a situação familiar, também devem ser abordadas como possíveis contribuintes para a insônia. O mais provável é que se trate de um sintoma depressivo e, em situações como essa, o cuidado com o problema de saúde mental é essencial, sendo indicado o manejo da depressão como principal forma de cuidado da insônia. Assim, optou-se pela introdução de imipramina 25 mg à noite, com a finalidade de tratamento medicamentoso do quadro depressivo. Deve-se atentar para o fato de que não há evidência de que o efeito sedativo dessa medicação seja benéfico para a insônia isoladamente, mas sim em seu contexto de sintoma depressivo.

Outras medidas cabíveis são a higiene do sono e em último caso, se o sintoma não melhorar e estiver gerando grande prejuízo, o tratamento medicamentoso específico para insônia poderá ser indicado.

Avaliação de risco de doença vascular cerebral

Conforme observado na consulta, dona Maria de Lourdes expressa certa preocupação em relação à possiblidade de sofrer um "derrame cerebral", o que lhe tem gerado prejuízo do sono.

Acidente vascular cerebral (AVC) é definido como o desenvolvimento súbito de sintomas e sinais de acometimento focal (ou global) das funções cerebrais que apresentam duração superior a 24 horas, podendo levar à morte ou a sequelas (Quadro 8.13), reversíveis ou irreversíveis. Podem ser isquêmicos – AVCI (ateroembólicos, cardioembólicos e lacunares) em 80 a 85% dos casos ou hemorrágicos – AVCH (hemorragia intraparenquimatosa e hemorragia subaracnoide) em 15 a 20% dos casos. Os eventos isquêmicos com duração inferior a 24 horas são denominados ataque isquêmico transitório (AIT).

Os sinais e sintomas de um AIT geralmente desaparecem em poucos minutos, podendo durar algumas horas.[27]

A doença cerebrovascular (DCV) é a segunda causa de morte no mundo, a terceira causa no Reino Unido e até 2011 era a primeira causa de morte no Brasil. Nos últimos cinco anos, o número de mortes por doença coronariana ultrapassou o de mortes por doença cerebrovascular; entretanto, o risco de morte prematura por AVC no Brasil ainda é um dos maiores do mundo.[31] A mortalidade por DCV tem grande relação com a desigual-

Quadro 8.13. Principais sequelas

- Distúrbio de equilíbrio.
- Dor musculoesquelética.
- Dificuldade de interação social.
- Déficit de atenção e concentração.
- Dificuldades com atividades da vida diária.
- Deficiências cognitivas.
- Depressão.
- Ansiedade.
- Agressividade.
- Alteração de memória.
- Deficiências visuais.
- Problemas de deglutição.
- Apraxia.
- Afasia.
- Disartria.
- Incontinência urinária.
- Incontinência fecal.
- Disfunção sexual.

dade social, sendo maior em populações de menor renda. A maioria das pessoas com DVC tem mais de 65 anos. Além de causar morte prematura, a DCV também é grande produtora de morbidade, sequelas e dependência, o que, no contexto de populações de baixa renda, produz um cenário ainda mais sombrio. Metade das pessoas com sequelas de AVC é dependente de outras pessoas para suas atividades do dia a dia.[32]

Os fatores de risco clássicos para doenças cardiovasculares em geral também são fatores de risco para DCV – idade, sexo masculino (embora em maiores de 75 anos, mulheres tenham maior risco para DCV), história familiar de doença cardiovascular precoce em parentes próximos, sobrepeso e obesidade (principalmente associada à apneia obstrutiva do sono), privações sociais, baixa renda e comorbidades (como doenças inflamatórias sistêmicas, doença renal crônica, problemas de saúde mental graves, influenza e doença periodontal).[33] Entretanto, alguns fatores de risco são particularmente relacionados à DCV:[32]

» hipertensão arterial sistêmica;
» hiperlipidemia;

- *diabetes mellitus;*
- fibrilação atrial ou outras arritmias cardíacas;
- doença estrutural cardíaca;
- estenose de carótidas;
- fatores de estilo de vida como tabagismo, hábitos inadequados de alimentação e atividade física e consumo de álcool.

Assim, devemos tranquilizar dona Maria de Lourdes pelo seu baixo risco para DCV, pois a história familiar de acidente vascular cerebral não ocorreu em idade precoce; além disso, ela não possui história pessoal de doenças cardiovasculares e nenhum fator de risco maior, exceto a idade. Desta maneira, é central, para o manejo de depressão e insônia, a abordagem conjunta de suas preocupações e medos, em específico sobre a doença vascular cerebral. De qualquer modo, quando o quadro depressivo melhorar, vale a pena retomar com dona Maria de Lourdes algumas orientações básicas sobre hábitos de vida saudáveis, como dieta, controle do peso e atividade física, medidas que, aliadas ao controle da hipertensão moderada a grave, podem ter grande impacto na prevenção de AVC.

Lidar com o medo e a preocupação com doenças é frequente na população da atenção primária à saúde e o uso da abordagem centrada na pessoa é uma ferramenta importante para seu êxito.[34]

Manejo de queixas vagas

A excessiva preocupação de não se chegar a um diagnóstico em um primeiro momento pode causar angústia e frustração em muitos médicos, particularmente os especialistas focais; entretanto, médicos de família devem desenvolver habilidades e competências que garantam tranquilidade a eles próprios e aos pacientes, a fim de explorar com tranquilidade as queixas vagas, mal caracterizadas ou sem definição diagnóstica. Lidar com queixas vagas, apesar de fazer parte da prática cotidiana do MFC é, sem dúvida, uma das tarefas mais difíceis para todas as especialidades clínicas.[35]

Médicos que lidam com atendimento longitudinal devem saber acolher com empatia esse tipo de queixa, sem se deixar levar pela frenética busca de diagnósticos e fazer uso de ferramentas como a demora permitida (*watchful waiting*), a fim de evitar as cascatas iatrogênicas de intervenções desnecessárias que podem provocar sofrimento ao paciente.

É, até certo ponto, compreensível o comportamento médico corrente em diversos países, de empreender recursos cada vez mais complexos em busca de uma certeza diagnóstica, haja vista o modelo de graduação em medicina e de residência médica correntes, particularmente de especialistas focais. Esse modelo é baseado no contexto hospitalar, com as doenças no cerne do cuidado, e em intervenções biomédicas (diagnósticas e terapêuticas), com forte influência do complexo médico-industrial.

Um dos maiores desafios para os MFC parece estar em encontrar o equilíbrio entre atentar de maneira vigilante e segura para sinais de alarme que sinalizem uma possível condição grave com a necessidade de intervenções biomédicas sem se deixar levar pela sanha dos cuidados médicos de pouco valor (exames e intervenções desnecessários) e, ao mesmo tempo, manter o foco na medicina centrada na pessoa para cuidar de maneira integral e com tranquilidade dos pacientes mais complexos, mantendo-se junto a eles nos momentos de incerteza diagnóstica. O MFC está em uma situação privilegiada para atuar dessa maneira, pois tem à sua disposição ferramentas importantes como a longitudinalidade, o conhecimento das famílias e do território e uma formação clínica e humanística sólida.

Como descrito por Gérvas em 2003, uma pessoa que procura o serviço de saúde para sanar seus problemas deve ser cuidadosamente conduzida em meio ao "mar de incertezas" e também ser protegido do "olhar de ciclope" que os especialistas focais podem aplicar sobre ela, sendo, na maior parte das vezes, mais seguro e efetivo manter-se no mar sem certezas que ser lançado à progressiva investigação maléfica.[36]

Referências

1. Jenkins R, Lewis G, Bebbington P, Brugha T, Farrell M, Gill B, et al. The National Psychiatric Morbidity Survey of Great Britain - Initial findings from the household surveys. Psychol Med. 1997;27:775-89.
2. Bromberger JT. A psychosocial understanding of depression in women: for the primary care physician. J Am Med Womens Assoc. 2004;59(3):198-206.
3. Naghavi M, Wang H, Lozano R, Davis A, Liang X, Zhou M, et al. Global, regional, and national age-sex specific all-cause and cause-specific mortality for 240 causes of death, 1990-2013: a systematic analysis for the Global Burden of Disease Study 2013. Lancet. 2015;385(9963):117-71.
4. Molina MRAL, Wiener CD, Branco JC, Jansen K, Souza LDM, Tomasi E, et al. Prevalência de depressão em usuários de unidades de atenção primária. Rev Psiq Clin. 2012;39(6):194-7.

5. Araya R, Rojas G, Fritsch R, Gaete J, Rojas M, Simon G, et al. Treating depression in primary care in low-income in Santiago, Chile: a randomised controlled trial. Lancet. 2003;361:995-1000.
6. Patel V, Araya R, Ludemir A, Todd C, Lima M. Women, poverty and common mental disorders in four restructuring societies. Soc Sci Med. 1999;49:1461-71.
7. Judd LL. The clinical course of unipolar major depressive disorder. Arch Gen Psychiatry. 1997;54:989-91.
8. Fleck MPA, Berlim MT, Lafer B, Sougey EB, Del Porto JA, Brasil MA, et al. Revisão das diretrizes da Associação Médica Brasileira para o tratamento da depressão. Rev Bras Psiquiatr. 2009;31(Suppl 1):S7-S17.
9. De Battista C. Agentes antidepressivos. In: Katzung BG, Masters SB, Trevor A. Farmacologia básica e clínica. 12. ed. Porto Alegre: AMGH; 2014. p.521-40.
10. Del Porto JA. Conceito e diagnóstico. Rev Bras Psiquiatr. 1999;21(Suppl 1):6-11.
11. Ioannidis JP. Effectiveness of antidepressants: an evidence myth constructed from a thousand randomized trials? Philos Ethics Humanit Med. 2008;27:3-14.
12. Mitchell A, Vaze A, Rao S. Clinical diagnosis of depression in primary care: a meta-analysis. Lancet. 2009; 374(9690):609-19.
13. Gama CAP, Campos RO. Saúde mental na atenção básica – uma pesquisa bibliográfica exploratória em periódicos de saúde coletiva (1997-2007). Cad Bras Saúde Mental. 2009;1(2):112-31.
14. National Collaborating Centre for Mental Health. Depression: management of depression in primary and second care. Full guidelines (amended) National Clinical Practice Guideline N. 23 (amended). 10 May 2007. 363p. Disponível em: www.nice.org.uk/nicemedia/pdf/CG23fullguideline.pdf. Acesso em: 13 nov. 2016.
15. Simon G, von Korff M, Rutter C, Wagner EH. Randomized trial of monitoring, feedback and management of care by telephone to improve treatment of depression in primary care. BMJ. 2000;320:550-4.
16. Moreno RA, Moreno DH, Soares MBM. Psicofarmacologia de antidepressivos. Rev Bras Psiquiatr. 1999;21:24-40.
17. Crawford MJ, Thana L, Methuen C, Gosh P, Stanley SV, Ross J, et al. Impact of screening for risk of suicide: randomised controlled trial. BLP. 2011;198:379-84.
18. Bertolote JM, Mello-Santos C, Botega NJ. Detecção do risco de suicídio nos serviços de emergência psiquiátrica. Rev Bras Psiquiatr. 2010;32(Supl 2).
19. Bruning GE, Filho LAR. Constipação. Problemas gastrointestinais. In: Gusso G, Lopes JM, eds. Tratado de medicina de família e comunidade: princípios, formação e prática. Porto Alegre: ArtMed; 2012.

20. Anne M, Meghan R, Anthony W. Management of constipation in older adults. Am Fam Physician. 2015;92(6):500-4.

21. Attaluri A, Donahoe R, Valestin J, Brown K, Rao SS. Randomised clinical trial: dried plums (prunes) vs. psyllium for constipation. Aliment Pharmacol Ther. 2011;33(7):822-8.

22. Lee-Robichaud H, Thomas K, Morgan J, Nelson RL. Lactulose versus Polyethylene Glycol for Chronic Constipation. Cochrane Database Syst Rev. 2010 Jul 7;(7):CD007570.

23. Usatine RP, Riojas M. Diagnosis and management of contact dermatitis. Am Fam Physician. 2010;82(3):249-55.

24. Bauer A, Schmitt J, Bennett C, Coenraads P, Elsner P, English J, et al. Interventions for preventing occupational irritant hand dermatitis. Cochrane Database Syst Rev. 2010 Jun 16;(6):CD004414.

25. Dinces EA. Cerumen. Filadélfia: UpToDate; 2015. Disponível em: http://www.uptodate.com/contents/cerumen?source=search_result&search=cerumen&selectedTitle=1~48. Acesso em: 21 set. 2015.

26. National Institute for Health and Care Excellence Clinical knowledge summaries. Earwax. Londres: National Institute for Health and Care Excellence; 2012. Disponível em: http://cks.nice.org.uk/earwax. Acesso em: 23 out. 2015.

27. National Institute for Health and Care Excellence Clinical knowledge summaries. Insomnia. Londres: National Institute for Health and Care Excellence; 2015. Disponível em: http://cks.nice.org.uk/insomnia. Acesso em: 13 out. 2015.

28. Simon C, Everitt H, Dorp F, Burkes M. Oxford handbook of general practice. 4. ed. Oxford: Oxford University Press; 2014.

29. Gusso G, Lopes JMC. Tratado de medicina de família e comunidade: princípios, formação e prática. Porto Alegre: Artmed; 2012.

30. Mansel JK, Carey EC. Nonpharmacologic approach to sleep disorders. Cancer J. 2014;20(5):345-51.

31. Lotufo PA. Stroke is still a neglected disease in Brazil. São Paulo Med J. 2015;133(6):457-9.

32. National Institute for Health and Care Excellence Clinical knowledge summaries. Stroke and TIA. Londres: National Institute for Health and Care Excellence; 2013. Disponível em: http://cks.nice.org.uk/stroke-and-tia. Acesso em: 12 out. 2015.

33. National Institute for Health and Care Excellence Clinical knowledge summaries. CVD risk assessment and management. Londres: National Institute for Health and Care Excellence; 2014. Disponível em: http://cks.nice.org.uk/cvd-risk-assessment-and-management. Acesso em: 12 out. 2015.

34. Stewart M, Brown JB, Weston WW, McWhinney IR, McWilliam CL, Freeman TR. Patient-centered medicine: transforming the clinical method. 2. ed. Abingdon: Radcliffe Medical Press; 2003.

35. Guedes CR, Nogueira MI, Camargo Jr KR. Os sintomas vagos e difusos em biomedicina: uma revisão da literatura. Ciênc Saúde Coletiva. 2008;13(1):135-44.

36. Gérvas J, Pérez Fernández M. Aventuras y desventuras de los navegantes solitarios en el mar de la incertidumbre. Aten Primaria. 2005;35:87-90.

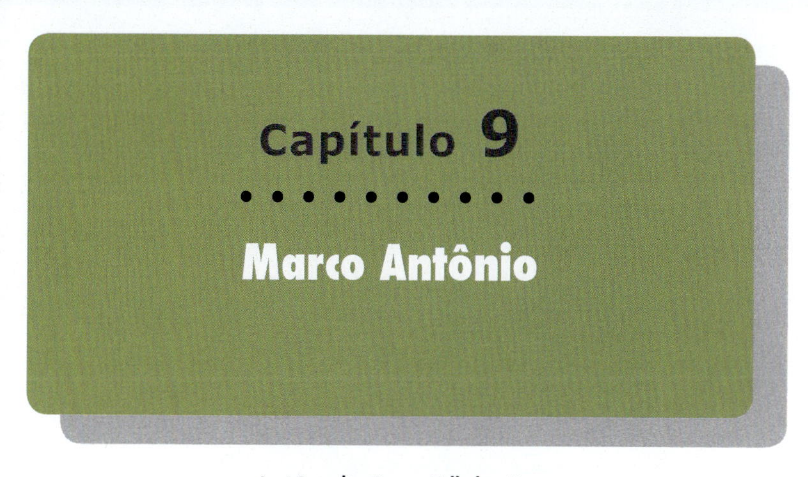

Capítulo 9

Marco Antônio

José Benedito Ramos Valladão Júnior
Lucas Bastos Marcondes Machado

Primum non nocere
("Primeiro, não prejudicar" – aforismo da medicina)

Narrativa

Marco Antônio Cantarini Pereira é um homem de 51 anos, de ascendência italiana e entradas proeminentes no cabelo. Entra no consultório afobado, sentando-se rapidamente e começando a falar suas queixas para o médico. Não é um cliente habitual da Unidade Básica de Saúde (UBS): no seu prontuário só constam consultas de demanda espontânea há sete anos por lombalgia mecânica. Mora com a esposa e um filho de 20 anos, estudante de jornalismo. Tem ainda uma filha de 23 anos, administradora, que mora em outro bairro. Ele e a esposa trabalham junto com Borges, pai de Marco, na floricultura da família, há muitos anos. Entre suas funções, Marco faz os arranjos de buquês e realiza entregas. Há dois meses seu pai sofreu um acidente vascular cerebral (AVC) pequeno, mas o suficiente para os médicos o afastarem do trabalho, deixando o estabelecimento nas mãos de Marco.

Conta que está muito preocupado com sua saúde desde a doença do pai e desde que seu avô de 88 anos faleceu de câncer de próstata, há 11 meses. "Doutor, queria fazer um *check-up* com tudo que tenho direito, tenho que cuidar da saúde." Manifesta desejo de realizar exames para tudo, inclusive próstata. Sente dores em braços, pescoço e coluna, teme que seja uma manifestação de doença do coração ou algum câncer. "Não é normal sentir essas dores!". Para Marco, sentir-se doente é uma coisa nova e aterrorizante; ele sente um peso enorme sobre si desde que seu avô e seu pai adoeceram. Está mais sobrecarregado no trabalho, visto que era seu pai que organizava as finanças da floricultura e o ajudava a preparar os arranjos.

No último mês, começou a correr após o expediente a fim de emagrecer, mas parou após sentir dor nos joelhos (pior no direito) e ao descer a ladeira perto de sua casa ou escadas, associada a edema da articulação. A dor sempre é pior com movimentação e melhora com anti-inflamatório não esteroide (AINE). "Nem correr eu consigo, doutor! Tenho certeza que tem algo errado comigo!". Está ansioso, pois notou muitas veias salientes nas pernas; tem a impressão de que elas podem estourar e acha que elas são um sinal de que seus vasos sanguíneos estão doentes.

Marco não toma nenhum remédio diariamente, apenas anti-inflamatórios quando a dor está pior. Nunca fumou e bebe três doses de bebida alcóolica (cerveja) aos finais de semana. Muitas vezes almoça na rua, durante suas entregas, come um lanche ou pastel e refrigerante; à noite, come com sua família. Nega antecedentes familiares de doença cardiovascular (DCV) além de seu pai. Mais ninguém em sua família teve câncer.

Registro por SOAP

S

- *"Check-up"*: quer fazer exames, inclusive rastreamento para próstata.
- Dores em pescoço irradiada para braço há duas semanas. Teme ser doença do coração ou câncer e está preocupado com sua saúde. Avô faleceu com câncer de próstata há 11 meses e pai (72 anos) teve acidente vascular cerebral isquêmico (AVCi) há dois meses.

- Há um mês iniciou prática de corrida e desde então iniciou dores em joelhos, pior à direita. Utiliza AINE para dor. Nega rigidez matinal.
- Também se queixa da presença de veias varicosas em membros inferiores (MMII).
- Nega antecedentes mórbidos, nega tabagismo.
- Sedentário no momento, em virtude das dores nos joelhos.

O

- Bom estado geral, corado.
- Pressão arterial: 122 × 84 mmHg, pulso: 76 bpm.
- Peso: 93,8 kg, altura: 1,76 m, IMC: 30,2 kg/m^2.
- Exame cardiopulmonar: sem alterações.
- Joelhos com crepitação bilateralmente, no momento sem edema ou outros sinais flogísticos.
- Varizes de médio calibre em MMII.
- Dor à palpação de trapézio direito com bandas de tensão e ponto-gatilho ativo com irradiação para membro superior direito (MSD).

A

- Dor miofascial em membro superior direito.
- Osteoartrose de joelhos.
- Varizes de MMII.
- Obesidade grau I.
- Medo de doença cardiovascular.
- Medo de câncer de próstata.

P

- Realizo desativação de ponto-gatilho em MSD por meio de agulhamento seco.
- Oriento exercícios de alongamento, compressa morna local e reeducação postural (postura incorreta pode sobrecarregar os músculos durante o trabalho em pé de realização de arranjos de flores e outros trabalhos manuais). Prescrevo dipirona 1 g, de 6/6 horas para controle de dores.
- Suspendo AINE por uso prolongado e ausência de sinais de artrite aguda.

» Explico diagnóstico de osteoartrose de joelhos e oriento exercícios de baixo impacto (como caminhada, natação) e reforço muscular de MMII.
» Oriento medidas para controle de varizes, como evitar permanecer em pé por longos períodos, realizando elevação dos MMII ao longo do dia e ao dormir.
» Reforço importância da perda de peso como objetivo para diminuição de riscos cardiovasculares, controle de varizes e das dores em joelhos por sobrecarga gerada pelo excesso de peso.
» Tranquilizo paciente quanto a seu medo de doença grave no momento.
» Oriento sobre recomendações atuais contra o rastreamento de câncer de próstata e o paciente opta por não realizar.
» Por outro lado, ofereço exames de rastreamento recomendados: pesquisa de sangue oculto nas fezes, perfil lipídico, glicemia de jejum, sorologia para HIV (com aconselhamento pré-teste). Paciente opta por realizar estes.

Dois meses depois

S

» Retorna para checar resultados de exames. Sem novas queixas. Iniciou natação e musculação em academia. Refere melhora das dores em joelhos, porém continua muito preocupado com varizes, pois elas não melhoraram e tem medo de trombose. Gostaria de encaminhamento para operar ou algum remédio que faça as varizes sumirem.

O

» Glicemia: 152 mg/dL, CT: 217 mg/dL, HDL: 48 mg/dL, LDL: 111 mg/dL, TG: 290 mg/dL.
» Pesquisa de sangue oculto negativa. Sorologia para HIV não reagente.
» Pressão arterial: 120 × 80 mmHg, pulso: 74 bpm, peso: 93,3 kg, IMC: 30,1 kg/m^2.
» MMII: varizes de médio calibre, sem outros sinais de insuficiência venosa crônica.

A

- Glicemia de jejum alterada.
- Triglicérides e colesterol alterados.
- Varizes de MMII.
- Osteoartrose de joelhos controlada.

P

- Reforço positivo para a prática de atividade física, reitero a realização de dieta e perda de peso.
- Solicito nova medida de glicemia e hemoglobina glicada (HbA1c) para diagnóstico de *diabetes mellitus* (DM) tipo 2.
- Tranquilizo quanto às varizes, discuto sobre possíveis tratamentos, prescrevo meias elásticas de média compressão.

Um mês depois

S

- Retorna para checar novos resultados de exames, ficou bastante preocupado com possibilidade de diabetes. Reforçou prática de academia, passando a realizar musculação três vezes por semana e natação quatro vezes por semana. Além disso, está tentando modificar a dieta.

O

- Glicemia:165 mg/dL, HbA1c: 8,2%. Peso: 90,2 kg, IMC: 29,1 kg/m^2.
- Risco cardiovascular pelo escore de Framingham: 15,5%.

A

- *Diabetes mellitus* tipo 2.
- Risco cardiovascular moderado.

P

- Proponho tratamento do diabetes com metformina e discuto opções para redução do risco cardiovascular. Paciente opta por não tomar remédio no momento e investir em medidas de modificação do estilo de vida (MEV).
- Encaminho para grupo de reeducação alimentar de adultos.

» Solicito exames para avaliação de lesões de órgãos-alvo: fundo de olho, creatinina, microalbuminúria em amostra isolada.
» Agendo retorno para verificar aderência e sucesso às medidas não farmacológicas de controle do diabetes.

Quatro meses depois

S

» Vem para seguimento de diabetes, atualmente apenas com MEV. Mantém realização de natação, musculação, dieta adequada e participação em grupo de reeducação alimentar. Refere dores ocasionais em joelhos, que melhoram com dipirona.

O

» PA: 118 × 78, peso: 84,3 kg, IMC: 27,2 kg/m^2.
» HbA1c: 7,2%, CT: 192 mg/dL, HDL: 56 mg/dL, LDL: 103 mg/dL, TG: 164 mg/dL.
» Creatinina: 1,0, *clearance* de creatinina: 104,2 mL/min.
» Albuminúria em amostra isolada: 12 mg/g de creatinina.
» Fundo de olho sem alterações.

A

» *Diabetes mellitus* tipo 2 controlado com modificações do estilo de vida.

P

» Parabenizo controle de diabetes através de MEV e reforço a importância de sua manutenção.
» Agendo seguimento semestral, com novo exame de HbA1c.
» Calcular novamente risco cardiovascular em um ano.

Pontos abordados

» Prevenção quaternária.
» Diagnóstico e manejo do *diabetes mellitus* tipo 2.
» Manejo de alterações lipídicas.
» Manejo da dor miofascial.
» Abordagem da osteoartrose de joelhos.

Discussão

Frequentemente, o médico de família e comunidade (MFC) tem de lidar com pacientes que demandam muitos exames e intervenções medicamentosas. Um dos principais motivos de consulta na atenção primária à saúde (APS) é a solicitação de "*check-up* médico".[1] A situação em que se coloca Marco Antônio – de se apresentar em consulta de rotina com demanda por investigação médica e sentindo-se doente – é uma situação de risco para sobrediagnóstico e sobretratamento. Além de apresentar poucos benefícios, os lados negativos, isto é, os danos potenciais do "*check-up*", são pouco alertados.[2]

Prevenção quaternária

Nestas situações, é essencial a prática da prevenção quaternária, pois o médico deve proteger o paciente de intervenções desnecessárias e potencialmente danosas (Figura 9.1). A prevenção quaternária pode ser resumida em um dos princípios mais antigos e importantes da medicina: *primum non nocere*. Um dos objetivos da prevenção quaternária é evitar o chamado sobrediagnóstico – o diagnóstico de condições que nunca teriam se manifestado clinicamente (não levariam o paciente a experimentar sintomas nem aumentariam sua mortalidade) caso não tivessem sido detectadas.[3,4]

Cumprir este objetivo sem algumas ferramentas não é factível: é necessário para o MFC competência e abertura para avaliar a experiência subjetiva da doença de seu paciente, além da dimensão biológica do problema. O paciente deste capítulo estava passando por uma situação relativamente nova em sua vida: frequentando o serviço de saúde e sentindo-se doente. Além disso, estava sobrecarregado profissional e emocionalmente, com o adoecimento de seu pai e o falecimento de seu avô.

Adicionalmente, o MFC também deve desenvolver habilidades de comunicação de riscos. Cada vez mais os pacientes buscam o médico para auxiliar em escolhas complexas e que podem ter impacto em suas vidas: iniciar ou não uma medicação preventiva (como uma estatina)? Devo operar o joelho ou não? Quais os benefícios? Quais os riscos? O médico deve ajudar o paciente a fazer estas escolhas, mesmo quando o grau de incerteza é alto.[5]

Também se deve considerar o papel que o medo tem em decisões de saúde e o quanto ele estimula a realização de exames e tratamentos desnecessários.[6] A comunicação de risco tem de ser franca e na dose certa – sem terrorismo, mas também sem ocultar informações de saúde importantes.

Figura 9.1. Modelo dos níveis de prevenção[4]

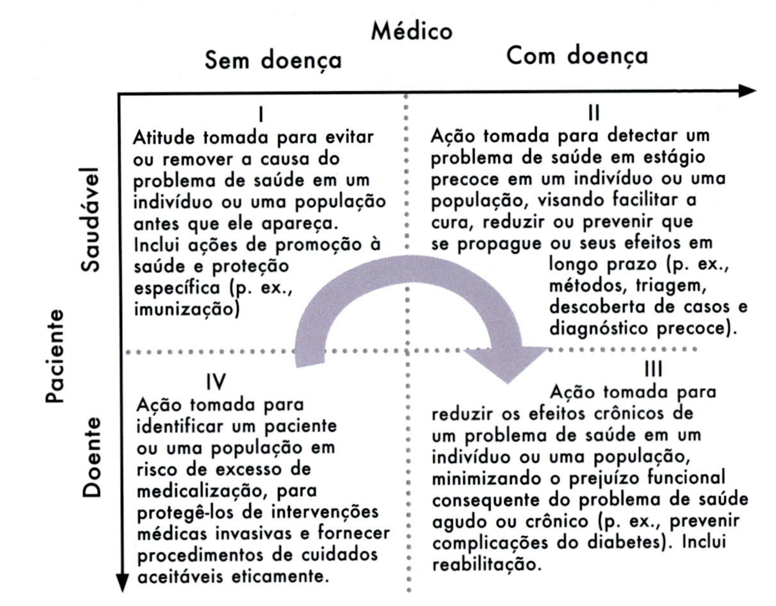

Desta maneira, para oferecer o melhor cuidado para Marco Antônio, o MFC lançará mão de diversos conhecimentos e tecnologias complexos: prevenção quaternária, comunicação de riscos, medicina centrada na pessoa, além das melhores evidências disponíveis sobre o manejo clínico do paciente.

Diagnóstico e manejo do diabetes

O *diabetes mellitus* está entre as principais doenças abordadas pelo médico de família[1] e responde, no Brasil, a uma prevalência de cerca de 8%.[7] É causador de hiperglicemia crônica, que pode causar danos em uma série de estruturas vitais em longo prazo, sendo, assim, uma importante causa de morbidade e mortalidade em todo o mundo.

É classificado em dois tipos principais:

» ***Diabetes mellitus* tipo 1 (5 a 10% dos casos):** destruição das células pancreáticas por mecanismos de autoimunidade. Inicia-se na infância e adolescência. Cursa frequentemente com sintomas e complicações precoces, sendo a insulinoterapia necessária para a sobrevivência.

» ***Diabetes mellitus* tipo 2 (90 a 95% dos casos):** defeitos na secreção e ação da insulina. Inicia-se na vida adulta, sendo mais frequente conforme o avanço da idade e em indivíduos sedentários e com peso acima do ideal. A grande maioria mantém-se assintomática e sem complicações, independentemente do tratamento.

O diagnóstico pode ser realizado das seguintes maneiras:[8]

» duas glicemias de jejum ≥ 126 mg/dL; ou
» uma glicemia casual ≥ 200 mg/dL associada a sintomas; ou
» teste oral de tolerância à glicose (75 g) ≥ 200 mg/dL após 2 horas; ou
» duas hemoglobinas glicadas ≥ 6,5%.

Como sintomas, os indivíduos podem apresentar: emagrecimento, poliúria, polidipsia e polifagia (os chamados "polis"), astenia, fadiga, náusea, constipação, candidíase genital (vaginite, balanopostite) e, às vezes, candidíase oral.

As principais complicações relacionadas ao diabetes são:

» **agudas:** cetoacidose diabética e estado hiperosmolar hiperglicêmico;
» **crônicas (microangiopáticas):** neuropatia periférica e autonômica (hipotensão, impotência sexual, gastroparesia), retinopatia (uma das principais causas de cegueira no mundo), nefropatia diabética, úlceras de MMII, pé diabético;
» **crônicas (macroangiopáticas):** doença aterosclerótica (doença arterial coronariana, doença cerebrovascular e doença arterial periférica.

Tratamento

O tratamento visa ao controle glicêmico para a prevenção de complicações (principalmente as microvasculares) e ao controle dos fatores de risco associados (HAS, obesidade, sedentarismo, dislipidemia, tabagismo) para a prevenção, principalmente das complicações macrovasculares, e se fundamenta em medidas não farmacológicas[9] e farmacológicas.

Medidas não farmacológicas

» **Redução do peso:** o emagrecimento pode ser um problema e frustração aos pacientes diabéticos, o que leva muitos a abandonarem precocemente a tentativa de perda de peso. Assim, uma boa estratégia é a recomendação de objetivos bem definidos e factíveis: recomendar a redução de 10% do peso em um período de seis meses é uma meta factível aos obesos e que resulta em diminuição de morbidade e mortalidade.[10]

- **Dieta:** as principais recomendações envolvem dieta com diminuição de carboidratos e substituição por verduras, frutas e legumes, sendo sugerida a realização de contagem de carboidratos. A realização de dieta balanceada e exercício físico constituem terapia de primeira escolha no tratamento do diabetes.[11]
- **Atividade física regular:** recomenda-se realizar idealmente pelo menos 30 minutos de atividade física na frequência de cinco vezes por semana.
- **Cessar tabagismo e diminuir consumo de álcool.**
- **Redução do estresse.**

Na abordagem das intervenções não farmacológicas, é fundamental compreender o contexto socioeconômico e cultural dos pacientes e propor intervenções que façam sentido e sejam passíveis de ser realizadas.

A opção do paciente Marco Antônio apenas pelo tratamento não farmacológico deve ser respeitada e acompanhada de perto com abordagem motivacional e reforço das medidas e da aderência à modificação do estilo de vida, pois, apesar de esta abordagem isoladamente ter um grande potencial de controle do diabetes e dos outros fatores de risco associados, são poucos os pacientes que conseguem implementá-la de fato. Assim, durante o seguimento, na existência de mau controle glicêmico e dificuldade de adesão às modificações de estilo de vida, deve-se discutir, em conjunto com o paciente, o acréscimo de terapêutica farmacológica como modo de prevenção de complicações relacionadas ao diabetes. A decisão de iniciar terapia farmacológica deve ser compartilhada e levar em conta seus valores e experiências, além de seu risco de complicações. Para pacientes com controle moderado, o fardo adicional do tratamento necessário para um controle ótimo pode ser considerável e o benefício pequeno, particularmente para diabéticos com mais de 50 anos.[12]

Medidas farmacológicas

Deve-se ter especial cuidado na escolha do melhor plano medicamentoso a ser implementado, de modo que garanta os melhores resultados no controle glicêmico, prevenção de complicações/lesão de órgãos-alvo e garantia de aderência.[13] Desta maneira, alguns aspectos devem ser levados em consideração, conforme Quadro 9.1.

Quadro 9.1. Principais classes de hipoglicemiantes orais

Biguanidas: metformina 500-850 mg 2-3 ×/dia. • Primeira escolha para iniciar o tratamento medicamentoso do DM tipo 2. • Redução esperada da Hb glicada: 2%. • Principais efeitos colaterais: anorexia, náuseas, vômitos, diarreia, dispepsia, tontura, diminuição da libido, boca seca. • Contraindicações: insuficiência cardíaca, renal ou hepática. • Única droga que reduz complicações macrovasculares do diabetes.
Sulfonilureias: glibenclamida 2,5-10 mg 1-2 ×/dia, glipizida 2,5-10 mg, 1-2 ×/dia, glicazida 40-320 mg, 2-3 ×/dia, glimepirida 1-8 mg, 1 ×/dia. • Redução esperada da Hb glicada: 1,5-2%. • Principais efeitos colaterais: hipoglicemia, ganho de peso, náuseas, vômitos, diarreia, dispepsia, reações cutâneas. • Contraindicações: insuficiência renal ou hepática.
Inibidores da alfa-glicosidase: acarbose 50-100 mg, 3 ×/dia. • Usada com o intuito de diminuição da glicemia pós-prandial, sempre em combinação com outros hipoglicemiantes. • Redução esperada da Hb glicada: 0,5-0,8%. • Principais efeitos colaterais: diarreia, flatulência, meteorismo. • Contraindicações: gastroparesia, doença inflamatória intestinal, insuficiência renal.
Metiglinidas: repaglinida 0,5-16 mg, 1 ×/dia, nateglinida 40-1.200 mg, 3 ×/dia. • Redução esperada da Hb glicada: 1-1,5%. • Principais efeitos colaterais: hipoglicemia, ganho de peso. • Contraindicações: insuficiência renal ou hepática.
Glitazonas: pioglitazona 15-45 mg, 1 ×/dia. • Redução esperada da Hb glicada: 0,5-1,4%. • Principais efeitos colaterais: ganho de peso, edema, anemia. • Contraindicações: insuficiência cardíaca classe III/IV, insuficiência hepática.
Gliptinas: sitagliptina 100 mg, 1 ×/dia, vildagliptina 100 mg, 1 ×/dia. • Redução esperada da Hb glicada: 0,6-1,8%. • Principais efeitos colaterais: náuseas, cefaleia. • Contraindicações: insuficiência renal ou hepática.

Insulinoterapia

A insulina deve ser utilizada em todos os portadores de diabetes tipo 1. Nos pacientes com diabetes tipo 2, está indicada em algumas situações:

- Não resposta aos hipoglicemiantes orais (falência secundária) – pacientes que não atingem as metas de controle glicêmico com a associação de dois ou mais hipoglicemiantes orais são os melhores candidatos para iniciar terapia com insulina.
- Hiperglicemia sintomática ou acima de 300 mg/dL ao diagnóstico. Nestes casos, é possível que já exista falência pancreática, mas podemos estar diante de fenômenos parcialmente reversíveis relacionados ao comprometimento da secreção de insulina induzida pela glicose em virtude da exposição à hiperglicemia crônica. Esse comprometimento envolve três fenômenos distintos: a dessensibilização da glicose, a exaustão da célula-beta e a glicotoxicidade. Os dois primeiros (que inibem a secreção e a produção de insulina, respectivamente) tendem a ser fenômenos reversíveis com o controle glicêmico; já a glicotoxicidade (que leva à disfunção irreversível da célula-beta) parece ser uma das causas da falência secundária.

A insulinoterapia no DM tipo 2 deve ser iniciada em dose única ao se deitar (*bedtime*). Recomenda-se a dose de 10 U (unidades) de insulina NPH ou 0,1-0,2 U/kg.[14] O ajuste deve ser feito a partir de três medidas de glicemia de jejum. Orienta-se o aumento em duas unidades se a média das glicemias estiver entre 130 e 180 mg/dL e o aumento em quatro unidades se estiver acima de 180 mg/dL. Nos casos de hipoglicemia (< 70 mg/dL), devem-se diminuir quatro unidades. Nos casos em que se obtém controle da glicemia de jejum, mas não se atinge o controle adequado por meio da avaliação dos níveis de hemoglobina glicada, orienta-se realizar medidas glicêmicas adicionais (jejum, antes do almoço, antes do jantar e ao se deitar) por três dias para avaliar o ajuste. Uma regra básica diz que, se o automonitoramento mostrar que a glicemia antes do almoço está inadequada, deve-se introduzir insulina regular (rápida) antes do café da manhã. Se a glicemia antes do almoço estiver adequada e a glicemia antes do jantar for a que estiver elevada, recomenda-se introduzir também insulina NPH pela manhã. No caso de apenas a glicemia aferida ao se deitar estiver inadequada, a sugestão é adicionar insulina regular (rápida) antes do jantar.[15]

No manejo do diabetes tipo 1, orienta-se o acompanhamento conjunto com endocrinologista para escolha e ajustes das doses de insulina (Quadro 9.2).

Quadro 9.2. Principais insulinas e análogos

Lispro: ação ultrarrápida.
- Início de ação: 6-15 minutos.
- Pico de ação: 0,5-1,5 hora.
- Duração de ação: 3-5 horas.
- Orientar uso 20 minutos antes da refeição.

Regular (insulina R): ação rápida.
- Início de ação: 0,5-1,5 hora.
- Pico de ação: 3-4 horas.
- Duração de ação: 6-8 horas.
- Orientar uso 60 minutos antes da refeição.
- A cada 50 mg/dL acima de 150 na glicemia capilar, administrar 1-2 U de insulina R.

NPH: ação intermediária.
- Início de ação: 1-3 horas.
- Pico de ação: 6-12 horas.
- Duração de ação: 18-24 horas.
- No Brasil, o esquema mais utilizado é a associação entre insulina NPH e R.

Glargina: ação ultralenta.
- Pico de ação: ausente.
- Duração de ação: 24 horas.
- Geralmente usada em combinação com insulina lispro.
- Não pode ser injetada na mesma seringa conjuntamente com outras insulinas.

Os locais em que se deve orientar a aplicação da insulina subcutânea são: face lateral da coxa, região posterior do braço (tríceps) e abdome (absorção mais rápida). Deve-se recomendar o rodízio entre os locais de aplicação para evitar lipodistrofia.

Seguimento

O seguimento deve contemplar a verificação da aderência medicamentosa, avaliação de medidas para análise de controle pressórico, exame clínico anual do pé diabético, rastreamento de lesão de órgão-alvo e avaliação de risco cardiovascular.

Para avaliação do controle glicêmico é recomendada a realização de hemoglobina glicada a cada 3 meses no início do tratamento para ajuste das medicações e a cada 6 meses após estabilização da glicemia. Nos portadores de diabetes tipo 1 deve-se orientar a realização de glicemia capilar através do automonitoramento glicêmico, que também pode ser solicitado ocasionalmente ao paciente diabético tipo 2 insulinodependente para ajuste das doses de insulina.

É importante reforçar que o controle do diabetes deve sempre ser almejado, no entanto, as evidências atuais têm sugerido que a busca por uma meta estrita através de terapias intensivas pode não gerar benefícios[16,17] e por outro lado acarretar desfechos prejudiciais.[18]

Informação relevante disponível

"Não há evidência de que o controle glicêmico intensivo [meta de HbA1c ≤ 6,5%] produza benefícios em longo prazo em termos de redução de mortalidade ou eventos macrovasculares." (Zoungas et al., 2014)[16]

"Em idosos com idade média de 80 anos, vivendo na comunidade, mas elegíveis para instituições de longa permanência, HbA1c entre 8,0 e 8,9% associou-se com menor risco de declínio funcional ou morte do que HbA1c entre 7,0 e 7,9%." (Yau et al., 2012)[18]

Exames importantes durante o seguimento para avaliação da presença de comorbidades e lesão de órgão-alvo são: colesterol total e frações, creatinina, urina tipo 1 ou microalbuminúria (relação albumina/creatinina) em amostra isolada e fundoscopia direta.[19] Recomenda-se frequência anual para a realização de tais exames. A fundoscopia é recomendada a partir do diagnóstico em pacientes portadores de DM tipo 2 e após 5 anos do diagnóstico em portadores de DM tipo 1. Na presença de microalbuminúria (nefropatia diabética incipiente), recomenda-se a utilização de inibidor da enzima conversora de angiotensina (IECA), independentemente dos níveis pressóricos, como medida de prevenção da evolução para doença renal crônica.[20]

Manejo das alterações de lipídios

Quando presentes em níveis elevados, não representam uma doença por si só, mas sim um fator de risco para doença cardiovascular. Desta maneira, os seguintes pontos relevantes devem sempre ser considerados para o manejo adequado das hiperlipidemias:

» O rastreamento de alterações de lipídios pode ser feito a cada 3 a 5 anos, a partir dos 40 anos em homens e dos 50 anos em mulheres.[21] Em pacientes com fatores de risco cardiovascular tradicionais, o rastreamento pode ser iniciado mais precocemente.

» Não é necessário colher o exame em jejum, pois isso não altera a conduta clínica e é um incomodo ao paciente.[21]

» O objetivo do manejo das alterações lipídicas deve sempre ser a redução dos desfechos cardiovasculares, evitando intervenções direcionadas simplesmente para desfechos intermediários (prevenção quaternária).[22]

» O tratamento sempre será guiado pelo risco cardiovascular global do paciente. As calculadoras de risco cardiovascular são ferramentas imperfeitas – muitas superestimam o risco de indivíduos de baixo risco e subestimam o risco de pacientes de alto risco sem fatores de risco clássicos (como pessoas vivendo com HIV/Aids, pacientes com doença renal crônica ou pacientes com hipercolesterolemia familiar). Também existe grande variabilidade entre as calculadoras, visto que cada uma é calibrada para uma população diferente e levam em conta desfechos diferentes.[23] Apesar desses problemas, essas ferramentas oferecem resultados melhores que a simples avaliação clínica, e podem ser interessantes para a discussão de risco com o paciente.

Exemplos de calculadoras de risco cardiovascular:

» **Best Science Medicine:** ***http://bestsciencemedicine.com/chd*** **– apresenta três calculadoras diferentes e expõe o benefício potencial de diferentes intervenções com o auxílio de pictogramas.**

» **QRISK2:** ***www.qrisk.org*** **– inclui doença renal crônica nos fatores de risco.**

A primeira medida do manejo das alterações de lipídios deve ser sempre a mudança de estilo de vida para redução do risco cardiovascular. Essas intervenções incluem cessação do tabagismo, alimentação saudável, exercícios físicos aeróbicos, perda de peso. Essas medidas têm tanto ou mais efeitos que a terapia farmacológica (Tabela 9.1).[24]

Tabela 9.1. Estimativa de benefício de terapias farmacológicas e não farmacológicas para prevenção de DCV[24]

Terapia	Redução relativa do risco	Exemplo de paciente com risco de 20% de DCV em 10 anos		
		Redução absoluta do risco	NNT*	Nova estimativa de risco
Cessação de tabagismo	45%	9%	12	11%
Dieta mediterrânea	30%	6%	17	14%
Exercício	30%	6%	17	14%
Estatina de baixa intensidade	25%	5%	20	15%
Estatina de média intensidade	30%	6%	17	14%
Estatina de alta intensidade	35%	7%	15	13%
AAS	12%	2%	50	18%

**NNT: número necessário para tratar.*

Diversas medicações foram testadas por seus efeitos em reduzir os níveis séricos do colesterol, porém o sucesso nesse desfecho intermediário não resultou necessariamente em redução da mortalidade e do número de desfechos cardiovasculares. A classe farmacológica que apresenta melhores resultados na redução de mortalidade geral e específica por doença cardiovascular é a de estatinas. Enquanto o benefício das estatinas para prevenção secundária de DCV está bem estabelecido,[24] o benefício para prevenção primária é motivo de controvérsia.[25,26] A fim de otimizar os benefícios da terapia em pacientes sem história de doença cardiovascular (prevenção primária), recomenda-se oferecer estatinas para pacientes com alto risco cardiovascular (estimativa de risco > 20% em 10 anos). A lógica é a seguinte: estatinas de baixa potência reduzem o risco de DCV em aproximadamente 25%. Um paciente com risco de 10% em 10 anos terá uma redução absoluta de eventos cardiovasculares de 2,5% com a estatina de baixa potência (Tabela 9.2).[24] Porém, um paciente com risco estimado de 20% em 10 anos terá uma redução absoluta de eventos de 5% com a mesma dose de estatinas.

Tabela 9.2. Potência de estatinas e opções farmacológicas[24]

Potência	Opções
Baixa	Sinvastatina 5-10 mg/dia; atorvastatina 5 mg/dia; rosuvastatina 2,5 mg/dia.
Média	Sinvastatina 20-40 mg/dia; atorvastatina 10-20 mg/dia; rosuvastatina 5-10 mg/dia.
Alta	Atorvastatina 40-80 mg/dia; rosuvastatina 20-40 mg/dia.

A decisão de iniciar ou não terapia farmacológica para prevenção de DCV independe dos níveis de colesterol e deverá sempre ser compartilhada com o paciente, pesando os riscos (Quadro 9.3) e os benefícios das medicações.[27-31]

Quadro 9.3. Efeitos adversos das estatinas[27-31]

Efeitos adversos	Observações
Dor muscular	Pode chegar a acontecer em 10% dos pacientes tomando estatinas e acarretar na descontinuação da medicação, porém nem sempre é possível identificar se a causa foi de fato a medicação. Em um estudo realizado em condições normais da clínica, dor muscular foi mais comum que o achado em grandes ensaios clínicos. A estimativa em ensaios clínicos é de 5 casos (IC 95%, −17 a 27) por 100.000 pessoas-ano.
Rabdomiólise	Complicação rara com aumento importante de CK – aumento de 1,6 caso (IC 95%, −2,4 a 5,5) em 100.000 pessoas-ano.
Aumento da incidência de diabetes tipo 2	NNH (*number needed to harm*) de 250, o aumento discreto da incidência de diabetes tipo 2 é compensado pela redução de eventos cardiovasculares. Lembrar que outros fatores de risco, como obesidade, aumentam muito mais a incidência de DM2.
Elevação de ALT 3 x acima do nível de normalidade	Elevação das transaminases aconteceu com um pouco mais de frequência em pacientes tomando estatinas, determinando 100 casos (64 a 140) em 100.000 pessoas-ano.
Lesão renal	Estudo observacional determinou risco aumentado de lesão renal aguda em pacientes usando estatinas de alta potência – aumento do risco absoluto de 1,34% (IC 95% 1,25-1,43)

Informação relevante disponível

"Não podemos mais assumir que a inconveniência do uso diário de medicamentos é nula. Um número significativo de pacientes apresenta um grau de inconveniência com o medicamento que excede o ganho desejado de longevidade com estatinas."

"O médico deve explorar, junto com o paciente, a inconveniência de se tomar um remédio diariamente pelo resto da vida dentro de uma abordagem de discussão de riscos e benefícios da medicação." (Fontana et al., 2014)[32]

Sobre a hipertrigliceridemia:

» É um achado comum em exames laboratoriais de pessoas assintomáticas e deve ser analisado com cuidado.[33]

» Apesar de o aumento dos triglicérides ser considerado um fator de risco independente para doença cardiovascular, ele é menos importante que o LDL colesterol ou outros fatores de risco.

» O nível sérico de triglicérides responde mais à modificação de estilo de vida do que o colesterol, e muitas vezes o aumento dos triglicérides é secundário a causas possivelmente corrigíveis, como excesso de álcool, excesso de carboidratos, alimentos com alto índice glicêmico, obesidade e algumas medicações, como betabloqueadores, corticosteroides, estrógenos e diuréticos tiazídicos, particularmente em doses superiores a 25 mg/dia.[34]

» Em casos raros de triglicérides extremamente elevados (> 1.000 mg/dL), há risco de pancreatite aguda. Nestas situações, recomenda-se a prescrição de fibrato, que ocasiona a redução importante dos triglicérides.

Concluindo, recomenda-se:

» Uso de estatina para prevenção secundária de DCV.

» Oferecer o uso de estatina para prevenção primária em indivíduos com alto risco cardiovascular (≥ 20% em 10 anos), discutir riscos e benefícios em consulta e promover a decisão compartilhada.

» Outras medicações que reduzem níveis de colesterol, como ômega-3, niacina, fibratos e ezetimiba, não devem ser oferecidos de rotineira ou isoladamente, pois afetam apenas o desfecho intermediário (níveis de colesterol), sem oferecer redução da mortalidade por DCV (desfecho clínico).

» Os fibratos devem ser usados raramente, sendo reservados para casos de hipertrigliceridemia extremamente elevada (> 1.000 mg/dL), com o objetivo de prevenção de pancreatite.
» Não é necessário buscar uma meta específica de LDL após iniciar o uso da estatina, sendo desnecessário repetir seguidamente o perfil lipídico.[23,35]
» Não é necessário repetir de maneira seriada o perfil lipídico para verificar a aderência ao tratamento medicamentoso; há outras maneiras de avaliar a aderência.[23]

Marco Antônio possui risco moderado em 10 anos, calculado pelo escore de Framingham. Após discussão de benefícios e riscos da terapia farmacológica, ele optou por investir nas mudanças de estilo de vida. O risco cardiovascular deverá ser reavaliado periodicamente.

Varizes de membros inferiores

Veias varicosas de membros inferiores (MMII) são queixas comuns no consultório de APS. Em geral, os pacientes atribuem diversos sintomas às varizes: sensação de cansaço e peso nos membros inferiores, dor, edema, câimbras e prurido são comumente atribuídos a varizes de membros inferiores. Além disso, há uma grande preocupação estética com as veias varicosas. Porém, há pouca correlação entre os sintomas relatados pelos pacientes e a gravidade das varizes ou alterações ao exame físico, o que dificulta prever quais pacientes se beneficiarão de cirurgia.[36]

Os pacientes precisam ser abordados em relação a seus medos e preocupações com as varizes. É necessário orientar quanto às complicações esperadas das veias varicosas e também sobre a alta recorrência das varizes mesmo após tratamento cirúrgico.[37]

Apesar de existir pouca evidência de boa qualidade a favor da terapia compressiva com meias elásticas,[38] muitos especialistas recomendam essa abordagem como tratamento inicial de queixas relacionadas a varizes de membros inferiores.[39] A terapia compressiva tem o inconveniente de ser esteticamente desagradável, as meias podem ser difíceis de vestir e muito quentes, reduzindo a aderência do paciente (a não aderência pode chegar a 60%). Pacientes idosos e obesos poderão apresentar dificuldade ainda maior para calçar as meias. O médico deverá orientar que a terapia compressiva tem como objetivo reduzir os sintomas, mas não irá reduzir as veias varicosas em si. É importante, assim, reafirmar as seguintes informações sobre o uso de meias elásticas:

» As meias elásticas deverão ser retiradas durante a noite e colocadas ao acordar, antes de se formar o edema nos MMII.
» O paciente deverá compreender que o objetivo esperado do uso das meias é a redução dos sintomas.
» A maioria dos pacientes deverá usar meias abaixo dos joelhos pela melhor aderência, exceto aqueles com troncos varicosos muito importantes na região da coxa.
» Recomenda-se meias de média compressão (Quadro 9.4).

Quadro 9.4. Valores de compressão das meias elásticas

Baixa compressão	Média compressão	Alta compressão
14-17 mmHg no tornozelo	18-24 mmHg no tornozelo	25-35 mmHg no tornozelo

A terapia medicamentosa para o controle das varizes não é bem estabelecida, havendo estudos pouco claros sobre sua real eficácia. Assim, devem-se evitar flebotônicos como diosmina, hidrosmina e outros, pois não há evidências de boa qualidade sobre os potenciais benefícios do uso dessas medicações e, além disso, podem ainda causar efeitos colaterais e interações com outros fármacos. Provavelmente uma conversa franca com os pacientes sobre os medos em relação às varizes e à baixa probabilidade de melhora com tais medicações trará mais benefícios que sua simples prescrição, como é frequente na prática clínica não coordenada.

Informação relevante disponível

"Não há evidências suficientes para indicar o uso rotineiro de flebotônicos para insuficiência venosa crônica." (Martinez et al., 2005)[40]

Recomenda-se encaminhar para avaliação de especialista pacientes com:

- » sangramento de veias varicosas;
- » úlceras de MMII de difícil cicatrização;
- » veias varicosas associadas a alterações tróficas da pele (eczema, dermatite ocre e lipodermatoesclerose) causadas por insuficiência venosa crônica;
- » trombose de veias superficiais.

A intervenção cirúrgica não é recomendada rotineiramente, sendo realizada em casos de exceção (sintomatologia severa, complicações). Nesses casos, a cirurgia tradicional é clinicamente efetiva e também custo-efetiva.[41] A escleroterapia com injeção apresenta benefício menor, geralmente sendo usada na recorrência de veias varicosas após cirurgia e em veias reticulares.[42]

No caso deste capítulo, o médico falhou em abordar as veias varicosas na primeira consulta. Marco continuou preocupado e atribuindo uma gravidade maior às varizes do que, de fato, tinham. A orientação do médico na segunda consulta explicando as consequências das veias varicosas e o que esperar do tratamento já foi suficiente para tranquilizar este paciente, protegendo-o de intervenções desnecessárias e com potencial de causar dano.

Manejo da dor miofascial

A queixa de dor muscular também se configura como um dos problemas mais frequentes de procura por atendimento na APS.[7] Aspectos da vida moderna, como sedentarismo, posturas inadequadas, cargas excessivas de trabalho sob más condições de ergonomia, uso de grupos musculares pouco desenvolvidos evolutivamente para tolerar sobrecargas (horas excessivas na direção, celular, computador) e estresse psíquico contribuem para a ocorrência de dores musculares em grande parte da população.

A dor muscular pode decorrer de diferentes mecanismos: trauma, esforço muscular intenso ou repetitivo, contratura ou estiramento muscular, estresse psíquico.

No caso apresentado, Marco Antônio se queixa de dores em região cervical irradiada para membro superior direito e durante o exame foi detectada a presença de banda de tensão com ponto-gatilho ativo em músculo trapézio.

As características relatadas nos permitem caracterizar a dor muscular como uma dor miofascial e tal definição é importante por abrir uma variedade de opções terapêuticas para o manejo do caso que vão muito além da prescrição tradicional de analgésicos e anti-inflamatórios, classicamente utilizados para queixas de dores musculares.

A síndrome dolorosa miofascial é uma condição não inflamatória que responde por mais de 30% das dores musculares.[43] Seu diagnóstico é clínico e definido por dor muscular desencadeada a partir de um ponto-gatilho muscular.[44] Estudos de prevalência mostram que pontos-gatilho ativos ocorrem em média em 46,1% (± 27,4%) dos casos de dor muscular.[45]

A dor miofascial é, assim, uma condição de importância fundamental na prática clínica do médico de família. Portanto, deve ser habilmente reconhecida para que o manejo específico seja implementado e garanta maior resolutividade das queixas musculoesqueléticas na APS.

Será o conjunto desses cuidados específicos que promoverá uma recuperação com melhora da funcionalidade e qualidade de vida das pessoas de maneira mais precoce e efetiva, além de prevenir intervenções desnecessárias em outros níveis de atenção à saúde.

Sintomas e sinais

Além do quadro álgico, que pode ser agudo ou crônico, podem existir diversos outros sintomas associados: motores (fraqueza e rigidez musculares, diminuição da amplitude de movimento), sensitivos (parestesias, hiperalgesia, alodinia, dor referida), autonômicos (piloereção, vasoconstrição, vasodilatação), perda de funcionalidade.

As regiões mais frequentemente acometidas são cervical, lombar e membros superiores.

Avaliação clínica

A partir de sintomas álgicos musculares, a avaliação clínica deve ser realizada tendo em vista alguns conceitos importantes para o reconhecimento da síndrome miofascial (Quadro 9.5).

Ao exame clínico são importantes: inspeção postural (procurar por desequilíbrios, assimetrias, vícios posturais), inspeção do local de dor (alterações locais como flogismos e alterações autonômicas), avaliar amplitude de movimento e palpação.

Quadro 9.5. Conceitos importantes na avaliação da síndrome miofascial

Ponto-gatilho latente	Pontos de tensão muscular, doloridos à palpação, porém sem sintomas espontâneos.
Ponto-gatilho ativo	Pontos hipersensíveis em região de tensão muscular, nos quais é possível palpar nódulo de tensão em alguns casos e que apresentam sintomas espontâneos de dor local, regional ou referida.
Banda de tensão muscular	Grupo de fibras musculares tensas perceptível ao exame, cujo estímulo gera resposta de contratura muscular (*twitch*).
Dor referida	Dor sentida em local diferente daquele em que a dor se origina (ponto-gatilho).

A palpação geral deve ser realizada de maneira superficial e profunda. Além disso, existem três modos palpatórios úteis para a investigação de bandas de tensão e pontos-gatilho:

» **Palpação em pinça:** o pinçamento muscular favorece a identificação de bandas de tensão e poderá mostrar resposta de espasmo muscular na área de tensão.

» **Palpação plana:** utilizando as pontas dos dedos, primeiro se empurra a pele para longe da área a ser investigada e, em seguida, se desliza os dedos pela região à procura de bandas de tensão e pontos-gatilho.

» **Técnica de pinçamento-rolamento:** avalia a mobilidade entre fáscia e musculatura, sendo possível detectar locais de aderência e tensão.

Exames complementares

O diagnóstico se dá por meio da história e exame clínicos, não havendo exame laboratorial ou de imagem capaz de detectar alterações que diagnostiquem essa condição. Assim, exames complementares devem ser utilizados em casos excepcionais para investigação de enfermidades que possam estar associadas com a manifestação do quadro álgico.

Tratamento

Além de recomendações gerais sobre postura adequada, controle do estresse, sono adequado e manter-se ativo pela prática de exercício físico regular,[46] existem medidas terapêuticas específicas que devem ser oferecidas para a melhor recuperação do paciente. Essas medidas estão resumidas no Quadro 9.6.[47-50]

Quadro 9.6. Medidas terapêuticas na abordagem da síndrome dolorosa miofascial[47-50]

Terapias invasivas
• Agulhamento seco: consiste na inserção de agulha fina e flexível (agulha de acupuntura) no ponto-gatilho para sua desativação por estimulações repetidas. • Agulhamento com anestésico: inserção de agulha fina diretamente no ponto-gatilho com infiltração de anestésico, gerando sua desativação e melhora da dor. • Acupuntura: apesar de não existirem grandes ensaios clínicos randomizados controlados que determinam sua efetividade, pode ser uma das modalidades possíveis de terapêutica, pois alguns estudos apontam benefícios.
Terapias físicas e manuais
• Compressão: pode ser realizada por compressão isquêmica simples do ponto-gatilho (compressão progressiva por cerca de 20 a 60 segundos), seguida por alongamento. • Manipulação miofascial: utiliza-se de técnica específica (Stecco). • Massagem: pode auxiliar na redução da dor e dos pontos-gatilho. • Compressas quentes: recomenda-se o uso por 20 minutos, 2 vezes ao dia sobre a região muscular envolvida, com o cuidado de manter uma temperatura que não provoque queimadura cutânea. Seu benefício decorre por promover aumento do fluxo sanguíneo local e relaxamento da musculatura. • Aplicação de *spray* congelante: deve ser prontamente seguida por alongamento. • Alongamentos: o alongamento deve ser direcionado ao grupo muscular envolvido. • Fisioterapia: deve ser indicada nos casos refratários e nos casos de dor miofascial crônica.

(Continua)

Quadro 9.6. Medidas terapêuticas na abordagem da síndrome dolorosa miofascial[47-50] *(Continuação)*

Medicamentos
• Anti-inflamatórios não esteroides (AINEs): usar em associação a analgésico; evitar uso crônico pelos efeitos colaterais importantes e frequentes. • Analgésicos: utilizar classes conforme escala analgésica de dor. • Relaxantes musculares: efeito sedativo pode atuar na melhora do sono, estresse e tensão psíquica, porém ainda há evidência insuficiente para seu uso rotineiro no manejo da síndrome dolorosa miofascial. • Antidepressivos: em casos de dor crônica, a associação pode ser benéfica. • Anticonvulsivantes: podem ser úteis especificamente em casos com dor neuropática associada, porém não há evidência científica suficiente para indicar seu uso na síndrome dolorosa miofascial de maneira geral.

Cumpre destacar que as medidas de desativação dos pontos-gatilho são o alicerce da terapêutica da dor miofascial, recomendando-se sempre utilizar uma dessas técnicas. As medicações são adjuvantes ao tratamento. Como ilustrado no caso, Marco Antônio teve boa recuperação por meio da desativação do ponto-gatilho por agulhamento seco e associação com analgésico, alongamento e compressa quente local.

Osteoartrose de joelho

A osteoartrose (OA) de joelho é uma condição clínica comum de ser encontrada no cenário da APS e é importante causa de dor musculoesquelética em idosos.

O diagnóstico é clínico e pode ser feito com base nos seguintes fatores:[51]

» Paciente com ≥ 45 anos.

» Dor em articulação relacionada à atividade. Geralmente a dor é menos intensa pela manhã e piora ao longo do dia.

» Sem rigidez matinal ou com rigidez que dura menos de 30 minutos.

É importante o MFC realizar um exame clínico atento da articulação, que pode revelar outras causas de dor, como bursite anserina ou condromalácia de patela.

A radiografia de joelho pode ser utilizada em casos de dúvida clínica para ajudar no diagnóstico, porém é importante ressaltar que dor em joelhos é um marcador ruim para osteoartrose radiográfica. Do mesmo modo, uma radiografia alterada não é bom preditor de dor em joelho ou perda de funcionalidade.[52] Assim, uma radiografia normal, ou quase normal, não deve influenciar demais o MFC a minimizar a queixa do paciente ou a gravidade de seu quadro.

Informação relevante disponível

"Apesar de ser condição frequente, muitas vezes a OA de joelhos surge em consultas complexas, associada a diversas comorbidades. Muitos pacientes consideram a OA como parte do envelhecimento normal e podem não comentar isso com seu MFC. Além disso, há diversos problemas de comunicação, em especial dissonância entre as expectativas ou agendas do médico e do paciente. Tudo isso torna o manejo da OA de joelhos um desafio do ponto de vista de comunicação com paciente." (Paskins et al., 2015)[53]

O manejo da OA de joelhos deve ser feito abordando a pessoa de modo integral:

- Avaliar como a condição afeta a qualidade de vida em seus aspectos sociais, emocionais, ocupacionais e relativos à funcionalidade nas tarefas cotidianas.
- Avaliar as expectativas e os conhecimentos do paciente sobre OA de joelhos.
- Pesquisar se a OA resultou em aumento de quedas em paciente idoso.
- Avaliar o nível de dor e propor estratégias de autocuidado e manejo medicamentoso apropriado ao paciente.

A primeira etapa do tratamento é educação sobre a doença e sobre autocuidado. O exercício físico deve ser estimulado, em especial o fortalecimento muscular local, assim como o condicionamento aeróbico. Intervenções para perda de peso devem ser estimuladas como parte central do tratamento.

Medicamentos analgésicos devem ser oferecidos aos pacientes de acordo com sua dor, respeitando a escala de analgesia. É importante ter cautela ao usar AINEs em população idosa, com diversas morbidades.[54] Condroprotetores não são superiores a placebo e não devem ser prescritos. Injeções de corticosteroides podem ser opções para pacientes refratários ao tratamento clínico.

Devem ser encaminhados para avaliação de cirurgia pacientes com sintomas mais graves, com limitação funcional e refratários ao tratamento clínico.

Informação relevante disponível

"Comparadas com placebo, a glucosamina, condroitina ou a combinação destas duas não reduzem dor em articulação ou têm impacto no estreitamento do espaço articular." (Wandel et al., 2010)[55]

O paciente Marco Antônio possui quadro leve de OA de joelhos. Provavelmente os sintomas pioraram quando começou a correr sem orientação, levando à sobrecarga da articulação. Com perda de peso, fortalecimento muscular e exercícios em água, apresentou melhora importante dos sintomas. É importante ressaltar que essas mudanças de estilo de vida, além de contribuírem para o controle da OA de joelhos, também ajudaram Marco a controlar seu diabetes e reduzir seu risco de DCV.

Referências

1. Gusso GDF. Diagnóstico de demanda em Florianópolis utilizando a Classificação Internacional de Atenção. Primária. 2. ed. (CIAP) [tese]. São Paulo: Universidade de São Paulo; 2009.
2. Krogsbøll LT, Jørgensen KJ, Larsen CG, Gøtzsche PC. General health checks in adults for reducing morbidity and mortality from disease. Cochrane Database Syst Rev. 2012 Oct 17;10:CD009009.

3. Moynihan R, Doust J, Henry D. Preventing overdiagnosis: how to stop harming the healthy. BMJ. 2012;344:e3502.
4. Jamoulle M. Quaternary prevention: first, do not harm. Rev Bras Med Fam Com. 2015;10(35):1-3.
5. Gigerenzer G, Wegwarth O, Feufel M. Misleading communication of risk. BMJ. 2010;341:c4830.
6. Heath I. Role of fear in overdiagnosis and overtreatment – an essay by Iona Heath. BMJ. 2014;349:g6123.
7. Malerbi DA, Franco LJ. Multicenter study of the prevalence of diabetes mellitus and impaired glucose tolerance in the urban Brazilian population aged 30-69 yr. The Brazilian Cooperative Group on the Study of Diabetes Prevalence. Diabetes Care. 1992 Nov;15(11):1509-16.
8. American Diabetes Association. Diagnosis and classification of diabetes mellitus [Position Statement]. Diabetes Care. 2010; 33(Suppl. 1):S4–S10.
9. Fowler MJ. Diagnosis, Classification, and Lifestyle Treatment of Diabetes. Clinical Diabetes 2010 Mar;28(2):79-86.
10. Wing RR, Lang W, Wadden TA, Safford M, Knowler WC, Bertoni AG, et al. Benefits of modest weight loss in improving cardiovascular risk factors in overweight and obese individuals with type 2 diabetes. Diabetes Care. 2011 Jul;34(7):1481-6.
11. Evert AB, Boucher JL, Cypress M, Dunbar SA, Franz MJ, Mayer-Davis EJ, et al. Nutrition therapy recommendations for the management of adults with diabetes. Diabetes Care. 2014 Jan;37(Suppl. 1):S120-43.
12. Vijan S, Sussman JB, Yudkin JS, Hayward RA. Effect of patients' risks and preferences on health gains with plasma glucose level lowering in type 2 diabetes mellitus. JAMA Intern Med. 2014;174(8):1227-34.
13. Miser WF. The management of type 2 diabetes mellitus focus on quality. Prim Care. 2007;34(1):1-38.
14. American Diabetes Association. Standards of Medical Care in Diabetes – 2016: Summary of Revisions. Diabetes Care. 2016 Jan;39(Suppl. 1):S4-S5.
15. International Diabetes Federation Guideline Development Group. Global guideline for type 2 diabetes. Diabetes Res Clin Pract. 2014 Apr;104(1):1-52.
16. Zoungas S, Chalmers J, Neal B, Billot L, Li Q, Hirakawa Y, et al. Follow-up of blood-pressure lowering and glucose control in type 2 diabetes. N Engl J Med. 2014;371(15):1392-406.
17. Orchard TJ, Nathan DM, Zinman B, Cleary P, Brillon D, Backlund JY, et al. Association between 7 years of intensive treatment of type 1 diabetes and long-term mortality. JAMA. 2015;313(1):45-53.

18. Yau CK, Eng C, Cenzer IS, Boscardin WJ, Rice-Trumble K, Lee SJ. Glycosylated hemoglobin and functional decline in community-dwelling nursing home-eligible elderly adults with diabetes mellitus. J Am Geriatr Soc. 2012;60(7):1215-21.
19. Brasil. Ministério da Saúde. Estratégias para o cuidado da pessoa com doença crônica: diabetes mellitus. Brasília: Ministério da Saúde, Secretaria de Atenção à Saúde, Departamento de Atenção Básica; 2013. 160p.: il. (Cadernos de Atenção Básica, n. 36).
20. Lewis EJ, Hunsicker LG, Bain RP, Rohde RD. The effect of angiotensin-converting-enzyme inhibition on diabetic nephropathy. The Collaborative Study Group. N Engl J Med. 1993;329(20):1456-62.
21. Allan GM, Lindblad AJ, Comeau A, Coppola J, Hudson B, Mannarino M, et al. Simplified lipid guidelines: Prevention and management of cardiovascular disease in primary care. Can Fam Physician. 2015;61(10):857-67.
22. Yudkin JS, Lipska KJ, Montori VM. The idolatry of the surrogate. BMJ. 2011;343:d7995.
23. Allan GM, Nouri F, Korownyk C, Kolber MR, Vandermeer B, McCormack J. Agreement among cardiovascular disease risk calculators. Circulation. 2013;127(19):1948-56.
24. Wilt TJ, Bloomfield HE, MacDonald R, Nelson D, Rutks I, Ho M, et al. Effectiveness of statin therapy in adults with coronary heart disease. Arch Intern Med. 2004;164(13):1427-36.
25. Ray KK, Seshasai SR, Erqou S, Sever P, Jukema JW, Ford I, et al. Statins and all-cause mortality in high-risk primary prevention: a meta-analysis of 11 randomized controlled trials involving 65,229 participants. Arch Intern Med. 2010;170(12):1024-31.
26. Taylor F, Huffman MD, Macedo AF, Moore TH, Burke M, Davey Smith G, et al. Statins for the primary prevention of cardiovascular disease. Cochrane Database Syst Rev. 2013;1:Cd004816.
27. Therapeutics Initiative. [89] Statins: proven and associated harms. 2014. Disponível em: http://www.ti.ubc.ca/2014/05/28/statins-proven-and-associated-harms/. Acesso em: 14 nov. 2011.
28. Turgeon R, Allan GM. Statin-induced diabetes: too sweet a deal? Can Fam Physician. 2013;59(7):e311.
29. Law M, Rudnicka AR. Statin safety: a systematic review. Am J Cardiol. 2006;97(8a):52c-60c.
30. Rosenbaum D, Dallongeville J, Sabouret P, Bruckert E. Discontinuation of statin therapy due to muscular side effects: a survey in real life. Nutr Metab Cardiovasc Dis. 2013;23(9):871-5.
31. Dormuth CR, Hemmelgarn BR, Paterson JM, James MT, Teare GF, Raymond CB, et al. Use of high potency statins and rates of admission for acute kidney injury: multicenter, retrospective observational analysis of administrative databases. BMJ. 2013;346:f880.

32. Fontana M, Asaria P, Moraldo M, Finegold J, Hassanally K, Manisty CH, et al. Patient-accessible tool for shared decision making in cardiovascular primary prevention. Circulation. 2014;129(24):2539-46.
33. Ford ES, Li C, Zhao G, Pearson WS, Mokdad AH. Hypertriglyceridemia and its pharmacologic treatment among US adults. Arch Intern Med. 2016;169(6):572-8.
34. Brunzell JD. Clinical practice. Hypertriglyceridemia. N Engl J Med. 2007;357(10):1009-17.
35. Donner-Banzhoff N, Sönnichsen A. Strategies for prescribing statins. BMJ. 2008;336(7639):288-9.
36. Bradbury A, Evans C, Allan P, Lee A, Ruckley CV, Fowkes FG. What are the symptoms of varicose veins? Edinburgh vein study cross sectional population survey. BMJ. 1999;318(7180):353-6.
37. Marsden G, Perry M, Kelley K, Davies AH. Diagnosis and management of varicose veins in the legs: summary of NICE guidance. BMJ. 2013;347:f4279.
38. Shingler S, Robertson L, Boghossian S, Stewart M. Compression stockings for the initial treatment of varicose veins in patients without venous ulceration. Cochrane Database Syst Rev. 2011;(11):Cd008819.
39. Hamdan A. Management of varicose veins and venous insufficiency. JAMA. 2012;308(24):2612-21.
40. Martinez MJ, Bonfill X, Moreno RM, Vargas E, Capella D. Phlebotonics for venous insufficiency. Cochrane Database Syst Rev. 2005;(3):Cd003229.
41. Michaels JA, Campbell WB, Brazier JE, Macintyre JB, Palfreyman SJ, Ratcliffe J, et al. Randomised clinical trial, observational study and assessment of cost-effectiveness of the treatment of varicose veins (REACTIV trial). Health Technol Assess. 2006;10(13):1-196, iii-iv.
42. Tisi PV, Beverley CA. Injection sclerotherapy for varicose veins. Cochrane Database Syst Rev. 2002;(1):Cd001732.
43. Simons DG. Clinical and etiological update of myofascial pain from trigger points. J Musc Pain. 1996;4:93-122.
44. Travell JG, Simons DG. Myofascial pain and dysfunction: the trigger point manual. v. 2. Philadelphia: Lippincott Williams & Wilkins; 1993.
45. Fleckenstein J, Zaps D, Rüger LJ, Lehmeyer L, Freiberg F, Lang PM, et al. Discrepancy between prevalence and perceived effectiveness of treatmentmethods inmyofascial pain syndrome: results of a cross-sectional, nationwide survey. BMC Musc Disord. 2010;11:32.
46. Thompson JM. Exercise in muscle pain disorders. PM R. 2012 Nov;4(11):889-93.

47. Saxena A, Chansoria M, Tomar G, Kumar A. Myofascial pain syndrome: an overview. J Pain Palliat Care Pharmacother. 2015;29(1):16-21.

48. Itoh K, Katsumi Y, Kitakoji H. Trigger point acupuncture treatment of chronic low back pain in elderly patients – a blinded RCT. Acupunct Med. 2004;22(4):170-7.

49. Leite F, Atallah A, El Dib R, Grossmann E, Januzzi E, Andriolo RB, et al. Cyclobenzaprine for the treatment of myofascial pain in adults. Cochrane Database Syst Rev. 2009;(3):CD006830.

50. Annaswamy TM, DeLuigi AJ, O'Neill BJ, Keole N, Berbrayer D. Emerging concepts in the treatment of myofascial pain: a review of medications, modalities, and needle-based interventions. PM R. 2011;3(10):940-61.

51. National Institute for Health and Care Excellence (NICE). Osteoarthritis: care and management. Guidance and guidelines. NICE; 2016.

52. Bedson J, Croft PR. The discordance between clinical and radiographic knee osteoarthritis: a systematic search and summary of the literature. BMC Musculoskelet Disord. 2008;9(9):116.

53. Paskins Z, Sanders T, Croft PR, Hassell AB. The identity crisis of osteoarthritis in general practice: a qualitative study using video-stimulated recall. Ann Fam Med. 2015;13(6):537-44.

54. Dieppe PA, Lohmander LS. Pathogenesis and management of pain in osteoarthritis. Lancet. 2005;365(9463):965-73.

55. Wandel S, Juni P, Tendal B, Nuesch E, Villiger PM, Welton NJ, et al. Effects of glucosamine, chondroitin, or placebo in patients with osteoarthritis of hip or knee: network meta-analysis. BMJ. 2010;341:c4675.

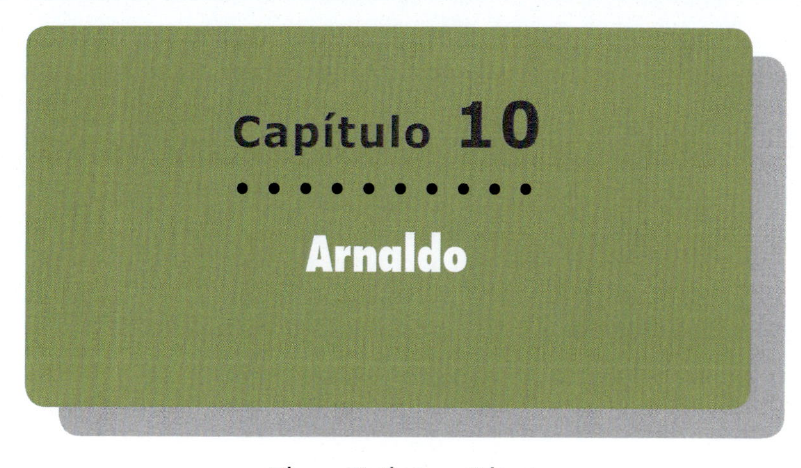

Capítulo 10

Arnaldo

Filomena Mariko Amaro Takiguti
Itamar de Souza Santos
José Benedito Ramos Valladão Júnior
Lilian Bentivegna Martens
Tamara Cristina Minotti
Tatiana Milla Mandia

Se o rastreamento fosse uma droga, ele já teria sido retirado do mercado. (Gøtzsche, 2013)[1]

Narrativa

Arnaldo é um homem de 54 anos, pardo, sedentário e evangélico. Comparece em consulta acompanhado de sua esposa, Solange, com quem é casado e tem três filhos. Mora no bairro Vila Dalva em casa de alvenaria, com saneamento básico e dois cômodos. Na residência convive com sua esposa e seus filhos (Ana, com 7 dias de vida, Julia, de 5 anos e Maria, de 12 anos); além disso, há três meses seu irmão mais novo saiu da cadeia e está morando com ele.

Solange se diz muito preocupada com o marido, pois refere que ele não se cuida. "Doutor, sabe como é, homem não liga para a saúde, não queria vir...". Ela insiste para realizarmos todos os exames possíveis, um "*check-up* geral".

Arnaldo diz que está bem, apenas sente cansaço e tosse, mas acredita que seja porque trabalha demais e por conta da poluição. "Doutor, ele não quer falar, mas sente batedeira no peito e falta de ar e às vezes até formigamento nas mãos. Ele não está bem... E precisa ver isso, pois a mãe morreu de infarto aos 50 anos. E a próstata nunca viu, tem medo."

Após conversar sobre seus medos, Arnaldo relata que percebeu que suas roupas estão largas, acorda suado e a tosse piorou há um mês, estando associada a cefaleia e coriza. Nega alterações urinárias, gastrintestinais ou uso de medicamentos. Nega fatores desencadeantes para a dor no peito, mas lembra que piorou após a vinda de seu irmão, que não consegue emprego e não tem onde morar.

Registro por SOAP

S

- Demanda por exames de rastreamento.
- Cansaço e tosse de longa data com piora há um mês, associada a coriza e cefaleia leve ocasional. Percebeu emagrecimento (não quantificado) e sudorese noturna no período. Nega febre ou dispneia.
- Dor precordial há um mês, associada a formigamento e palpitação. No momento, sem tais sintomas. Sintomas aparecem subitamente e melhoram espontaneamente em alguns minutos. Nega relação com esforço, porém acha que pode ter associação com estresse psíquico por acúmulo de preocupações em casa, no trabalho e agora com o irmão, que está com dificuldade de conseguir emprego. Nega sintomas depressivos. Nega comorbidade ou uso de medicamentos. Preocupa-se com esses sintomas estarem relacionados com doença cardíaca em virtude da história de morte materna, aos 50 anos, por infarto agudo do miocárdio.

O

- Bom estado geral, descorado (1+/4+), hidratado, acianótico, anictérico, afebril, eupneico.
- Peso: 70 kg; altura: 1,75 m; IMC: 22,8 kg/m^2.
- Frequência cardíaca: 93 bpm; pressão arterial: 100 × 70 mmHg.
- Frequência respiratória: 20 irpm; saturação de O_2: 97% em ar ambiente.
- Exame cardíaco e pulmonar: sem alterações.

A

» Demanda por exame de rastreamento.
» Medo/preocupação com doença.
» Tosse crônica.
» Precordialgia.
» Astenia.

P

» Converso sobre medo de doença e oriento sobre benefícios e riscos de exames de rastreamento. Arnaldo opta por realizar sorologias (HIV, sífilis, hepatites B), glicose, colesterol total e frações, pesquisa de sangue oculto nas fezes.
» Oriento sobre suspeita de tuberculose e solicito exame bacterioscópico do escarro e radiografia de tórax posteroanterior (PA) e perfil.
» Solicito também, como exames investigativos das queixas de dor torácica e astenia, eletrocardiograma, TSH e hemograma.
» Oriento retornar após resultados de exames.

Duas semanas depois

Após duas semanas, Arnaldo retorna sozinho com exames, bastante ansioso pelos resultados: "Doutor, não estou nada bem! Percebi que o formigamento das mãos piora quando fico pensando nos problemas. A tosse e a suadeira também estão piorando e mantenho cansaço para as atividades diárias."

S

» Formigamento nas mãos associado à ansiedade.
» Piora de tosse e sudorese noturna.
» Astenia mantida.
» Avaliação de resultados de exames.

O

» Peso: 69 kg, descorado (1+/4+).
» Exame cardíaco e pulmonar: sem alterações.

Resultados de exames complementares:

- Sorologias HIV, sífilis e hepatite B: não reagentes.
- Glicose: 102 mg/dL, colesterol total: 207 mg/dL, HDL: 38 mg/dL, LDL: 129 mg/dL, triglicérides: 161 mg/dL, TSH: 2,45 mU/L, Hb: 11,4 g/dL, Ht: 36%, VCM 86 fL, HCM 30 pg.
- Pesquisa de sangue oculto nas fezes: negativo.
- Eletrocardiograma: sem alterações.
- Radiografia de tórax (PA e perfil): opacificação parenquimatosa em lobo médio, à direita.
- Pesquisa BAAR (escarro): 2+/4+.

A

- Tuberculose pulmonar.
- Anemia de doença crônica.
- Sintomas ansiosos.

P

- Oriento sobre a confirmação do diagnóstico de tuberculose pulmonar e sobre o tratamento.
- Prescrevo esquema básico de tratamento da tuberculose com rifampicina + isoniazida + pirazinamida + etambutol por dois meses (2RHZE), seguido por rifampicina + isoniazida por quatro meses (4RH).
- Realizo notificação de tuberculose e acesso a vigilância sanitária da unidade de saúde para iniciarmos investigação de comunicantes.
- Oriento sintomas relacionados aos medicamentos e retorno em um mês para reavaliação ou antes, se necessário.
- Converso sobre a possibilidade de o sintoma de astenia estar provavelmente associado ao quadro de tuberculose e à anemia detectada no exame laboratorial. Com o tratamento da tuberculose, espera-se a resolução da anemia, sendo optado por seguimento laboratorial com novo hemograma e dosagem de perfil de ferro para avaliar a presença de anemia ferropriva associada e necessidade de reposição com sulfato ferroso.
- Converso sobre sintomas relacionados à ansiedade. Pelo fato dos sintomas serem ocasionais e não gerarem prejuízo funcional, Arnaldo opta, no momento, por não realizar psicoterapia ou uso de

medicamentos para o controle da ansiedade, pois tentará obter controle por meio de medidas comportamentais para lidar com as preocupações e o estresse.

Pontos abordados

» Rastreamento: conceitos e principais recomendações.
» Dor torácica e preocupação com doença cardíaca.
» Diagnóstico e manejo da tuberculose.
» Abordagem da anemia.

Discussão

A demanda pela realização de exames de rastreamento é uma situação extremamente comum na prática clínica e os médicos de família devem ter competência comunicacional e técnico-científica adequada para sua melhor abordagem.

Nos dias de hoje, em que o uso de exames complementares é realizado de modo indiscrimado, gerando altos índices de sobrediagnóstico e sobretratamento, custos elevados, encaminhamentos desnecessários e iniquidade, a principal ênfase na abordagem da demanda por exames requisitada pelo paciente recai sobre a prevenção quaternária. No entanto, o médico de família deve possuir habilidade para reconhecer os casos em que a demanda por exames, na verdade, representa um sinal dado pelo paciente de que "algo não está bem".

O reconhecimento desses casos permitirá ao médico de família filtrar os casos que necessitam de avaliação específica entre a maioria das situações em que essa demanda representa apenas informações incorretas e ansiedade geradas por uma cultura inadequada de "*check-up*", disseminada pelas mídias, instituições e, inclusive, profissionais de saúde.

No resumo clínico ilustrado, Arnaldo representa um homem que tipicamente têm baixa taxa de procura ao serviço de saúde e, de repente, aparece para atendimento. Esse é um fato que deve sensibilizar o médico de família a procurar entender os motivos e preocupações subjacentes à demanda por exames. Como observamos, durante a condução do caso clínico, a solicitação por exames foi apenas o pontapé inicial para a avaliação integral do médico de família, que possibilitou o entendimento e a detecção de seus reais problemas.

Por mais frequente que seja encontrarmos, na demanda por exames de rastreamento, o reflexo de um estado ansioso, existirão situações em que essa demanda apontará para a presença de problemas importantes relacionados à saúde da pessoa, incluindo doenças orgânicas. No caso clínico, observamos as duas situações: a presença de estado ansioso e a confirmação de condições orgânicas importantes.

Rastreamento: conceitos e principais recomendações

O rastreamento tem como objetivo selecionar, entre pessoas assintomáticas, aquelas nas quais uma possível intervenção precoce provocará mais benefícios que prejuízos e, deste modo, reduzir a morbidade e mortalidade de determinado agravo na população.[2] Entretanto, deve-se ter em mente o pressuposto importante de que toda intervenção em saúde (e o rastreamento nada mais é que uma intervenção de prevenção secundária) produz um risco potencial, que deve ser sempre avaliado e ponderado quando da instituição de um programa de rastreamento. Assim, são poucas as condições cujo rastreamento, de fato, produz um benefício superior aos riscos potenciais. A lógica do rastreamento, embora possa parecer óbvia e inócua, é complexa e coloca em xeque uma série de conceitos preestabelecidos, mas que carecem de avaliação crítica, como a ideia de que o diagnóstico precoce é sempre benéfico e a crença de que todas as condições "patológicas" humanas são progressivas e causadoras de sofrimento.

Em virtude de tais considerações, a justificativa para aplicação de testes de rastreamento eficazes, com impacto positivo em desfechos de saúde reais, deve ser baseada em evidências científicas de boa qualidade, idôneas, contextualizadas e atuais.[3] Além disso, existem alguns critérios para considerar a realização do rastreamento (Quadro 10.1).[4]

Os programas de rastreamento organizados têm a responsabilidade de garantir que toda a população incluída tenha acesso desde o teste de rastreamento, passando pelo diagnóstico confirmatório, até o tratamento do problema detectado.

No Brasil, a maior parte dos rastreamentos é realizada de maneira oportunística, isto é, de modo não sistemático, fora de um programa organizado com garantia de qualidade e boas taxas de participação. Nesses casos, geralmente os pacientes procuram um serviço de saúde com essa demanda, como no caso do Arnaldo, ou o médico aprovei-

Quadro 10.1. Critérios para um programa de rastreamento eficaz

Doença	• Deve ser uma condição com grande impacto epidemiológico. • Deve possuir história natural conhecida. • Deve possuir período assintomático bem definido. • Os benefícios do diagnóstico e tratamento precoces devem ser maiores que no diagnóstico habitual da doença.
Teste	• Deve ter boa sensibilidade e especificidade. • O teste de rastreamento, seguido de método diagnóstico confirmatório e tratamento, deve ser viável e custo-efetivo. • O processo de rastreamento deve ser contínuo e sistemático e sua gestão, continuamente avaliada e otimizada.
População	• Deve ter prevalência suficientemente significativa da doença. • Deve ter acesso a todo o cuidado médico necessário para a compleição do rastreamento. • Deve estar muito bem esclarecida do impacto do exame e de seus possíveis resultados (falsos positivos, falsos negativos, número de intervenções desnecessárias, desfechos negativos, entender que o exame não beneficiará a grande maioria e a impossibilidade de saber se o indivíduo será pessoalmente beneficiado pelo método).

ta o encontro suscitado por outro motivo e oferece o rastreamento. O grande problema dos rastreamentos oportunísticos é que não há nenhum tipo de controle quanto à indicação do teste, intervalo dos rastreamentos, treinamento dos radiologistas (no caso de mamografias e outros exames de imagem), população e idade-alvo, sistema de convocação-reconvocação, garantia de qualidade, acesso rápido aos exames confirmatórios, estadiamento e tratamento adequado. Isso faz com que mesmo rastreamentos para os quais há boas evidências de benefício se transformem em meros produtores de sobrediagnósticos (nas populações menos vulneráveis e de menor risco) e subdiagnósticos/falta de acesso (nas populações mais vulneráveis e de maior risco), em uma clara comprovação empírica da Lei dos Cuidados Inversos.[5]

Na avaliação crítica da literatura sobre rastreamentos, devemos lembrar da existência de alguns tipos de viés que podem produzir falsos resultados, equivocadamente utilizados como "evidência" para a recomendação de rastreamentos de baixo valor. Esses mesmos vieses alimentam a ideia de que os rastreamentos são eficazes (pois aparentemente quem faz rastreamentos tem doenças de melhor prognóstico) e reforçam a cultura da medicalização e do desespero com os riscos. Os principais vieses presentes no campo dos rastreamentos são o viés de antecipação ou de tempo ganho (*lead-time bias*), o viés de duração da doença (*length-time bias*) e o viés de sobrediagnóstico (*overdiagnosis bias*). Esses vieses aparecem quando utilizamos estudos observacionais, sem um controle adequado, e produzem resultados supostamente excepcionais para as pessoas que se submetem a rastreamento.[5]

No processo de rastreamento, por definição, há uma antecipação do diagnóstico (uma vez que ele é feito antes do diagnóstico realizado por sintomas), de modo que a sobrevida (tempo de vida após o diagnóstico) dos pacientes diagnosticados por rastreamento será sempre, em média, maior que a sobrevida dos pacientes diagnosticados tradicionalmente por meio de manifestações clínicas, mesmo que o rastreamento seja absolutamente inútil em prolongar a vida ou evitar mortes. O tempo entre o momento do diagnóstico feito pelo rastreamento e o suposto momento do diagnóstico clínico é chamado de *lead-time* (tempo de antecipação, em tradução livre), e o viés causado por sua inclusão no tempo de sobrevida, fazendo com que aparentemente o rastreamento aumente a sobrevida das pessoas, é chamado de viés de antecipação (*lead-time bias*). Esse viés cria a ilusão, nos pacientes e médicos pouco esclarecidos, de que a pessoa que teve seu diagnóstico feito precocemente por rastreamento vive mais, mas na verdade o indivíduo vive mais tempo sabendo que tem uma doença sem, no entanto, prolongar seu tempo de vida. A Figura 10.1 mostra graficamente o viés de antecipação.

Para que o rastreamento seja efetivo, a condição a ser rastreada deve ter um período assintomático razoavelmente longo; caso contrá-

Figura 10.1. Viés de antecipação (*lead-time bias*)

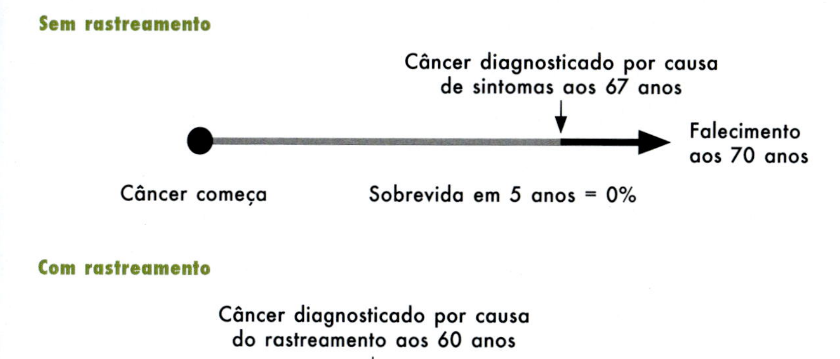

rio, o rastreamento teria de ser realizado com uma frequência maior, o que o tornaria ainda mais complexo. Em virtude desse imperativo, os rastreamentos são ótimos em "pegar" condições patológicas não progressivas ou de progressão muito lenta. Eles têm uma probabilidade de muito maior de encontrar esse tipo de condição que de encontrar doenças mais rapidamente progressivas (portanto, com um período assintomático muito curto e menos passíveis de detecção por rastreamento). Esse fato faz com que os tumores encontrados por rastreamento sejam de muito melhor prognóstico que os detectados clinicamente, dando a falsa impressão de que o prognóstico é melhor por causa do rastreamento. Esse é o chamado viés de duração da doença (*length-time bias*). Um tipo particular desse viés é o viés de sobrediagnóstico (*overdiagnosis bias*). Neste caso, a condição é não progressiva, ou seja, nunca teria se manifestado clinicamente, de modo que a sobrevida relacionada à doença não progressiva "tenderia ao infinito", se pensarmos que a pessoa nunca morrerá dessa condição em particular.[6]

Assim, um teste de rastreio só deve ser considerado efetivo se houver comprovação de redução da taxa de mortalidade específica evidenciada em ensaios clínicos randomizados. Ao contrário do que muitos médicos e pacientes pensam, aumentos nas taxas de detecção precoce e de sobrevida não provam que o rastreamento salve ou prolongue vidas.[7,8]

Os profissionais da atenção primária têm de se mostrar sempre atualizados em relação às evidências disponíveis tanto para a escolha da conduta clínica quanto para programação de políticas públicas de saúde. Nesse contexto, ferramentas como a medicina baseada em evidências são fundamentais. Idealmente, dúvidas clínicas devem ser sempre respondidas por revisões clínicas sistemáticas ou metanálises e por meio de ensaios clínicos randomizados controlados.

Grandes instituições de pesquisa produzem revisões sistemáticas de qualidade, levando em consideração a qualidade dos estudos individuais, a presença de vieses e conflitos de interesse. A United States Preventive Services Task Force (USPSTF)[9] e a Canadian Task Force on Preventive Health Care (CTFPHC)[10] são as principais fontes usadas como referência para o estabelecimento das indicações de rastreamento neste capítulo. A Tabela 10.1 mostra as principais recomendações de rastreamento de acordo com as referidas forças-tarefa.[11-13]

Tabela 10.1. Recomendações de rastreamento[11-13]

Condição	Referência	Recomendação
Câncer de próstata	USPSTF (2012) CTFPHC (2014)	Não se recomenda o rastreamento.
Câncer de mama	USPSTF (2016)	Mulheres entre 50 e 74 anos: mamografia a cada 2 anos (expor riscos e benefícios à mulher).
Câncer de colo uterino	CTFPHC (2013)	Mulheres entre 25 e 69 anos, sexualmente ativas e que tenham colo do útero: coleta de citologia oncótica a cada 3 anos.
Câncer colorretal	CTFPHC (2016)	Adultos entre 50 e 74 anos: pesquisa de sangue oculto nas fezes (2 amostras) a cada 2 anos.

(Continua)

Tabela 10.1. Recomendações de rastreamento[11-13] *(Cotinuação)*

Condição	Referência	Recomendação
Hipertensão	USPSTF (2015)	Adultos entre 18 e 39 anos sem fatores de risco: aferição de pressão arterial a cada 3 a 5 anos. Adultos com mais de 40 anos ou com risco aumentado para hipertensão (acima do peso ou com PA entre 130-139×85-89 mmHg): aferição de pressão arterial anual.
Diabetes	USPSTF (2015)	Adultos entre 40 e 70 anos com sobrepeso ou obesidade: glicemia de jejum a cada 3 anos.
Dislipidemia	USPSTF (2008)	Dosagem de colesterol total e frações* a cada 3 a 5 anos: homens acima de 35 anos ou indivíduos acima de 20 anos com risco aumentado para doenças cardiovasculares**.
Sorologia hepatite B	USPSTF (2014)	Não se recomenda o rastreamento na população geral, mas pode ser considerado em indivíduos de maior vulnerabilidade para DST.
Sorologia hepatite C	USPSTF (2013)	Não se recomenda o rastreamento na população geral, mas pode ser considerado em usuários de drogas intravenosas.
Sorologia para HIV	USPSTF (2013)	Indívíduos sexualmente ativos entre 15 e 65 anos: realizar 1 teste sorológico de rastreamento e, na presença de maior vulnerabilidade para DST***, repetir anualmente.
Sorologia para sífilis	USPSTF (2016)	Indivíduos com presença de maior vulnerabilidade para DST: sorologia anual.

** Não há evidência para indicação de dosagem de triglicerídeos.*
*** Risco aumentado (pelo menos 1 dos seguintes: diabetes, doença cardiovascular prévia, tabagismo, hipertensão, obesidade).*
**** Alta vulnerabilidade para DSTs: profissionais do sexo, homens que mantêm relação sexual com homens, portadores de DST, pessoas que tiveram contato sexual com portador de DST, relação sexual ocasional desprotegida, usuários de drogas.*

Arnaldo foi orientado sobre os riscos e os benefícios dos exames de rastreamento, ficando mais tranquilo em relação ao medo de doença de próstata e descartando a necessidade de realizar PSA ou toque retal.

Dor torácica e preocupação com doença cardíaca

Como apresentado previamente, Arnaldo possui queixas de precordialgia intermitente, ocasionalmente associada a palpitação e parestesias, que tem melhora espontânea em curto período e possui relação com estresse e excesso de preocupação. Esse sintoma acaba por lhe causar ainda mais ansiedade, pois se preocupa com a possibilidade de doença cardíaca e morte precoce.

Caso não existisse a queixa de precordialgia, a realização de exames complementares como rastreamento para doença miocárdica isquêmica teria, segundo a USPSTF, nível de recomendação D, ou seja, recomendação contra a realização do exame (eletrocardiograma ou teste de esforço), pois há de média a alta probabilidade de que tal aconselhamento não traga benefícios ou que seus danos superem os benefícios. Embora alguns programas de exercícios físicos (academias de ginástica, por exemplo) solicitem a realização de eletrocardiograma ou teste de esforço a participantes assintomáticos, não existe evidência suficiente de que existam benefícios para determinar essa prática.

Como Arnaldo se queixa de dor torácica, a avaliação sobre a necessidade de exames complementares deve ser analisada com minúcia pelo médico de família, iniciando-se pela caracterização propedêutica minuciosa da dor (caráter, localização, irradiação, fatores de melhora e piora, sintomas associados) e avaliação de seus riscos individuais.

Muitos fatores estão associados com maior risco de eventos coronarianos (infarto agudo do miocárdio não fatal, angina instável, morte coronariana), incluindo idade, sexo masculino, pressão alta, tabagismo, dislipidemia, diabetes, obesidade e sedentarismo. O risco cardiovascular de uma pessoa pode ser estimado baseando-se na presença desses fatores. Calculadoras estão disponíveis para verificar o risco de uma pessoa ter um evento cardiovascular, como QRISK2 e CVDRISK. Inserindo os dados e hábitos de vida de Arnaldo em uma dessas calculadoras, encontraremos um baixo risco cardiovascular (estimado em 6% de risco para ocorrência de evento cardiovascular em 10 anos), o que nos permite estimar como baixa a probabilidade de que ele tenha doença coronariana (probabilidade pré-teste), o que faz com que sua dor torácica também tenha uma chance menor de ser decorrente de condição cardíaca, como é sua preocupação. Entretanto, vale ressaltar que as características clínicas da dor torácica podem fazer com que a baixa probabilidade inicial de doença coronariana se eleve a níveis nos quais um exame complementar seja necessário para confirmar ou descartar sua etiologia cardíaca.

De maneira geral, embora todos os fatores de risco independentes que constituem cada uma dessas categorias (baixo ou alto risco) ainda não estejam totalmente estabelecidos, adultos jovens (homens < 50 anos e mulheres < 60 anos) que não têm outros fatores de risco clássicos para doença coronariana (risco < 10% em 10 anos) são considerados de baixo risco. Adultos com um ou mais fatores de risco cardiovascular devem ser mais bem avaliados, pois podem apresentar alto risco (> 20% risco em 10 anos).

Além da análise do risco cardiovascular, a avaliação da prevalência de causas da dor torácica na atenção primária é importante para o entendimento da probabilidade pré-teste de Arnaldo ter uma condição cardíaca mais grave.

Um estudo prospectivo de 399 episódios de dor torácica em pacientes atendidos em múltiplos centros ambulatoriais no período de um ano observou as seguintes prevalências de várias causas de dor torácica na atenção primária (Tabela 10.2).[14]

Tabela 10.2. Causas de dor torácica na atenção primária

Causas	Prevalência (%)
Musculoesquelética	36
Gastrintestinal	19
Cardíaca	16
Angina estável	10,5
Angina instável ou infarto do miocárdio	1,5
Outra causa cardíaca	3,8
Psiquiátrica	8
Pulmonar	5
Outras/desconhecidas	16

Aproximadamente 60% dos diagnósticos de dor torácica não eram decorrentes de doenças cardíacas, gastrintestinais ou pulmonares. A origem musculoesquelética foi a maior responsável pela dor torácica (36% de todos os diagnósticos), seguida por refluxo esofágico (13%). Angina estável foi responsável por 11% dos episódios de dor torácica; angina instável ou infarto do miocárdio ocorreram em somente 1,5%. Essas observações são consistentes com outros estudos sobre a frequência da etiologia de dor torácica na atenção primária.[15-19]

Como apontado, a probabilidade de uma dor torácica ser resultante de alguma doença mais grave é baixa na atenção primária. No entanto, o risco existe e, por isso, como já ressaltado, é importante realizar uma avaliação clínica detalhada, avaliando[20] idade, sexo, características da dor (localização, irradiação, intensidade, duração e frequência, fatores que desencadeiam e aliviam a dor), quaisquer sintomas associados, história cardiovascular (fatores de risco ou doença cardiovascular prévia), história familiar e exame cardiopulmonar.

Após tal avaliação, recomenda-se realizar um diagnóstico baseado na análise clínica, considerando-se a classificação clínica da dor torácica descrita a seguir.[21]

» Angina típica (definitiva):
 - desconforto ou dor retroesternal;
 - desencadeada pelo exercício ou estresse emocional;
 - aliviada com repouso ou uso de nitroglicerina.

» Angina atípica (provável):
 - presença de somente dois dos fatores acima.

» Dor torácica não cardíaca (ou não anginosa):
 - presença de somente um ou nenhum dos fatores acima.

Percebemos que Arnaldo de fato possui baixa probabilidade de dor torácica cardíaca; além disso, está assintomático no momento e seu histórico de sintomas ansiosos e preocupação excessiva sugerem que sua dor possa ser classificada como dor torácica não cardíaca e esteja mais relacionada ao estado ansioso.

Uma boa comunicação entre o profissional de saúde e o paciente é essencial no manejo desses casos. Deve-se levar em consideração que a pessoa com dor torácica pode estar preocupada e ansiosa, particularmente quando a causa da dor ainda é desconhecida.

A aplicação do método clínico centrado na pessoa é fundamental para avaliar a experiência do paciente em relação à dor que vem apresentando. Com uma escuta qualificada foi possível observar medos, expectativas e outros aspectos subjetivos de Arnaldo em relação aos seus sintomas. O projeto terapêutico incorporou considerações sobre a provável origem da dor (associada aos momentos de estado ansioso) e a remota probabilidade de causa cardíaca, o que lhe permitiu ficar mais tranquilo. Além disso, optou-se, com o paciente, pela realização de eletrocardiograma (ECG), pelo histórico de recorrência de dores e com a finalidade de possível apaziguamento da ansiedade de Arnaldo, após seu entendimento de riscos e benefícios sobre realizá-lo. Por fim, vale lembrar que um ECG de repouso contribui pouco no sentido de aumentar ou diminuir a probabilidade pós-teste de doença coronariana em casos ambulatoriais, ao contrário das situações de dor torácica aguda, nas quais o ECG no pronto-socorro é imprescindível. Caso a probabilidade de doença coronariana da dor torácica do Arnaldo fosse intermediária, um teste de esforço (ECG de esforço) estaria indicado. O ECG de esforço tem baixo valor preditivo se utilizado em pacientes de baixo risco, uma vez que o maior preditor de doença é a probabilidade pré-teste. No outro extremo da probabilidade de doença coronariana (alta probabilidade), o ECG de esforço também não terá muito valor no sentido de confirmar o diagnóstico; entretanto, ele poderá ser útil para estimar o prognóstico e a gravidade da doença.

Diagnóstico e manejo da tuberculose

A tuberculose (TB) é uma doença infectocontagiosa, universal, crônica, endêmica, cujo agente etiológico é uma micobactéria, o *Mycobacterium tuberculosis* – bacilo de Koch. É a principal causa de morte por doença infecciosa em adultos nos países em desenvolvimento. No Brasil, foram notificados 63.189 novos casos de TB em 2015 e 4.343 óbitos no ano de 2014. O coeficiente de incidência de TB vem caindo nas últimas décadas, passando de 51,8 casos/100 mil habitantes em 1990 para 30,9 casos/100 mil habitantes em 2015 (uma redução de mais de 40%). A mortalidade também vem caindo (de 3,6 óbitos por TB/100 mil habitantes em 1990 para 2,2/100 mil em 2014). Essa queda na incidência e na mortalidade da TB é multifatorial, mas parte significativa dela pode ser atribuída à expansão da Estratégia de Saúde da Família como modo de provimento de atenção primária à saúde à população. Entretanto, a TB ainda é um problema de saúde pública no Brasil, que faz parte de um grupo de 22 países de alta carga de doença, responsáveis por 80% dos casos de TB no mundo, estando na 16ª posição em números absolutos de casos.[22] Atinge todos os grupos etários, com predomínio em pessoas economicamente ativas, entre 15 e 54 anos, do sexo masculino.[23]

É uma enfermidade que se transmite de pessoa a pessoa, através do ar, por meio de gotículas microscópicas carregadas de bacilos, expelidas pela fala, espirro e principalmente pela tosse de um paciente bacilífero. A via respiratória é a porta de entrada mais frequente, porém outras vias são possíveis, como digestiva, cutânea e ocular. Para haver o contágio, a intensidade do contato é fundamental, seja pela proximidade, seja por continuidade ou presença de um ambiente desfavorável, além do estado bacteriológico do paciente. Estima-se que uma pessoa com doença pode infectar, em média, de 10 a 15 pessoas que com ela tenham tido contato durante um ano. Essas condições colaboram para a associação da TB aos agrupamentos humanos com piores condições socioeconômicas, em que são encontradas famílias numerosas, multigeracionais, vivendo em casas pequenas, mal ventiladas e úmidas.

A identificação de um paciente bacilífero no início de sua sintomatologia é fundamental para intervir na cadeia de transmissão da TB. A doença pode atingir qualquer órgão ou sistema, e suas manifestações dependerão do órgão acometido, o que guiará a investigação diagnóstica. Entretanto, 90% dos pacientes com TB desenvolvem a forma pulmonar.[24]

Os sintomas clássicos da TB pulmonar são: tosse persistente, produtiva ou não (com muco e eventualmente sangue), febre vespertina, sudorese noturna e emagrecimento.

Em locais com elevadas taxas de incidência de TB, todo paciente que procure a unidade de saúde com queixa de tosse deve ter a doença incluída em sua investigação diagnóstica.

No caso clínico do senhor Arnaldo, foi considerada a suspeita de doença de vias aéreas superiores, mas como apresentava sintomas de tosse a mais de duas semanas e história clínica compatível com TB (sudorese, emagrecimento, cansaço, convívio próximo com seu irmão que estava preso, em ambiente desfavorável – úmido, mal ventilado e pequeno), essa resultou na principal hipótese diagnóstica a ser investigada. Assim iniciou-se a investigação, com baciloscopia de escarro e exame radiológico do tórax.

Diagnóstico

Nos pacientes com quadro clínico sugestivo de TB, deve-se confirmar o diagnóstico por meio de exames micobacteriológicos. Os exames radiológicos, embora não sejam suficientes para confirmação, devem ser sempre realizados, pois fornecem informações importantes para o diagnóstico e a avaliação de extensão e gravidade da doença. Outros exames complementares que auxiliam no diagnóstico podem ser utilizados em situações específicas, em que o diagnóstico bacteriológico é negativo ou de difícil acesso, podendo ser realizada prova tuberculínica, exame histopatológico e biomolecular.

Baciloscopia direta (BAAR)

É um método simples e seguro, técnica mais utilizada em nosso meio.

A baciloscopia do escarro, desde que executada corretamente em todas as suas fases, permite detectar de 60 a 80% dos casos de TB pulmonar, o que é importante do ponto de vista epidemiológico, já que os casos bacilíferos são os responsáveis pela manutenção da cadeia de transmissão. São necessárias pelo menos duas amostras de escarro, sendo a primeira no dia da consulta e a segunda no dia subsequente.

A baciloscopia direta deve ser solicitada aos pacientes que apresentem:[25]

» tosse > 3 semanas;

» suspeita clínica e/ou radiológica de TB pulmonar (independente do tempo de tosse);

» suspeita clínica de TB extrapulmonar (exame em materiais biológicos diversos).

Cultura de BK

A principal vantagem da cultura é a identificação e tipificação do bacilo e a realização de testes de sensibilidade aos tuberculostáticos; é um procedimento de baixo custo, porém sua principal desvantagem é o tempo de detecção do crescimento bacteriano, que pode levar de 14 a 30 dias.

Radiografia de tórax

A radiografia de tórax é método diagnóstico de grande importância na investigação da TB. Diferentes achados radiológicos apontam para a suspeita de doença em atividade ou doença no passado, além do tipo e da extensão do comprometimento pulmonar. Deve ser solicitada para todo paciente com suspeita clínica de TB pulmonar. No entanto, até 15% dos casos de TB pulmonar não apresentam alterações radiológicas, principalmente pacientes imunodeprimidos.

Comentário

A TB na criança (menores de 10 anos) apresenta especificidades que devem ser consideradas durante sua investigação diagnóstica. A forma pulmonar difere do adulto, pois costuma ser abacilífera, isto é, negativa ao exame bacteriológico, pelo reduzido número de bacilos nas lesões. Além disso, crianças, em geral, não são capazes de expectorar. Desta maneira, o exame radiológico e o teste tuberculínico podem ser mais úteis.

Princípios do tratamento e seguimento

A associação medicamentosa adequada, as doses corretas e o uso por tempo suficiente são os princípios básicos para o tratamento, evitando a persistência bacteriana e o desenvolvimento de resistência aos fármacos e, assim, assegurando a cura do paciente. A esses princípios soma-se o tratamento diretamente observado (TDO), como estratégia fundamental para o sucesso terapêutico.

O TDO tem o intuito de diminuir as taxas de abandono, proporcionando a observação da tomada de medicamentos, bem como o estabelecimento de um vínculo entre paciente e profissional/unidade de saúde, facilitando a detecção e a solução de barreiras que possam impedir a adesão ao tratamento. Pode ser realizado em domicílio ou na unidade de saúde, podendo ser uma observação diária ou três vezes na semana.

É importante ter uma postura de escuta qualificada para compreender as necessidades dos que buscam as unidades de saúde para uma produção do cuidado com responsabilidade, solidariedade e compromisso. Tal entendimento requer perceber o usuário a partir de suas necessidades pessoais e/

ou familiares, de suas condições de vida, do vínculo entre o serviço e os trabalhadores que produzem o cuidado, da autonomia em seu modo de viver.

A informação ao paciente sobre sua doença, a duração do tratamento prescrito, a importância da regularidade no uso dos medicamentos, as graves consequências advindas da interrupção ou do abandono do tratamento são fundamentais para o sucesso terapêutico. Essa é uma atividade de educação para o tratamento que deve ser desenvolvida durante as consultas e entrevistas, tanto iniciais quanto subsequentes.

O seguimento do paciente deve ser realizado com consultas mensais, realização mensal da baciloscopia de controle, nos casos de TB pulmonar, sendo indispensáveis as do 2°, 4° e 6° meses, no esquema básico (Tabelas 10.3 e 10.4). Em casos de baciloscopia positiva no final do segundo mês de tratamento, solicitar cultura para micobactérias com identificação e teste de sensibilidade.

No caso de Arnaldo, os exames de escarro e radiografia de tórax estavam alterados, sendo confirmado o diagnóstico de TB. O caso foi notificado, já que é uma doença de notificação compulsória, iniciando-se o tratamento com esquema básico: dois meses de RHZE e subsequentemente quatro meses com RH, realizando o TDO diariamente na unidade de saúde e seguimento com consultas mensais.

Reações adversas

A maioria dos pacientes submetidos ao tratamento da TB consegue finalizá-lo sem efeitos colaterais relevantes, podendo apresentar intolerância gástrica, urticária, *rash*, prurido, icterícia colestática, choque anafilático, vasculites, entre outras. É preciso avaliar dose e horários da administração das medicações, idade, uso de álcool, estado nutricional, gravidez, coinfecção pelo HIV, funções hepática e renal.

Prevenção e controle

Entre as medidas de prevenção e controle da TB temos disponíveis vacinação com BCG, busca ativa de casos (exames de contatos) com diagnóstico e tratamento precoce, e o tratamento da infecção latente (ILTB) com isoniazida. A vacina BCG (bacilo de Calmette-Guérin) contém a bactéria atenuada de origem bovina (*Mycobacterium bovis*), que não impede a infecção e o adoecimento de pessoas altamente expostas ou já infectadas, porém pode conferir certo grau de proteção para crianças contra formas graves de TB, particularmente a meningite tuberculosa.

Tabela 10.3. Esquema básico para o tratamento da TB em adultos e adolescentes[23]

Regime	Fármacos	Faixa de peso	Unidade/dose	Meses
2 RHZE Fase invasiva	RHZE 150/75/400/275 comprimido em dose fixa combinada	20 a 35 kg	2 comprimidos	2
		36 a 50 kg	3 comprimidos	
		> 50 kg	4 comprimidos	
4 RH Fase de manutenção	RH comprimido ou cápsula 300/200 ou 150/100	20 a 35 kg	1 comprimido ou cápsula 300/200 mg	4
		36 a 50 kg	1 comprimido ou cápsula 300/200 mg + 1 comprimido ou cápsula 150/100 mg	
		> 50 kg	2 comprimidos ou cápsulas 300/200 mg	

Obs.: O esquema com RHZE pode ser administrado nas doses habituais para gestantes e está recomendado o uso de piridoxina (50 mg/dia) durante a gestação pela toxicidade neurológica (devido à isoniazida) no recém-nascido.

Tabela 10.4. Esquema básico para o tratamento da TB em crianças (< 10 anos)[23]

Fases do tratamento	Fármacos	Peso do doente			
		Até 20 kg	> 21 a 35 kg	> 36 a 45 kg	> 45 kg
		mg/kg/dia	mg/dia	mg/dia	mg/dia
2 RHZ Fase de ataque	R	10	300	450	600
	H	10	200	300	400
	Z	35	1.000	1.500	2.000
4 RH Fase de manutenção	R	10	300	450	600
	H	10	200	300	400

Recomenda-se a prevenção da infecção latente tuberculosa em recém-nascidos (RN) que coabitam com caso-índice bacilífero. Nesse caso, o RN não deverá ser vacinado ao nascer e deverá receber izoniazida durante três meses, realizando-se a prova tuberculínica posteriormente para avaliar o tratamento.

Considera-se contato de TB toda pessoa que convive no mesmo ambiente com o caso-índice no momento do diagnóstico da doença. O convívio pode ser domiciliar, ambiente de trabalho, instituições de longa permanência e escola. Assim, no caso da família do senhor Arnaldo, todos serão avaliados; será necessário oferecer quimioprofilaxia para a recém-nascida, e investigação de acordo com a idade das outras duas filhas, como demonstrado nas Figuras 10.2 e 10.3.

Figura 10.2. Fluxograma para a investigação de contatos maiores de 10 anos[23]

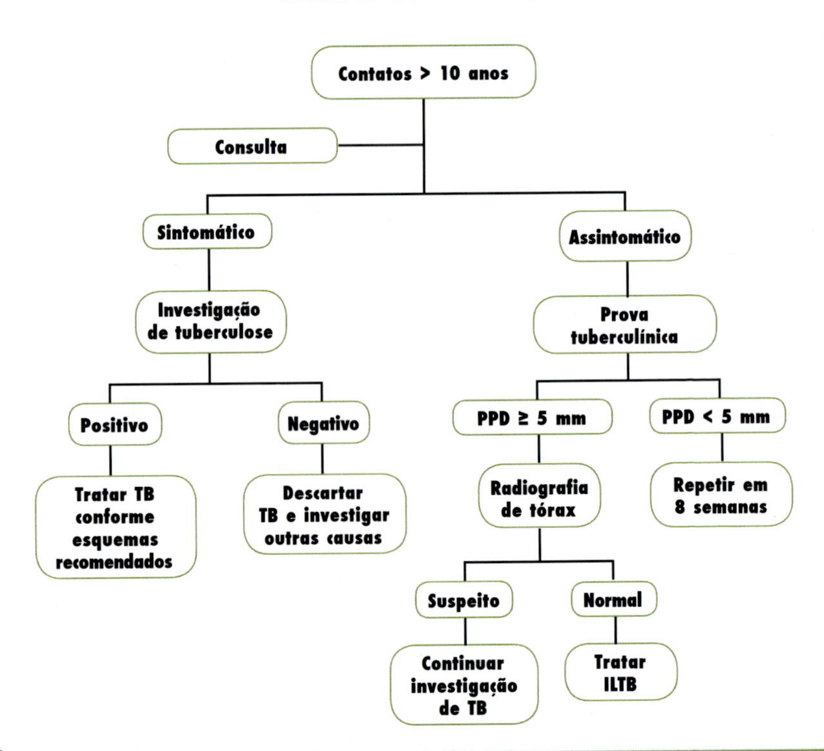

Figura 10.3. Fluxograma para a investigação de contatos menores de 10 anos[23]

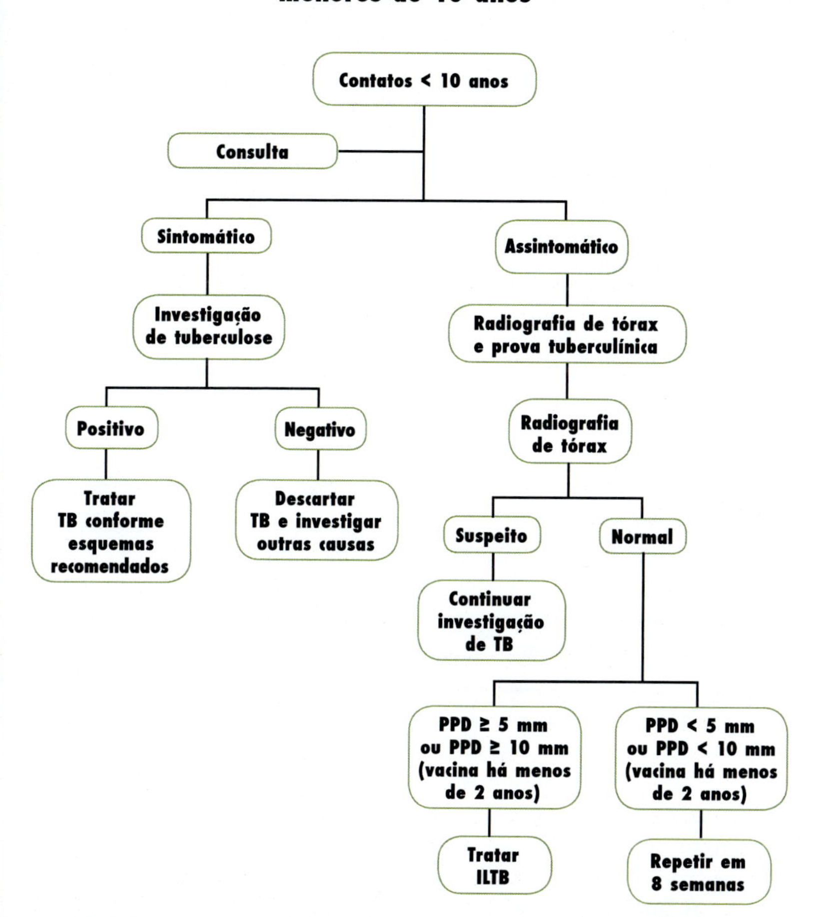

Abordagem da anemia

A queixa de cansaço trazida por Arnaldo é muito comum no dia a dia do MFC. Quando associada a outras queixas (dispneia, tontura/desmaio, perda sanguínea) e sinais do exame físico (palidez de pele e mucosas, taquicardia, hipotensão postural), deve-se investigar anemia, sendo recomendada a realização de hemograma com reticulócitos como método investigativo inicial.

A anemia é definida pela OMS de acordo com os níveis de hemoglobina, conforme gênero, faixa etária e presença de gestação (Tabela 10.5).[26]

Tabela 10.5. Anemia por níveis de hemoglobina de acordo com a OMS

Indivíduo	Hemoglobina (g/dL)
Lactente e criança (6 meses a 6 anos)	11,0
Crianças e adolescentes (6 a 14 anos)	12,0
Homem	13,0
Mulher (não gestante)	12,0
Mulher (gestante)	11,0

O índice mais importante para estreitar os diagnósticos diferenciais em pacientes com anemia é o volume corpuscular médio (VCM).[27] Em geral, podemos classificar as anemias de acordo com o VCM:

- » **VCM < 80 ft:** anemia microcítica;
- » **VCM entre 80 e 100 ft:** anemia normocítica;
- » **VCM > 100 ft:** anemia macrocítica.

O Quadro 10.2 mostra os principais diagnósticos diferenciais de anemias de acordo com o valor do VCM.

Na avaliação de pacientes com anemia, deve-se também avaliar as outras séries do hemograma (leucócitos e plaquetas) e a presença de sintomas e sinais de doenças sistêmicas. Os reticulócitos são mais úteis na avaliação das anemias com VCM normal (normocíticas), estando elevados nas anemias hemolíticas.[28]

A causa mais comum de anemia é a ferropriva, que, conforme dados da OMS, pode atingir até 30% da população mundial.[24] A deficiência de ferro acontece quando a quantidade absorvida não é capaz de suprir as necessidades (gestação, parto e puerpério; dieta pobre em ferro; parasitas intestinais; diminuição da absorção intestinal; perda excessiva de sangue; efeito de medicações). No diagnóstico de anemia ferropriva, além de avaliar o hemograma (que, em geral, revela anemia hipocrômica microcítica), a realização de dosagem de perfil de ferro (ferro, ferritina, transferrina, saturação de transferrina) é outro importante recurso para o manejo adequado. O tratamento da anemia ferropriva é simples e está descrito no Quadro 10.3.[29,30]

Quadro 10.2. Diagnóstico diferencial das anemias conforme o VCM

Microcitose (VCM < 80)	Normocitose (VCM 80-100)	Macrocitose (VCM > 100)
• Anemia ferropriva. • Talassemia. • Anemia de doença crônica.	• Anemia de doença crônica. • Sangramento agudo e deficiência de ferro incipiente. • Doença renal crônica. • Anemias mistas. • Hemólise.	• Deficiência de folato e B12 (anemia megaloblástica). • Abuso de álcool. • Drogas (anticonvulsivantes, metotrexato etc.). • Doença hepática e hipotireoidismo. • Doença medular (mielodisplasia).

Quadro 10.3. Tratamento da anemia ferropriva

Orientação nutricional: orientar aumento da ingesta de alimentos ricos em ferro (carnes, peixe, ovo, feijão, ervilha, lentilha, soja), sempre que possível com uma fonte de vitamina C (melhora a absorção de ferro). Além disso, é importante evitar alimentos que diminuem sua absorção (leite e derivados, doces).
Suplementação de ferro: deve ser realizada por via oral com dose recomendada de 300 mg de sulfato ferroso (60 mg de Fe elementar) de 8 em 8 horas em adultos e 2 mg/kg/dia em crianças. O tratamento parenteral é reservado aos casos de intolerância ao tratamento oral, sangramento crônico ou má absorção.
Quando estiver normal, monitorar Hb, HCM e VCM a cada 3 meses no primeiro ano e depois manter avaliação anual.

Uma possibilidade, caso haja demora ou dificuldade na investigação da causa específica da anemia ou na aderência do paciente à realização de exames adicionais, é o tratamento empírico para anemia ferropriva, pois corresponde à causa mais comum de anemia. Entretanto, deve-se lembrar de que anemia ferropriva em adultos, particularmente homens, e idosos, deve ser investigada quanto à sua origem (geralmente sangramento gastrintestinal crônico). Em crianças e mulheres jovens, o tratamento empírico isolado pode ser uma possibilidade, desde que exista alta probabilidade de se tratar de deficiência nutricional ou associação com a menstruação. Nos casos de anemia ferropriva em mulheres com fluxo menstrual intenso, vale a pena tentar identificar a causa (hemorragia uterina disfuncional, miomas) e reduzir a quantidade de sangramento.

Outro índice de interesse diagnóstico que está presente no hemograma é o *red blood cell distribution width* (RDW), que estima a variação no tamanho das hemácias. Esse índice varia de 11 a 15%; um RDW elevado (> 15%) indica a presença de anisocitose; é útil na avaliação de anemias mistas, como a de deficiências nutricionais (ferro e B12 e/ou folato).

A segunda causa de anemia é resultante da resposta inflamatória sistêmica de doenças crônicas: a anemia de doença crônica. Seu padrão hematológico é geralmente caracterizado por uma anemia normocítica normocrômica (por vezes, hipocrômica microcítica), em que pode existir ou não deficiência de ferro associada. O manejo ideal desse tipo de anemia consiste no tratamento ou compensação da doença crônica de base.

No contexto da atenção primária, a anemia ferropriva é, de fato, a responsável pela maioria dos casos; todavia, casos associados ao etilismo, à doença hepática, deficiências de B12 e ácido fólico também podem ser encontrados com alguma frequência, o que faz com que o MFC deva dominar a abordagem diagnóstica inicial de qualquer paciente com anemia que porventura tenha contato.

No caso clínico relatado neste capítulo, Arnaldo possui uma anemia normocítica normocrômica presumidamente secundária à doença crônica diagnosticada (tuberculose). O tratamento da tuberculose é, assim, o manejo essencial para a correção dessa anemia. Espera-se que nos primeiros dois meses (fase de ataque do tratamento da tuberculose) já ocorra resolução da anemia e ganho de peso pelo paciente. Adicionalmente, solicitou-se perfil de ferro para avaliar a necessidade de sua suplementação na presença de deficiência associada.

Referências

1. Gøtzsche P. Deadly medicines and organised crime: how big pharma has corrupted healthcare. Londres: Radcliffe Publishing; 2013.
2. Gates TJ. Screening for cancer: evaluating the evidence. Am Fam Physician. 2001 Feb 1;63(3):513-23.
3. Brasil. Ministério da Saúde. Departamento de Atenção Básica. Rastreamento. Série A. Normas e Manuais Técnicos. Cadernos de Atenção Primária, n. 29. Brasília: Ministério da Saúde; 2010.
4. Wilson JMG, Jungner G. Principles and practice of screening for disease. WHO Chronicle Geneva: World Health Organization (1968);22(11):473.
5. Hart JT. The inverse care law. Lancet. 1971;297(7696):405-12.
6. Morrison AS. Screening in chronic diseases. 2. ed. Nova York: Oxford University Press; 1992.
7. Gigerenzer G, Gaissmaier W, Kurz-Milcke E, Schwartz LM, Woloshin S. Helping doctors and patients make sense of health statistics. Psychol Sci Public Interest. 2007;8(2):53-96.
8. Wegwarth O, Schwartz LM, Woloshin S, Gaissmaier W, Gigerenzer G. Do physicians understand cancer screening statistics? A national survey of primary care physicians in the United States. Ann Intern Med. 2012;156:340-9. Acesso em: 30 out. 2016.
9. United States Preventive Services Task Force (USPSTF). Disponível em: http://www.uspreventiveservicestaskforce.org/. Acesso em: 30 out. 2016.
10. Canadian Task Force on Preventive Health Care (CTFPHC). Disponível em: http://canadiantaskforce.ca/ctfphc-guidelines/overview/. Acesso em: 30 out. 2016.
11. Ilic D, Neuberger MM, Djulbegovic M, Dahm P. Screening for prostate cancer. Cochrane Database of Syst Rev. 2013;31(1).
12. Jorgensen Karsten Juhl, Gotzsche PC. Overdiagnosis in publicly organised mammography screening programmes: systematic review of incidence trends. BMJ. 2009;339:b2587.
13. Quintero E, Castells A, Bujanda L, Cubiella J, Salas D, Lanas Á, et al. Colonoscopy versus fecal immunochemical. Testing in colorectal-cancer screening. N Engl J Med. 2012; 366:697-706.
14. Klinkman MS, Stevens D, Gorenflo DW. Episodes of care for chest pain: a preliminary report from MIRNET. Michigan Research Network. J Fam Pract. 1994;38:345.
15. Martina B, Bucheli B, Stotz M, Battegay E, Gyr N, et al. First clinical judgment by primary care physicians distinguishes well between nonorganic and organic causes of abdominal or chest pain. J Gen Intern Med. 1997;12:459.

16. Svavarsdóttir AE, Jónasson MR, Gudmundsson GH, Fjeldsted K. Chest pain in family practice. Diagnosis and long-term outcome in a community setting. Can Fam Physician. 1996;42:1122.

17. Buntinx F, Knockaert D, Bruyninckx R, de Blaey N, Aerts M, Knottnerus JA, et al. Chest pain in general practice or in the hospital emergency department: is it the same? Fam Pract. 2001;18:586.

18. [No authors listed]. An exploratory report of chest pain in primary care. A report from ASPN. J Am Board Fam Pract. 1990;3:143.

19. Bösner S, Becker A, Haasenritter J, Abu Hani M, Keller H, Sönnichsen AC, et al. Chest pain in primary care: epidemiology and pre-work-up probabilities. Eur J Gen Pract. 2009;15:141.

20. The National Institute for Health and Care Excellence (NICE). Chest pain of recent onset: assessment and diagnosis. 2010. Disponível em: https://www.nice.org.uk/Guidance/CG95.

21. Drews CAT, Drews FB. Dor torácica, angina e infarto agudo do miocárdio. In: Gusso G, Lopes JM. Tratado de Medicina de Família e Comunidade: Princípios, Formação e Prática. Porto Alegre: ArtMed; 2012.

22. Brasil. Ministério da Saúde. Secretaria de Vigilância em Saúde. Ministério da Saúde. Perspectivas brasileiras para o fim da tuberculose como problema de saúde pública. Brasília: Boletim Epidemiológico. 2016;47(13):1-15.

23. Duncan BB, Schmidt M, Giugliani C, eds. Medicina ambulatorial: condutas em atenção primária baseada em evidências. 4. ed. Porto Alegre: Artmed; 2013.

24. Word Health Organization (WHO). Treatment of tuberculosis: guidelines. 4. ed. Genebra: WHO; 2009.

25. Brasil. Ministério da Saúde. Manual de recomendações para o controle da tuberculose no Brasil. Brasília: Ministério da Saúde; 2011.

26. World Health Organization. Iron Deficiency Anaemia: Assessment, Prevention, and Control: A Guide for Programme Managers. Geneva, Switzerland: World Health Organization; 2001.

27. Smith A. Guide to evaluation and treatment of anaemia in general practice. Prescriber 2012;23(21):25-42.

28. Kujovich JL. Evaluation of anemia. Obstet Gynecol Clin N Am. 2016;43:247-64.

29. Macedo LA, Moraes MM. Anemias. In: Gusso G, Lopes JMC, eds. Tratado de medicina de família e comunidade: princípios, formação e prática. Porto Alegre: Artmed; 2012. p.796-802.

30. Simon C, Everrit H, van Dorp F. Anemia ferropriva. In: Manual de clínica geral de Oxford. Porto Alegre. Artmed; 2013.

Capítulo 11

Marisa, Cleiton, David e Victor

Dulce Maria Senna
János Valery Gyuricza
Marcela Mitie Missawa
Stephan Sperling
Viviane da Silva Freitas

A história humana não se desenrola apenas nos campos de batalhas e nos gabinetes presidenciais. Ela se desenrola também nos quintais, entre plantas e galinhas, nas ruas de subúrbios (...). Disso eu quis fazer a minha poesia. Dessa matéria humilde e humilhada, dessa vida obscura e injustiçada, porque o canto não pode ser uma traição à vida, e só é justo cantar se o nosso canto arrasta consigo as pessoas e as coisas que não têm voz. (Ferreira Gullar)

Narrativa

Hoje, Marisa Silva, mulher de 27 anos, trouxe à Unidade Básica de Saúde (UBS) seus três filhos, Cleiton, David e Victor, de 10, 9 e 4 anos, respectivamente. Ela conta que Victor está com febre desde ontem, tossiu a noite toda e queixou-se de dor de garganta hoje pela manhã. Não sabia que remédio dar, mas também não tinha nenhum em casa; quer um antibiótico e um xarope. Ao exame clínico, Victor está com bastante coriza, tem tosse, mas não tem febre e a oroscopia está normal, assim como a palpação das cadeias linfáticas cervicais.

Marisa não fica muito satisfeita com a explicação de que Victor está com um problema respiratório benigno inespecífico e que a melhor conduta no momento é observar o quadro mantendo medidas de suporte e medicamentos sintomáticos em vez do uso de antibióticos. Além disso, fica apreensiva quando o médico toca no assunto do excesso de peso de Victor. De fato, o menino está bastante acima do peso. Ela questiona se seria o caso de fazer algum exame, já que ele também adora doce. Victor às vezes quer mamar no peito e Marisa tem muita dificuldade para negar.

Além da consulta do Victor, Marisa também trouxe os outros filhos, pois quer aproveitar e pedir ao médico exames de tudo o que for possível para ver se está tudo bem com eles. O Conselho Tutelar a tem visitado eventualmente e ela diz que é importante mostrar que está cuidando dos meninos. Por outro lado, quando perguntada sobre suas condições de moradia, ela demonstra querer evitar o assunto.

Cleiton e David aparentam estar bastante saudáveis, mas, quando perguntados, Cleiton reclama carrancudamente de coceira. David confirma que também está com coceira. Ambos apresentam algumas feridas pelo corpo, mas principalmente nos braços e próximo ao umbigo, que foram explicadas como bolinhas que surgiram há mais de 15 dias, que coçam muito, inclusive durante a noite. Outros familiares não apresentam essas queixas. A mãe questiona se eles estão com vermes, porque vivem reclamando de uma dor de barriga inespecífica sem sintomas associados. Porém, os meninos não apresentam tal queixa no momento da consulta e o exame clínico não mostra alteração alguma.

As anotações no familiograma dos Silva informam que Marisa e seu marido José (atualmente com 28 anos) vieram de Cabeceira Grande (MG), onde nasceram, para São Paulo, onde José possui primos, há três anos. Lá ficaram o pai e os sete irmãos de Marisa, e a mãe e os cinco irmãos de José.

Há dois anos o casal se separou e José foi morar com os primos e raramente quer prestar assistência às crianças. Marisa atualmente vive sozinha com seus três filhos, desdobrando-se entre trabalhar e cuidar das crianças. Seis dias por semana à tarde ela deixa os filhos sozinhos em casa para trabalhar como empregada doméstica diarista. Os filhos mais velhos, aos domingos, vão a uma feira livre buscar algum trabalho para colaborar na renda. Cleiton e David também frequentam a escola, mas Victor ainda não conseguiu uma vaga na creche e Marisa divide com os meninos maiores a tarefa de olhar pelo menor.

Dados da visita domiciliar

A casa onde moram é bem pequena, úmida e pouco ventilada. Marisa divide uma cama com Victor, tendo outra para Cleiton e David. No mesmo cômodo estão o fogão e a geladeira, uma televisão e uma mesa pequena, coberta de objetos diversos.

Atividades cotidianas

Quando Marisa não está em casa, as crianças ficam fechadas, brincam, e sempre tem algum alimento para que se satisfaçam, sendo de predileção suco em pó e bolachas. Os maiores comem o almoço na escola, o que a ajuda bastante, mas Victor não. Ele adora comer salgadinhos. Victor assiste à televisão boa parte do tempo, enquanto a mãe realiza as tarefas do lar; os irmãos não têm tempo para ele.

Marisa ainda não está inscrita no Programa Bolsa Família; perdeu o RG há uns oito meses, quando foi assaltada, e ainda não conseguiu fazer outro. Além disso, faltou à consulta que havia marcado com a assistente social.

Registro por SOAP

Atendimento de Victor

S

» Febre não aferida, tosse e dor de garganta há um dia. Também tem apresentado coriza abundante. Não manifestou piora do apetite ou adinamia. Mãe refere que não o medicou até o momento e que procurou o atendimento para obter antibiótico e xarope.

» Abordado excesso de peso pela evidente aparência física de obesidade.

O

» Bom estado geral, temperatura = 36,8°C.

» Cervical: sem linfadenomegalia dolorosa. Alguns linfonodos palpáveis, indolores, simétricos, móveis e fibroelásticos.

» Orofaringe: coriza hialina abundante, mucosa oral íntegra, orofaringe levemente hiperemiada, amígdalas de tamanho e aspecto inespecíficos.

» Ausculta respiratória: murmúrios vesiculares presentes globalmente, roncos e ruídos de transmissão abundantes. Frequência respiratória = 24 ipm.
» Peso = 24,5 kg.
» Altura = 1,10 m.
» IMC = 20 kg/m² (z-escore > 3, conforme curva de IMC da OMS).

A

» Infecção aguda de vias aéreas superiores.
» Obesidade.

P

» Tranquilizar a mãe sobre o problema.
» Orientar lavagem nasal a cada 4 a 6 horas.
» Orientar uso de antitérmico se temperatura acima de 37,8°C.
» Orientações sobre alimentação e atividade física.
» Acompanhamento com consultas de enfermagem para manutenção de orientações alimentares e reavaliação de peso.
» Abordagem familiar.

Atendimento de Cleiton e David

(Embora o registro seja individualizado, por se tratarem de queixas semelhantes trazidas pelos garotos e a mesma preocupação materna em relação a eles, a seguir se exemplifica apenas um dos registros em SOAP.)

S

» Coceira e feridas nos braços e próximo ao umbigo, que se iniciam como bolinhas pruriginosas, inclusive no período noturno.
» A mãe se preocupa com relatos frequentes de dor abdominal. Ambos relatam estar assintomáticos e que não se lembram de quando foi o último episódio. Negam alterações nos hábitos urinários e fecais. Mãe quer vermífugo e deseja que as crianças sejam submetidas a exame de fezes.

O

» Intensas lesões escoriativas difusas pelo corpo, com maior intensidade em membros superiores (punhos, interdígitos), em abdome, próximas à região periumbilical, e glúteos. Pápulas íntegras em interdígitos e sulco interglúteo, com presença de alguns túneis acarianos e poucas lesões vesiculares.

- Exame abdominal: sem massas ou visceromegalias, indolor à palpação superficial e profunda.

A

- Escabiose.
- Preocupação materna com verminose intestinal.

P

- Permetrina 5% loção, aplicando a partir do pescoço ao restante do corpo (exceto cabeça) antes de dormir, e retirando a loção ao acordar. Repetir o processo por 14 dias. Outras opções: tintura de *Momordica charantia* (melão de São Caetano), diluir 10 mL em 1 litro de água e aplicar no corpo todo 1 x/dia por 7 dias; dimeticona diluída a 4% (diluir 10 mL de dimeticona 7,5% em 5 mL de água), utilizar da mesma maneira que a permetrina.
- Orientar trocar roupas de cama e vestuários, lavar em água quente e passá-las a ferro quente.
- Orientações sobre dor abdominal, como observar e sinais de alarme. Esclareço sobre a inexistência de qualquer dado da história ou exame clínico que sugira parasitose intestinal ou indique a realização de tratamento empírico ao momento. Reforço que a condição socioeconômica não determina por si só a ocorrência de verminose nas crianças. Após as orientações, Marisa opta por reforçar as medidas sanitárias para prevenção da transmissão de verminoses.
- Consulta de enfermagem para medidas antropométricas e orientações alimentares.

Pontos abordados

- Abordagem da obesidade na infância.
- Causas comuns de prurido na infância.
- Sintomas respiratórios altos mais comuns em crianças.
- Rinite alérgica.
- Dor abdominal na infância, parasitose e demanda oculta.

Discussão

A narrativa do caso apresentado descreve uma família de alta vulnerabilidade. Os quatro integrantes estão em situação de risco, mas Victor é a prioridade neste momento, em virtude do seu excesso de peso e das idas frequentes ao pronto-socorro por sintomas respiratórios. A obesidade na infância é tema fundamental para a prática do médico de família, por resultar de diversos aspectos da vida de um indivíduo e de seu contexto e as doenças respiratórias altas na criança são problemas agudos altamente prevalentes em pronto-atendimentos e nas clínicas de atenção primária e sujeitos à medicalização excessiva.

Os problemas dermatológicos aqui encontrados também têm relação com a vulnerabilidade, neste caso, dos irmãos David e Cleiton. Picadas de mosquitos, estrófulos e escabiose são diagnósticos diferenciais importantes neste caso, e bastante prevalentes na prática da atenção primária à saúde.

A demanda por exames de fezes ou mesmo o medo de verminose intestinal são situações corriqueiras em consultas de crianças e algumas vezes são a tradução de uma demanda oculta. Neste caso, a situação de vulnerabilidade social, apresentada pela mãe na forma de associação das condições precárias de vida com a existência de parasitose intestinal em integrantes da família. Assim, especialmente, no contexto de prática da atenção primária à saúde, não é infrequente a exposição de problemas sociais por meio de queixas vagas, inespecíficas ou preocupações sem a existência de correlação clínica real. Isso ocorre pelo fato das pessoas encontrarem nos serviços de saúde uma maneira de acolhimento e apaziguamento de suas mazelas. Por isso, o correto entendimento dos reais motivos de consulta, a partir de um olhar contextual que procure entender a pessoa e seu entorno, é vital para o cuidado oferecido nas clínicas de atenção primária a fim de se construírem planos terapêuticos individuais e comunitários que consigam disparar enfrentamentos aos reais problemas apresentados e se evite a medicalização e intervenções desnecessárias.

É importante destacar que, em alguns casos, é possível que a parasitose intestinal realmente exista, e como a clínica de verminoses em crianças é diversa, existirão situações em que o médico de família precisará optar entre tratar empiricamente ou solicitar exame parasitológico de fezes com o intuito de fazer um diagnóstico laboratorial.

Adicionalmente, a rede social escassa da provedora desta família também repercute diretamente sobre todos os problemas aqui abordados, perpetuando sua situação de vulnerabilidade. Em especial, interfere nas relações interpessoais dos indivíduos desta família, levando a situações de não cumprimento ou troca de papéis. Desta maneira, o vínculo de Marisa com o profissional de saúde facilitará a abordagem deste problema e a abordagem familiar conjunta deste caso permitirá o reconhecimento de suas causas e o planejamento de um cuidado integral.

Abordagem da obesidade na criança

A obesidade é um agravo de caráter multifatorial envolvendo desde questões biológicas às históricas, ecológicas, econômicas, sociais, culturais e políticas.[1] Ao abordarmos os distúrbios alimentares e a consequente intervenção dietética, é preciso levar em conta o comer como expressão cultural e afetiva dos indivíduos e, nesse sentido, perceber que as configurações familiares são o primeiro espaço de estabelecimento de identidades e hábitos (Figura 11.1). Assim, alimentos não são meramente suportes de vida, pois respondem à satisfação erótica da oralidade e são elementos de atribuição de distinção social. Já a comensalidade (refeições em conjunto/partilha dos alimentos) é um processo fundador de sociabilidade e de identidade, e preparar e oferecer alimentos são considerados expressões de afeto.

A obesidade tem se tornado cada vez mais prevalente no Brasil, onde, a exemplo dos países mais desenvolvidos, ocorre o acesso facilitado a alimentos hipercalóricos e pouco nutritivos e a diminuição do gasto energético, fruto da automatização. O avanço mais importante da obesidade se dá entre os mais pobres,[2] mas o aumento ocorre em todos os níveis socioeconômicos. É possível observar em alguns contextos a obesidade infantil substituindo a desnutrição. Por esse ângulo, o excesso de peso e a obesidade infantil podem ser considerados um tipo de desnutrição.

Inseridos nesse contexto, outros fatores se adicionam como contribuintes para o desenvolvimento da obesidade. A predisposição genética não está claramente estabelecida para o tipo de obesidade mais comumente observado na infância, embora existam doenças raras, transmitidas geneticamente, que levem à obesidade endógena. Há maior chance de uma criança ser obesa quanto maior o número de obesos tiver em seu círculo familiar mais íntimo, mas filhos de obesos não serão necessariamente obesos. Neste caso, sugere-se que o fator que influencia o desenvolvimento da obesidade seja a dinâmica familiar e/ou sua cultura alimentar, e não apenas a predisposição genética. Em geral, a obesidade é exógena. Obesidade na infância está relacionada à obesidade na idade adulta e a piores condições de saúde.

Figura 11.1. Níveis dos determinantes de obesidade e suas ligações[1]

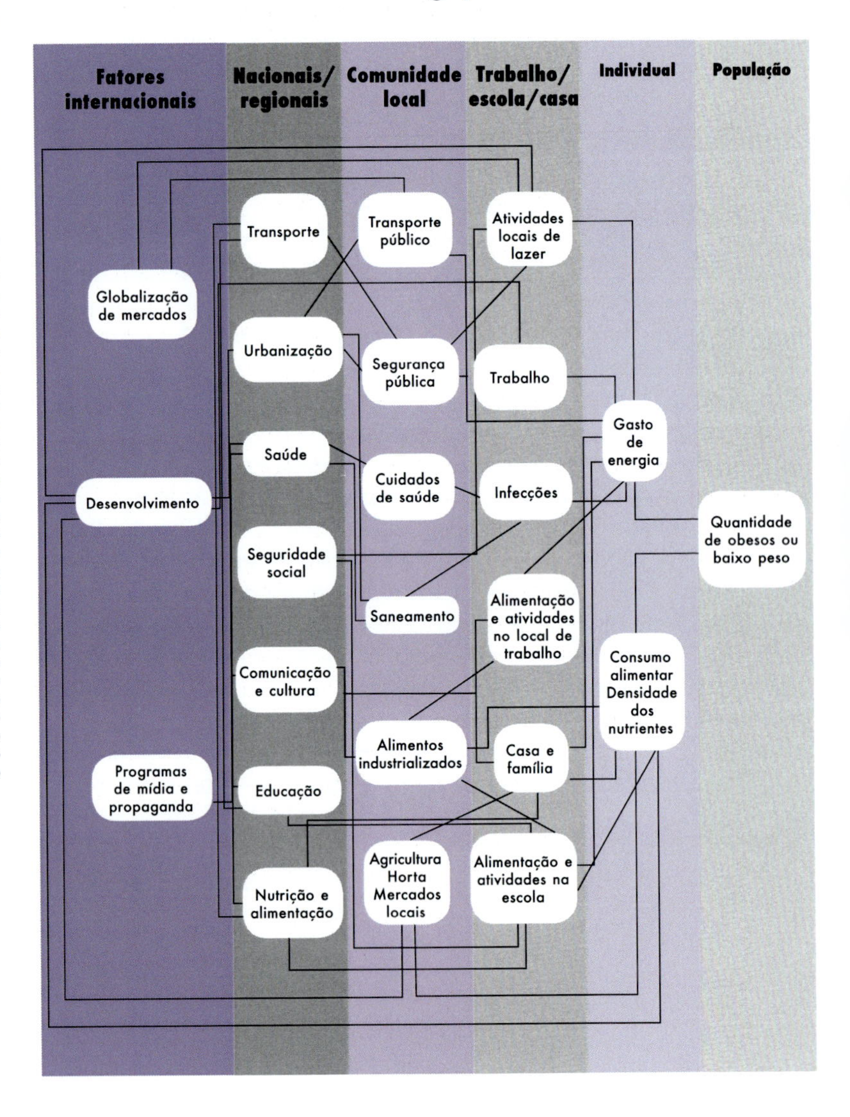

Usando a narrativa de Victor como exemplo, o primeiro aspecto é sua alimentação. Ele geralmente ingere alimentos ricos em carboidratos e gorduras, e pobres em fibras e vitaminas. O segundo aspecto é que é sedentário, pouco realiza atividades fora de casa, ficando boa parte do tempo em frente à televisão. Esse desequilíbrio proporciona balanço energético positivo, levando ao ganho de peso.

A promoção da alimentação saudável e da atividade física deve sempre ser realizada em níveis individual e coletivo. É importante ressaltar que o investimento de maior impacto sobre a obesidade é aquele que atua na modificação de comportamentos populacionais, e não individuais. Desta maneira, políticas públicas como criação de parques e ciclovias e a merenda escolar têm maior potencial de controle sobre a obesidade que a atenção individual na forma de orientação dietética em consultas. Por incrível que pareça, as pessoas, mesmo com menor escolaridade ou renda, sabem quais são os alimentos saudáveis e que se deve dar preferência ao consumo de frutas e verduras. Ou seja, o problema não é fornecer orientação, mas construir projetos que possibilitem mudanças nos contextos de vida das pessoas de modo a favorecer a tomada de hábitos saudáveis.

No caso narrado, um entrave à ingestão de alimentos saudáveis é a baixa renda da família. Além disso, o sedentarismo de Victor também é fruto da dificuldade de geração de recursos econômicos de Marisa. Programas sociais de transferência de renda podem facilitar a mudança dos alimentos adquiridos por esta família, bem como permitir o acesso a equipamentos de prática esportiva às crianças e aos adultos do núcleo familiar. Esses dois aspectos têm muita relação com a situação de vida apresentada, e suas abordagens serão consequências da abordagem familiar necessária para o sucesso do plano terapêutico. Desta maneira, a abordagem da obesidade deve se iniciar pelo entendimento do meio em que o obeso está inserido. A situação de vida repercute na obesidade tanto por meio de aspectos socioeconômicos, quanto de aspectos psicodinâmicos e da subjetividade.

Em crianças, a compulsão alimentar é descrita psicanaliticamente como originária de características das relações da criança com as figuras materna e paterna. O distúrbio alimentar pode ser decorrente de compulsão reparadora em situações de ansiedade diante de conflitos intrapsíquicos. Relações de conflito conjugal, com ou sem violência doméstica, são produtoras de ambivalências no grupo familiar, do querer fugir da situação e ao mesmo tempo ter medo de não sobreviver fora do grupo. Situações de conflito que acometem casais e, mais agudamente, as mulheres (em razão da desigualdade de gênero), atingem principalmente as crianças, as quais acabam por ser negligenciadas, buscando na compulsão alimentar algum tipo de satisfação afetiva.

Nesse sentido, a interpretação psicanalítica deste caso nos leva a observar que a manutenção da ligação entre a criança e a mãe pelo seio e a ausência de uma figura paterna podem ser compreendidos como base para a compulsão de Victor. A abordagem, assim, deve investir na autonomia e na sensação de segurança da mãe, visando ampliar seus recursos para solução de problemas e, mais uma vez, um benefício social poderá ampliar as chances de sucesso do amadurecimento da relação de Marisa com Victor. O aleitamento prolongado pode ser considerado um exemplo do não amadurecimento da relação e, neste caso, deve ser desaconselhado, a fim de marcar o crescimento e impulsionar o amadurecimento de Victor.

Os aspectos descritos da abordagem da obesidade na criança devem contar com uma equipe multidisciplinar em busca de estabelecer uma rede de cuidado e oferecer atenção integral ao indivíduo e à família. Nutricionistas, assistentes sociais, psicólogas, enfermeiras, educadores físicos, professores, médicos, agentes comunitários de saúde são atores fundamentais para a criação dessa rede.

Intervenções comportamentais sobre o estilo de vida combinadas obtêm melhores resultados que o cuidado médico padrão ou autoajuda em crianças e adolescentes com excesso de peso. No entanto, na adolescência pode ser considerado, em casos excepcionais, o uso de orlistate ou sibutramina, sempre com mudanças no estilo de vida. O uso desses medicamentos requer cuidados em virtude dos seus efeitos colaterais incômodos e potencialmente graves.[3]

A criança obesa deve ser avaliada inicialmente em relação ao seu risco cardiovascular, medida da pressão arterial, glicemia e lipidograma, com a finalidade de descartar fatores endógenos e condições familiares. Entretanto, não se aconselha a manutenção de sua realização em casos de obesidade exógena. Cumpre-se também destacar que não deve ser indicado qualquer tratamento medicamentoso profilático que vise à redução de risco cardiovascular em crianças com a finalidade de diminuir a possível chance de algum evento cardiovascular na senilidade. A redução do risco cardiovascular, seja qual for o fator que o eleva, deve se basear na abordagem integral da criança e sempre visar à adoção de hábitos saudáveis. Excepcionalmente, podem ser usadas medicações em algumas situações de obesidade endógena, que são muito raras e geralmente se apresentam em quadros sindrômicos.

As seguintes estratégias podem ser consideradas com a finalidade de obter resultados positivos na abordagem preventiva populacional da obesidade infantil:

» Currículo escolar incluindo alimentação saudável, atividade física e imagem corporal.
» Aumento das sessões de atividade física e o desenvolvimento de consciência corporal durante as aulas.
» Melhora da qualidade nutricional da merenda escolar.
» Incentivo a ambientes e à cultura da alimentação saudável e atividades físicas entre as crianças.
» Apoio aos professores para implementação de estratégias e atividades de promoção à saúde.
» Apoio aos pais e incentivo a atividades domésticas mais ativas, alimentação saudável e menor tempo em frente a aparelhos eletrônicos.

Causas comuns de prurido na infância

Prurido é uma manifestação muito comum e causa grande impacto na qualidade de vida dos pacientes. Independentemente da causa, o prurido tem suas exacerbações por inflamação da pele, condições úmidas ou quentes do ambiente, vasodilatação da pele e estressores psicológicos. Um único mecanismo não consegue explicar todas as causas de prurido.

A histamina, liberada pelos mastócitos de pessoas com urticária e outras reações alérgicas, está classicamente associada com prurido. Entretanto, com exceção de condições alérgicas, a histamina pode ser considerada um dos poucos mediadores químicos da coceira.

As causas de prurido podem ser divididas em dermatológicas e não dermatológicas.

Neste capítulo, abordamos o caso de uma família em que há duas crianças apresentando um quadro de prurido no corpo.

Durante a infância, as causas clínicas são as de menor prevalência. Entre as condições dermatológicas, as dermatozoonoses são causas comuns de prurido, além das pápulas urticariformes por picadas de insetos (estrófulos).

Dermatozoonoses são doenças da pele causadas por agentes que a parasitam; dentre elas, podemos destacar a escabiose e a pediculose.[4]

Picadas de inseto

Picadas de inseto podem gerar desde quadros leves locais até anafilaxia.

A dermatose causada pelas toxinas de insetos (mosquitos, formigas, pulgas, abelhas, vespas) e pela predisposição constitucional é intensamente pruriginosa.

O estrófulo é uma das lesões mais comuns nas picadas de insetos, e é caracterizado por lesões papulares, podendo ser encimadas de vesículas centrais ou crostas, comumente em áreas expostas (membros e cintura abdominal), acompanhadas de muitas lesões escoriativas.[5]

O mecanismo imune exato é desconhecido; há evidências de envolvimentos das reações de hipersensibilidade tipos I, III e IV. A reação do tipo I leva a um quadro imediato de erupção cutânea. Reações severas anafiláticas, mediadas por IgE, são raras.

O tratamento pode se resumir em 3 "Ps": proteção (vestuário), paciência e parar de coçar (ou evitar); ou seja, medidas comportamentais, além de medicações para alívio sintomático. Unhas curtas e limpas são importantes para que não haja infecção secundária, visto que essa é uma das causas comuns de impetigo na criança.

Anti-histamínicos tipo H1, como a dexclorfeniramina e a hidroxizina, podem ser utilizados para amenizar o prurido, além do efeito sedativo (penetração pequena no SNC), podendo ser utilizados em reações alérgicas leves a moderadas.

Para casos moderados, corticosteroide tópico de baixa a moderada potência (hidrocortisona, dexametasona), por até sete dias, pode ser associado.

Para casos graves, pode ser realizado corticosteroide sistêmico (prednisona) por até sete dias; e, se necessário, manejo de anafilaxia com epinefrina deve ser realizado. Para pacientes que já tiveram reação anafilática, pode até ser indicado o autoinjetor de epinefrina, sempre que houver maior suscetibilidade de encontrar insetos.

Além de pensar em diminuir sintomas, também é importante orientar sobre como evitar as picadas de insetos. Vestuário que proteja mais as áreas expostas pode ser uma alternativa, embora o clima possa ser um fator limitante. Nesse caso, telas nas janelas ou mosquiteiros podem ser úteis.

Uso de inseticidas e repelentes são práticas mais comuns na população e muitas vezes o paciente pode solicitar opinião sobre qual substância é melhor. O profissional prescritor deve ter em mente: risco-benefício, idade de quem vai usar a substância, concentração da substância ativa, tolerância à substância tópica, natureza e superfície da pele, número de aplicações diárias e tempo de uso.

Piretroides sintéticos são comumente utilizados, visto que, das diversas substâncias utilizadas como inseticidas e repelentes, esse é um dos que causam menos problemas ecológicos. São encontrados como *sprays*, tapetes de vaporização, ou até combinados com meios físicos, como mosquiteiros.

Embora muito vendidos e utilizados, repelentes ultrassônicos e dispositivos elétricos luminosos com luz azul não se mostraram eficazes para proteção à picada de insetos. A luz atrai insetos, mas não previne que ocorram picadas, uma vez que o odor exalado pelos indivíduos é mais atraente aos mosquitos que a luz.[6]

Pediculose

Pediculose é uma dermatose causada por uma das três variedades de piolhos e seus ovos (lêndeas): *Pediculus humanus capitis*, *Pediculus humanus corporis* e *Phthirus pubis*, cuja infestação afeta couro cabeludo; tronco e pescoço; e região púbica e axilar, respectivamente.[7]

Pediculose capilar é mais comum em crianças, principalmente em idades pré-escolar e escolar. Já a pediculose púbica tem transmissão mais usual pela via sexual.

O componente principal é a coceira, embora alguns casos não demonstrem tanto incômodo causado pela infestação.

Em geral, são encontradas escoriações em tronco e pescoço, com lesões hiperpigmentares pós-inflamatórias; também podem ser encontrados durante a inspeção pontos hemorrágicos das lesões recentes. Comumente, as alterações de pele tendem a se concentrar em dobras axilares e cotovelos, regiões de dobras e contato mais intenso com a pele. Nos casos em que a pediculose não afeta o couro cabeludo, o diagnóstico é mais comumente realizado pela visualização do piolho ou das lêndeas nas roupas.

Permetrina 1% tem sido um dos principais tratamentos para a pediculose, aplicada por 10 minutos e retirada em seguida com água e sabão, repetindo o procedimento em sete dias.

Entretanto, estudos recentes têm demonstrado que a dimeticona 4% tópica, aplicada por 15 minutos e novamente em sete dias, tem obtido maior eficácia que a permetrina, tanto como pediculocida quanto ovicida.[8] A dimeticona é um polímero tipo silicone, que funciona mecanicamente lubrificando o cabelo e auxiliando na remoção de lêndeas e piolhos, mas também ocluindo fisicamente o sistema respiratório do piolho.

Outro tratamento disponível tanto para a escabiose quanto para a pediculose é o uso de fitoterapia:[9] *Momordica charantia L.* (melão de São Caetano, erva das lavadeiras, erva de lavadeira). Utiliza-se 10 mL da tintura diluída em 1 litro de água, aplicando 1 x/dia durante sete dias. Tem ação escabicida e pediculocida.

Escabiose

Escabiose é uma infestação parasitária da pele que ocorre no mundo todo, mas tem maior incidência em áreas de condições socioeconômicas desfavoráveis.[10]

A transmissão em geral é através do contato pessoa-pessoa, sendo comum a transmissão dos pais para os filhos. Não é comum a transmissão na escola, diferentemente do que ocorre com a pediculose. Transmissão através das roupas é incomum, embora possa ocorrer pelas toalhas e roupas de cama.

Cães e gatos também podem contrair escabiose, embora não sejam infestados pelas mesmas subespécies que os seres humanos e não são, em geral, os vetores dessa transmissão.

O diagnóstico é realizado pela história clínica e pela localização das lesões, uma vez que não é possível ver o parasita da pele a olho nu.

O quadro clínico é de prurido generalizado que piora à noite. Em adultos, poupa a área da cabeça. As regiões de descrição de prurido mais comuns são: laterais de mãos e entre os dedos, punhos, cotovelos, axilas, virilha, peito e pés.

É comum ter outros membros da família com sintomas semelhantes. "Cavernas" ou "túneis" acarianos nem sempre são visíveis, mas sempre há lesões escoriativas. Pode ser feita a dermatoscopia ou a fita adesiva com visualização em microscopia direta, como forma de tentar visualizar ovos ou o parasito.

O tratamento de escolha é a permetrina 5% loção, aplicada do pescoço aos pés e mantida por 8 horas (ou antes de deitar até acordar) e aplicada novamente após 14 dias. Em casos de recorrência, a ivermectina oral (200 mcg/kg/dose) em dose única deve ser utilizada e repetida após 14 dias.[11]

Anti-histamínicos são usados para diminuir o prurido e, em casos de infestação grave, pode até ser usado corticosteroide sistêmico (prednisona 0,5-1 mg/kg/dia por 7 a 14 dias, respeitando uma dose máxima de 60 mg/dia). A dimeticona e a tintura de momordica também podem ser utilizadas em posologia similar à realizada para tratamento da pediculose, apenas com a diferença de que devem ser aplicadas no corpo todo, do pescoço para baixo.

É recomendado que todos os membros da família e contatos próximos sejam tratados ao mesmo tempo para evitar uma cadeia interminável de contaminação cruzada e reinfestação.

Há pequena possibilidade de que roupas ou lençóis contaminados possam resultar em propagação ou reinfestação. Em geral, os ácaros não podem sobreviver por mais de 2 a 3 dias longe da pele humana. Então é conveniente que vestuários, roupa de cama e bichos de pelúcia sejam colocados em um saco plástico fechado por pelo menos três dias ou lavados com água quente e, em seguida, passados a ferro.

Sintomas respiratórios altos comuns em crianças

Queixas respiratórias são altamente prevalentes na clínica da atenção primária, estando na maioria das vezes associadas a quadros clínicos benignos. Entretanto, estão sujeitas ao uso inadequado de antibióticos, problema de importante impacto global.[12] Nos Estados Unidos verificou-se que 11,4 milhões de prescrições de antibióticos poderiam ter sido evitadas, especificamente para casos de infeções agudas de trato respiratório, no ano de 1992.[13]

Victor é trazido em consulta por sintomas de via respiratória alta associados a febre, queixas frequentes nas demandas espontâneas de serviços de atenção primária. Inicialmente, seus sintomas são mais provavelmente relacionados a um quadro de infecção aguda de vias aéreas de etiologia viral. Entretanto, há uma expectativa materna pela prescrição de antibióticos e pela melhora rápida, bem como por apoio para o cuidador, que, neste caso, carece de rede social adequada.

O médico de família necessita mover-se concretamente ao encontro da preocupação verificada, questionando objetivamente quais os medos e apreensões em relação ao caso; isso permitirá sinalizar aos acompanhantes da criança que a investigação está sendo feita com base nas angústias anunciadas e, diante da benignidade do quadro, comunicar a inexistência de sinais de gravidade e as maneiras de fornecer suporte à criança para sua recuperação. Neste sentido, a orientação de lavagem nasal com soro fisiológico é a intervenção mais útil, por seu efeito sintomático na desobstrução das vias aéreas, mas também pela possibilidade de evitar complicações (rinossinusites, otites, broncopneumonia). Além disso, o uso de antitérmico pode ser aconselhado no manejo sintomático da febre.

Rinite alérgica

Além das infecções virais agudas, a rinite alérgica é outra causa comum de sintomas respiratórios altos. Frequentemente os sintomas associados à rinite alérgica são recorrentes e persistem por mais de uma hora quando instalados. Podem ser autolimitados ou persistentes. Os que apresentaram maior valor preditivo positivo foram a rinorreia abundante, crises de espirros paradoxais, obstrução nasal e prurido nasal ou ocular, podendo configurar conjuntivite não infecciosa.

A utilização de recursos como o diário de sintomas pode auxiliar no diagnóstico e no reconhecimento dos sintomas pela pessoa.

Deve-se suspeitar de que as queixas trazidas pela criança e por seus responsáveis não correspondem à rinite quando unilaterais. Rinorreia purulenta, gotejamento orofaríngeo posterior, epistaxes de repetição e anosmia podem apresentar-se concomitantemente ao diagnóstico.

Sintomatologia noturna é comumente relatada e possui justificativa simples para ser compartilhada com os cuidadores. Durante o período de sono, o decúbito da criança permite acúmulo de secreção nas vias aéreas superiores já parcialmente obstruídas pelo tecido linfoide. Sendo assim, contanto que não haja repercussões para as atividades diárias da criança, prejuízo do sono, apneia do sono ou respiração oral persistente, não há necessidade de investigação suplementar por meio de exames de imagem ou sangue e a benignidade do quadro pode ser considerada durante a consulta.

Diante do diagnóstico de rinite alérgica, surgem questionamentos a respeito de medidas para higiene ambiental que podem ser adotadas para controle do quadro alérgico, pois as evidências associadas aos benefícios clínicos da realização de medidas ambientais não pareceram indicar mudança no curso da doença. Algumas evidências sugerem que diminui a disponibilidade de alérgenos em crianças, o que, somado à terapia farmacológica, pode oferecer benefícios para o paciente. Entretanto, a exposição ao tabagismo sempre deve ser desaconselhada. Crianças submetidas a ambientes em que a fumaça de cigarros esteja presente possuem menor intervalo entre as crises e mais frequentes exacerbações de seus sintomas. Assim, embora as evidências para a orientação sobre medidas ambientais sejam questionáveis para uso generalizado, algumas situações são claramente associadas a desencadeantes de rinite alérgica, como excesso de poeiras (obras, proximidades a vias de trânsito intenso, poluição ambiental), presença de umidade e mofo nos cômodos, oriundos frequentemente de má impermeabilização e aglomeração em espaços diminutos e de locais de moradia inadequados. A poluição ambiental está fortemente relacionada a doenças respiratórias, como se nota observando o aumento das doenças respiratórias em dias de maior poluição ambiental, principalmente nos meses de inverno na cidade de São Paulo.[14]

Em casos de rinite alérgica, o médico de família deverá optar por um arsenal terapêutico que inclua orientações farmacológicas e orientações comportamentais, cabendo abordar longitudinalmente as adequações necessárias, tanto em estilo de vida quanto em uso de medicações, sobretudo por mobilizarem o dia a dia de pacientes que demandam a assistência de outros atores, como responsáveis, familiares, vizinhos e educadores para serem tratados.

Corticosteroides de uso tópico intranasal são as medicações de eleição para o tratamento da rinite persistente. Contudo, a beclometasona, um dos medicamentos mais utilizados, está associada à desaceleração do crescimento quando usado em doses altas e por tempo prolongado. Como é a medicação de mais fácil acesso na rede pública, recomenda-se evitar uso de doses altas e, quando o fizer, realizar acompanhamento do crescimento infantil e tentativa de descontinuação de seu uso assim que possível.

Anti-histamínicos orais podem ser usados para alívio de sintomas como o prurido naso-ocular, a rinorreia e os espirros (derivados da degranulação de mastócitos e liberação de histamina). O uso das medicações combinadas não potencializa o tratamento. Contudo, não se pode desvalorizar que, para muitos, a experiência de doença com rinorreia e espirros é extremamente negativa, gerando ansiedade e preocupações.

Anti-histamínicos de primeira geração apresentam efeito sedativo maior que os de segunda geração, o que pode repercutir em prejuízo escolar e de aprendizado. Da mesma maneira, poucas das medicações disponíveis foram efetivamente estudas em coortes com crianças ou apresentaram forte associação com redução do período intercrítico, e seu uso deve ser racional.

Uso de antibióticos

Há pouco registro científico da realidade epidemiológica das infecções de vias aéreas agudas em crianças. Uma metanálise realizada em 2010 pela Academia Americana de Pediatria e pelo programa de residência em Medicina de Família de Seattle revelou que, na população estudada, a prevalência de estreptococos entre crianças de 5 e 15 anos foi de 37%, enquanto, em menores de 5 anos, foi de 24%. Observou-se ainda que, na concomitância de sinais e sintomas de resfriado comum, a prevalência da bactéria era de apenas 12%.[15]

Igualmente, são escassos os estudos que consigam oferecer ao médico de família quais sinais e sintomas possuem valor preditivo satisfatório para justificar a existência da infecção estreptocócica e, portanto, orientar a introdução de antibioticoterapia ou apenas a adoção de medidas sintomáticas. Novamente, é necessário que o médico de família invista na espera permitida (*watchful waiting*) da criança, com retornos diários, no caso de bom estado geral e ausência de toxemia, e saiba tranquilizar os responsáveis a respeito da benignidade das infecções respiratórias agudas.

Em estudo que acompanhou 442 crianças com achado de hiperemia orofaríngea ao exame físico e, posteriormente, cultura para isolamento de estreptococo, foi observada significância estatística para intensa dor em orofaringe, edema tonsilar, linfonodomegalia de cadeia cervical anterior e *rash* escarlatiniforme como sintomas e sinais de elevado valor preditivo positivo para associação do quadro com infecção bacteriana.[16] Como os serviços comumente não possuem testes de análise rápida para a presença do estreptococo, pode ser útil o esforço clínico em identificar achados de história e exame que possam orientar a conduta ao longo da observação diária de sintomas pelos pais.

A presença de febre elevada, exsudato tonsilar e petéquias em palato não apresentou significância estatística, devendo tais sinais serem identificados, mas valorizados com parcimônia. Na vigência de rinorreia e obstrução nasal concomitantes, pode-se inferir que a infecção é de etiologia viral, sendo ainda mais fortemente indicada a espera permitida, sobretudo para evitar a introdução de antibiótico.

O risco de complicações associado a quadros de amigdalites é baixo e o ganho observado com o uso de antibióticos é de menos de um dia livre de doença.[17]

Dor abdominal, parasitose e demanda oculta

Os parasitas gastrintestinais são mais prevalentes em países da África Subsaariana, Ásia, América Latina e Caribe, em virtude das condições climáticas (calor e umidade) e precárias coberturas de saneamento básico. Dados relativos a essas doenças na Europa são escassos porque sua notificação não é compulsória. As parasitoses afetam mais crianças que adultos tanto pela exposição quanto pela suscetibilidade.

A doença parasitária é um problema de saúde pública no Brasil e sua prevalência tem distribuição desigual no país, o que revela as diferenças das condições de vida da população e da situação de desenvolvimento socioeconômico. Cerca de 55% das cidades brasileiras tratam menos de 40% de seus esgotos, e 28% municípios tratam menos de 20% dos esgotos. Os maiores desafios estão na região Norte do país. Segundo o Plano Integrado de Ações Estratégicas de Eliminação/Controle das Geo-helmintiases do Ministério da Saúde (2011-2015), o controle das geo-helmintíases, grupo de doenças parasitárias que acometem o homem, está em fase de estruturação no Brasil. Conforme esse documento, a prevalência do problema varia de 2 a 36% em municípios de baixo IDH, acometendo até 70% dos escolares.[18]

Entre os helmintos, os mais frequentes são os nematoides *Ascaris lumbricoides* e *Trichuris trichiura* e os ancilostomídeos. Dentre os protozoários, destacam-se *Giardia lamblia* e *Entamoeba histolytica*.

A maioria das parasitoses intestinais é bem tolerada pelo hospedeiro imunocompetente, cursando de forma assintomática ou com sintomas gastrintestinais inespecíficos (dor abdominal, vômitos e diarreia), frequentemente associados a perda de peso. Em alguns casos, há relatos de eliminação dos helmintos por via oral ou anal ou, ainda, alterações cutâneas.

O diagnóstico laboratorial é realizado por exame de fezes. Não há consenso sobre a quantidade de amostras, porém a quantidade de amostras e de evacuações diferentes aumenta a sensibilidade da análise. É um exame muito utilizado, pois possui baixo custo e fácil execução. A coleta bem realizada e a análise criteriosa fornecem uma identificação segura e correta de um parasita.

Em caso de suspeita de estrongiloidíase, é necessária especificação, uma vez que o parasita deve ser isolado e observado em movimento. Para a detecção de *Enterobius* sp e *Taenia* sp que, em caso de prurido anal, ficam aderidos na região perineal, a coleta pode ser feita por contato de fita adesiva transparente e posterior análise no microscópio. Em caso de amebíase ou giardíase, a coleta deve ser de fezes a fresco.

O hemograma tem valor relativo quando associado à sintomatologia clínica e pode indicar o tipo de parasita. A eosinofilia, quando moderada, pode sugerir ascaridíase e ancilostomíase. Entretanto, nas intensas (maiores que 20%), podem indicar estrongiloidíase.

Em geral, na suspeita de infecção intestinal por helmintos, pela presença de sinais e sintomas sugestivos de diagnóstico, como prurido anal, relato de eliminação de parasitas, manifestações cutâneas ou característica da dor abdominal, junto com a qualidade das fezes (como dor epigástrica no caso da estrongiloidíase, por exemplo), o tratamento empírico pode ser instituído. Há exceção em caso de suspeita de esquistossomose, doença de notificação compulsória em área não endêmica e em alguns estados e municípios.

Quanto à terapêutica, o mebendazol e o albendazol são os fármacos mais amplamente utilizados, por suas elevadas eficácia e comodidade de administração. O albendazol, em dose única, age no tratamento de ancilostomíase, ascaridíase, tricocefalíase e enterobíase. No tratamento da estrongiloidíase e da teníase, é recomendada a prescrição para três dias.

A Tabela 11.1 apresenta os principais esquemas terapêuticas para as parasitoses intestinais.[19]

Tabela 11.1. Principais esquemas terapêuticas para as parasitoses intestinais

Parasitose	Droga/Dose (VO)	
Giardíase	**Metronidazol** Crianças: 15-20 mg/kg/dia, 2 ×/dia Adultos: 500 mg/dia Duração: 5 dias	
	Albendazol Crianças: > 2 anos Adultos: 400 mg/dia Duração: 5 dias	
	Mebendazol Crianças e adultos: 200 mg/dose, 3 ×/dia	
	Tinidazol[1] Crianças: 50 mg/kg Adultos: 2 g Dose única	
	Secnidazol Crianças: 30 mg/kg Adultos: 2 g Dose única	
	Nitaxozamida Crianças de 1 a 3 anos: 100 mg, 2 ×/dia; Crianças de 4 a 11 anos: 7,5 mg/kg/dose, 12/12 h Adultos: 500 mg, 12/12 h Duração: 3 dias	
Amebíase	Formas intestinais	**Secnidazol** Crianças: 30 mg/kg/dia (máximo de 2 g/dia) Adultos: 2 g/dose única **Metronidazol** Crianças: 35 mg/kg/dia, 3 ×/dia Adultos: 500 mg, 3 ×/dia Duração: 5 dias

(Continua)

Tabela 11.1. Principais esquemas terapêuticas para as parasitoses intestinais *(Continuação)*

Parasitose	Droga/Dose (VO)	
Amebíase	Formas graves Amebíase intestinal sintomática ou amebíase extraintestinal	**Metronidazol** Crianças: 50 mg/kg/dia Adultos: 750 mg, 3 ×/dia Duração: 10 dias **Tinidazol** (alternativa) Adultos: 2 g, após uma das refeições, durante 2 dias, para formas intestinais.
	Formas leves ou assintomáticas	**Teclozam** Crianças: 15 mg/kg/dia Adultos: 500 mg, 3 ×/dia Duração: 5 dias
Ascaridíase[2]	**Albendazol** Crianças > 2 anos e adultos: 400 mg/dia Dose única **Mebendazol** Crianças e adultos: 100 mg, 2 ×/dia Duração: 3 dias **Pamoato de pirantel** (droga de escolha para tratamento de gestantes): 11 mg/kg Dose única	
Ancilostomíase	**Mebendazol** Crianças e adultos: 100 mg, 2 ×/dia Duração: 3 dias **Albendazol** Crianças > 2 anos e adultos: 400 mg/dia Dose única **Pamoato de pirantel** (droga de escolha para tratamento de gestantes): 20 mg/kg Duração: 3 dias	
Enterobíase[3]	**Albendazol** Mebendazol Pamoato de pirantel (esquema terapêutico semelhante ao da ancilostomíase com a ressalva de repetir tratamento em duas semanas)	

(Continua)

Tabela 11.1. Principais esquemas terapêuticas para as parasitoses intestinais *(Continuação)*

Parasitose	Droga/Dose (VO)
Tricuríase	**Albendazol** Mebendazol (esquema terapêutico semelhante ao da ascaridíase)
Estrongiloidíase	**Ivermectina** Crianças ≥ 15 kg: 0,2 mg/kg ou dose segundo escala de peso corporal conforme comprimido de 6 mg: • 15 a 24 kg: meio comprimido • 25 a 35 kg: 1 comprimido • 36 a 50 kg: 1 e ½ comprimido • 51 a 65 kg: 2 comprimidos • 66 a 79 kg: 2 e ½ comprimidos • ≥ 80 kg: 3 comprimidos Dose única **Tiabendazol** Criança: 25 mg/kg/dose, 2 ×/dia (máximo: 3 g) Adulto: 500 mg, 2 ×/dia Duração: 5 dias **Albendazol** Criança > 2 anos: 400 mg Duração: 3 dias
Teníase	**Praziquantel** 10 mg/kg/dia (máximo: 600 mg) Dose única **Mebendazol** 200 mg, 2 ×/dia Duração: 4 dias **Albendazol** Crianças > 2 anos: 400 mg/dia Duração: 3 dias
Himenolepíase[4]	**Praziquantel** (20 a 25 mg/kg/dia) Dose única

(Continua)

Tabela 11.1. Principais esquemas terapêuticas para as parasitoses intestinais *(Continuação)*

Parasitose	Droga/Dose (VO)
Esquistossomose	**Praziquantel** Crianças de 2 anos a 15 anos: 60 mg/dia Adultos: 50 mg/dia **Oxamniquina** Crianças > 2 anos, até 30 kg: 20 mg/kg/dia, 2 ×/dia Adulto: 15 mg/kg/dia

[1] *Em vários estudos supera a eficácia do albendazol.*[20]
[2] *Evitar tratamento em caso de suspeita de infestação maciça.*
[3] *Associar com as medidas comportamentais, como trocar roupas de cama e toalhas.*
[4] *Alguns autores questionam sua patogenicidade.*

Os principais efeitos colaterais dos antiparasitários são, em sua maioria, dor abdominal, náusea, vômitos e diarreia. Deve ser evitada a associação de mebendazol com metronidazol em razão do risco de síndrome de Stevens-Johnson.

É importante que o médico de família tenha uma noção das características do território em que trabalha e algum conhecimento sobre a rede de fornecimento de água local, o destino do esgoto e qual o cuidado dispensado ao lixo produzido nos domicílios. O problema das parasitoses afeta principalmente os locais onde o acesso a água é mais difícil e o saneamento de esgoto não ocorre. Com a desorganização do processo urbano, muitas moradias foram construídas sem o planejamento sanitário adequado e tampouco contam com manutenção periódica. As parasitoses são problema de âmbito coletivo e, por isso, exigem políticas públicas responsáveis e uma organização da sociedade civil para reivindicar melhores condições de vida e, assim, interromper o ciclo epidemiológico.

Estratégias de desparasitação são preconizadas por órgãos internacionais e fazem parte da agenda de muitos países. As desparasitações sistemáticas não evitam as reinfestações, apenas colaboram para uma diminuição temporária da população de parasitas. Para diminuição desses agentes em médio e longo prazo, é fundamental o controle da qualidade da água a ser fornecida para consumo, saneamento básico e educação em saúde da população.

Há evidência de que o benefício da desparasitação intestinal sistemática em crianças residentes em países com prevalência de parasitose intestinal por helmintos transmitidos pelo solo seja superior a 50%. Não foram encontrados estudos que avaliassem o benefício da desparasitação sistemática em crianças saudáveis, assintomáticas e residentes em países de baixa prevalência.

Os anti-helmínticos utilizados devem ser contra os principais parasitas encontrados no ambiente e devem possuir baixo índice de efeitos colaterais. Na ausência de informações detalhadas, recomenda-se o uso de albendazol e da ivermectina, no intervalo de seis meses a um ano, e com o devido monitoramento das taxas de prevalência de infecções.

Evidências demonstram que crianças com parasitoses sofrem impacto negativo em suas taxas de crescimento e a desparasitação sistemática poderia atenuar o problema. Alguns estudos indicam que crianças submetidas a uma triagem antes do tratamento têm maiores benefícios, uma vez que, com o diagnóstico de exame de fezes para ovos e parasitas, haverá a administração da medicação específica para o agente patogênico identificado.

A queixa de Marisa ("meu filho tem vermes") para justificar a dor abdominal dos filhos não é incomum na prática assistencial do médico de família e da demanda na atenção primária. É importante que os profissionais das clínicas de atenção primária evitem fazer o raciocínio direto da lógica pobreza-doença-parasitismo para justificar a "dor de barriga" das crianças, uma vez que esse sintoma é bastante inespecífico, como já discutido. Em caso de investigação laboratorial, a coleta do material fecal deve ser bem explicada, porque amostras com quantidade adequada de fezes têm maior chance de identificar ovos ou larvas do parasita. Em caso de decisão por prescrever a droga antiparasitária diante da informação de um estudo de prevalência de parasitas locais ou pela evidência de falhas na rede de saneamento da comunidade, recomenda-se utilizar uma droga de amplo espectro e poucos efeitos colaterais, como o albendazol.

As parasitoses intestinais despertam uma discussão que envolve a saúde coletiva e o cuidado individual. Compartilhar com a mãe das crianças a causa das principais parasitoses e orientar sobre as medidas para prevenir as infecções, como lavagem das mãos, cuidados com o lixo, higiene adequada dos alimentos e uso de água filtrada, são tão importantes quanto as orientações medicamentosas.

Referências

1. Kumanyika S, Jeffery RW, Morabia A, Ritenbaugh C, Antipatis VJ. Public Health Approaches to the Prevention of Obesity Working Group of the International Obesity Task Force. Obesity prevention: the case for action. Int J Obes Relat Metab Disord. 2002;26(3):425-36.
2. Monteiro CA, Conde WL. Secular trends in malnutrition and obesity among children in the city of São Paulo, Brazil (1974-1996). Rev Saúde Pública. 2000;34(6 Suppl):52-61.
3. Oude LH, Baur L, Jansen H, Shrewsbury VA, O'Malley C, Stolk RP, et al. Interventions for treating obesity in children. Cochrane Database Syst Rev. 2009;21(1):CD001872.
4. Chosidow O. Scabies and pediculosis. Lancet. 2000;355(9206):819-26.
5. Singh S, Mann BK. Insect bite reactions. Indian J Dermatol Venereol Leprol. 2013;79(2):151-64.
6. Stefani GP, Pastorino AC, Castro AP, Fomin AB, Jacob CM. Repelentes de insetos: recomendações para uso em crianças. Rev Paul Pediatr. 2009;27(1):81-9.
7. Ko CJ, Elston DM. Pediculosis. J Am Acad Dermatol. 2004;50(1):1-12; quiz 3-4.
8. Burgess IF, Brunton ER, Burgess NA. Single application of 4% dimeticone liquid gel versus two applications of 1% permethrin creme rinse for treatment of head louse infestation: a randomised controlled trial. BMC Dermatol. 2013;13:5.
9. Brasil. Agência Nacional de Vigilância Sanitária (Anvisa). Formulário de Fitoterápicos da Farmacopeia Brasileira/Agência Nacional de Vigilância Sanitária. Brasília: Anvisa; 2011.
10. Chosidow O. Scabies and pediculosis: neglected diseases to highlight. Clin Microbiol Infect. 2012;18(4):311-2.
11. Strong M, Johnstone P. Interventions for treating scabies. Cochrane Database Syst Rev. 2007;(3):CD000320.
12. Soyka LF, Robinson DS, Lachant N, Monaco J. The misuse of antibiotics for treatment of upper respiratory tract infections in children. Pediatrics. 1975;55(4):552-6.
13. Nyquist AC, Gonzales R, Steiner JF, Sande MA. Antibiotic prescribing for children with colds, upper respiratory tract infections, and bronchitis. JAMA. 1998;279(11):875-7.
14. Braga AL, Saldiva PH, Pereira LA, Menezes JJ, Conceicao GM, Lin CA, et al. Health effects of air pollution exposure on children and adolescents in Sao Paulo, Brazil. Pediatr Pulmonol. 2001;31(2):106-13.
15. Shaikh N, Leonard E, Martin JM. Prevalence of streptococcal pharyngitis and streptococcal carriage in children: a meta-analysis. Pediatrics. 2010;126(3):e557-64.

16. Shaikh N, Swaminathan N, Hooper EG. Accuracy and precision of the signs and symptoms of streptococcal pharyngitis in children: a systematic review. J Pediatr. 2012;160(3):487-93e3.

17. Spinks A, Glasziou PP, Del Mar CB. Antibiotics for sore throat. Cochrane Database Syst Rev. 2013;11:CD000023.

18. Brasil. Ministério da Saúde. Plano integrado de ações estratégicas de eliminação da hanseníase, filariose, esquistossomose e oncocercose como problema de saúde pública, tracoma como causa de cegueira e controle das geo-helmintíases: plano de ação 2011-2015/Ministério da Saúde, Secretaria de Vigilância em Saúde, Departamento de Vigilância em Doenças Transmissíveis. Brasília: Ministério da Saúde; 2012.

19. Taylor-Robinson DC, Maayan N, Soares-Weiser K, Donegan S, Garner P. Deworming drugs for soil-transmitted intestinal worms in children: effects on nutritional indicators, haemoglobin, and school performance. Cochrane Database Syst Rev. 2015;7:CD000371.

20. Escobedo AA, Ballesteros J, Gonzalez-Fraile E, Almirall P. A meta-analysis of the efficacy of albendazole compared with tinidazole as treatments for Giardia infections in children. Acta Trop. 2015;153:120-7.

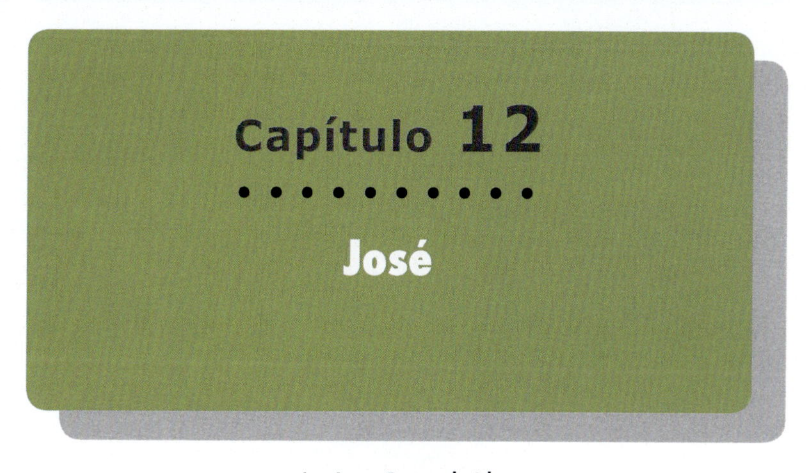

Ana Laura Batista da Silva
Bianca Luiza de Sá e Silva
Deoclécio Avigo
José Benedito Ramos Valladão Júnior
Naiana Gouveia de Melo

> Há uma grande diferença entre um bom e um mau médico, mas a diferença é muito pequena entre um bom médico e nenhum médico. (Arthur Young, 1789)[1]

Narrativa

José Pereira da Silva tem 63 anos é auxiliar de pedreiro, casado e tem cinco filhos (1 falecido, 3 moram longe, 1 separada há pouco tempo, com filho pequeno voltando a morar com os pais). A família mora em uma pequena casa de quatro cômodos (sala, quarto, cozinha e banheiro).

É tabagista de 50 maços/ano, com duas tentativas anteriores de cessar o hábito de fumar sem sucesso. Desde a formação da família, é o responsável por seu sustento financeiro e sua esposa, a responsável pelos afazeres de casa. As oportunidades de trabalho diminuíram bastante no último ano e as despesas da casa também aumentaram desde que sua filha se separou do marido e voltou para a casa dos pais com o neto.

José tem tido dificuldade em realizar seu serviço no mesmo ritmo de antes por causa de preocupações com a família e com dívidas que lhe tiram o sono frequentemente, ficando cansado e irritado durante o dia. Neste período, ele aumentou o número de cigarros fumados por dia, muitas vezes consumindo até dois maços.

José já há alguns anos vinha apresentando sintomas esporádicos de falta de ar, com chiado e tosse, sendo realizado o diagnóstico de doença pulmonar obstrutiva crônica (DPOC) leve por meio de espirometria. No entanto, há uma semana notou piora da tosse, mudança no catarro e dor no peito quando respira profundamente. Por esse motivo, procurou atendimento na Unidade Básica de Saúde (UBS) próxima de sua casa.

Ao ser perguntado sobre o que o preocupa mais, José fala da dor no peito, a qual tem sentido pelo menos uma vez por semana nos últimos meses, acompanhada de tremores e palpitações. Durante a conversa com sua médica de família, ele percebe que essa dor está relacionada a algumas situações de estresse que tem vivido no trabalho e em casa; diz também que tem medo de ter algum problema no coração ou que aconteça alguma coisa com alguém da família.

Registro por SOAP

S

» Refere sintomas de falta de ar, com chiado e tosse diariamente no último mês com piora há uma semana, passando a apresentar aumento da tosse, com expectoração de secreção amarelo-esverdeada, dor no peito quando respira profundamente e sensação de febre há dois dias. Esses sintomas atrapalham seu desempenho no trabalho. Se preocupa com a dor no peito, pois há mais de seis meses vem apresentando dores recorrentes com palpitação e tremores, que associa ao estresse no trabalho e ao excesso de responsabilidades com a família.

» É tabagista (50 maços/ano) e portador de DPOC leve.

» Nega antecedente cardiovascular, história de asma ou emagrecimento.

O

» Exame físico:
  - Bom estado geral, corado, hidratado, levemente taquidispneico.
  - Pulso = 88 bpm, pressão arterial = 120 × 76 mmHg, IMC = 22,4 kg/m^2.

- Temperatura = 36,8°C, FR = 26 ipm, $SatO_2$ = 94% em ar ambiente.
- Oroscopia: sem alterações.

» Exame pulmonar: MV+ com roncos e sibilos bilateralmente.
» Exame cardíaco: sem alterações.
» Eletrocardiograma: sem alterações.
» Membros inferiores: boa perfusão, ausência de edema ou sinais de trombose venosa profunda.

A

» DPOC exacerbada.
» Tabagista.
» Sintomas ansiosos.

P

» Prescrevo medidas iniciais para controle de DPOC exacerbada com inalação com fenoterol e ipratrópio, prednisona 40 mg, VO, primeira dose de azitromicina 500 mg, VO.

Reavaliação após uma hora

S

» Refere melhora do desconforto respiratório.
» O manejo da exacerbação da DPOC deve ser realizado com fornecimento de oxigênio (recomenda-se ventilação não invasiva em casos de desconforto respiratório importante), inalação com beta 2-agonista de curta duração (na maior dose tolerável) associado a anticolinérgico, dose de ataque de corticosteroide e manutenção domiciliar por via oral (sugere-se prednisona na dose de 40 mg ao dia durante 5 dias).

O

» Exame físico: FR = 20 ipm, $SatO_2$ = 97% em ar ambiente.
» Exame pulmonar: MV+ com roncos e sibilos esparsos bilateralmente.

A

» DPOC exacerbada.
» Tabagista.
» Sintomas ansiosos.

P

» Prescrevo manutenção de inalação com fenoterol e ipratrópio, corticosteroide e antibioticoterapia domiciliar. Oriento retorno para reavaliação em 48 horas ou antes, se houver piora do desconforto respiratório.
» Realizo aconselhamento breve voltado à cessação do tabagismo orientando que há grande benefício para o controle da DPOC e deixo à disposição para nos procurar quando quiser ajuda.
» Tranquilizo sobre doença cardíaca, reafirmando a ausência de alterações ao exame clínico cardíaco e ao eletrocardiograma. Introduzo a possibilidade de parte dos sintomas serem consequência de ansiedade e solicito exames laboratoriais para descartar doença orgânica associada aos sintomas ansiosos.
» Concordamos em dar prioridade ao tratamento da exacerbação da doença pulmonar nesse momento e no próximo encontro, com os resultados dos exames, abordaremos a ansiedade e suas possibilidades de tratamento.

Após três semanas

S

» Traz resultados de exames laboratoriais e refere piora de sintomas ansiosos, que estão prejudicando cada vez mais a realização das atividades diárias em razão de preocupações excessivas que lhe tiram a paz e o sono.
» Também revela que tem sentido medo de que sofra complicações da doença respiratória e morra. Nega sintomas depressivos.
» Teve melhora completa da exacerbação da DPOC e quer aproveitar para tentar parar de fumar. Reduziu pela metade o consumo de tabaco desde a última exacerbação, há três semanas.

O

» Exame físico:
  - Bom estado geral, corado, hidratado.
  - Pulso = 80 bpm, pressão arterial = 118 × 74 mmHg, IMC = 22,1 kg/m^2.
  - FR = 18 ipm, $SatO_2$ = 98% em ar ambiente.

» Exame cardiopulmonar: sem alterações.
» Exame psíquico: boa aparência, orientado, humor eutímico, discretamente agitado e inquieto sobre resultados de exames, sem alteração de juízo ou sensopercepção, atenção e memória preservados.
» Exame neurológico: sem alterações.
» Exames laboratoriais: sem alterações.

A

» Tabagista em fase de ação.
» Transtorno de ansiedade generalizado.
» DPOC exacerbada resolvida.

P

» Informo sobre ausência de alterações aos exames laboratoriais e provável diagnóstico de transtorno de ansiedade generalizado diante dos sintomas.
» Ofereço possibilidades de tratamento medicamentoso em auxílio à cessação do tabagismo, sendo optado pelo início de nortriptilina pela ação no tratamento do transtorno ansioso e por disponibilização gratuita no serviço de saúde da cidade. Ao mesmo tempo, concorda que o acompanhamento psicológico conjunto será benéfico ao lidar com a ansiedade e com o hábito de fumar.

Pontos abordados

» Manejo do tabagismo.
» Manejo da DPOC.
» Broncopneumonia: um diagnóstico diferencial em pacientes com queixa de dispneia.
» Abordagem dos sintomas ansiosos.

Discussão

Muitas pessoas procuram diariamente os serviços de saúde de atenção primária em saúde (APS) em todo o Brasil para fazer exames gerais (o famoso *check-up*) e saber como anda a saúde. A abordagem sobre tabagismo, sem dúvida, é uma das medidas mais importantes e efetivas para a saúde geral desses indivíduos.

Se pensarmos na saúde geral dos tabagistas, parar de fumar é muito mais importante que a realização dos diversos exames de rastreamento (mamografia, densitometria óssea, dosagens mensais de glicemia e colesterol) pedidos diariamente em todo o nosso país. O uso do tabaco continua sendo líder global entre as causas de mortes evitáveis, segundo inúmeras publicações recentes da OMS.[2]

O tratamento do fumante está entre as intervenções médicas que apresentam as melhores relações custo-benefício. As estimativas de custo-benefício de uma breve abordagem do fumante pelo médico mostram que, se apenas 2,7 a 3,7% dos fumantes deixassem de fumar por meio dessa abordagem, o custo estimado por ano de vida salva seria da ordem de US$ 748 a US$ 2.020, bastante inferior ao custo do tratamento da hipertensão arterial leve a moderada (US$ 11.300 a US$ 24.408), da hipercolesterolemia (US$ 65.511 a US$ 108.189) e do infarto (US$ 55.000).[3,4]

Apesar das inúmeras evidências, a abordagem adequada ao tabagista não é realizada rotineiramente nas 451 UBS (com mais de 1.300 equipes da Estratégia Saúde da Família) da cidade de São Paulo. A Tabela 12.1 resume o declarado no site da Secretaria Estadual de Saúde de São Paulo de como são poucas as unidades que prestam atendimento específico sobre tabagismo.

No Brasil, apesar da redução de fumantes na população geral a partir da década de 1990 (eram 33,2% da população), ainda temos alta prevalência (15,2%) na população acima de 18 anos.[6]

Tabela 12.1. Endereços para tratamento do tabagismo em São Paulo[5]

	Zona Norte	Zona Sul	Zona Leste	Zona Oeste	Centro
CAPS	4	9	8	2	1
UBS	8	20	3	14	3
Hospitais	0	4	0	0	3
Ambulatório de Especialidades	2	1	0	0	1
Total de serviços (83)	14	34	11	16	8

Pesquisas mostram que cerca de 80% dos fumantes desejam parar de fumar, porém apenas 3% conseguem a cada ano, e, desses, a maior parte (95%) consegue sem assistência de profissional de saúde. O restante necessita de apoio de um profissional para obter êxito.[7]

Sabe-se que as medidas mais efetivas em diminuir o uso de tabaco são as descritas pelo famoso epidemiologista Geoffrey Rose[8] como estratégia populacional, ou seja, que agem sobre toda ou a imensa maioria da população, como ocorre nas políticas públicas que inibem a compra ao proibir a venda aos menores de idade, elevando o preço do maço de cigarro via impostos, controlando os locais de venda e as propagandas de cigarro, e limitando locais para uso.

Ajudar tabagistas na UBS é uma estratégia do tipo individual, também muito importante, especificamente para aqueles que não conseguem parar sem ajuda profissional (motivacional e medicamentosa). Deve ser priorizada, como veremos adiante, para pessoas motivadas em parar de fumar e para aquelas com elevado e iminente risco de complicações severas associadas ao hábito tabágico.

Manejo do tabagismo

Segundo a OMS,[9] por ano, cerca de 6 milhões de adultos com idades de 30 anos ou mais morrem em decorrência da exposição ao tabaco (fumantes e não fumantes) ao redor do globo, representando aproximadamente uma morte a cada seis segundos. Assim, 12% de todas as mortes de pessoas acima de 30 anos foram atribuídas ao tabagismo, com mais de meio trilhão de dólares perdidos por ano.

As mortes atribuíveis ao tabagismo são mais frequentes nas Américas e na Europa e são maiores entre homens. Representam 5% de todas as mortes por doenças transmissíveis (tuberculose e infecções respiratórias inferiores), 14% de todas as mortes não transmissíveis (10% por doenças cardiovasculares, 22% por câncer e 36% por doenças do aparelho respiratório).[10]

A OMS identificou, assim, seis medidas de controle do tabagismo que são eficazes na sua redução:

1. Monitorar o uso do tabaco e políticas preventivas.
2. Proteção dos não fumantes.
3. Oferecer ajuda para cessar o tabagismo.
4. Alertar a população sobre os perigos do tabagismo.

5. Impor proibições à publicidade do tabaco.
6. Aumentar os impostos sobre o tabaco.

Entre os norte-americanos, mais de 70% dos fumantes visitam um médico a cada ano e a maioria deles relata querer parar de fumar.[11,12]

No Brasil, o tabagismo é responsável por cerca de 200 mil mortes por ano. Desde 1996, a Lei Federal n. 9.294 restringe o uso e a propaganda de produtos derivados de tabaco em locais coletivos, públicos ou privados, com exceção das áreas destinadas para seu consumo, desde que isoladas e ventiladas.[13] Em 2014, a regulamentação da Lei Antifumo restringiu o consumo a locais isolados e ventilados.[14]

Rastreamento do tabagismo

Em recomendação de setembro de 2015, o US Preventive Services Task Force orienta claramente que toda população adulta seja questionada sobre o hábito de fumar.[15] Em caso positivo, deve-se oferecer aconselhamento breve sobre a importância de interromper o hábito.

Sabe-se que, mesmo nesse tipo de aconselhamento isolado, existe uma eficácia que não é desprezível (por volta de 5%), em virtude do grande benefício individual daqueles que conseguem.

Aconselhamento breve para a cessação do tabagismo

Todos os profissionais do serviço de saúde podem e devem estar compromissados com o cuidado dos usuários tabagistas e divulgar que a UBS em que trabalham pode prestar auxílio para aqueles que queiram parar de fumar. Essa orientação é rápida e deve ser feita por todos os profissionais de saúde da UBS e não apenas na consulta médica.[16] Pode ser feita também na consulta de puericultura da enfermagem, na sala de curativo, na consulta para entrega de resultados de exame sem alteração significativa, e até em visita domiciliar de agente comunitário de saúde (ACS), auxiliares de enfermagem e outras categorias profissionais. Diversos estudos científicos sugerem que médicos e não médicos apresentam efetividade semelhante no aconselhamento rápido para cessação do tabagismo.

O aconselhamento breve consiste em:

» Dizer que o tabagismo é prejudicial à saúde e que apenas com o abandono do hábito de fumar os riscos podem ser reduzidos.
» Perguntar se a pessoa já pensou que deveria parar de fumar.

» Colocar-se à disposição para ajudá-lo quando o usuário achar oportuno.
» Lembrar que a UBS possui um grupo para tabagistas e que as inscrições podem ser feitas na recepção.
» Aqueles que não se sentem prontos para tentar parar com o cigarro devem ser novamente convidados em até um ano.

Definindo a fase de motivação para a mudança

O conceito de motivação tem recebido uma atenção grande na área das dependências. Essa maior atenção deve-se ao fato de que abandonar o uso de uma substância está muito ligado a uma série de comportamentos aos quais a motivação está vinculada.

Motivação não deve ser encarada como um traço de personalidade inerente ao caráter da pessoa, mas sim um estado de prontidão ou vontade de mudar, que pode flutuar de um momento para outro e de uma situação para outra.[17]

O modelo mais utilizado nas diversas linhas de tratamento de dependência química é o de Prochaska e DiClemente.[18,19] No acompanhamento do tabagista, é fundamental que o profissional de saúde tente diagnosticar o estágio de motivação para a mudança. Os estágios não representam necessariamente uma escala evolutiva, ocorrendo na realidade uma flutuação entre eles.

1. **Pré-contemplação:** o indivíduo realmente não acredita que o cigarro seja prejudicial. Não existe a menor motivação para a mudança. Muitas vezes existe uma idealização dos efeitos ("eu fico mais criativo se fumo", "eu consigo trabalhar melhor"), ou um discurso desconectado de atitudes ("eu não queria, mas fumei para fazer companhia para um amigo").
2. **Contemplação:** aqui prevalece a ambivalência do indivíduo com relação ao problema. Ainda que perceba prejuízos, defende-se minimizando-os, ou contrapondo benefícios advindos do uso.
3. **Planejamento ou determinação:** neste momento, o tabagista compreende o problema e pede ajuda de fato. O papel do profissional é auxiliar a elaboração de estratégias de enfrentamento de realidade, identificar e trabalhar crenças negativas favorecendo o surgimento e/ou fortalecimento da autossuficiência – modificar as crenças disfuncionais como "se eu não fumar não vou conseguir trabalhar" ou "eu não consigo segurar a abstinência".

4. **Ação:** neste momento, o dependente começa a aplicar as estratégias e o planejamento elaborados na fase anterior. Por exemplo, dar uma caminhada em situações com grande desejo de fumar, como após uma refeição ou um café. Permanecer umas semanas sem uso de bebidas alcoólicas ou sair apenas com colegas não fumantes em ambientes sem cigarro. É importante que ele avise a todos os colegas fumantes que está tentando parar. Fundamental que peça ajuda aos fumantes que moram na mesma casa, evitando fumar no interior da residência, por exemplo.
5. **Manutenção:** nesta fase, trabalhamos a prevenção de recaídas. A autossuficiência trabalhada nas fases anteriores não deve ser exagerada – um risco real, quando o adicto sente que controlou a situação, permitindo-se um "único" trago, por exemplo. É muito comum a descrição da sensação de ter vencido o vício em frases como "já que parei uma vez, conseguirei parar novamente".

» **Recaída:** ainda que não consideremos uma fase ou estágio, costuma ser regra e não exceção – estima-se que menos de 5% conseguirão manter a abstinência sem nenhuma recaída. E como com qualquer comportamento compulsivo, um único uso pode ser suficiente para levantar novamente toda uma rede de crenças negativas, fazendo o indivíduo voltar às fases iniciais de motivação.

Como aumentar a motivação para a mudança

Para aprimoramento da abordagem motivacional é importante o reconhecimento de que a motivação deve ser vista segundo alguns aspectos:

» A motivação é a chave para a mudança.
» A motivação é multidimensional.
» A motivação é um estado dinâmico e flutuante.
» A motivação depende da interação entre pessoas.
» A motivação pode ser modificada.
» O estilo de consulta influencia a motivação do usuário.

De acordo com Miller e Rollnick,[20] a entrevista motivacional (EM) é um estilo de aconselhamento diretivo, centrado no paciente, que visa estimular a mudança do comportamento, ajudando-o a explorar e resolver sua ambivalência. A EM engloba técnicas de várias abordagens, como psicoterapias breves, terapia centrada no paciente, terapia cognitiva, terapia sistêmica e até a psicologia social de persuasão.

Uma sessão de EM é bem parecida com uma sessão de terapia centrada no paciente (que influenciou muito a medicina centrada na pessoa), desenvolvida por Carl Rogers. Nessa abordagem, o papel do terapeuta é não diretivo, isto é, em vez de propor soluções ou sugestões para o paciente, oferece condições de crítica que propiciem a ele o espaço para uma mudança natural: tenta-se buscar as razões para a mudança no paciente em vez de impor ou tentar persuadi-lo sobre a mudança. Em essência, a EM orienta os pacientes a convencerem a si próprios sobre a mudança necessária. Dentro da teoria motivacional evita-se o confronto, deve-se "surfar na onda da resistência", já que a maior parte dos indivíduos, quando confrontada, tende a levantar defesas e fortalecer a resistência à mudança.

Nível de risco para complicações decorrentes do tabagismo (NRCT)

Não há dúvidas de que todos os fumantes teriam benefícios na cessação do hábito de fumar. Entretanto, alguns grupos de indivíduos são mais propensos a complicações relacionadas ao tabagismo:

- Portadores de doenças pulmonares (DPOC, asma, tuberculose).
- Portadores de doenças cardiovasculares (acidente vascular cerebral, infarto agudo do miocárdio, angina, insuficiência arterial periférica).
- Pais e outros contactantes de crianças com problemas pulmonares crônicos ou recorrentes.
- Gestantes.

É importante um olhar diferenciado e um acompanhamento mais próximo para esses grupos de indivíduos.

Tratamento medicamentoso (Tabela 12.2)

A medicação deve ser oferecida a todos os fumantes, exceto quando contraindicada ou para populações específicas, para as quais não há provas definitivas de benefício superior a possíveis riscos (grávidas, fumantes de < 10 cigarros/dia). A adesão à medicação é essencial para o sucesso do tratamento.

Tabela 12.2. Terapia farmacológica voltada à cessação do tabagismo

Farmacoterapia	Efeitos adversos	Dosagem	Observações
Goma de nicotina	Irritação local da boca e da garganta, gosto desagradável	Iniciar com gomas de 2 mg, de 2/2 horas ou 3/3 horas. Recomenda-se uso de gomas de 4 mg nos pacientes que têm dependência elevada à nicotina e nos que não responderam ao uso de gomas de 2 mg.	Mascar por alguns minutos para liberar a nicotina, manter a goma entre a gengiva e a mucosa da boca por alguns minutos e mascar novamente, repetindo o procedimento por 30 minutos.
Adesivo de nicotina	Alergia cutânea	Até 10 cigarros ao dia: • patch 14 mg, por 6 semanas; • patch 7 mg, por 2 semanas. > 10 cigarros ao dia: • patch 21 mg por 4 semanas; • patch 14 mg por 2 semanas; • patch 7 mg por 2 semanas.	Doses maiores que 21 mg/dia podem beneficiar apenas tabagistas pesados com consumo de mais de 30 cigarros ao dia.
Cloridrato de bupropiona	Insônia (30-40%), boca seca (10%), dispepsia, náusea	150 mg, 1 ×/dia durante os primeiros 3-7 dias 150 mg, 2 ×/dia a partir de então por 6 a 11 semanas.	Contraindicada em portadores de epilepsia. Orientar uso da 2ª dose antes das 18h para diminuir ocorrência de insônia.

(Continua)

Tabela 12.2. Terapia farmacológica voltada à cessação do tabagismo (*Continuação*)

Farmaco-terapia	Efeitos adversos	Dosagem	Observações
Nortriptilina	Sonolência, boca seca, constipação	25 mg, 1 ×/dia durante os primeiros 3 dias 50 mg, 1×/dia nos 4 dias seguintes 75 mg, 1 ×/dia a partir de então por 6 semanas.	Cessar terapia com diminuição progressiva por 1 semana.
Vareniclina	Náuseas (30%), insônia, sonhos anormais, cefaleia, flatulência	0,5 mg, 1 ×/dia durante os primeiros 3 dias 0,5 mg, 2 ×/dia nos 4 dias seguintes 1 mg, 2 ×/dia a partir de então por 11 semanas	Em pacientes que não toleram os efeitos colaterais, o aumento inicial das doses pode ser mais lento e pode ser tentada redução temporária da dose.

Os medicamentos que têm mostrado benefício em associação ao suporte comportamental na cessaçao do tabagismo são: terapia de reposição de nicotina (TRN), bupropiona, vareniclina e nortriptilina.[21,22]

A escolha do medicamento deve refletir as necessidades do paciente, a tolerabilidade, considerar o custo e avaliar a relação de risco-benefício.

Sobre a terapia de reposição de nicotina, é importante destacar:[23]

» Os adesivos de nicotina são mais fáceis de usar que a goma de nicotina, mas não são a melhor escolha para o alívio de sintomas agudos, havendo benefícios em combinar o adesivo de nicotina com a goma, que pode ser oferecida em uma dose fixa ou conforme a necessidade.

- » Oito semanas de terapia com adesivos são tão eficazes quanto tratamentos mais longos e não há evidências de que descontinuar a terapia gradualmente é melhor que a retirada abrupta.
- » O uso do adesivo durante a vigília, apenas 16 horas por dia, é tão eficaz quanto o uso durante 24 horas por dia.
- » A TRN foi a única terapia farmacológica que mostrou alguma eficácia sem a realização de suporte comportamental em conjunto. Entretanto, as taxas de sucesso aumentam quando se associa o suporte comportamental à TRN.
- » Iniciar o uso de adesivo por um curto período antes de fazer uma tentativa de parar é moderadamente mais eficaz que o uso de adesivo iniciado na própria data de parar.
- » Para fumantes altamente dependentes, doses mais elevadas de goma de nicotina, adesivo e pastilha são mais eficazes. Além disso, há evidências de que a combinação TRN pode ser particularmente eficaz na supressão de sintomas de abstinência de tabaco.
- » O adesivo de nicotina mostrou-se seguro para pacientes com doenças cardiovasculares.

O benefício do uso de antidepressivos na cessação do tabagismo é claro.[24] Acredita-se que a nicotina tenha efeitos antidepressivos que reforçam o fumo e que alguns antidepressivos tenham efeito específico sobre vias neurais (p. ex., inibidores da monoaminoxidase) ou receptores (bloqueio dos receptores colinérgicos nicotínicos) participantes na dependência da nicotina. Entre os indicados, a vareniclina tem mostrado maiores taxas de sucesso no abandono do tabagismo. Estudos recentes mostram que a nortriptilina tem taxas de sucesso semelhantes à da bupropiona. No entanto, não há estudos comparativos entre reposição nicotínica, vareniclina, bupropiona ou nortriptilina que identifiquem superioridade de um em relação ao outro.

Sugere-se evitar a associação entre as diferentes terapias farmacológicas pela potencialização de efeitos adversos e pouco benefício em termos de sucesso. Como possibilidade, sugere-se apenas a associação da goma de nicotina para uso conforme sintoma de fissura.

Os medicamentos orais devem ser iniciados uma semana antes da data de abandono do tabagismo. Em caso de sucesso do ciclo de tratamento medicamentoso, recomenda-se manutenção da dose atingida por 7 a 12 semanas. Além disso, o tratamento medicamentoso por seis meses pode ser útil para os fumantes que relatam sintomas de abstinência persistentes, que recaíram depois de parar a medicação ou que desejam uma terapia de longo prazo. O uso desses medicamentos por até seis meses não apresenta risco para a saúde e dependência a esses medicamentos é incomum.

Uma experiência prévia bem-sucedida (cessação sustentada com o medicamento) sugere que a medicação pode ser novamente útil para o paciente se ocorrer uma recaída.

Em caso de insucesso de um ciclo de tratamento medicamentoso, pode ser oferecida nova tentativa com o mesmo fármaco, porém, em caso de nova falha, sugere-se a troca por outro.

Para gestantes, não é recomendado o uso de medicamentos orais, porém o uso de adesivos de nicotina pode ser tentado pesando-se os riscos e os benefícios.[25]

Grupos terapêuticos

O grupo de tabagismo é a melhor forma de ajudar a população de referência de uma determinada UBS. É mais custo-efetivo, pois as consultas não podem ser muito distantes uma da outra, e muitas vezes consultas individuais frequentes para muitos pacientes tornam-se pouco factíveis. O ideal é que se realizem encontros semanais por, pelo menos, 4 a 6 semanas seguidas. O trabalho em grupo permite troca de experiências e motivações entre os constituintes do grupo, assim como o fornecimento otimizado de informações e abordagem de diversas dúvidas.

Considerando que muitos médicos de família de equipes de ESF têm de lidar com uma grande demanda assistencial, com agendas de consultas geralmente lotadas, a construção e a manutenção de grupos de tabagismo nas UBS em que atuam são uma grande oportunidade para os residentes de medicina de família e comunidade (MFC). Os grupos de tabagismo devem ser a principal estratégia de ajuda para aqueles que queiram parar de fumar, pois permitem a otimização do cuidado ofertado a 12 a 20 usuários simultaneamente. O número de participantes do grupo pode variar de acordo com a experiência e o número dos funcionários da UBS envolvidos e capacitados. Devem ser idealmente grupos fechados, ou seja, com os mesmos constituintes, nos 4 a 6 encontros programados.

O grupo permite a associação de diferentes abordagens, como fornecimento de informações gerais sobre os benefícios de parar de fumar, abordagem de dúvidas comuns, prescrição de medicações, troca de experiências entre os tabagistas e, além disso, simples e relevantes "dicas" advindas da terapia cognitivo-comportamental (TCC). Diversas metanálises e todos os manuais de abordagem do tabagismo, como o britânico NICE, orientam essa associação, por ser mais efetiva.

Seguem algumas orientações gerais sobre as diferentes abordagens a serem realizadas em cada encontro:

» **Primeiro encontro (60 a 90 minutos):**
- Apresentação dos funcionários e usuários.
- Pactuações gerais: número de seções, importância da pontualidade, objetivos gerais do grupo.
- Exposição (preferencialmente com uso de imagens) sobre os problemas relativos ao tabagismo e os benefícios da cessação (15-20 min).
- Preenchimento de formulário específico para cada participante com a escala de Fagërstrom.
- Tarefa para a próxima semana: diminuir número de cigarros pela metade.

» **Segundo encontro (60 a 90 minutos):**
- Exposição (preferencialmente com uso de imagens) sobre dificuldades comuns encontradas pelos usuários que tentam parar de fumar (10-15 min).
- Troca de experiências sobre a última semana.
- Abordagem de dúvidas e dificuldades comuns.
- Avaliar a história prévia do usuário com o cigarro: tentativas de parar, tempo de abstinência, comorbidades físicas e psiquiátricas.

» **Terceiro encontro (60 a 90 minutos):**
- Exposição motivacional (preferencialmente com uso de imagens) sobre os benefícios em parar de fumar e fornecimento de "dicas" para enfrentamentos e prevenção da fissura (enorme vontade de fumar).
- Troca de experiências sobre as dificuldades apresentadas na última semana.
- Aconselhamento e troca de experiências sobre a solução de tais dificuldades.
- Consulta individual (5-10 min). Objetivos:

- Definir a necessidade e possibilidade de prescrição farmacológica.
- Melhor individualizar a história particular, comorbidades clínicas e psiquiátricas envolvidas.
- Adequar a melhor orientação terapêutica, especialmente para aqueles que apresentam maiores dificuldades.

É fundamental individualizar as orientações terapêuticas. Isso pode ocorrer em rápidas consultas individuais feitas após o grupo ou ainda durante o grupo, em momento de abordagem de dificuldades relatadas pelos participantes, pois, como sabemos, esses momentos difíceis são comuns a diversos participantes.

» **Quarto encontro (60 a 90 minutos):**
- Continuidade da abordagem e dos cuidados ofertados.
- Alguns poucos usuários podem ter retorno marcado para consultas individuais.
- Outros, principalmente os pouco motivados, precisam receber alta do grupo para um possível retorno futuro.

Ao abandonar o hábito de fumar, a recaída precoce leva ao insucesso e 50% das recaídas ocorrem em até 48 horas após a data de abandono do hábito; portanto, é importante o fornecimento de um suporte de acompanhamento logo no início. Aqueles que conseguirem a abstinência total por pelo menos 2 a 3 semanas podem ter seus retornos espaçados e até suas prescrições medicamentosas interrompidas (vide roteiro sobre tratamento medicamentoso). Entretanto, o retorno ao grupo de tabagismo sempre deverá ser possível para os casos de recaídas.

Fluxograma

1. Rastreio de todos os adultos e adolescentes sobre tabagismo.
2. Orientação breve a todos os tabagistas sobre parar de fumar.
3. Oferecimento do grupo de tabagismo a todos os fumantes[a].

---

a Oferecer o grupo de tabagismo apenas àqueles que manifestem desejo de parar, caso a demanda seja muito elevada, para evitar uma longa fila de espera pelo grupo. Inscrições devem ser feitas na recepção da UBS para que os grupos não sejam vistos apenas como uma conduta médica, mas de outras categorias profissionais do serviço.

4. Atendimento individual em consultório reservado para casos específicos como:
   - Indivíduos com alto risco de complicações decorrentes do tabagismo.
   - Usuários bem motivados, mas com importantes restrições em comparecer ao grupo.

» Usuários que fazem parte do grupo de alto risco (GARCT) e que estão em fase pré-contemplativa podem se beneficiar de abordagens mais intensivas como:
   - Entrevista motivacional (EM): técnica bem estruturada que visa melhorar a motivação para mudança de hábito.
   - Consulta com psicólogo ou psiquiatra do Núcleo de Apoio à Saúde da Família (NASF).
   - Retornos mais breves com o médico de família.

Doença pulmonar obstrutiva crônica

É comum depararmos com portadores de DPOC que se mantêm fumantes, como é o caso do senhor José. Por isso, toda atenção e suporte devem ser dados no intuito de proporcionar a cessação do tabagismo.

Estima-se que o tabagismo seja o responsável por mais de 90% dos casos de DPOC e, além disso, a manutenção do hábito contribui definitivamente para a progressão da doença e para ocorrência de complicações precoces.

Diagnóstico

Os principais sintomas da DPOC são tosse crônica, dispneia (principalmente ao esforço) e sibilância.

O diagnóstico é clínico, sendo a prova de função pulmonar (espirometria) uma importante aliada na classificação da gravidade, prognóstico e guia terapêutico, além de muito útil nos casos de dúvida diagnóstica.

Na Tabela 12.3, ilustramos, por meio de razões de verossimilhança (RV), como determinados fatores podem auxiliar no diagnóstico clínico da DPOC.[26]

A consideração das razões de verossimilhança no processo diagnóstico (incluindo a análise do valor de testes diagnósticos) é uma

Tabela 12.3. Razões de verossimilhança (RV) para testes voltados ao diagnóstico de DPOC

Dados da anamnese	RV+	RV-
Tabagismo > 70 maços-ano	8,0	0,63
Tabagismo atual ou prévio	1,8	0,16
Produção diária de escarro > 60 mL	4,0	0,84
História de sibilo	3,8	0,66
Dispneia aos esforços	2,2	0,83
Tosse	1,8	0,69
Qualquer dispneia	1,2	0,55
Dados do exame clínico	**RV+**	**RV-**
Sibilos	36,0	0,85
Tórax em barril	10,0	0,9
Hipofonese de bulhas cardíacas	10,0	0,88
Tempo expiratório forçado > 9 segundos	6,7	-
Roncos pulmonares	5,9	0,95
Hipertimpanismo pulmonar à percussão	4,8	0,73
Diminuição de murmúrios vesiculares	2,6	0,66

ferramenta fundamental para o aprimoramento da prática clínica baseada em evidências. No caso da DPOC, por exemplo, a presença conjunta de histórico de tabagismo, tosse produtiva com eliminação de mais de 60 mL de escarro, histórico de sibilo e de dispneia aos esforços, tornam a probabilidade pós-teste de DPOC maior que 93%. Tal probabilidade de doença favorece seu diagnóstico clínico e o uso da espirometria como recurso de avaliação prognóstica para orientação terapêutica.

No Quadro 12.1, ilustramos as razões de verossimilhança da combinação de diferentes variáveis. A primeira situação favorece o diagnóstico (probabilidade pós-teste > 95%) e a segunda permite descartar (probabilidade pós-teste ~ 0%) a hipótese de DPOC.

Quadro 12.1. Razões de verossimilhança (RV) da combinação de diferentes variáveis para diagnóstico de DPOC

Análise multivariada – diagnostica a hipótese	RV+
Tabagismo > 55 anos + Histórico de sibilo + Ausculta de sibilo ao exame	156
Análise multivariada – descarta a hipótese	**RV+**
Tabagismo < 30 anos + Ausência de histórico de sibilo + Ausência de sibilo ao exame	0,02

Espirometria

Recomenda-se realização de espirometria com a finalidade de confirmação diagnóstica (relação $VEF_1/CVF < 0,7$ após broncodilatador) e classificação da gravidade da DPOC, o que permitirá sua avaliação prognóstica e guiará sua terapêutica.

A principal classificação adotada para definir a gravidade da DPOC é utilizada pela Global Initiative for Chronic Obstructive Lung Disease (GOLD):[27]

Existindo $VEF_1/CVF < 0,7$:

» **DPOC leve:** $VEF_1 > 80\%$ do previsto.
» **DPOC moderada:** VEF_1 entre 50 e 80% do previsto.
» **DPOC grave:** VEF_1 entre 30 e 50% do previsto.
» **DPOC muito grave:** $VEF_1 < 30\%$ do previsto ou $VEF_1 < 50\%$ do previsto com insuficiência respiratória crônica.

Tratamento

Como já apontado, a cessação do tabagismo é a medida central para a redução de complicações e mortalidade pela DPOC. Assim, suporte comportamental e medicamentoso voltados ao abandono do hábito de fumar devem ser oferecidos a todos.

A terapia medicamentosa da DPOC é determinada por sua gravidade.[28]

» **DPOC leve:** beta 2-agonista inalatório de curta duração de demanda (conforme crises).
» **DPOC moderada:** acrescentar uso contínuo de um ou mais broncodilatadores inalatórios de longa duração.
» **DPOC grave[b]:** acrescentar corticosteroide inalatório.
» **DPOC muito grave[b]:** Acrescentar oxigenoterapia se existirem critérios:
  - $PaO_2 \leq 55$ mmHg ou $SatO_2 \leq 88\%$; ou
  - $PaO_2 = 56\text{-}59$ mmHg ou $SatO_2 = 89\%$, associado a um dos seguintes: edema por insuficiência cardíaca, hipertensão pulmonar ou policitemia (hematócrito > 55%).

As principais medicações utilizadas no manejo da DPOC estão indicadas no Quadro 12.2.

Como medidas adjuvantes ao tratamento medicamentoso (Figura 12.1), orienta-se atividade física regular (o fortalecimento dos membros inferiores é uma medida que beneficia muito a funcionalidade dos pacientes com DPOC), manutenção de peso adequado (obesos têm maior intensidade de sintomas dispneicos), exercícios de reabilitação pulmonar (inicialmente orientados e supervisionados por fisioterapeuta e, posteriormente, mantidos pelo próprio paciente).

---

b Os pacientes com DPOC grave ou muito grave devem ser encaminhados para seguimento conjunto com pneumologista.

Quadro 12.2. Terapia farmacológica na DPOC

Beta 2-agonistas (efeitos colaterais principais: taquicardia sinusal, tremor)
Fenoterol (curta ação): 100 a 200 mcg (inalador), 10 a 20 gotas (nebulizador).
Salbutamol (curta ação): 100 a 200 mcg (inalador), 10 a 20 gotas (nebulizador). Efeitos colaterais em menor frequência e intensidade.
Formoterol (longa ação): 12 a 24 mcg (inalador).
Salmeterol (longa ação): 25 a 50 mcg (inalador).
Anticolinérgicos (efeitos colaterais principais: gosto metálico, boca seca)
Ipratrópio (curta ação): 30 a 40 gotas (nebulizador).
Tiotrópio (longa ação): 30 a 40 gotas (nebulizador).
Corticosteroides (efeitos colaterais principais: candidíase oral, rouquidão, alterações de pele e mucosa como atrofia e hipocromia, efeitos sistêmicos em caso de uso crônico e altas doses [ganho de peso, imunossupressão, diminuição de densidade óssea, Cushing])
Beclometasona: 50 a 400 mcg (inalador).
Budesonida: 100, 200, 400 mcg (inalador).
Fluticasona: 50 a 500 mcg (inalador).
Prednisona: 20 a 60 mg (via oral).
Hidrocortisona: 200 a 500 mg (via intravenosa).
Metilprednisolona: 40 a 125 mg (via intravenosa).
Associações beta 2-agonista de longa duração + corticosteroide inalatório
Formoterol + budesonida: 6+100/6+100/12+400 mcg (inalador).
Salmeterol + fluticasona: 25+50/25+125/25+250/50+100/50+250/50+500 mcg (inalador).

Figura 12.1. Manejo da DPOC

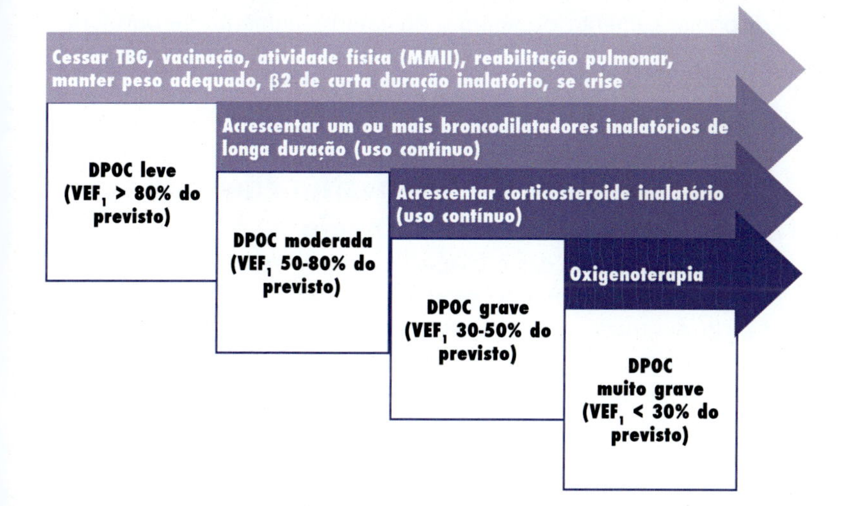

Além disso, recomenda-se, nesse grupo de pacientes, a realização de vacinação contra influenza e pneumococo visando à diminuição de exacerbações e complicações respiratórias.

Manejo das exacerbações

A exacerbação da DPOC ocorre quando há um quadro agudo de piora dos sintomas respiratórios. É importante avaliar o fator causal para verificar a necessidade de conduta específica. Na maioria das vezes, a exacerbação é causada por infecções agudas de vias aéreas superiores e/ou má aderência medicamentosa. Além disso, é importante lembrar da possibilidade de broncopneumonia e de outras causas de maior gravidade, como embolia pulmonar, insuficiência ou arritmia cardíaca.

O manejo da exacerbação da DPOC deve ser realizado com fornecimento de oxigênio caso haja hipoxemia, com o objetivo de manter a saturação de O_2 entre 88 e 92% (recomenda-se ventilação não invasiva em casos de desconforto respiratório importante), inalação com beta 2-agonista de curta duração (na maior dose tolerável) associado a anticolinérgico e corticosteroide sistêmico (prednisona na dose de 40 mg ao dia durante 5 dias).

A adição de antibioticoterapia nas exacerbações é recomendada na presença de duas das três seguintes características: aumento da dispneia, aumento do volume do catarro, aumento da purulência do catarro.[29] Dentre os antibióticos recomendados estão amoxicilina, amoxicilina + clavulanato, azitromicina, claritromicina, levofloxacina, moxifloxacina.

Broncopneumonia: um diagnóstico diferencial em pacientes com queixa de dispneia

Além de ser uma das principais causas de exacerbação da DPOC, a broncopneumonia (ou pneumonia) é também uma condição importante, do ponto de vista clínico-epidemiológico, em indivíduos sem pneumopatias, uma vez que é causadora de sintomas e complicações também nessa população. Desta maneira, a pneumonia, uma infecção de vias aéreas inferiores, merece especial atenção por parte dos médicos da atenção primária.

A pneumonia é definida pela presença de sintomas respiratórios do trato inferior (tosse associada a algum dos seguintes sintomas: dispneia, escarro purulento, dor torácica pleurítica), sintomas sistêmicos (febre, calafrios, astenia, dores musculares, confusão), sinais clínicos ao exame do tórax (estertores/crepitações pulmonares, outros sinais de consolidação pulmonar, sinais de derrame pleural) e alterações radiológicas (infiltrado pulmonar não presente previamente), na ausência de outros diagnósticos mais prováveis.

O principal mecanismo envolvido em sua ocorrência resulta da microaspiração de bactérias que colonizam as vias aéreas superiores e, potencialmente, ocasionam a infecção pulmonar. O microrganismo que mais comumente causa a pneumonia adquirida na comunidade é o *Streptococcus pneumoniae* (pneumococo). Entre os outros, destacam-se *Haemophilus influenzae*, *Moraxella catarrhalis*, *Klebsiella pneumoniae* e *Staphylococcus aureus*.

Diagnóstico e manejo

Sinais e sintomas individuais têm baixa utilidade para identificar pacientes com pneumonia. Combinações de sinais e sintomas são necessárias; entretanto, não há uma definição clara sobre quais são as combinações de sintomas e sinais clínicos com os quais se permite estabelecer o diagnóstico de pneumonia.[30] Muitas vezes, além das combinações, dados clínicos, experiência clínica e, eventualmente, uma radiografia de tórax são necessários. A oximetria pode ajudar na avaliação da gravidade, mas tem pouca sensibilidade para ser utilizada como ferramenta diagnóstica. Em pacientes com baixo risco, exames adicionais são geralmente desnecessários. No entanto, se existirem critérios de gravidade, uma avaliação laboratorial pode ser útil para avaliar a presença de sepse grave/choque séptico.

Um dos critérios de gravidade facilmente aplicável na prática em atenção primária é o CRP-65:[31]

» Confusão.
» Respiração ≥ 30 irpm.
» Pressão arterial sistólica < 90 mmHg ou diastólica < 60 mmHg.
» 65 anos ou mais.

A partir de tal classificação de gravidade, orienta-se o seguinte manejo:

» **Nenhum dos critérios:** tratamento domiciliar.
» **Um ou dois dos critérios:** considerar tratamento hospitalar ou necessidade de exames adicionais para melhor avaliar a gravidade.
» **Três ou quatro dos critérios:** encaminhar para serviço de urgência hospitalar.

Antibioticoterapia

O tratamento da broncopneumonia deve ser realizado com antibiótico empírico precocemente.

As principais recomendações, de acordo com os microrganismos mais comumente envolvidos na pneumonia adquirida na comunidade, são monoterapia com amoxicilina (500 mg, 8/8h) ou macrolídeo (azitromicina 500 mg/dia, claritromicina 500 mg, 12/12 h, eritromicina 500 mg, 6/6 h) ou fluoroquinolona respiratória (levofloxacino 500 mg/dia, moxifloxacino 400 mg/dia), durante sete dias.

As fluoroquinolonas respiratórias devem ser especialmente recomendadas para pneumonias em pacientes com comorbidades (DPOC, DM, IC).

Nos casos de tratamento ambulatorial, uma reavaliação rápida em 48 horas pode ser conveniente. Deve-se evitar o expediente muito comum de justificar a prescrição de antibióticos para pacientes com infecção de vias aéreas superiores (IVAS), com o argumento de que se trata de uma pneumonia incipiente ("um começo de pneumonia"). Casos de traqueobronquite aguda (IVAS) são, em sua grande maioria, autolimitados e não necessitam de antibiótico, exceto em casos excepcionais, como nos casos de DPOC exacerbada.

Os pacientes com sinais de gravidade, como discutido anteriormente, devem ser encaminhados para realização de antibioticoterapia intravenosa intra-hospitalar.

Abordagem dos sintomas ansiosos

A apresentação de sintomas ansiosos subjacente às demais queixas clínicas é uma situação muito comum nos atendimentos por profissionais de saúde no mundo todo. O médico de família deve ter competência para distinguir situações em que os sintomas são decorrentes de ansiedade ou quando existe alguma doença orgânica com o quadro ansioso.

A ansiedade é caracteristicamente definida como a presença de medo ou preocupação excessivos, com sensação desagradável de perturbação ou apreensão, que podem se associar em maior ou menor grau a vários sintomas somáticos como tremores, formigamento, sudorese excessiva, palpitação, dor no peito, dor de cabeça, dores no corpo, tontura, perda urinária, intestino irritável, pseudocrises de asma.

É importante observar que a ocorrência de sintomas ansiosos é justificável para qualquer indivíduo submetido a situações de estresse e ansiedade importantes durante a vida cotidiana. Os transtornos ansiosos devem ser diagnosticados apenas nas situações em que esses sintomas ocorram de modo frequente, desproporcional ou gerem prejuízo funcional para o indivíduo.

Os critérios diagnósticos para o transtorno de ansiedade generalizada, conforme o DSM-V, são os descritos no Quadro 12.3.[32]

Exames complementares

A avaliação diagnóstica de transtornos ansiosos deve ser composta por história clínica e exame psíquico, além de exame físico voltado a descartar possíveis causas orgânicas.

Quadro 12.3. Critérios diagnósticos para o transtorno de ansiedade generalizada (DSM-V)

A. Ansiedade e preocupação excessivas (expectativa apreensiva), ocorrendo na maioria dos dias por pelo menos seis meses, com diversos eventos ou atividades (como desempenho escolar ou profissional).

B. O indivíduo considera difícil controlar a preocupação.

C. A ansiedade e a preocupação estão associadas com três (ou mais) dos seguintes sintomas, com pelo menos alguns deles presentes na maioria dos dias nos últimos seis meses (nota: apenas um item é exigido para crianças):
1. Inquietação ou sensação de estar com os nervos à flor da pele.
2. Fatigabilidade.
3. Dificuldade em se concentrar ou sensações de "branco" na mente.
4. Irritabilidade.
5. Tensão muscular.
6. Perturbação do sono (dificuldade em conciliar ou manter o sono, ou sono insatisfatório e inquieto).

D. A ansiedade, a preocupação ou os sintomas físicos causam sofrimento clinicamente significativo ou prejuízo no funcionamento social, profissional ou em outras áreas.

E. A perturbação não se deve aos efeitos fisiológicos de uma substância (p. ex., droga de abuso, medicamento) ou a outra condição médica (p. ex., hipertireoidismo).

F. A perturbação não é mais bem explicada por outro transtorno mental.

Os exames complementares poderão ser úteis para descartar doenças orgânicas, sendo válida a realização de alguns exames séricos (glicose, função renal, hepática, tireoidiana) e eletrocardiograma, de acordo com a suspeita clínica. Deve-se evitar, entretanto, a solicitação de exames como forma de compensar uma história clínica pobre, pois nesses casos o risco de sobrediagnóstico é grande, tirando o foco do que realmente importa para o paciente. Muitas vezes, a solicitação de exames nesse contexto pode ter a função de reduzir a ansiedade do paciente; todavia, o médico de família deve fazê-lo de maneira criteriosa e compartilhada, sabendo dos riscos de encontrar alterações não significativas em alguns exames.

Exames de neuroimagem devem ser solicitados apenas se existir suspeita de alteração cerebral (quadro atípico, rápida evolução, presença de sintomas ou sinais neurológicos).

É importantíssimo evitar a realização de exames repetidamente ou sem indicação clara, por reforçarem o aspecto disfuncional da ansiedade do paciente.[33]

Tratamento

Pacientes com transtornos de ansiedade muitas vezes vivenciam a negação de tal diagnóstico quando confrontados aos sintomas somáticos que apresentam. Desta maneira, a conduta primordial do tratamento da ansiedade é utilizar habilidades comunicacionais para expressar claramente e compartilhar com o indivíduo a importância de reconhecer que os aspectos somáticos e psíquicos não atuam separadamente e que, neste caso, os sintomas físicos estão de fato relacionados com perturbações psíquicas. Favorecer esse entendimento e o autoconhecimento serão as medidas que mais possibilitarão o sucesso no tratamento do paciente, facilitando a compreensão da necessidade de mudanças comportamentais e vencendo preconceitos em relação à realização de psicoterapia ou uso de medicações psicotrópicas.

Medidas não farmacológicas deverão ser orientadas e fornecidas a todos os pacientes e muitos deles conseguirão o controle da ansiedade por meio delas:

» Psicoterapia.
» Prática regular de exercícios físicos.
» Higiene do sono.
» Técnicas de relaxamento e meditação.
» Evitar uso de estimulantes (cafeína, nicotina).

O tratamento farmacológico se fundamenta na utilização de antidepressivos. Os antidepressivos de primeira linha no tratamento do transtorno de ansiedade generalizada são os inibidores seletivos da recaptação de serotonina (sertralina 50 a 200 mg, paroxetina 20 a 40 mg, citalopram 10 a 40 mg, escitalopram 10 a 20 mg) e os inibidores da recaptação de serotonina e noradrenalina (venlafaxina 75 a 150 mg). Alternativamente, podem ser utilizados os tricíclicos, que também mostram efetividade, porém com maior tendência a gerar efeitos adversos.[34]

O efeito da medicação para ajuste de dose pode ser observado entre 2 e 4 semanas após o início do uso. Sugere-se o início com monoterapia em dose baixa, com aumento gradual até obter a menor dose que garanta o controle completo da ansiedade. Recomenda-se que o tratamento de manutenção seja realizado por um ano.

A escolha entre a abordagem farmacológica e/ou psicoterápica deve ser discutida com o paciente, dando a ele a oportunidade de decisão que melhor se ajuste às suas características pessoais e disponibilidade de tratamento, pois ambos possuem eficácia comprovada. Em situações de maior gravidade, com sintomas intensos e grande repercussão funcional, ambas as terapias devem ser realizadas.

O uso de benzodiazepínicos pode ser útil em situações de crises de ansiedade. Caso se faça necessário, devem ser prescritos com extrema cautela, reforçando-se que é uma medicação de controle sintomático e não de tratamento contínuo da ansiedade, pois grande parte das pessoas passa a utilizá-los de maneira contínua em detrimento das reais medidas terapêuticas, aumentando o grande risco de dependência existente. Deve-se dar preferência para benzodiazepínicos de curta ação, como o lorazepam.

Referências

1. Young A. Travels in France: During the Years 1787, 1788 and 1789. Cambridge: Cambridge University Press, reprint 2012.
2. World Health Organization. WHO Report on the Global Tobacco Epidemic, 2015. Disponível em: http://www.who.int/tobacco/global_report/2015/en/. Acesso em: 16 nov. 2016.
3. Hays JT, Dale LC, Hurt RD, Croghan IT. Trends in smoking-related diseases. Why smoking cessation is still the best medicine. Postgrad Med. 1998 Dec;104(6):56-62, 65-6, 71. Review.
4. Croghan IT, Offord KP, Patten CA, Hurt RD. Cost-effectiveness of the AHCPR guidelines for smoking. JAMA. 1998 Mar 18;279(11):836-7.
5. São Paulo. Secretaria de Estado da Saúde. Centro de Referência de Álcool, Tabaco e Outras Drogas (CRATOD). Disponível em: http://www.saude.sp.gov.br/cratod-centro-de-referencia-de-alcool-tabaco-e-outras-drogas/. Acesso: 16 nov. 2016.

6. Brasil. Ministério da Saúde. Instituto Nacional do Câncer (INCA). Programa Nacional de Controle do Tabagismo. Disponível em: http://www2.inca.gov.br/wps/wcm/connect/acoes_programas/site/home/nobrasil/programa-nacional-controle-tabagismo/programa-nacional. Acesso em: 16 nov. 2016.
7. Brasil. Ministério da Saúde. Instituto Nacional do Câncer (INCA). Coordenação de Prevenção e Vigilância (CONPREV). Abordagem e Tratamento do Fumante - Consenso 2001. Rio de Janeiro: INCA; 2001.
8. Rose G. Estratégias da medicina preventiva. Porto Alegre: Artmed; 2010.
9. Organização Mundial da Saúde (OMS). Relatório da OMS sobre a epidemia mundial do tabaco - 2013. Genebra: OMS; 2013.
10. Organização Mundial da Saúde (OMS). Relatório mundial: mortalidade atribuível ao tabaco - 2012. Genebra: OMS; 2013
11. Cinciripini PM, Hecht SS, Henningfield JE, Manley MW, Kramer BS. Tobacco addiction: implications for treatment and cancer prevention. J Natl Cancer Inst. 1997;89:1852-67.
12. Clinical Practice Guideline Treating Tobacco Use and Dependence 2008 Update Panel, Liaisons and Staff. A Clinical Practice Guideline for Treating Tobacco Use and Dependence: 2008 Update A U.S. Public Health Service Report. Am J Prev Med. 2008 Aug;35(2):158-76.
13. Brasil. Lei n. 9.294, de 15 de julho de 1996. Dispõe sobre as restrições ao uso e à propaganda de produtos fumígeros, bebidas alcoólicas, medicamentos, terapias e defensivos agrícolas, nos termos do § 4° do art. 220 da Constituição Federal.
14. Brasil. Lei Antifumo n. 12.546/2011. Disponível em: http://portalarquivos.saude.gov.br/campanhas/leiantifumo/index.html. Acesso em: 16 nov. 2016.
15. United States Preventive Services Task Force (USPSTF). Disponível em: http://www.uspreventiveservicestaskforce.org/. Acesso em: 16 nov. 2016.
16. National Institute for Heath and Care Excellence (NICE). Smoking: brief interventions and referrals, 2006. Smoking: harm reduction, 2013. London: NICE; 2006, 2013.
17. Jungerman FS, Laranjeira R. Entrevista motivacional: bases teóricas e práticas. J Bras Psiquiatr. 1999;48(5):197-207.
18. Prochaska JO, DiClemente C. Transtheoretical therapy: toward a more integrative model of change. Psycother Theory Res Pract. 1982;20:161-73.
19. Prochaska JO, DiClemente C. Stages of change in the modification of problem behaviors. In: Hersen M, Eiser M, Miller W, orgs. Progress in behavior modification. Sycamore: Sycamore Press; 1992. p.184-214.
20. Miller WR, Rollnick S. Motivational interviewing: helping people change (applications of motivational interviewing. 3. ed. Nova York: The Guilford Press; 2012.

21. Fiore MC, Hatsukami DK, Baker TB. Effective tobacco dependence treatment. JAMA. 2002;288:1768-71.
22. Aveyard P, Johnson C, Fillingham S, Parsons A, Murphy M. Nortriptyline plus nicotine replacement versus placebo plus nicotine replacement for smoking cessation: pragmatic randomised controlled trial. BMJ. 2008;336:1223-7.
23. Stead LF, Perera R, Bullen C, Mant D, Lancaster T, Stead LF, et al. Nicotine replacement therapy for smoking cessation. Cochrane Database Syst Rev. 2012 Nov 14;11:CD000146.
24. Hughes JR, Stead LF, Lancaster T, Hughes JR, Stead LF, Lancaster T. Antidepressants for smoking cessation. Cochrane Database Syst Rev. 2014 Jan 8;1:CD000031.
25. Brasil. Ministério da Saúde. Instituto Nacional de Câncer, Coordenação de Prevenção e Vigilância. Consenso sobre Abordagem e Tratamento do Fumante. Rio de Janeiro: INCA; 2001.
26. Broekhuizen BDL, Sachs APE, Oostvogels R, Hoes AW, Verheij TJM, Moons KGM. The diagnostic value of history and physical examination for COPD in suspected or known cases: a systematic review. Fam Pract. 2009;26(4):260-8.
27. Global Initiative for Chronic Obstructive Lung Disease (GOLD). Guide to chronic obstructive pulmonary disease (COPD): diagnosis, management and prevention. Global Initiative for Chronic Obstructive Lung Disease; 2016.
28. National Institute for Health and Care Excellence (NICE). Chronic obstructive pulmonary disease: management of chronic obstructive pulmonary disease in adults in primary and secondary care. London: NICE guideline CG101; 2010.
29. Ram FS, Rodriguez-Roisin R, Granados-Navarrete A, Garcia-Aymerich J, Barnes NC. Antibiotics for exacerbations of chronic obstructive pulmonary disease. Cochrane Database Syst Rev. 2006;(2):CD004403.
30. Simel DL, Metlay JP. Make the diagnosis: Community-acquired pneumonia, adult. In: Simel DL, Rennie D, Keitz SA, eds. The rational clinical examination: evidence-based clinical diagnosis. Nova York: McGraw-Hill; 2008. p.537.
31. Simon C, Everitt H, van Dorp F. Manual de clínica geral de Oxford. 3. ed. Porto Alegre: Artmed; 2013.
32. American Psychiatric Association (APA). Diagnostic and Statistical Manual of Mental Disorders. 15. ed. American Psychiatric Association Publishing; 2013.
33. Bernik M, Corregiari F, Stella F, Asbahr FR. Transtornos de ansiedade ao longo da vida. In: Forlenza VO, Miguel EC. Compêndio de clínica psiquiátrica. Barueri: Manole; 2012.
34. Silva FD. Transtornos de Ansiedade. In: Gusso G, Lopes JMC. Tratado de medicina de família e comunidade. Porto Alegre: Artmed; 2012.

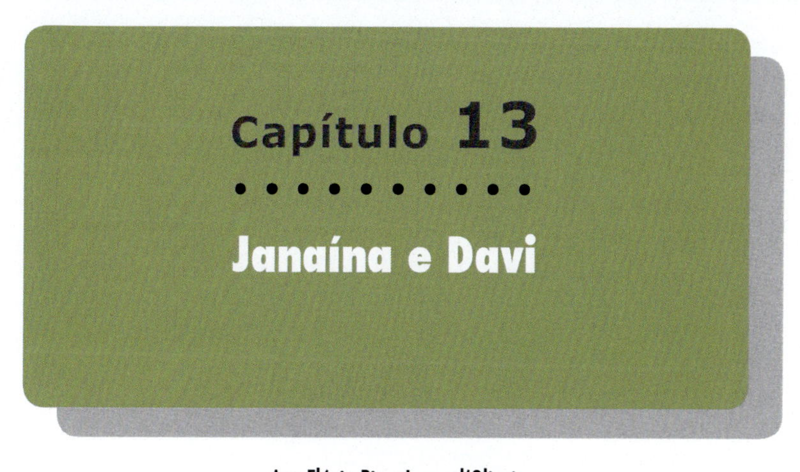

Capítulo 13

Janaína e Davi

Ana Flávia Pires Lucas d'Oliveira
Clarisse Malatesta Motomura
Kelly Winck
Renata Assis Macedo de Oliveira
Soraya Akemi Rodrigues da Silva

> O lema e princípio básico é máxima qualidade, mínima quantidade (...) em lugar e momento apropriado. (Gérvas, 2013)[1]

Narrativa

Janaína Moreira, 24 anos, é usuária frequente da Unidade Básica de Saúde (UBS) desde que engravidou do seu primeiro filho, Davi. Foi uma gravidez planejada e desejada; ela fez pré-natal regular, sem intercorrências, e traz seu filho mensalmente em consultas de puericultura desde seu nascimento, dizendo: "*Nunca falto em consultas, é importante ver se está tudo bem*". Janaína é casada há quatro anos e trabalhava como atendente de supermercado, mas decidiu se demitir para cuidar da criança.

Davi hoje está com 13 meses. Já anda sem apoio, fala algumas palavras com significado, como "dá", "papá" e "mamá". Janaína conta que seu filho ainda mama no peito, sempre quando quer e nunca teve problemas para comer. Entretanto, há um mês percebeu que o apetite da criança diminuiu e quando foi pesá-lo na farmácia ficou preocupada, pois quase não ganhou peso em relação à última consulta. Está aflita, pois acha que o peito está atrapalhando o apetite de Davi, mas não queria desmamá-lo agora.

Também conta que Davi tem apresentado diarreia há três dias, com fezes amolecidas 3 a 4 vezes ao dia. Além disso, percebeu que a região perianal está com assaduras. Da outra vez que ele apresentou o quadro, ela passou uma "pomada ginecológica" e gostaria de uma nova receita dessa pomada.

Sobre intercorrências no período interconsultas, conta que levou Davi ao pronto-socorro por uma "otite". Pensou que era só um resfriado, mas ele começou a ter febre, chorar muito e puxar a orelha. Logo desconfiou que "*era o ouvido, e com essas coisas não se brinca*". Foi prescrito amoxicilina, "*que funcionou como mágica*", com Davi ficando afebril desde o segundo dia de antibiótico. Hoje está no quinto dia de uso.

Ao final da consulta, Janaína pergunta se também pode ser atendida. Há um dia ela está com o olho esquerdo vermelho e tem medo de passar para seu filho. Além disso, questiona sobre o fluxo de laqueadura. Tem tomado anticoncepcional oral apenas de progestágeno desde o final do resguardo no pós-parto, mas quer parar a pílula, pois acredita que "*perdeu o fogo*". Questionada se as relações são algo que deseja, mostra-se retraída e diz que tem de cumprir o seu dever de esposa. "*Você sabe como é homem, né? Não adianta dizer que está cansada*", completa. Ao indagar a reação do marido diante de sua negativa, diz que ele costuma dizer que vai encontrar uma amante e, algumas vezes, chega a forçá-la a ter relações, quando volta alcoolizado para casa. Entretanto, diz que ele nunca agrediu a criança.

Registro por SOAP – Davi

S

» Janaína refere que Davi iniciou febre, irritabilidade e manipulação de orelha esquerda após quadro gripal, sendo levado ao pronto-socorro e prescrito amoxicilina na ocasião (hoje: D5). Segundo ela, Davi teve melhora desses sintomas e mantém-se afebril há quatro dias. No entanto, apresenta aumento do número de evacuações e diminuição da consistência das fezes há três dias, associados a assaduras na região perianal. Mãe também está preocupada com diminuição de apetite e peso da criança no último mês.

Recordatório alimentar: amamentação em livre demanda.
8h: meia banana e dois pedaços pequenos de pão.
12h: arroz, feijão, carne moída e cenoura ralada (tigela pequena).
15h: suco de manga industrializado (200 mL), três biscoitos de maisena.
18h: jantar semelhante ao almoço ("umas 10 colheradas"), antes de dormir – leite com achocolatado (150 mL).

» Davi fala mais de uma palavra além de mamãe e papai, mostra o que quer estendendo a mão. Conforme relato, observa-se um ambiente familiar em que a mãe está exposta a situação de violência doméstica.

O

» Exame físico:
  - Bom estado, corado, hidratado, afebril, eupneico.
  - Anda sem apoio, faz pinça, interage bem com a mãe, que demonstra afeto.
  - Peso: 9.540 g, Z-score entre –2 e 0 (adequado), conforme gráfico de peso por idade da OMS.
  - Estatura: 74 cm, Z-score entre –2 e 0 (adequado), conforme gráfico de comprimento por idade da OMS.
  - Perímetro cefálico: 45,5 cm, Z-score entre –1 e 0 (adequado), conforme gráfico de perímetro cefálico por idade da OMS.

» Exame cardiopulmonar sem alterações.
» Otoscopia: discreta hiperemia timpânica bilateral (criança chorando ao exame).
» Oroscopia: presença de incisivos centrais superiores e inferiores.
» Abdome: sem alterações.
» Genitália: testículos tópicos, expõe glande.
» Lesões eritematosas brilhantes em região de escroto, períneo e glande.
» Estado vacinal: atualizado para a idade.

A

» Adequado ganho pôndero-estatural.
» Estado vacinal adequado.
» Excesso de açúcares na dieta.

- Otite média aguda em tratamento.
- Diarreia secundária ao uso de antibiótico.
- Dermatite de fraldas.
- Preocupação materna com relação à diminuição de apetite.
- Mãe em situação de violência doméstica.

P

- Tranquilizo e oriento que é natural e esperada a diminuição de apetite e da velocidade de crescimento nesta faixa etária; acordamos que medidas em curto intervalo de tempo não serão úteis. Proponho respeitar o apetite da criança e diminuir a oferta de açúcares. Manter leite materno em livre demanda.
- Abordo sobre a diarreia ser possível efeito colateral do antibiótico e possibilidade de suspensão por melhora clínica, mantendo observação com analgesia diante do quadro de otite. Ofereço avaliação na UBS sempre que tiver uma próxima intercorrência.
- Reforço a importância de realizar trocas frequentes da fralda e evitar o uso de lenços umedecidos. Prescrevo pomada de óxido de zinco para alívio e controle de dermatite de fraldas.

Registro de SOAP – Janaína

S

- Deseja troca de anticoncepcional. Uso atual de noretisterona, sem aleitamento exclusivo. Refere diminuição de libido e sofrer violência verbal e sexual pelo parceiro.
- Queixa-se de ardência e vermelhidão em olho esquerdo há um dia.

O

- Hiperemia conjuntival com presença de discreta secreção purulenta em olho esquerdo. Sem fotofobia ou alteração de reflexos pupilares.
- Ausência de adenopatia pré-auricular.

A

- Troca de anticoncepcional.
- Violência doméstica.
- Conjuntivite bacteriana aguda.

P

- Oriento sobre métodos anticoncepcionais disponíveis. Janaína opta por injetável combinado mensal.
- Prescrevo limpeza ocular com soro fisiológico 0,9% para alívio dos sintomas e controle de conjuntivite. Se não houver melhora em três dias, retornar para reavaliação, visando à prescrição de antimicrobiano tópico ocular.
- Abordo situação de violência; planejamos novo encontro para aprofundar a questão.

Pontos abordados

- Puericultura: frequência das visitas programadas e enfoque.
- Abordagem de dificuldades alimentares na criança.
- Abordagem do atraso de crescimento.
- Manejo da otite média aguda e otite externa.
- Manejo da dermatite de fraldas.
- Manejo de conjuntivites.
- Contracepção.
- Violência doméstica.

Discussão

O excesso de consultas programadas para determinados grupos populacionais é uma prática comum nas UBS. Crianças saudáveis, gestantes, hipertensos com baixo risco cardiovascular e diabéticos controlados são frequentemente priorizados na agenda do profissional médico. Esses indivíduos sadios ou zelosos, que seguem orientações do serviço e cumprem a agenda extensa de seguimento, são os que consomem recursos em excesso e limitam a prestação de serviços àqueles em situação de maior vulnerabilidade ou complexidade clínica. Essas mesmas pessoas que frequentam a UBS rotineiramente têm dificuldade de acessar a equipe quando sentem alguma necessidade aguda, como aconteceu com Davi durante o quadro de otite, sendo levado a um serviço de pronto atendimento. Para uma atenção primária à saúde (APS) de boa qualidade, a gestão da clínica se faz necessária e a periodicidade de consultas programadas deve ser pautada na avaliação de risco e baseada em evidências.[2]

No caso de Davi, as consultas agendadas em excesso tampouco puderam avaliar anteriormente a situação de violência vivenciada pela família. O molde tradicional da consulta de puericultura, que prioriza antropometria, extenso recordatório alimentar e esquema vacinal como um *check-list*, oferece pouco espaço para questões complexas da rotina da família, relações interpessoais e mudança do ciclo familiar. O médico de família e comunidade (MFC) deve se lembrar que a abordagem centrada na pessoa é fundamental mesmo em consultas padronizadas: com olhar e escuta ampliados, articula projetos mais próximos às expectativas e necessidades da família, evitando assim o papel de "conselheiro" quanto aos cuidados da criança.

Puericultura

A puericultura é feita com a intenção de prevenir doenças e promover saúde de modo individual a cada criança, favorecendo seu desenvolvimento físico e psíquico.[3,4] O número de consultas médicas de crianças saudáveis até 15 anos, nos Estados Unidos, em 2001, correspondeu a 30% do total de consultas pediátricas.[5]

Não existem estudos sobre o número ideal de consultas de rotina de uma criança saudável. Dificilmente teremos, pois são muitas as dificuldades técnicas em realizar estudos controlados com grandes grupos de crianças ao longo de muito tempo e não seria ético privar grupos controles de ações consideradas úteis.[6]

O número recomendado pelo Ministério da Saúde (MS) está intimamente relacionado com os momentos da oferta da imunização. Desta maneira, sugere que a criança deva passar em consulta: na 1ª semana, no 1º mês, 2º mês, 4º mês, 6º mês, 9º mês, 12º mês, 18º mês e no 24º mês e então em consultas anuais.[7] Entretanto, essas consultas não necessariamente precisam ser com o médico de família, podem ser divididas com a equipe de enfermagem.

Uma proposta interessante de cronograma de consultas dos dois primeiros anos é a baseada na classificação de risco e vulnerabilidade de cada criança:[8]

- **Criança de baixo risco:** as consultas do 1º e 2º meses devem ser feitas pelo médico de família e as seguintes podem ser realizadas pela enfermagem, com atenção aos seguintes riscos:
  - Risco de agravos existentes desde o nascimento: atenção nas consultas dos dois primeiros meses para vitalidade, malformações, doenças congênitas.

- Riscos de agravos nutricionais: atenção para o risco de desmame, introdução de alimentação saudável e nutrição adequada.
- Risco de comprometimento do desenvolvimento: atenção para os marcos apresentados no Quadro 13.1.

» **Crianças de alto risco (Quadro 13.2):** realizar consultas mensalmente até o 6º mês, e depois reavaliar cada caso individualmente.

Quadro 13.1. Marcos do desenvolvimento infantil

Idade	Marcos do desenvolvimento
2-3 meses	Sorriso social
4 meses	Sustentação da cabeça
9 meses	Sentar sem apoio
18 meses	Andar sem apoio

Quadro 13.2. Critérios para classificação da criança de alto risco ao nascimento

Critérios obrigatórios
• Peso ao nascer < 2.500 g. • Morte de irmão menor de 5 anos. • Internação após alta materna.
Critérios associados, presença de 2 ou mais
• Mãe adolescente < 16 anos. • Mãe analfabeta. • Mãe sem suporte familiar. • Mãe proveniente de área social de risco. • Chefe de família sem fonte de renda. • História de migração da família há menos de dois anos. • Mãe com história de problemas psiquiátricos. • Mãe com deficiência que impossibilite o cuidado da criança. • Mãe dependente de álcool e/ou drogas. • Criança manifestadamente indesejada.

Durante o acompanhamento, as crianças podem ser reclassificadas como crianças de alto risco adquirido, necessitando readequar o cronograma de consultas. Alguns exemplos de risco adquirido: obesidade, duas internações, três atendimentos no pronto-socorro em um período de três meses, maus-tratos ou abuso, situações familiares problemáticas com repercussões na criança.

No caso de Davi, se os cronogramas de consultas fossem feitos como o citado, o acesso ao médico de família nos períodos de queixas agudas poderia ter evitado idas ao pronto-socorro e o acompanhamento longitudinal, com a espera permitida (*watchful waiting*), poderia ter evitado o uso inadequado de antibiótico.

Nas consultas, recomenda-se abordar, além das queixas, a rotina diária (atividade física, tempo de tela, horas de sono), vacinação, alimentação e desenvolvimento.[9] Situação de moradia e hábitos de segurança também devem ser discutidos. História clínica, medicamentos, alergias e história familiar devem ser rapidamente revisados. Lembrar sempre de individualizar as consultas e priorizar os assuntos conforme a necessidade de cada paciente. Sobre a entrevista clínica, mostra-se mais producente o início com perguntas abertas, abordando questões levantadas pela família ou pelo paciente.

Um exame físico completo é recomendado na primeira consulta, porém não existem evidências científicas que justifiquem sua realização em todas as consultas subsequentes.

Monitoração do crescimento

A realização de maneira rotineira é amplamente aceita por profissionais da saúde em todo o mundo.[3,7] Pode ser usada como um componente de promoção da saúde, ponto de discussão sobre alimentação, higiene e outros aspectos da saúde e do comportamento da criança. É recomendada pelo Ministério da Saúde:

- Até dois anos de idade: em toda consulta devem ser feitos os registros de peso, estatura e perímetro cefálico, e colocados nos gráficos de crescimento.
- Entre 2 e 10 anos de idade, deve-se medir o peso e a altura, calcular o índice de massa corporal (IMC) e acompanhar com gráfico.

Informação relevante disponível

Revisão da Cochrane, de 2009, mostrou que não há informação suficiente para avaliar se a monitoração do crescimento rotineira é benéfica ou não. (Panpanich e Garner, 2008)[3]

No caso de Davi, a monitoração do crescimento poderia ser usada como ponto de discussão sobre a preocupação da mãe com a alimentação e o ganho de peso.

Suplementação de ferro

O Ministério da Saúde recomenda:

- Lactentes em aleitamento materno exclusivo até 6 meses: 1 a 2 mg de ferro elementar/kg para crianças de 6 a 18 meses.
- Leite de vaca: 1 a 2 mg de ferro elementar/kg para crianças de 4 a 18 meses.
- Prematuros ou pequenos para a idade gestacional (PIG): 2 mg/kg/dia após um mês de idade por dois meses.
- Prematuros com história de hemorragia perinatal, gestação múltipla, ferropenia materna grave durante a gestação (Hb < 8), hemorragias uteroplacentárias e hemorragias neonatais ou múltiplas extrações sanguíneas: 2 a 4 mg/kg/dia de ferro dos 2 aos 6 meses, quando deve ser solicitado hemograma. Se o resultado do exame for normal, reduzir a dose para 1 a 2 mg/kg/dia até os 18 meses. Se houver anemia, manter a dose de tratamento. Nova pesquisa de anemia deve ser feita aos 15 meses.

A carência de ferro é a deficiência de micronutriente mais comum no mundo. No Brasil, a Pesquisa Nacional de Demografia e Saúde de 2006 mostrou que a prevalência de anemia em crianças com idade inferior a dois anos é de 24,1%, e em crianças com idades entre 2 e 5 anos, é de 19,5%.[10]

A maior preocupação quanto à deficiência de ferro é se ela causa ou não alteração no neurodesenvolvimento ou prejuízo cognitivo na criança; entretanto, há poucos estudos bem desenhados que avaliem tais desfechos.

Estudos observacionais indicam que há uma associação entre a deficiência de ferro, com ou sem anemia, em crianças com atraso no neurodesenvolvimento. Atrasos cognitivos e de comportamento também foram associados à anemia ferropriva. Porém, esses estudos têm limitações, dado o tipo de medidas reportadas e ao viés de confusão relacionado a associações com fatores nutricionais e socioeconômicos, tornando difícil a determinação de causalidade.[11]

Suplementação de vitamina D

O Ministério da Saúde recomenda 200 a 400 UI/dia para crianças prematuras, de pele escura, com exposição inadequada à luz solar e filhos de mães vegetarianas estritas que estejam em aleitamento materno exclusivo.

Atualmente, não existem ensaios clínicos randomizados que abordem a suplementação universal de vitamina D. Entretanto, essa vitamina pode estar associada à redução de certas doenças infecciosas e crônicas.[12] Estimativas indicam que a prevalência de deficiência de vitamina D entre crianças e adolescentes pode estar entre 12 e 24%.[13]

Em uma revisão da Cochrane de 2010, os resultados não apoiam a suplementação em crianças saudáveis com níveis normais de vitamina D para melhorar a densidade óssea, mas sugere que a suplementação em crianças com deficiência da vitamina pode ter algum efeito no pico da massa óssea.[14]

Suplementação de vitamina A

O Ministério da Saúde recomenda a suplementação para crianças de risco e o programa abrange todos os municípios da região Norte, 585 municípios integrantes do Plano Brasil Sem Miséria das regiões Centro-Oeste, Sul e Sudeste e todos os Distritos Sanitários Especiais Indígenas:

- Crianças de 6 a 11 meses de idade: uma megadose de vitamina A na concentração de 100.000 UI.
- Crianças de 12 a 59 meses de idade: uma megadose de vitamina A na concentração de 200.000 UI a cada seis meses.

Crianças que recebem outras formas de suplementação de vitamina A não precisam tomar a megadose.

A carência de vitamina A prejudica a saúde e pode causar morte. A deficiência pode ocorrer quando as fontes de comidas animais ou fortificadas são limitadas.

No Brasil, foi identificado, na Pesquisa Nacional de Demografia e Saúde de 2006, que 17,4% das crianças apresentavam níveis inadequados de vitamina A. As maiores prevalências da deficiência da vitamina A foram encontradas no Nordeste (19,0%) e no Sudeste (21,6%) do país.

Existem evidências de que a renda e a escolaridade não são os únicos fatores determinantes dessa carência nutricional, reforçando que a ingestão inadequada de alimentos ricos em vitamina A possa estar mais relacionada aos hábitos alimentares inadequados que aos fatores econômicos.

Segundo uma revisão da Cochrane de 2010, a suplementação de vitamina A em áreas de deficiência pode reduzir o risco de mortalidade em 24%. O estudo recomenda fortemente a suplementação de vitamina A em crianças abaixo de cinco anos em áreas de risco de carência.[15,16]

Abordagem de dificuldades alimentares na criança

O Brasil passa por um processo de transição nutricional, que se caracteriza por um antagonismo de tendências entre desnutrição e obesidade.[17] Situações de excesso de peso em relação à altura foram encontradas em 7% das crianças brasileiras menores de cinco anos, enquanto a prevalência de desnutrição sofreu redução de 50% de 1996 a 2006, alcançando o mesmo índice de 7%.[18]

Comentário

No Brasil, somente 45% das crianças de 0 a 3 meses e 11% das de 4 a 6 meses estavam em aleitamento materno exclusivo. Aos 9 meses de idade, 30% não provaram frutas ou verduras, enquanto 70% já comeram bolachas e/ou salgadinhos e 11% beberam refrigerante.[19]

Apesar disso, a queixa mais comum referente à alimentação ainda é "*meu filho não come*". Geralmente isso pode ser traduzido como "*meu filho não come o quanto acredito que deveria comer*", pois há um desbalanço entre a expectativa dos pais e a ingestão alimentar da criança. A capacidade gástrica das crianças é pequena e elas aprendem muito cedo o autocontrole sobre a ingestão de alimentos, conforme sua necessidade. Ou seja, a criança "come porque cresce", em vez do popular "come para crescer". Davi reduziu a ingestão justamente porque sua velocidade de crescimento também é menor em relação ao ano anterior. Como Janaína, muitas mães se preocupam, pois acreditam que a criança de um ano deveria comer o dobro do que o bebê de seis meses; entretanto, a ingesta é a mesma ou menor.[20]

A preocupação de que a criança fique alimentada comumente leva a práticas alimentares inadequadas, com substituição das refeições por alimentos preferidos da criança, como doces, alimentos industrializados ou bebidas lácteas. Essa mesma expectativa traz uma tensão que pode transformar os momentos de refeição em um "palco de circo" (colher fazendo piruetas), drama (mamãe fica triste) ou mesmo guerra. Essas práticas aumentam a chance de repulsa a alimentos.

Para facilitar que a refeição seja um momento prazeroso e favorecer hábitos alimentares saudáveis no futuro, sugere-se:

- » Evitar horários rígidos, respeitando o apetite da criança.
- » Evitar práticas nocivas de gratificação (prêmios) ou coercitivas (castigos).
- » Oferecer alimentos variados, de preferência separados, para que a criança distinga sua cor, forma e textura.
- » Evitar consistência homogênea (alimentos batidos no liquidificador), para estimular a mastigação.
- » Preferir alimentos não industrializados; convidar crianças maiores para participar do preparo da comida.
- » Quando possível, a família deve fazer a refeição junta.

Amamentar, comer e oferecer comida são práticas sociais. A alimentação do ser humano não é instintiva; é aprendida cognitivamente e ideologicamente nas relações. Para o manejo de dificuldades alimentares, o médico de família precisa conhecer não só os alimentos habitualmente consumidos pela criança, mas também compreender as condições que favorecem seu consumo habitual (disponibilidade e acessibilidade ao alimento, influências culturais, modo de vida e rotina, expectativa e preocupação dos pais).[21]

Devemos abordar a expectativa de Janaína ressaltando a normalidade de redução de ingesta alimentar nesta faixa etária. Além disso, devemos recomendar reduzir a oferta de açúcares (industrializados), em razão dos possíveis danos que podem gerar e pelo fato de, assim, poder aumentar o consumo de outros alimentos. É fundamental lembrá-la de que o leite materno também é alimento e pode ser oferecido em livre demanda até Davi completar dois anos ou mais.

Abordagem do atraso de crescimento

Ganho ponderal e crescimento indicam à equipe dados importantes sobre a saúde da criança, mas são, sobretudo, relevantes na opinião dos pais. "*Magro demais*" ou "*menor que os colegas*" são queixas comuns na consulta da criança e, na maioria das vezes, são reflexo do desconhecimento da ampla variação de normalidade de peso e altura por faixa etária.

Em alguns casos, a altura da criança está realmente abaixo do percentil 3, ao que se denomina baixa estatura. Vale lembrar que 3% das pessoas normais estão abaixo deste valor e 80% das crianças com baixa estatura não apresentam qualquer causa patológica.[22] Exemplo comum é a baixa estatura familiar, que pode ser facilmente diagnosticada por meio do cálculo da estatura-alvo. No Brasil, uma causa frequente de baixa estatura é a desnutrição crônica e pregressa, que se apresenta com baixa relação peso/altura (menores de 2 anos) ou baixo IMC (acima de 2 anos). Exames complementares não têm papel essencial no diagnóstico e é improvável que revelem a causa do problema se a clínica não a identificou. Solicitar exames em crianças assintomáticas e sem achados ao exame físico resulta em mais resultados falsos-positivos que novo diagnóstico.[23]

Entretanto, o médico de família pode deparar com um real atraso de crescimento, quando a velocidade de crescimento não está adequada. Esta é inferida a partir da inclinação da curva que a criança apresenta ou pode ser calculada a partir de duas aferições de altura em um intervalo preferencialmente maior que seis meses (Figura 13.1).[24,25]

Comentário

A avaliação inicial frente a baixa e alta estatura deve incluir história e exame físico com medições seriadas, determinação da velocidade de crescimento e altura média esperada a partir da estatura dos pais.[24]

Figura 13.1. Curva de velocidade média de crescimento dos 0 aos 18 meses (NCHS)[25]

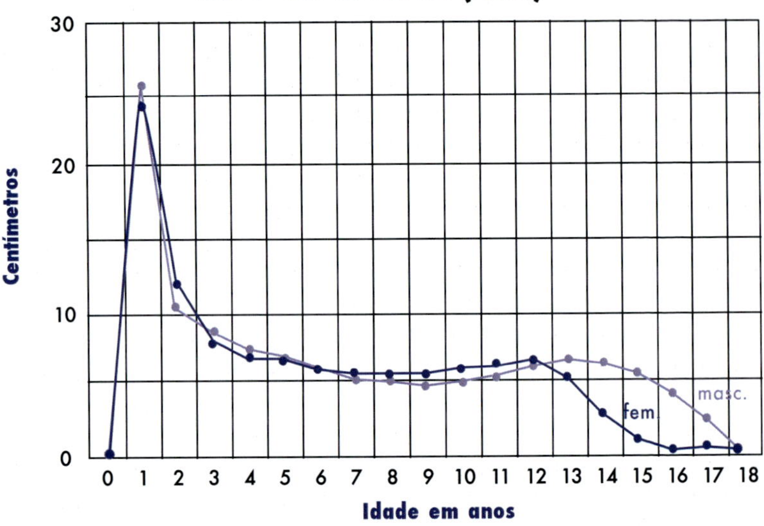

Quando a velocidade de crescimento está abaixo do percentil 10, estima-se que 80% das crianças podem ter alguma causa patológica. Há uma infinidade de possibilidades diagnósticas para a criança com atraso de crescimento (Quadro 13.3).[26] Cuidadosa anamnese e exame físico, seguidos de acurácia nas medidas de parâmetros de crescimento e avaliação da maturação sexual, em geral indicam os possíveis diagnósticos.

Quadro 13.3. Causas de atraso do crescimento[26]

Genéticas	Baixa estatura familiar, atraso constitucional do crescimento, síndrome de Turner, nanismo acondroplásico.
Físicas	Condições de baixo peso ao nascer, causas endócrinas (hipotireoidismo, hipopituitarismo, *diabetes mellitus*, deficiência de hormônio do crescimento), infecções, asma, cardiopatia.
Não orgânicas	Nutrição ruim, negligência emocional, transtornos alimentares.

Para crianças assintomáticas com atraso de crescimento, é sugerido o rastreamento com exames laboratoriais. Sugere-se como possibilidade a realização de alguns exames iniciais: hemograma, função hepática e renal, eletrólitos e radiografia de idade óssea. Entretanto, não há evidência consistente para esta prática (recomendação de nível C).

Davi, como demonstrado em suas curvas, não apresenta atraso de crescimento até o momento (curva ascendente). É importante orientar Janaína quanto à diminuição esperada de sua velocidade de crescimento a partir de um ano de idade e que medidas realizadas em um intervalo curto de tempo poderão aumentar a ansiedade e mascarar erros de medição. Mesmo para crianças próximas ao percentual 3 de peso e altura, esse resultado não significa que serão adultos de baixa estatura. Somente por volta dos 18 meses de idade a criança segue seu potencial genético e dois terços delas podem mudar de percentil – para cima ou para baixo, conforme altura dos pais (fenômeno *catch-up* e *catch-down*).

Como não há suspeita de processo patológico, é fundamental acompanhar longitudinalmente a criança, em intervalo de tempo preconizado (6 meses), para amenizar a ansiedade de Janaína e confirmar se é mantido o curso de crescimento predito inicialmente.

Manejo da otite média aguda e otite externa

Otite média aguda

A otite média aguda (OMA) é uma doença de alta incidência: mais de dois terços das crianças aos três anos de idade já experimentaram um ou mais episódios de OMA e cerca de metade delas já teve mais de três episódios.[27] Estima-se que 25 a 50% dos antibióticos prescritos anualmente são para este diagnóstico.[28]

O exame confirmatório é a timpanocentese, porém é um exame de pequena disponibilidade e aplicabilidade. Assim, o médico de família sempre estará diante da incerteza quando suspeitar de OMA e é importante conhecer quais dados da história clínica e do exame físico aumentam sua probabilidade diagnóstica.[29]

A história clínica mais compatível com OMA é o início súbito de febre e otalgia após quadro gripal. Enquanto em crianças maiores a dor é referida, nas pequenas é traduzida como choro incessante, irritabilidade, dificuldade de ficar na posição horizontal ("só quer colo") e mudança de padrões de sono e alimentar. A suspeita dos cuidadores de que seja dor de ouvido deve ser considerada e tem alta razão de verossimilhança positiva.

As causas mais frequentes de dor de ouvido são infecção aguda de vias respiratórias (IVAS), corpo estranho, otite média aguda, otite externa ou rolha de cerúmen,[30] e a otoscopia é mandatória para o diagnóstico diferencial. São achados otoscópicos prováveis de OMA: opacificação, abaulamento, rigidez e hiperemia evidente de membrana timpânica (Tabela 13.1).[31,32]

Tabela 13.1. Achados de anamnese e exame físico para OMA[31,32]

Anamnese	RV+	RV–	S	E
Otalgia	3	0,6	–	–
Prurido local	3,3	0,7	–	–
Suspeita de otite por parte dos pais	3,4	0,4	–	–
Otoscopia	**RV+**	**RV–**	**S**	**E**
Opacificação	34	–	74%	93%
Abaulamento	51	–	51%	97%
Rigidez	31	–	95%	85%
Hiperemia evidente	8,4	0,2	–	–

RV+: razão de verossimilhança positiva; RV–: razão de verossimilhança negativa; S: sensibilidade; E: especificidade.

Comentário

A hiperemia discreta de membrana timpânica pode ser causada por choro ou febre e tem baixa acurácia diagnóstica. Por outro lado, coloração normal tem razão de verossimilhança negativa de 0,2 e torna o diagnóstico improvável.

No caso de Davi, ainda que não tenhamos dados da otoscopia inicial, o diagnóstico de OMA é muito provável pela história de início de febre após quadro gripal, irritabilidade, manipulação das orelhas e suspeita da mãe. Somente com esses dados de anamnese, a probabilidade de ser OMA chega a 90%.

Diante de um diagnóstico provável de OMA, a conduta mais recomendada é expectante, com prescrição de sintomáticos e reavaliação em três dias (*watchful waiting*). Estima-se que até 80% dos casos se resolvem espontaneamente, sem o uso de antibióticos.[33]

Sintomáticos habitualmente prescritos para otalgia são a dipirona, o paracetamol ou o ibuprofeno. Não há evidência para uso de descongestionantes, anti-histamínicos ou corticosteroides no seguimento de OMA.

Informação relevante disponível

"Não foi encontrada nenhuma diferença estatística quanto à intensidade e duração da otalgia, perda auditiva, perfuração timpânica, recorrência tardia do quadro ou complicações, quando comparado o início imediato de antibióticos à conduta expectante com prescrição de sintomáticos no manejo da otite média aguda." (Venekamp et al., 2015)[34]

Com relação à antibioticoterapia, além de não ser evidente o benefício de seu uso, para cada nove crianças tratadas com antibiótico, uma experimentará efeitos adversos como vômitos, diarreia e *rash* (NNTH = 9). Entretanto, podem trazer mais benefícios às crianças menores de dois anos de idade com quadro severo, seja OMA bilateral (NNT = 4), seja associação com otorreia (NNT = 3).[34] Quando optado por antibiótico, a droga de escolha é a amoxicilina.

Uma das causas para a hiperprescrição de antibióticos é a demanda dos cuidadores da criança. O médico de família deve realizar abordagem centrada na pessoa e reconhecer expectativas e crenças com relação à doença e ao tratamento para facilitar a comunicação durante a consulta. Uma das preocupações mais comuns é com relação à possível perda auditiva da criança se a otite não for tratada de imediato. É importante orientar a família baseando-se nas informações relevantes atuais e estar acessível para reavaliação breve.

Além disso, a prescrição anterior de antibióticos diante de um quadro semelhante perpetua a expectativa de que estes são necessários nos episódios subsequentes. Para a mãe de Davi, o antibiótico "funcionou como mágica", pois o alívio de sintomas que provavelmente se daria espontaneamente foi coincidente com o uso da medicação. Abordar com Janaína que os benefícios do antibiótico no tratamento inicial da OMA não superam os danos (como a diarreia apresentada pela criança), ajudará a romper o ciclo de demanda pela medicação.

Otite externa

A otite externa é um importante diagnóstico diferencial de OMA, já que cursa com otalgia e pode se apresentar com hiperemia de membrana timpânica. Entretanto, sinais clássicos são dor à pressão de tragus e tração auricular, inexistentes quando o acometimento é em ouvido médio. À otoscopia, o canal auditivo está edemaciado e hiperemiado.

Estima-se que 10% da população terá um episódio de otite externa durante a vida.[35] São fatores de risco comuns: nadar, trauma e uso de dispositivos auriculares.

O tratamento com antimicrobiano tópico otológico é o preferencial para otite externa não complicada (NNT = 2) e a adição de corticosteroide tópico pode resultar em resolução mais rápida dos sintomas (Quadro 13.4).

Quadro 13.4. Antibióticos tópicos no tratamento da otite externa

Ciprofloxacina 0,3% + dexametasona 0,1% • Forma de uso: 2 vezes ao dia. • Principais efeitos colaterais: risco baixo de sensibilização.
Neomicina + polimixina B + hidrocortisona • Forma de uso: 3 a 4 vezes ao dia. • Principais efeitos colaterais: ototoxicidade, risco elevado de dermatite de contato.
Ofloxacina 0,3% • Forma de uso: 1 a 2 vezes ao dia. • Principais efeitos colaterais: risco baixo de sensibilização.

Informação relevante disponível

"Dado que a maioria dos antimicrobianos tópicos são igualmente eficazes para o tratamento da otite externa, a escolha deve ser determinada por fatores como: hipersensibilidade ao fármaco, preferência pessoal, custo, aderência (esquema de doses) e ototoxicidade (integridade da membrana timpânica)". (Kaushik et al., 2010)[36]

Deve-se orientar o modo adequado de aplicação das gotas otológicas e evitar manipulação do ouvido e exposição à água (principalmente submersão) por, no mínimo, uma semana. A expectativa é de que os sintomas melhorem somente a partir do sexto dia de tratamento. Se não houver melhora em duas semanas, deve-se considerar falha de tratamento.

Manejo da dermatite de fraldas

A dermatite das fraldas é a afecção de pele mais comum dos lactentes, ocorrendo principalmente de 0 a 2 anos de idade. Tem uma prevalência que pode chegar a 35%,[37] sem diferença entre sexo ou raça.[38]

É uma dermatite de contato irritativa primária e atinge a área coberta pela fralda, também conhecida como dermatite em W, pois atinge as áreas convexas: nádegas, abdome inferior, genitália e região proximal das coxas, poupando as regiões de dobras.

Ocorre por uma combinação de fatores, como aumento da umidade e calor local, fricção, mudança do pH. O efeito oclusivo da fralda e o contato prolongado com urina e fezes contribui para essas alterações, levando a maceração da pele e quebra de barreira, permitindo a entrada de agentes irritativos e microrganismos.

É autolimitada, com duração média de 2 a 3 dias. Entretanto, a infecção secundária por *Candida albicans* está frequentemente associada e deve ser investigada nas dermatites que persistem por mais de três dias apesar do tratamento adequado. Infecções secundárias por bactérias como *Bacillus faecalis, Proteus, Pseudomonas, Staphylococcus e Streptococcus*, também podem estar presentes, mas são menos frequentes.

As lesões variam de pápulas eritematosas a extensivo eritema com maceração ou erosões superficiais; são normalmente brilhantes, podendo ou não ser descamativas. A apresentação mais rara e severa com cronificação é a dermatite de Jacquet, que se desenvolve pela persistência e intensidade do agente agressor, associação de fatores agravantes (irritantes tópicos, fungos) e/ou por manejo inadequado.

Os diagnósticos diferenciais a serem considerados incluem: outras dermatites (de contato alérgica, atópica, seborreica), psoríase, escabiose, sífilis congênita, histiocitose de células de Langerhans (doença de Letterer-Siwe), abuso sexual, impetigo bolhoso, herpes simples.

Tratamento

Faltam ensaios clínicos randomizados controlados que reforcem o tratamento da dermatite das fraldas. Atualmente, o princípio do tratamento consiste no manejo adequado de medidas de cuidados com a pele. A educação e o suporte aos pais quanto aos seguintes aspectos são essenciais:

» Trocar frequente da fralda, diminuindo o tempo de contato com urina e fezes.
» Deixar a criança alguns períodos sem fralda.
» Limpar delicadamente com água morna; se estiver com creme de barreira, utilizar primeiro algodão com óleo mineral para remover.

Algumas opções terapêuticas:

» Cremes/pastas de barreira contendo óxido de zinco. O uso dessas barreiras é baseado em experiências clínicas. Existem poucos estudos randomizados de qualidade que suportam seu uso.[39] O uso rotineiro em crianças de pele normal não é necessário.[40]
» Se a inflamação persistir, o uso de corticosteroide tópico de baixa potência, como hidrocortisona a 1%, duas vezes ao dia, por 2 a 7 dias, pode ser útil.[41]
» No caso de infecção secundária por *Candida*, agentes antifúngicos como nistatina, miconazol, clotrimazol e cetoconazol são efetivos.
» Alguns estudos mostram que o uso tópico de leite materno pode ajudar no tratamento.[42,43]

A escolha do melhor tipo de fralda é controversa: uma revisão da Cochrane de 2006, de estudos randomizados controlados, não encontrou evidências que suportem ou refutem o uso de fraldas descartáveis na prevenção de dermatite das fraldas.[44]

A dermatite das fraldas de Davi provavelmente ocorreu pelo quadro de diarreia, secundária ao uso de antibiótico. A diarreia é importante fator de risco, pois aumenta o contato das fezes com a pele, facilitando a quebra de barreira. A solicitação pela "pomada ginecológica" provavelmente ocorre por um tratamento prévio de dermatite de fraldas com infecção secundária por *Candida*, que não se justifica no quadro atual.

Manejo de conjuntivites

Conjuntivite é o processo inflamatório da conjuntiva, caracterizado por dilatação dos vasos conjuntivais, resultando em edema e hiperemia da conjuntiva. Sua origem pode ser infecciosa (causada por bactérias ou vírus) ou secundária a uma reação alérgica (por exposição a alérgenos) e seu diagnóstico é basicamente clínico, tendo uma acurácia em relação ao diagnóstico laboratorial de 75%. Em geral, tem uma história natural autolimitada e de baixa morbidade.

Os elementos clínicos costumam fornecer dados suficientes para fundamentar o diagnóstico diferencial entre as infecções bacteriana, viral ou reação alérgica. A conjuntivite viral tende a produzir secreção mais aquosa, folículos translúcidos circundados por vasos sanguíneos e adenopatia pré-auricular (50% dos casos); a conjuntivite bacteriana tem, em geral, secreção mucopurulenta, conjuntivas lisas e inflamadas, com pontos vermelhos, e sem adenopatia pré-auricular; e a conjuntivite alérgica apresenta ardência, prurido e secreção mucoide, ocorrendo geralmente após exposição recente a uma substância alergênica.[45]

As conjuntivites bacterianas e, em especial, as virais, têm um risco de transmissão estimado de 10 a 50%. O manejo do indivíduo com conjuntivite infecciosa deve se iniciar com a orientação do paciente sobre o cuidado com a higiene das mãos, soluções oftalmológicas e toalhas. A secreção palpebral deve ser retirada com pano delicado umedecido em água limpa.

Deve-se levar em consideração que a maioria dos quadros de conjuntivite infecciosa se resolve em 1 a 2 semanas (65% ao final de cinco dias), mesmo na ausência de tratamento antibiótico tópico. O risco de complicações graves associadas aos quadros de conjuntivite não tratados é baixo. Sendo assim, faz-se necessário o uso de antibiótico tópico apenas para casos com curso severo, ou quando o paciente, mesmo orientado sobre as limitações, prefere fazer uso de tratamento.[46]

Para o tratamento da conjuntivite, existe uma variedade de antibióticos tópicos de eficácia semelhante e resposta clínica nítida em 2 a 3 dias. Entre eles, os colírios de cloranfenicol 0,5% (1 gota a cada 2 horas por 2 dias e posteriormente a cada 4 horas por 5 dias), gentamicina, neomicina + polimixina B, tobramicina, ofloxacina e cloridrato de ciprofloxacina.

Não existe tratamento curativo para conjuntivite viral, sendo adotadas apenas medidas de suporte aos sintomas.

O paciente com conjuntivite alérgica deve ser orientado a remover lentes de contato, evitar exposição a alérgenos e a não esfregar os olhos. A aplicação de compressa de água fria local é recomendada. O uso de vasoconstritores tópicos, como cloridrato de nafazolina por 1 a 2 dias e anti-histamínicos sistêmicos por 24 horas, pode ser considerado.[47]

Os médicos devem estar atentos para não ignorar as condições de risco à visão. Em casos de conjuntivite que não melhoram em uma semana, o paciente deve ser encaminhado ao oftalmologista.

No caso de Janaína, após orientação sobre o curso da doença, a proposta seria limpeza ocular com soro fisiológico 0,9% e, caso não haja melhora em três dias, retorno ao serviço para reavaliação visando ao início de antibiótico tópico.

Anticoncepção

A anticoncepção foi e é uma das maiores contribuições que a ciência ofereceu para o controle da natalidade, visto que permitiu a separação entre sexualidade e reprodução. Ofereceu, ainda, a oportunidade de a mulher conquistar maior liberdade sexual, espaço no mercado de trabalho e igualdade em relação aos homens.

No caso da Janaína, que está amamentando, a anticoncepção torna-se necessária porque o espaçamento adequado entre as gestações diminui a morbidade e mortalidade neonatal, infantil e materna, porque a gravidez indesejada aumenta o risco de depressão puerperal, reduz o tempo de amamentação e acarreta pior cuidado pré-natal e do recém-nascido.[48] A OMS orienta um intervalo mínimo de 24 meses entre as gestações.[49]

Ao abordar uma mulher que deseja anticoncepção, é necessário avaliar seus fatores de risco e oferecer os diversos tipos de anticoncepção disponíveis, não deixando de apontar as vantagens, efeitos adversos e eficácia de cada método (Tabela 13.2), para então haver plano conjunto da conduta escolhida. É necessário, ainda, explicar a maneira correta

Tabela 13.2. Taxa de falha de métodos anticoncepcionais em um ano[51]

Tipo	Ideal	Típico
Implante	0,05%	0,05%
Vasectomia	0,10%	0,15%
Medroxiprogesterona	0,30%	3%
Laqueadura	0,50%	0,50%
Dispositivo intrauterino	0,60%	0,80%
Pílula	0,10%	8%
Preservativo	2%	15%
Coito interrompido	6%	12%
Diafragma	6%	16%
Abstinência periódica	9%	25%
Nada	85%	85%

do uso e abordar os medos e mitos que existem com relação aos métodos porque, segundo Speidel, uma das maiores causas de gravidez indesejada é a descontinuidade ou o uso incorreto da medicação por medo de efeitos colaterais ou desconhecimento do uso correto do método.[50,51]

Entre as diversas formas de anticoncepção, temos:

1. Não hormonais:
   - métodos naturais: amamentação, abstinência periódica, coito interrompido, métodos de barreira (preservativo, diafragma);
   - dispositivo intrauterino (DIU) de cobre;
   - vasectomia/laqueadura tubária.
2. Hormonais:
   - anticoncepcionais combinados orais e injetáveis;
   - minipílula/medroxiprogesterona/implantes subdérmicos;
   - DIU com liberação de levonorgestrel.

Métodos não hormonais

Métodos naturais

Os métodos naturais constituem-se na avaliação de sinais biológicos que identifiquem o período fértil, como muco cervical, temperatura basal corporal ou tabelinha. Existe ainda o coito interrompido, quando o pênis é retirado da vagina antes da ejaculação.

- » Vantagens: não têm efeitos adversos e oferecem oportunidade de a paciente aprender sobre reprodução.
- » Desvantagem: baixa eficácia.

Métodos de barreira

Os métodos de barreira constituem-se em recursos que podem ser utilizados com a finalidade de impedir a progressão e encontro dos espermatozoides com o óvulo.

- » Preservativo (feminino ou masculino):
  - Vantagens: além de evitar gestação, protege contra doenças sexualmente transmissíveis, é barato e de fácil acesso.
  - Desvantagem: adesão.
  - Contraindicação: alergia ao látex.
- » Diafragma com espermicida: a associação incrementa a eficácia dos métodos e facilita a colocação. O espermicida mais usado é o nonoxinol-9 a 2%.
  - Vantagem: relativa proteção contra doenças sexualmente transmissíveis.
  - Desvantagens: precisa de prescrição médica e de informações quanto ao uso correto.
  - Contraindicações: alergia ao látex, história de síndrome do choque tóxico, de doença valvar cardíaca complicada, doença inflamatória pélvica (DIP).

Comentário

DIU de cobre é usado como contracepção de emergência com inserção até 7 dias após a relação sexual desprotegida.[51]

Dispositivo intrauterino

O DIU de cobre também atua como espermicida e tem a vantagem de não ter hormônios e causar seus efeitos colaterais, além da necessidade de ser trocado a cada 10 anos. Como efeitos adversos, pode ocasionar aumento do fluxo menstrual e dismenorreia em algumas mulheres. O DIU com liberação de progesterona tem a vantagem de diminuir a dismenorreia e o fluxo menstrual, mas pode causar efeito *spotting* e sangramento discreto nos primeiros meses, além da possibilidade de causar efeitos colaterais associados ao hormônio, como acne, depressão e ganho de peso.

O DIU é indicado idealmente para mulheres multíparas, monogâmicas com relação estável e sem história de doença inflamatória pélvica (DIP) aguda.[52] É contraindicado a mulheres com história de sangramento inexplicado, gravidez e com risco alto de doenças sexualmente transmissíveis. A inserção pode ser realizada em qualquer momento do ciclo menstrual, mas idealmente durante a menstruação, porque diminui os riscos de expulsão. É importante realizar o toque bimanual para avaliar a posição e a profundidade do útero antes da inserção, que pode ser realizada em um consultório.

Embora alguns sugiram que não deve ser usado em nulíparas, pela maior chance de expulsão e menor eficácia, estudos mostram riscos de expulsão e eficácia parecidos nas nulíparas e multíparas.[53,54]

Esterilização: vasectomia ou laqueadura tubária

A laqueadura tubária é considerado um método irreversível; portanto, é necessária uma conversa clara e minuciosa com a paciente para que ela tenha certeza da decisão. Legalmente, é aceita apenas em casos de risco materno, fetal ou reprodutivo. Existem várias técnicas cirúrgicas e complicações são observadas em menos de 2% dos casos.[55]

A vasectomia é facilmente praticada, sob anestesia local e realizando cuidados de pequena cirurgia, em que é realizada a oclusão do canal deferente. É segura e satisfatória para a anticoncepção. Tem a desvantagem de poder ocorrer recanalização do ducto.

Métodos hormonais

Os métodos hormonais constituem-se no uso de anticoncepcionais com hormônio (progestágenos e/ou estrógenos) em sua composição.

Anticoncepcional oral combinado

- baixa dose: < 50 mcg etinilestradiol;
- primeira geração: ≥ 50 mcg etinilestradiol;
- segunda geração: 30 ou 35 mcg etinilestradiol + levonorgestrel ou norgestimato ou outros derivados da noretindrona;
- terceira geração: 30 ou 20 mcg etinilestradiol + gestodeno ou desogestrel.

- **Vantagens:** diminuição de doença benigna da mama, cistos ovarianos, anemia por sangramento, DIP, dismenorreia e gestação ectópica.
- **Desvantagens:** uma revisão da Cochrane concluiu que o uso de anticoncepcional oral combinado aumenta o risco de infarto do miocárdio e acidente vascular cerebral quando contém doses ≥ 50 mg de estrógeno, independentemente do tipo de progestágeno.[56] Além disso, outra revisão mostrou que os contraceptivos orais combinados foram associados a um risco aumentado de trombose venosa. O risco de trombose para contraceptivos orais combinados contendo etinilestradiol 30-35 mcg e gestodeno, desogestrel, acetato de ciproterona ou drospirenona foram semelhantes, e cerca de 50 a 80% mais elevado que com o levonorgestrel. O contraceptivo oral combinado de menor risco é o que contém 30 mcg de etinilestradiol com levonorgestrel.[57]
  - **Efeitos adversos:** náuseas, cefaleia, irritabilidade, aumento ponderal, irritabilidade, hipertensão arterial, hepatopatias, eventos tromboembólicos.
  - **Contraindicações absolutas:** trombose arterial ou venosa, *diabetes mellitus* com complicações renais ou oftalmológicas, fumantes acima de 35 anos, doença valvar ou cardíaca com hipertensão pulmonar, prolapso de valva mitral sintomática, cirrose, hepatite crônica ativa, tumor hepático, epilepsia, glaucoma, gestação, sangramento genital sem diagnóstico, hipertensão arterial grave, icterícia colestática na gestação.

Contraceptivo injetável combinado

Parecidos com os anticoncepcionais orais combinados com relação a indicação, efeitos adversos e eficácia.

- **Vantagem:** administração mensal.

Minipílula

Composta exclusivamente por progestogênio.

- **Vantagens:** pode ser usada na amamentação (a partir de 6 semanas após o parto) e em situações de contraindicação ao anticoncepcional oral combinado.
- **Efeitos adversos:** amenorreia persistente, alterações do fluxo menstrual, cefaleia, sensibilidade mamária.

Progestogênio injetável

O mais usado é o acetato de medroxiprogesterona 150 mg a cada três meses.

- **Vantagens:** pode ser usado durante amamentação e em situações que contraindicam anticoncepcional oral combinado, além de ser indicado para mulheres com epilepsia que desejam anticoncepção, pois aumenta o limiar de convulsão.
- **Efeitos adversos:** amenorreia prolongada, sangramentos irregulares, ganho de peso, acne, depressão, alteração de libido.

> **Comentário**
>
> No geral, há pouca evidência de que os contraceptivos só de progestógeno causam ganho de peso. O ganho médio de peso foi de menos de 2 kg para a maioria dos estudos até os 12 meses. Estudos de vários anos mostrou maior ganho de peso, mas o ganho foi semelhante quando se comparam mulheres que usaram contraceptivos só de progestógeno e aquelas que não o fizeram. Isso sugere que o ganho de peso ao longo do tempo pode ocorrer independentemente do uso de contraceptivos.[58]

Implante subdérmico de progesterona

Sistema de longa ação. O mais testado é o Norplant R, que necessita ser trocado a cada cinco anos. A colocação e a retirada são realizadas por pequenas cirurgias. Tem efeitos adversos, indicações e vantagens semelhantes a qualquer contraceptivo apenas com progestogênio.

Violência doméstica: violência sexual pelo parceiro

Ao retratar o caso de Janaína, encontramos a existência de violência contra a mulher. A agressão sexual é caracterizada pelo sexo forçado ou estupro provocado por alguém que conhece a mulher (parceiro, membro da família, amigo, conhecido) ou por estranho. A violência por parceiro íntimo traduz violência e abuso pregressos ou contínuos por parceiro, ex-parceiro, marido, namorado ou amante.

As mulheres podem sofrer vários tipos de violência por parte de um parceiro masculino:

» **Violência física:** inclui ferimentos e danos ao organismo, como bater, chutar, empurrar, ferir com arma.

» **Abuso emocional/psicológico:** cursa com comportamentos como críticas repetitivas, ameaça à mulher e aos filhos, xingamentos, diminuição de autoestima, menosprezo e humilhação pública, controle de comportamentos como deixá-la sem dinheiro, não permissão de sair de casa para ver família ou amigos, perseguição, suspeita de infidelidade, não permissão para procurar cuidados de saúde.

» **Violência sexual:** refere-se à obrigação em manter relações sexuais ou praticar atos sexuais contra sua vontade, obrigação de relações sexuais sem proteção contra gravidez ou infecção.

É importante que os prestadores de cuidados à saúde estejam atentos para o fato de que os problemas de saúde de uma mulher podem ser causados ou agravados pela violência. As mulheres vítimas de violência muitas vezes procuram o serviço de saúde para condições emocionais ou físicas relacionadas, incluindo lesões. No entanto, muitas vezes não informam sobre a violência por vergonha, medo de julgamento ou medo de seu parceiro.

Suspeitar que uma mulher foi submetida à violência se ela tem alguma das seguintes ocorrências:

» problemas de saúde emocionais em curso, como estresse, ansiedade ou depressão;

» comportamentos prejudiciais, como abuso de álcool ou de drogas;

» pensamentos, planos ou atos de autoagressão ou (tentativa de) suicídio;

» lesões repetidas ou não bem explicadas;

» repetidas infecções sexualmente transmissíveis;
» gravidez indesejada;
» dor ou condições crônicas inexplicáveis (dor pélvica ou problemas sexuais, problemas gastrintestinais, infecções em rins ou na bexiga, dores de cabeça);
» consultas de saúde repetidas sem diagnóstico claro.

Outra maneira de suspeitar de um problema de violência é se o parceiro ou o marido de uma mulher é invasivo durante as consultas, se ela muitas vezes falta aos compromissos de assistência à saúde dela própria ou de seus filhos, ou se seus filhos têm problemas emocionais e comportamentais.[59]

Informação relevante disponível

Pesquisa telefônica realizada pelo Datasenado em fevereiro de 2013 entrevistou 1.248 mulheres brasileiras e revelou que 19% delas já sofreram violência doméstica. Entre as vítimas entrevistadas, 51% referem ter sofrido violência física. A agressão é predominantemente praticada por homens que mantinham relações íntimas com a vítima: 78% eram maridos, companheiros ou namorados. Apenas 40% delas referem ter procurado ajuda após a agressão. (Brasil, 2013)[60]

A Organização Mundial da Saúde não recomenda a triagem universal para violência em mulheres que frequentam o serviço de saúde. Os prestadores de cuidados de saúde são incentivados para levantar o assunto apenas com as mulheres que têm lesões ou condições que eles suspeitam que podem estar relacionadas à violência.[61]

Abordagem da violência doméstica

"O que fazer se eu suspeitar de violência?"

Nunca levantar a questão da violência pelo parceiro, a menos que a mulher esteja sozinha. Mesmo se ela estiver acompanhada de outra mulher, aquela mulher pode ser a mãe ou irmã de um abusador. Pode-se abordar o tema com perguntas indiretas como: *"Eu tenho visto mulheres com problemas como o seu que têm experimentado problemas em casa"*. Porém, se a opção for abordagem de forma direta, deve-se fazê-la de uma maneira não julgadora e empática, usando uma linguagem que seja apropriada e relevante para a cultura e a comunidade em que você está trabalhando.

"O que fazer se a mulher referir violência?"

Escolher um lugar privado para falar (mas não um lugar que indique aos outros porque você está lá), garantir que a conversa não será reproduzida para quem não precisa saber e, caso haja obrigatoriedade de denúncia, explicar o que será relatado e para quem. Ouvir é o principal de uma boa comunicação; mais do que apenas dar ouvido às palavras da mulher, significa ter consciência dos sentimentos por trás das palavras, prestando atenção à linguagem corporal (incluindo expressões faciais, contato visual, gestos), mostrando atenção, empatia e compreensão com o que a mulher sente. Durante a conversa, é importante traçar um plano de segurança mesmo que a mulher não esteja enfrentando risco imediato, o que inclui: lugar seguro para ir caso deixe a casa, planejamento com relação aos filhos, itens importantes a serem levados consigo, algum montante financeiro, apoio de alguém que esteja perto. Se ela tiver um plano, será mais capaz de lidar com a situação se a violência ocorrer de repente.

Em casos suspeitos de violência em que a mulher não se faz clara, devemos nos posicionar para não a pressionar, dar-lhe tempo para decidir quando falar, orientar sobre os serviços disponíveis e oferecer informações sobre efeitos da violência na saúde das mulheres e de seus filhos.

Documentar a violência por parceiro é fundamental para a prestação de um cuidado longitudinal e para alertar outro profissional de saúde em visitas posteriores. A documentação de lesões pode ser importante se a mulher decidir ir à polícia. Clareza e honestidade na escrita são essenciais para a construção de vínculo com a mulher. Perguntar se está confortável com o que está escrito, se está conforme seus desejos e se existe alguma coisa que não quer que seja relatado constrói uma relação de confiança mútua. Ser cauteloso com a escrita, não escrever nada que possa ser visto por aqueles que não precisam saber e, se for preciso, utilizar códigos ou marcas especiais para indicar casos de violência ou suspeita de violência.

Com relação ao caso de Janaína, caberia realizar abordagem do tema violência ainda nesta consulta médica, uma vez que é possível discuti-lo na companhia de menores de dois anos. Mas, uma vez que a paciente tem bom vínculo com o serviço de saúde, ficou pactuado que ela retornará para uma consulta individual, que foi logo agendada naquele momento.

Referências

1. Gervas J. Problemas y soluciones para una Atención Primaria de calidad en un escenario de contracción presupuestaria. Madrid, España: Notas Medicusmundi 50° Anniversario; 1 octubre 2013.
2. Gusso G, Poli Neto P. Gestão da clínica. In: Gusso G, Lopes JMC, org. Tratado de medicina de família e comunidade. Porto Alegre: Artmed; 2012.
3. Panpanich R, Garner P. Growth monitoring in children. Cochrane Database Syst Rev. 2000;(2):CD001443.
4. Riley M, Locke AB, Skye EP. Health maintenance in school-aged children: Part I. Counseling recommendations. Am Fam Physician. 2011 Mar 15;83(6):683-8.
5. Moyer VA, Butler M. Gaps in the evidence for well-child care: a challenge to our profession. Pediatrics. 2004 Dec;114(6):1511-21.
6. Blank D. A puericultura hoje: um enfoque apoiado em evidências. J Pediatr. 2003;79(Supl 1): 13-22.
7. Brasil. Ministério da Saúde - Secretaria de Atenção à Saúde, Departamento de Atenção Básica. Saúde da criança: crescimento e desenvolvimento. Cadernos de atenção básica, n. 33. Brasília: MS; 2012.
8. Sucupira ACSL. Saúde da criança. In: Gusso G, Lopes JMC. Tratado de medicina de família e comunidade. Porto Alegre: Artmed; 2012.
9. Kenneth WL. What to do at well-child visits: the AAFP's perspective. Am Fam Physician. 2015 Mar 15;91(6):362-4.
10. De-Regil LM, Jefferds ME, Sylvetsky AC, Dowswell T. Intermittent iron supplementation for improving nutrition and development in children under 12 years of age. Cochrane Database Syst Rev. 2011 Dec 7; (12):CD009085.
11. Siu AL, Force UPST. Screening for iron deficiency anemia in young children: USPSTF recommendation statement. Pediatrics. 2015;136(4):746-52.

12. Zipitis CS, Akobeng AK. Vitamin D supplementation in early childhood and risk of type 1 diabetes: a systematic review and meta-analysis. Arch Dis Child. 2008;93:512-7.

13. Casey CF, Slawson DC, Neal LR. Vitamin D Supplementation in infants, children, and adolescents. Am Fam Physician. 2010 Mar 15;81(6):745-8.

14. Winzenberg TM, Powell S, Shaw KA, Jones G. Vitamin D supplementation for improving bone mineral density in children. Cochrane Database Syst Rev. 2010;10.

15. Imdad A, Herzer K, Mayo-Wilson E, Yakoob MY, Bhutta ZA. Vitamin A supplementation for preventing morbidity and mortality in children from 6 months to 5 years of age. Cochrane Database Syst Rev. 2010 Dec 8;(12):CD008524

16. Haider BA, Bhutta ZA. Neonatal vitamin A supplementation for the prevention of mortality and morbidity in term neonates in developing countries. Cochrane Database Syst Rev. 2011;10.

17. Batista Filho M, Rissin A. A transição nutricional no Brasil: tendências regionais e temporais. Cad Saúde Pública. 2003;19(Supl.1):181-91.

18. Segall-Corrêa AM, Marín-León L, Panigassi G, Rea MF, Pérez-Escamilla R. Amamentação e alimentação infantil. In: PNDS 2006 – Dimensões do processo reprodutivo e da saúde da criança. Brasília: Ministério da Saúde; 2009.

19. Brasil. Ministério da Saúde. Dez passos para uma alimentação saudável: guia alimentar para crianças menores de dois anos: um guia para o profissional de saúde na atenção básica. Brasília: Ministério da Saúde; 2013. 72p.

20. González C. Mi niño no me come. Madrid: Temas de Hoy; 2004. 209p.

21. Rotenberg S, De Vargas S. Práticas alimentares e o cuidado da saúde: da alimentação da criança à alimentação da família. Rev Bras Saúde Matern Infant. 2004;4(1):85-94.

22. Zeferino AMB, Barros Filho AA, Bettiol H, Barbieri MA. Acompanhamento do crescimento. J Pediatr. 2003;79(Supl. 1):23-32.

23. Sisley S, Trujillo MV, Khoury J, Backeljauw P. Low incidence of pathology detection and high cost of screening in the evaluation of asymptomatic short children. J Pediatr. 2013 Oct;163(4):1045-51.

24. Nwosu BU, Lee MM. Evaluation of short and tall stature in children. Am Fam Physician. 2008;78(5):597-604.

25. NCHS. Growth curves for children, birth-18 years. Dept. of Health, Education and Welfare Publication n. (PHS) 78-1650. Washington, D.C.: National Center for Health Statistics; 1977.

26. Simon C, Everitt H, Dorp F, Burkes M. Oxford handbook of general practice. 4. ed. Oxford: Oxford University Press; 2014.

27. Taylor S, Marchisio P, Vergison A, Harriague J, Hausdorff WP, Haggard M. Impact of pneumococcal conjugate vaccination on otitis media: a systematic review. Clin Infect Dis. 2012 Jun;54(12):1765-73.
28. Marchetti F, Porfani L, Nibali SC, Tamburlini G. Delayed prescription may reduce the use of antibiotics for acute otitis media: a prospective observational study in Primary Care. Arch Pediatric Adolesc Med. 2005; 159(7):679-84.
29. Blomgren K, Pitkãranta A. Current challenges in diagnosis of acute otitis media. Int J Pediatr Otorhinolaryngol. 2005;69(3):295-9.
30. Ely JW, Hansen MR, Clark EC. Diagnosis of ear pain. Am Fam Physician. 2008;77(5):621-8.
31. Lieberthal AS, Carroll AE, Tasnee C, Ganiats TG, Hoberman A, Jackson MA, et al. The diagnosis and management of acute otitis media. Pediatrics. 2013;131:964-99.
32. Rothman R, Owens T, Simel DL. Does this child have acute otitis media? JAMA. 2003;290(12):1633-40.
33. Hansen MP, Howlett J, Del Mar CB, Hoffmann TC. Parent's beliefs and knowledge about the management of acute otitis media: a qualitative study. BMC Family Practice. 2015;16:82.
34. Venekamp RP, Sanders SL, Glasziou PP, Del Mar CB, Rovers MM. Antibiotics for acute otitis media in children. Cochrane Database Syst Rev. 2015;(6):CD000219.
35. Schaefer P, Baugh RF. Acute otitis externa: an update. Am Fam Physician. 2012;86(11):1055-61.
36. Kaushik V, Malik T, Saeed SP. Interventions for acute otitis externa. Cochrane Database Syst Rev. 2010;20(1).
37. Ward DB, Fleischer AB Jr, Feldman SR, Krowchuk DP. Characterization of diaper dermatitis in the United States. Arch Pediatr Adolesc Med. 2000 Sep;154(9):943-6.
38. European Academy of Dermatology and Venereology. An update on diaper dermatitis. Clin Dermatol. 2014 Jul-Aug;32(4):477-87.
39. Horii KA, Prossick TA. Diaper dermatitis uptodate. UpToDate. Disponível em: http://www.uptodate.com/contents/diaper-dermatitis?view=print. Acesso em: 17 nov. 2016.
40. Fernandes JD, Machado MCR, Oliveira ZNP. Quadro clínico e tratamento da dermatite da área das fraldas: parte II. An Bras Dermatol. 2009;84(1):47-54.
41. Shin HT. Diagnosis and management of diaper dermatitis. Pediatr Clin North Am. 2014 Apr;61(2):367-82.
42. Farahani LA, Ghobadzadeh M, Yousefi P. Comparison of the effect of human milk and topical hydrocortisone 1% on diaper dermatitis. Pediatr Dermatol. 2013;30:725.

43. Gozen D, Caglar S, Bayraktar S, Atici F. Diaper dermatitis care of newborns human breast milk or barrier cream. J Clin Nurs. 2014;23:515.

44. Baer EL, Davies M, Easterbrook K. Disposable nappies for preventing nappy rash in babies and infants. Cochrane Database Syst Rev. 2006;(3):CD004262.

45. Azari AA, Barney NP. Conjunctivitis: a systematic review of diagnosis and treatment. JAMA. 2013;310(16):1721-30.

46. Sheikh A, Hurwitz B. Antibiotics versus placebo for acute bacterial conjunctivitis. Cochrane Database Syst Rev. 2006;(2):CD001211.

47. Simon C, Everitt H, van Dorp F. Oxford handbook of general practice. Oxford: Oxford University Press; 2010. p.964-5.

48. Holder KLP. Contraception and breastfeeding. Clin Obstet Gynecol. 2015;58(4):928-35.

49. World Health Organization (WHO). Report of a WHO Technical Consultation on Birth Spacing. Genebra: WHO Press, WHO/RHR/07; 2007.

50. Speidel JJ, Harper CC, Shields WC. The potential of long-acting reversible contraception to decrease unintended pregnancy. Contraception. 2008;78(3):197-200.

51. Sonalkar S, MD, Schreiber CA, Barnhart KT. Contraception. NCBI Bookshelf. Disponível em: https://www.ncbi.nlm.nih.gov/books/NBK279148/. Acesso em: 17 nov. 2016.

52. Centers for Disease Control and Prevention (CDC). Recommendations to improve preconception health and health care – United States: a report of the CDC/ATSDR Preconception Care Work Group and the Select Panel on Preconception Care. MMWR Recomm Rep. 2006;55:1-30.

53. Hardeman J, Weiss BD. Intrauterine devices: an update. Am Fam Physician. 2014;89(6):445-50.

54. Klein DA, Arnold JJ, Reese ES. Provision of contraception: key recommendations from the CDC. Am Fam Physician. 2015 May 1;91(9):625633.

55. Duncan BB, Schmidt M, Guigliani C, eds. Medicina ambulatorial: condutas de atenção primária baseadas em evidências. 4. ed. Porto Alegre: Artmed; 2013.

56. Roach RE, Helmerhorst FM, Lijfering WM, Stijnen T, Algra A, Dekkers OM. Combined oral contraceptives: the risk of myocardial infarction and ischemic stroke. Cochrane Database Syst Rev. 2015;8.

57. de Bastos M, Stegeman BH, Rosendaal FR, Van Hylckama Vlieg A, Helmerhorst FM, Stijnen T, et al. Combined oral contraceptives: venous thrombosis. Cochrane Database Syst Rev. 2014;3.

58. Lopez LM, Edelman A, Chen M, Otterness C, Trussell J, Helmerhorst FM. Effects of progestin-only birth control on weight. Cochrane Database Syst Rev. 2016;8:CD008815.

59. Brasil. Ministério da Saúde. Secretaria de Políticas de Saúde. Violência intrafamiliar: orientações para prática em serviço. Brasília: Ministério da Saúde. Secretaria de Políticas de Saúde; 2001.

60. Brasil. Senado Federal. Secretaria Especial de Comunicação Social. Violência doméstica e familiar contra a mulher. Brasília: Senado Federal; 2013. Disponível em: http://www.senado.gov.br/senado/datasenado/pdf/datasenado/DataSenado-Pesquisa-Violencia_Domestica_contra_a_Mulher_2013.pdf. Acesso em: 21 set. 2015.

61. World Health Organization (WHO). Health care for women subjected to intimate partner violence or sexual violence. 2014. Genebra: WHO/RHR/14.26. Disponível em: http://apps.who.int/iris/bitstream/10665/136101/1/WHO_RHR_14.26_eng.pdf. Acesso em: 16 out. 2015.

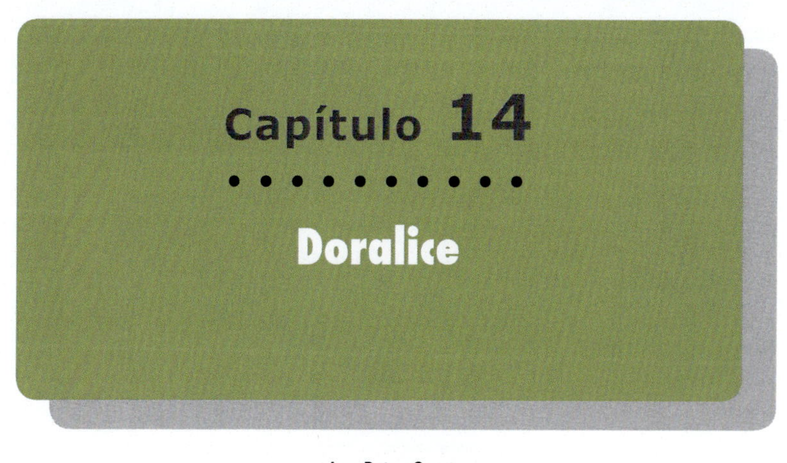

Capítulo 14

Doralice

Ana Paiva Garcia
Demian de Oliveira e Alves
Gustavo Kang Hong Liu
Mariana Villiger Silveira
Rodrigo Garcia D'Aurea

Somos a memória que temos e a responsabilidade que assumimos. Sem memória não existimos, sem responsabilidade talvez não mereçamos existir.
(José de Sousa Saramago)

Narrativa

Aos 50 anos, Doralice era mãe de sete. Trabalhava no campo porque a renda do marido não sustentava a casa. Queria que seus filhos fossem "doutores", como chamava qualquer um que não vivesse de sujar as botinas de barro. Morava em uma pequena cidade no interior de São Paulo, vivia do corte de cana e do que produzia em um pequeno pedaço de terra que seus patrões lhe cediam, onde tinha sua pequena horta e uma casa de barro.

Nunca tinha visto médico, exceto pela breve ocasião em que sua cidade recebeu um. Doralice conheceu assim o doutor Netto, um jovem médico. Queixava-se de "cansaços", mas não fazia nada a respeito, achava que "Deus iria cuidar". Gostava de trabalhar sob o sol forte, mas ocasionalmente ficava "mais difícil do que deveria". Percebia que em épocas de queimada, antes do corte da cana, sentia mais dificuldade em fazer as coisas comuns do dia a dia, como manusear o facão ou levar os fardos de cana cortada no lombo.

Sentia-se doente, com calores que surgiam de repente, quente como o Sol, seu companheiro de trabalho, e iam embora com a mesma velocidade com que chegavam, para logo depois sentir-se tão fria quanto a comida que almoçava todos os dias. Suas amigas chamavam isso de "calores", coisa de "mulher que já não vale mais como mulher". Percebia seu cabelo cair mais do que deveria e não sentia mais vontade de fazer "as coisas", pois sentia dores, com suas "intimidades secas". Já não fazia mais a mínima ideia de quando viriam suas "regras", que de regras só guardavam o nome, pois vinham quando bem entendiam. E, agora, tinha de parar o trabalho diversas vezes ao dia, para tentar manter a bexiga vazia, já que, ocasionalmente, ao levantar um fardo de cana cortada, percebia perder um pouco de urina. Acreditava que tudo o que estava acontecendo com sua saúde – suas canseiras, suas não regras, seus calores, sua urina solta – era porque estava ficando velha, então não se preocupava em procurar tratamento.

Infelizmente, doutor Netto foi embora antes de poder dar algum cuidado a Doralice. Ele, como tantos outros, ficou alguns meses antes de ir fazer algum curso na capital. E assim Doralice foi ficando e assim o tempo foi passando, e assim seus filhos cresceram. A colheita manual deu lugar à colheita mecânica e Doralice foi passar sua velhice na periferia de São Paulo, na casa de sua filha mais velha, que tinha virado "doutora", e trabalhava "ajudando uns moços de escritório numa firma no centro".

Doralice não gostava muito daquele lugar. Agora, aos 70 anos, muitas vezes se via em lugares que não sabia aonde era, tentava cozinhar mas esquecia onde estavam os mantimentos e mais de uma vez esqueceu panelas no fogão, o que sempre gerava respostas violentas de sua filha, que já não tinha mais paciência. Usava fraldas e agora dependia de todos para fazer as coisas mais básicas. Não se alimentava sozinha, não se banhava sozinha, não se trocava sozinha. Suas netas viviam "enfiadas no quarto com uns rapazotes", e embora a mais velha usasse uma aliança em sua mão esquerda, não se conformava por não ter sido convidada para o casamento. Ocasionalmente era cuidada por pessoas que não sabia quem eram, mas que a tratavam com bastante carinho. Achava que eram pessoas contratadas pelos filhos, o que a deixava feliz ao imaginar que eles agora estavam bem de vida, mas se entristecia por não serem seus próprios parentes que a cuidavam. Vivia cansada e qualquer esforço era um suplício sem tamanho. Seus dedos viviam roxos, tanto dos pés quanto das mãos, e sentia um frio "que não era de Deus".

Certo dia, Doralice percebeu, em sua casa, aquele médico jovem que conhecera no interior de São Paulo. No entanto, não parecia ser exatamente a mesma pessoa, e entendeu que não era o mesmo médico quando este se apresentou como doutor Moacir:

— Olá, dona Doralice, meu nome é Moacir, sou médico na unidade de saúde aqui perto da sua casa, vim conhecê-la!

— Ela não fala muito não, doutor – interveio a filha, às vezes só fica aí, olhando distante; às vezes parece balbuciar, mas não chega a falar muita coisa. Tem vezes que conversa, fala, mas fica toda confusa. Não me reconhece, mesmo quando cuido dela. Não lembra de ter ido no casamento da minha filha. Não sei o que acontece, doutor!

— E a senhora, como se chama?

— Ô doutor, perdão! Sou Genoveva, filha de Doralice. Sou eu quem cuida dela, doutor. Me dá um trabalho sem tamanho; além disso tudo aí, ainda fica se mijando toda. Antigamente falava que tinha a bexiga baixa, falava que sentia uma bola na "perseguida" e a urina solta. Agora, não segura nada! Usa fralda o dia todo! Num dou conta, doutor!

— Entendi, dona Genoveva. Parece-me bem difícil mesmo. E tem mais alguma coisa que a senhora tenha percebido e queira me falar?

— Tem sim, doutor! Ela quase não dorme! Grita, grita, grita! Pede que lhe acudam! Não sei se dói mesmo ou ela que não está falando coisa com coisa. E quando ela dorme, doutor! Quando ela dorme, escuto um barulhão. Minha filha fala que é gato, para mim é um leão! E parece que ela não respira direito, quando está assim... outro dia, juro que vi ela ficando roxa! Mas não sei o que fazer quando isso acontece. Ela dizia que fazia inalação com uma panela com água e arruda quando era mais nova, dizia que melhorava, mas não sei. Essas crendices do povo, né?

Moacir insiste, Doralice sorri. Mostra um leve sinal de vida nos olhos e finalmente se dirige a ele e os dois travam um breve diálogo, com Doralice ocasionalmente se referindo ao "doutor Netto", que finalmente veio à fazenda ver se Doralice tinha mesmo o tal bichinho no coração que poderia lhe deixar cansada embora, agora, se sentisse bem.

Registro por SOAP

S

- Recém-chegada à área de abrangência. Proveniente do interior. Morava em casa de barro com epidemiologia positiva para doença de Chagas. Sem seguimento prévio.
- Filha acha que mãe já teve "bronquite asmática". Família relata flutuação de consciência, incontinência urinária e longos períodos de falta de contato.
- Queixa-se de "cansaço desde que tem lembrança" e sabe-se confusa, ocasionalmente. Não tem atividades quaisquer em casa. Dependente para atividades de vida diária.
- Atualmente sem medicações.

O

- Regular estado geral, eupneica, acianótica, emagrecida, hidratada e corada. PA: 144 × 92 mmHg; FC: 96 bpm.
- Pulmonar: roncos difusos, piores em bases. Postura fletida, o que dificulta a ausculta. Sibilos?
- Cardíaco: ictus palpável no 6º espaço intercostal (EIC) esquerdo, lateralmente à linha hemiclavicular.
- Sem visceromegalias.
- Estase jugular presente a 45°.
- Edema discreto de membros inferiores (MMII).
- Sem sinais de úlceras.
- Minimental: 10 (3 – orientação; 3 – memória imediata; 0 – atenção e cálculo; 0 – evocação; 4 – linguagem).
- *Palliative Performance Scale* (PPS) 40%.

A

- Demência.
- Fragilidade.

» Domiciliada.
» Dispneia a esclarecer (provável insuficiência cardíaca).

P

» Peço radiografia de tórax e eletrocardiograma para auxiliar no diferencial entre asma/DPOC e insuficiência cardíaca.
» Considerar espirometria e ecocardiograma na próxima consulta.
» Peço sorologia para Chagas, pela epidemiologia positiva: vivia em casa de barro.
» Prescrevo diurético de alça (furosemida 40 mg/dia).
» Converso com a família sobre os cuidados com Doralice e sobre compartilhamento da carga de cuidados entre familiares.
» Conversar com família sobre cuidados de terminalidade nas próximas consultas.
» Discutir possibilidade de auxílio nos cuidados da família com a terapia ocupacional.
» Levar em reunião de equipe para programação de visitas domiciliares.

Pontos abordados

» Abordagem da demência.
» Diagnóstico e manejo da insuficiência cardíaca.
» Manejo da asma.
» Abordagem do climatério e da menopausa.

Abordagem da demência

A doença de Alzheimer é a causa mais comum de demência, encontrada em pelo menos metade das autópsias de pessoas com essa condição. A segunda causa mais comum de demência é a vascular, acometendo de 1 a 20% de pessoas com mais de 65 anos de idade.[1]

O diagnóstico de demência é feito de acordo com os critérios mostrados no Quadro 14.1.

Classificação de gravidade da demência[2-4]

Para classificar a demência em leve, moderada ou grave, deve-se levar em consideração as funções de memória e cognitiva da pessoa, conforme descrição a seguir.

Quadro 14.1. Critérios clínicos principais para diagnóstico de demência (de qualquer etiologia)[2]

Demência é diagnosticada quando há sintomas cognitivos ou comportamentais (neuropsiquiátricos) que:
- Interferem na habilidade no trabalho ou em atividades usuais.
- Representam declínio em relação a níveis prévios de funcionamento e desempenho.
- Não são explicáveis por *delirium* (estado confusional agudo) ou doença psiquiátrica maior.

O comprometimento cognitivo é detectado e diagnosticado mediante combinação de:
- Anamnese com paciente e informante que tenha conhecimento da história; e
- Avaliação cognitiva objetiva, mediante exame breve do estado mental ou avaliação neuropsicológica.

Os comprometimentos cognitivos ou comportamentais afetam, no mínimo, dois dos seguintes domínios:
- Memória.
- Funções executivas.
- Habilidades visuais-espaciais.
- Linguagem.
- Personalidade ou comportamento, com sintomas que incluem: alterações do humor, agitação, apatia, desinteresse, isolamento social, perda de empatia, desinibição, comportamentos obsessivos, compulsivos ou socialmente inaceitáveis.

Demência leve

Declínio em habilidades cognitivas e de memória suficiente para interferir em atividades diárias, mas não tão grave a ponto de ser incompatível com a vida independente. A função principalmente acometida é o aprendizado de fatos novos, geralmente recentes.

» Exemplo: uma pessoa com demência leve pode se esquecer que a filha a visitou no dia anterior. Tais pessoas tendem a se sentir confusas, ansiosas e tristes. Elas podem se tornar irritadas ou adotar uma postura defensiva quando outros apontam seus erros.

Demência moderada

Declínio em habilidades cognitivas e de memória em níveis incompatíveis com a vida independente, de modo a requerer assistência de terceiros para a vida cotidiana. Memória recente é prejudicada de modo que a retenção de informações novas é difícil. Apenas o desempenho de atividades simples é preservado. Podem confundir ou não reconhecer pessoas de convívio próximo.

» Exemplo: a pessoa pode estar desorientada no tempo e espaço. Pode ter problemas para se comunicar, para encontrar as palavras adequadas. Pode ter alucinações visuais ou auditivas, ou desenvolver crenças falsas, como a de que pessoas estão entrando em sua casa e roubando objetos. Tendem a estar ansiosas, entristecidas e confusas, e podem se tornar agitadas ou agressivas.

Demência grave

Completo comprometimento da capacidade de reter informações novas e ausência de ideação inteligível.

» Exemplo: perda de memória completa; podem não reconhecer familiares próximos. Têm grandes dificuldades de fala, podem não ser capazes de se comunicar. Podem se portar de maneira apática, mas ter eventualmente períodos de agitação, com agressividade física e verbal. Podem ter dificuldade de coordenar seus movimentos, marcha e deglutição. Geralmente têm incontinência urinária e/ou fecal.

Diagnóstico de doença de Alzheimer

A diagnóstico definitivo de doença de Alzheimer requer a realização de exame neuropatológico. Porém, por meio de critérios clínicos, pode-se realizar diagnóstico de:

» demência da doença de Alzheimer provável (Quadro 14.2);
» demência da doença de Alzheimer possível (Quadro 14.3).

Exames para investigação

Existem diferentes recomendações quanto a exames a serem solicitados na investigação de uma síndrome demencial. Sua finalidade é investigar outras causas, potencialmente reversíveis, para o quadro clínico. Com base nas recomendações do National Institute for Health and Care Excellence (NICE),[5] devem-se considerar os seguintes exames (Quadro 14.4).

Quadro 14.2. Demência da doença de Alzheimer provável[2]

Preenche critérios para demência e tem adicionalmente as seguintes características:

1. Início insidioso (meses ou anos).
2. História clara ou observação de piora cognitiva.
3. Déficits cognitivos iniciais e mais proeminentes em uma das seguintes categorias, sendo necessário outro domínio afetado além deste:
   - apresentação amnéstica;
   - apresentação não amnéstica:
     - linguagem (lembranças de palavras);
     - visual-espacial (cognição espacial, agnosia para objetos ou faces, simultaneoagnosia e alexia);
     - funções executivas (alteração do raciocínio, julgamento e solução de problemas).
4. Tomografia ou, preferencialmente, ressonância magnética do crânio, deve ser realizada para excluir outras possibilidades diagnósticas, principalmente a doença vascular cerebral.
5. Diagnóstico de doença de Alzheimer provável não deve ser aplicado quando houver características que sugiram outras etiologias para o quadro:
   - vascular: sinais de doença cerebrovascular importante, como história de AVC, infartos múltiplos e extensos, ou lesões acentuadas na substância branca em exame de neuroimagem;
   - demência com corpos de Levy: alucinações visuais, parkinsonismo e flutuação cognitiva;
   - variante comportamental da demência frontotemporal: hiperoralidade, hipersexualidade, perseveração;
   - efeito adverso de medicação;
   - outra doença que possa acarretar o quadro.

Quadro 14.3. Demência da doença de Alzheimer possível[2]

O diagnóstico de demência da doença de Alzheimer possível pode ser feito quando, apesar de preencher critérios clínicos, apresenta alguma das seguintes circunstâncias:

1. Curso atípico: início abrupto e/ou padrão evolutivo diferente de lentamente progressivo.
2. Apresentação mista: evidência de outras etiologias conforme detalhado no item 5 dos critérios de demência da doença de Alzheimer provável (Quadro 14.2).
3. Detalhes de história insuficientes sobre instalação e evolução da doença.

Quadro 14.4. Exames para investigação de síndrome demencial[5]

- Hemograma.
- Eletrólitos, incluindo cálcio sérico.
- Glicose.
- Função renal.
- Enzimas e função hepática.
- TSH.
- Vitamina B_{12} e ácido fólico.
- Sorologias para sífilis e HIV - não necessários rotineiramente.
- Urina tipo I - para descartar *delirium* secundário à infecção urinária.
- TC de crânio ou RNM (preferencialmente, se possível).

Intervenções não farmacológicas

Um dos pontos-chave para o manejo do quadro de demência é o estabelecimento de expectativas realistas com relação a seguimento, intervenções e evolução do quadro, dado o prognóstico de declínio progressivo de funcionalidade esperado.

As intervenções não farmacológicas são recomendadas como a estratégia inicial para a abordagem de comportamentos inapropriados no quadro de demência, pois visam atuar sobre o elemento ambiental ou psicossocial que deflagra o comportamento. Idealmente, o ambiente em que o paciente vive deve ser calmo, seguro e previsível. Há benefício também em instituir uma rotina estável – por exemplo, para alimentação, atividade física, micção, evacuação e sono.

É importante oferecer suporte aos cuidadores para evitar que sofram sobrecarga e estresse, e isso aparece claramente como demanda no cuidado da Doralice. Existem estratégias de treinamento de cuidadores para reduzir agitação e ansiedade nos pacientes com demência; por exemplo, a abordagem dos 3 "Rs": repetir, reassegurar e redirecionar atenção (distrair). Nessa abordagem, o cuidador repete uma instrução ou uma resposta a uma solicitação conforme necessário, e então redireciona a atenção do paciente para um foco diferente da situação problemática.[3,6]

O Quadro 14.5 evidencia fatores a serem avaliados que propiciam agitação e sintomas neuropsiquiátricos. Devem ser sempre investigados quando da ocorrência desses sintomas.

Quadro 14.5. Fatores desencadeantes de agitação e sintomas neuropsiquiátricos[6]

• Dor • Constipação intestinal • Descompensação de comorbidades (inclui *delirium*) • Isolamento • Tédio	• Depressão • Estressores sociais ou ambientais • Ambiente agitado e instável • Rotina irregular • Estresse do cuidador

Intervenções farmacológicas

Para a demência da doença de Alzheimer, a intervenção farmacológica com anticolinesterásicos (inibidores da colinesterase) e memantina tem como benefício esperado atenuar o declínio dos sintomas cognitivos e comportamentais, mais do que reverter o quadro já instalado.

Para a demência vascular, não existe intervenção farmacológica específica com benefício evidenciado em literatura para além do controle dos fatores de risco cardiovascular que possam piorar ou perpetuar as lesões vasculares, em especial a hipertensão. Embora, até o momento, não haja evidência sólida de benefício do uso de anticolinesterásicos e memantina, a prescrição destes é comum, em razão da falta de opções terapêuticas específicas, e da existência de quadros mistos vasculares e de doença de Alzheimer. A posologia e as apresentações dos medicamentos estão descritas na Tabela 14.1.

Anticolinesterásicos

O uso de anticolinesterásicos associa-se a alguma melhora em avaliações de função cognitiva, atividades de vida diária e comportamento em pessoas com doença de Alzheimer.

Tabela 14.1. Doses de medicamentos e formulações[9]

	Donepezila	Galantamina	Rivastigmina	Memantina
Posologia	Dose inicial: 5 mg/dia. Se necessário, aumentar após 1 mês para 10 mg/dia.	Dose inicial: 8 mg/dia. Aumentos de dose devem ser feitos com intervalos de 4 semanas. Dose de manutenção: 16-24 mg/dia.	Iniciar com 1,5 mg, 2 ×/dia. Aumento de doses das tomadas pode ser de 1,5 mg em intervalos de pelo menos 2 semanas. Dose máxima: 6 mg, 2 ×/dia.	Iniciar com 5 mg/dia (meio comprimido). Aumentar de 5 em 5 mg em intervalos de 1 semana, até máximo de 20 mg/dia (1 comprimido, 2 ×/dia).
Formulações disponíveis	Comprimidos de 5 ou 10 mg.	Cápsulas de liberação prolongada: 8, 16 e 24 mg.	Cápsulas: 1,5, 3,0, 4,5 e 6,0 mg. Solução 2 mg/mL.	Comprimido de 10 mg (pode ser partido).
Efeitos colaterais	Náusea, diarreia, dor de cabeça, dor, insônia, tontura, câimbras musculares, vômitos, fadiga, anorexia, equimose, perda de peso, depressão, sonhos anormais, síncope, artrite, sonolência, alteração da frequência urinária.	Náusea, vômitos, tontura, diarreia, anorexia, dor de cabeça, perda de peso, dor abdominal, depressão, fadiga, astenia.	Náusea, vômitos, diarreia, anorexia, dor abdominal, dispepsia, tontura, fadiga, perda de peso, diaforese, dor de cabeça, tremor, sonolência, astenia, insônia, confusão, depressão, ansiedade, rinite, sialorreia.	Tontura, dor de cabeça, confusão, constipação, diarreia, tosse, ansiedade, sonolência, dor, dor nas costas, depressão, ganho de peso, vômitos, alucinações, dispneia, fadiga, incontinência urinária, dor abdominal, agressão.

O que há de relevante e atual

Os anticolinesterásicos estudados são donepezila, galantamina e rivastigmina. Não há evidência de diferença de eficácia entre os três medicamentos para função cognitiva, atividades de vida diária e distúrbios de comportamento no período estudado.[7]

Entre os efeitos adversos observados com o uso de anticolinesterásicos, náusea, vômito, diarreia e perda de peso foram significativamente mais frequentes.[6]

Existe um estudo duplo cego randomizado comparando donepezila com rivastigmina que associa menor incidência de efeitos adversos ao uso da donepezila.[7]

Na comparação entre o uso de uma dose de 5 mg ou 10 mg por dia de donepezila, o uso de 5 mg por dia apresenta menor incidência de eventos adversos, e o uso de 10 mg por dia apresenta benefício marginal comparado a dose menor.[8]

Informação relevante disponível

"Os três anticolinesterásicos são eficazes para doença de Alzheimer leve a moderada. Apesar das pequenas variações na forma de ação das três drogas, não há evidência de qualquer diferença entre elas com respeito à eficácia. A evidência de um estudo grande mostra menos eventos adversos associados à donepezila comparada à rivastigmina." (Birks, 2006)[7]

Memantina

A memantina é um antagonista de receptores de glutamato NMDA de baixa afinidade que parece atuar reduzindo neurotoxicidade, podendo desempenhar um papel na fisiopatologia na doença de Alzheimer. Seu uso é indicado em casos de demência na doença de Alzheimer de moderada a grave, nos quais foi detectado um pequeno efeito benéfico no uso da memantina, medido em escalas de cognição, atividades de vida diária, comportamento, associado à impressão clínica de melhora.

Em casos leves a moderados de demência na doença de Alzheimer, os benefícios foram clinicamente pouco perceptíveis, sem alteração evidenciada em escalas de cognição, atividades de vida diária ou comportamento. Sob o ponto de vista de efeitos adversos, a memantina costuma ser bem tolerada.[1]

Informação relevante disponível

"A memantina tem um efeito benéfico pequeno, clinicamente detectável, sobre a função cognitiva e o declínio funcional medidos durante 6 meses em pacientes com doença de Alzheimer moderada a severa. Em pacientes com demência leve a moderada, o pequeno efeito benéfico sobre a cognição não foi clinicamente detectável naqueles com demência vascular e foi quase indetectável naqueles com doença de Alzheimer. A memantina é bem tolerada."(McShane et al., 2006)[1]

Manejo farmacológico de sintomas neuropsiquiátricos

Com relação ao controle de sintomas neuropsiquiátricos, agitação e psicose na demência, a literatura é controversa quanto à eficácia dos antidepressivos, sendo ainda necessários mais estudos sobre o assunto.[10] Antidepressivos podem ser usados como adjuvantes.

Quanto ao uso de antipsicóticos atípicos para o manejo de sintomas neuropsiquiátricos, a evidência atualmente disponível sugere que a risperidona e a olanzapina são eficazes para o manejo de agressividade em comparação com placebo, e que a risperidona é eficaz para o manejo de sintomas psicóticos. Contudo, existem diversos efeitos adversos associados ao uso dessas substâncias, incluindo sintomas extrapiramidais e eventos cerebrovasculares.[11] Um estudo que comparou a mortalidade entre pacientes com demência que iniciaram uso de antipsicóticos com a de pacientes que não receberam esse tipo de medicação mostrou aumento no risco de mortalidade. A Tabela 14.2 mostra esse aumento e o número necessário para dano (*number needed to harm* – NNH) correspondente.[12]

Tabela 14.2. Aumento no risco de morte e NNH com a introdução de antipsicóticos em pacientes com demência[12]

Antipsicótico	Diferença de risco de mortalidade, % (IC 95%)	NNH (IC 95%)
Haloperidol	3,8 (1,0-6,6); $p < 0,01$	26 (15-99)
Risperidona	3,7 (2,2-5,3); $p < 0,01$	27 (19-46)
Olanzapina	2,5 (0,3-4,7); $p < 0,05$	40 (21-312)
Quetiapina	2,0 (0,7-3,3); $p < 0,01$	50 (30-150)

Desta maneira, a prescrição de antipsicóticos, nesses casos, só deve ser feita após a falha das medidas não farmacológicas e de acordo com a intensidade dos sintomas. Embora as evidências não sejam definitivas, os benzodiazepínicos de uso prolongado devem ser evitados em pacientes com Alzheimer, por aumentarem o risco de progressão da doença.[13] Tanto benzodiazepínicos quanto antipsicóticos podem causar agitação paradoxal. Para a insônia, a trazodona (25 a 50 mg antes de dormir)[14] pode ser uma alternativa quando as medidas não farmacológicas de higiene do sono, como evitar sonecas durante o dia e estabelecer uma rotina, não forem efetivas.

Diagnóstico e manejo da insuficiência cardíaca

Existe uma possibilidade real de os sintomas de dispneia apresentados por Doralice estarem relacionados com insuficiência cardíaca (IC). Na história de Doralice seria importante descartar essa hipótese e seus respectivos fatores causais.

A doença arterial coronariana (DAC) e a hipertensão arterial sistêmica (HAS) têm sido apontadas como as principais causas de IC no Brasil e no mundo (Quadro 14.6). Em determinadas regiões geográficas do Brasil, devemos considerar a valvopatia reumática e a doença de Chagas como importantes fatores etiológicos dessa condição, podendo ser responsável, em regiões endêmicas, por até 41% dos casos de IC.[15,16]

Pacientes com IC podem apresentar dois fenótipos principais de disfunção cardíaca: insuficiência cardíaca com fração de ejeção reduzida (FEVE < 40%) e com fração de ejeção preservada (FEVE ≥ 50%). Mais recen-

Quadro 14.6. Causas de IC[16]

Causas mais comuns de IC crônica no Brasil, de acordo com o registro BREATHE[17]
• Doença isquêmica do coração: 30,3%. • Doença hipertensiva: 20,4%. • Cardiomiopatia dilatada: 14,6%. • Etiologia valvar: 12,4%. • Cardiomiopatia chagásica: 10,8%.
Outras causas
• Doenças infiltrativas: amiloidose, hemocromatose, sarcoidose. • Cardiopatias congênitas. • Doença pericárdica. • Induzida por toxina: heroína, álcool, cocaína, anfetamina, chumbo, arsênico, cobalto, fósforo. • Infecção: bacteriana, fúngica, viral (vírus da imunodeficiência humana [HIV]), *Borrelia burgdorferi* (doença de Lyme), parasitária (p. ex., *Trypanosoma cruzi* [doença de Chagas]). • Endocrinopatias: *diabetes mellitus*, doença tireoidiana, hipoparatireoidismo com hipocalcemia, feocromocitoma, acromegalia, deficiência de hormônio do crescimento. • Doenças vasculares sistêmicas do colágeno: lúpus, artrite reumatoide, esclerose sistêmica, poliarterite nodosa, vasculite por hipersensibilidade, arterite de Takayasu, polimiosite, artrite reativa. • Induzidas por quimioterapia: por exemplo, adriamicina e trastuzumabe. • Deficiências nutricionais: tiamina, proteína, selênio, L-carnitina. • Gestação: cardiomiopatia periparto. • Cardiomiopatia familiar. • Cardiomiopatia induzida por taquicardia.

temente tem sido descrito um terceiro fenótipo, a insuficiência cardíaca com fração de ejeção intermediária (FEVE entre 40 e 49%).[17]

Atualmente prefere-se utilizar o termo IC com FE preservada em vez de IC por disfunção diastólica, uma vez que vários graus de disfunção diastólica estão presentes na maioria dos pacientes com IC e até em indivíduos assintomáticos.

No caso de Doralice, a idade, o sexo feminino e a possível HAS não controlada fazem com que IC com FEVE preservada seja o fenótipo mais provável. É importante destacar que a descompensação do quadro de asma é um diagnóstico diferencial importante da dispneia de Doralice, bem como o desenvolvimento de *cor pulmonale*, em virtude de doença pulmonar crônica hipoxêmica, levando a hipertensão pulmonar e disfunção de ventrículo direito.

Avaliação diagnóstica

O diagnóstico sindrômico de IC é eminentemente clínico. Os exames complementares são uma ferramenta adicional importante nos casos de dúvida diagnóstica, para definir a fração de ejeção (o que tem implicações terapêuticas) e para auxiliar na avaliação etiológica (lesões valvares, disfunções segmentares na isquemia, doenças do pericárdio etc.).

A Tabela 14.3 mostra um conjunto de achados diagnósticos e suas respectivas razões de verossimilhança para o diagnóstico de IC.[18]

Tabela 14.3. Principais achados e razões de verossimilhança (RV) para o diagnóstico de IC[18]

Achados	RV+ (IC 95%)	RV– (IC 95%)
História pregressa		
IC prévia	5,8 (4,1-8,0)	0,45 (0,38-0,53)
Infarto agudo do miocárdio (IAM)	3,1 (2,0-4,9)	0,69 (0,58-0,82)
Doença arterial coronariana (DAC)	1,8 (1,1-2,8)	0,68 (0,48-0,96)
Sintomas		
Dispneia aos esforços	1,3 (1,2-1,4)	0,48 (0,35-0,67)
Ortopneia	2,2 (1,2-3,9)	0,65 (0,45-0,92)
Dispneia paroxística noturna	2,6 (1,5-4,5)	0,7 (0,54-0,91)
Tosse	0,93 (0,70-1,2)	1,0 (0,87-1,3)
Exame físico		
B3	11 (4,9-25)	0,88 (0,83-0,94)

(Continua)

Tabela 14.3. Principais achados e razões de verossimilhança (RV) para o diagnóstico de IC[18] *(Continuação)*

Achados	RV+ (IC 95%)	RV– (IC 95%)
Exame físico		
Refluxo hepatojugular	6,4 (0,81-51)	0,79 (0,62-1,0)
Turgência jugular	5,1 (3,2-7,9)	0,66 (0,57-0,77)
Crepitações pulmonares	2,8 (1,9-4,1)	0,51 (0,37-0,70)
Edema de membros inferiores	2,3 (1,5-3,7)	0,64 (0,47-0,87)
Qualquer sopro	2,6 (1,7-4,1)	0,81 (0,73-0,90)
Sibilos	0,52 (0,38-0,71)	1,3 (1,1-1,7)
Ascite	0,33 (0,04-2,9)	1,0 (0,99-1,1)
Raio X		
Congestão venosa pulmonar	12 (6,8-21)	0,48 (0,28-0,83)
Edema intersticial	12 (5,2-27)	0,68 (0,54-0,85)
Edema alveolar	6,0 (2,2-16)	0,95 (0,93-0,97)
Cardiomegalia	3,3 (2,4-4,7)	0,33 (0,23-0,48)
Derrame pleural	3,2 (2,4-4,3)	0,81 (0,77-0,85)
Hiperinsuflação	0,38	1,1
Eletrocardiograma		
Fibrilação atrial	3,8 (1,7-8,8)	0,79 (0,65-0,96)
Nova alteração da onda T	3,0 (1,7-5,3)	0,83 (0,74-0,92)
Qualquer achado anormal	2,2 (1,6-3,1)	0,64 (0,47-0,88)
Supra de ST	1,8 (0,80-4,0)	0,98 (0,84-1,0)
Infra de ST	1,7 (0,97-2,9)	0,95 (0,90-1,0)
Julgamento clínico ou BNP > 100 pg/mL	**3,1(2,8-3,5)**	-

Os achados com maior valor diagnóstico são história de IC prévia, presença de B3, refluxo hepatojugular, turgência jugular, edema intersticial e congestão venosa à radiografia de tórax. O julgamento clínico inicial e um peptídio natriurético atrial (BNP) > 100 pg/mL têm valores diagnósticos semelhantes.

Manejo

O manejo terapêutico de pacientes com IC pode ser iniciado com base nos achados clínicos, não sendo necessário, nem recomendável, que a instituição de intervenções terapêuticas seja postergada até a realização de toda a investigação diagnóstica, principalmente nos casos mais sintomáticos, de modo que a classificação da gravidade também deve ser realizada nesta fase. Medidas terapêuticas mais específicas, bem como o ajuste fino de intervenções farmacológicas com impacto na mortalidade em pacientes com IC, deverão ser realizadas após a realização do ecocardiograma e de outras investigações. Medidas como diureticoterapia e vasodilatadores devem ser iniciadas precocemente.

A classificação funcional (Quadro 14.7), proposta pela New York Heart Association (NYHA),[19] é dinâmica e utilizada para determinar o prognóstico em relação aos sintomas atuais e para verificar a resposta terapêutica, de modo que um paciente pode mudar de classe funcional, a depender do grau de compensação de sua insuficiência cardíaca.

Quadro 14.7. Classificação funcional de IC segundo a NYHA[19]

Classe I	Dispneia aos esforços não habituais (p. ex., subir ladeira).
Classe II	Dispneia aos médios esforços (p. ex., caminhar no plano).
Classe III	Dispneia aos pequenos esforços (p. ex., tomar banho, pentear-se).
Classe IV	Dispneia em repouso.

Por outro lado, a classificação (Quadro 14.8) proposta pela American Heart Association (AHA) e pelo American College of Cardiology (ACC),[20] determina a gravidade da insuficiência cardíaca conforme a presença de doença cardiovascular estrutural e refratariedade clínica, sendo, portanto, progressiva e não dinâmica (não há reclassificação para uma categoria inferior ao longo do tempo, de acordo com o grau de compensação).

Quadro 14.8. Classificação de IC segundo AHA/ACC[20]

Classe A (sob risco)	Alto risco para IC.
Classe B (assintomático)	Doença estrutural sem sintomas.
Classe C (sintomático)	Doença estrutural com sintomas
Classe D (refratário)	IC terminal.

Fatores de descompensação

Pacientes com IC costumam evoluir com episódios de descompensação clínica, muitos dos quais com necessidade de internação hospitalar. Para o manejo adequado de pacientes com IC na APS, é importante atentar para os fatores de descompensação. As descompensações da IC ocorrem frequentemente, muitas vezes sendo a primeira forma de manifestação da doença, e têm valor prognóstico. Os principais fatores de descompensação são má aderência ao tratamento, esforço físico excessivo, infecções, anemia, gestação, isquemia miocárdica (particularmente infarto agudo do miocárdio), arritmias (bradi e taquiarritmais), lesão renal, embolia pulmonar, tireotoxicose, efeitos colaterais de medicações (com destaque para o uso de anti-inflamatórios não esteroides – AINEs).

Exames complementares no seguimento

Nenhum exame complementar, ao longo do acompanhamento de pacientes com IC, deve ser solicitado rotineiramente, de maneira periódica. Em geral, avaliação ocasional da função renal e eletrólitos pode ser necessária, particularmente quando há modificação na prescrição (associação de drogas, mudanças nas doses) e uso associado de IECA e espironolactona. A hiponatremia tem valor prognóstico, associando-se com aumento da morbidade e mortalidade.[21] Hemograma pode ser necessário para avaliar anemia. TSH pode ser necessário, principalmente na presença de fibrilação atrial de alta resposta ou outras evidências de tireotoxicose. O ecocardiograma permite avaliar fração de ejeção, áreas de disfunção segmentar, lesões valvares, comprometimento pericárdico, hipertensão pulmonar, hipertrofia miocárdica etc. Radiografia de tórax pode ser útil para auxiliar no diagnóstico diferencial de doenças pulmonares, avaliar a presença de congestão pulmonar, cardiomegalia, derrames pleurais etc. O eletrocardiograma é fundamental na avaliação de arritmias, sobrecargas, bloqueios e alterações isquêmicas.

A utilização desses exames complementares é particularmente importante na vigência de um quadro de descompensação, uma vez que muitas vezes há um precipitante clínico. Para além desta indicação, não há uma determinação para que exames sejam feitos rotineiramente sem uma indicação clínica formal.

Tratamento

Com o envelhecimento da população mundial e o aumento da sobrevida de pacientes hipertensos e coronariopatas, nota-se um aumento da incidência e da prevalência de insuficiência cardíaca no Brasil e no mundo. "Em 2007, a IC foi responsável por 2,6% das hospitalizações e por 6% dos óbitos registrados pelo SUS-MS no Brasil, consumindo 3% do total de recursos utilizados para atender todas as internações realizadas pelo sistema".[22]

Os objetivos da terapia medicamentosa são a diminuição dos sintomas e a melhora do *status* funcional, evitando complicações e internações, e, ainda, a redução da mortalidade. A maioria dos estudos que avalia a eficácia dos fármacos e seu efeito na sobrevida dos pacientes foi realizada em pacientes com IC com FE reduzida. Apesar de extrapolarmos seu uso para aqueles com FE preservada, ainda faltam ensaios clínicos randomizados com esses pacientes.

É importante ter em mente que a investigação da etiologia da IC pode ter importância na escolha do tratamento específico a ser instituído; entretanto, muitas vezes esta investigação é complexa e traz pouco benefício em termos prognósticos. Em geral, a etiologia é suspeitada com base em dados clínicos e epidemiológicos, sem a necessidade de propedêutica armada de alta complexidade.

No que tange à prevenção da IC, o controle adequado da hipertensão arterial sistêmica (HAS) reduz o risco de IC e a aderência ao tratamento é fundamental para que o benefício substancial da terapêutica possa ser efetivamente alcançado. Nesse sentido, em um contexto da Estratégia Saúde da Família, ganha destaque a potencialidade de uma equipe multiprofissional que esteja atenta a esse desafio e ajude a buscar soluções criativas que incentivem o autocuidado.[22]

Mudança de hábitos de vida

Uma dieta com 3 a 4 g de sal é um alvo realista razoável para aqueles com doença leve e moderada. Esse nível de ingestão é facilmente atingido, evitando a adição de sal aos alimentos após seu preparo e não utilizando alimentos habitualmente salgados.

Na maioria dos casos, a ingestão de líquidos pode ser liberada de acordo com a vontade do paciente. No entanto, nos casos de IC grave, o excesso de hormônio antidiurético circulante pode gerar hiponatremia, devendo-se basear a restrição hídrica nos níveis de sódio plasmático.

O álcool deprime a contratilidade miocárdica e pode precipitar arritmias, devendo ter sua ingestão minimizada.

Diferentemente do que se acreditava no passado, a realização de um programa de exercícios planejado e adaptado a cada caso é de grande ajuda no controle dos sintomas e na melhora psicológica do paciente com IC.[23]

É importante que pacientes com IC e seus familiares sejam instruídos a respeito de sua doença, da importância da adesão à terapia não farmacológica e farmacológica e sobre sinais e sintomas de descompensação. A medida do peso diária pode ajudar na detecção de retenção hídrica antes da apresentação dos sintomas, podendo ser orientada em casos mais graves e com descompensações frequentes. Por outro lado, os pacientes devem ser orientados a evitar automedicação, especialmente o uso de fármacos que promovam retenção de sódio, como corticosteroides e AINEs.

Medicamentos redutores de mortalidade

As drogas utilizadas no tratamento da IC que foram avaliadas em grandes ensaios clínicos e se demonstraram efetivas em reduzir a morbidade e mortalidade são os inibidores da enzima conversora de angiotensina (IECAs), os betabloqueadores, os bloqueadores dos receptores de angiotensina e os antagonistas de aldosterona. Essas drogas têm como característica comum o bloqueio dos sistemas neuro-hormonais com o intuito de reduzir o processo de remodelamento cardíaco e melhorar o prognóstico em longo prazo. É importante ressaltar que elas foram estudadas em pacientes com IC por disfunção sistólica (fração de ejeção reduzida) e, embora também possam ser utilizadas na IC com fração de ejeção normal, devem ser preferencialmente indicadas quando a fração de ejeção está reduzida (Quadro 14.9).

» **Betabloqueadores (bisoprolol, metoprolol ou carvedilol):** estão indicados para pacientes com IC com fração de ejeção reduzida, preferencialmente o carvedilol. Durante uma descompensação, caso o paciente já utilize betabloqueador, a droga deve ser mantida, podendo-se reduzir a dose caso seja uma descompensação mais grave. A suspensão do betabloqueador só está indicada em casos de choque cardiogênico. Por outro lado, caso o paciente não utilize betabloqueador, a droga não deve ser introduzida enquanto o paciente está descompensado. Iniciar com doses baixas (a depender da gravidade e do grau de compensação) e aumentar progressivamente até a dose máxima (25 mg, de 12/12 h para o carvedilol) ou o máximo tolerado (FC entre 50 e 60 bpm). Em pacientes com IC com fração de ejeção normal (disfunção diastólica), não há necessidade de utilizar os betabloqueadores específicos descritos anteriormente, podendo-se utilizar atenolol ou propranolol, drogas de menor custo e mais fácil acesso.

» **IECAs:** os IECAs (principalmente o enalapril, que está disponível na rede pública), além de bloquear o sistema renina-angiotensina-aldosterona (SRAA) com efeitos no médio e longo prazo, também tem efeitos diretos mais agudos na redução da pré e pós-carga, melhorando a hemodinâmica e os sintomas. O ideal é avaliar a função renal (creatinina) e o potássio antes de iniciá-las, após 2 ou 3 semanas após o início e a cada aumento de dose. Também no caso dos IECAs, o ideal é atingir a dose máxima tolerada, mesmo que a pressão arterial fique abaixo do padrão de normalidade (120 × 80 mmHg) – geralmente se toleram pressões sistólicas até 90 mmHg, mas o principal parâmetro a ser avaliado é a presença de sintomas de hipotensão postural. Na presença de lesão renal aguda ou doença renal crônica, trocar por hidralazina + nitrato.

» **Bloqueadores dos receptores da angiotensina (BRA):** são uma boa alternativa aos IECAs quando estes não são tolerados (tosse ou urticária/angioedema). Os BRAs são mais bem tolerados que IECAs (principalmente no que se refere à tosse). A associação de BRA com IECA não reduz a mortalidade total ou admissão hospitalar total em comparação a IECA isoladamente, mas diminui a aderência em razão de efeitos adversos.[24]

» **Antagonistas da aldosterona (espironolactona):** indicados para pacientes com IC com FE reduzida sintomáticos (classe funcional III ou IV). A espironolactona (dose de 25 a 50 mg/dia) pode causar ginecomastia e dor mamária. Há necessidade de monitorar o potássio e a função renal, especialmente quando em associação com IECA.

Outros fármacos:

» **Hidralazina + dinitrato de isossorbida:** podem ser usados em pacientes negros ou nos que não tolerem o uso de IECA ou BRA, principalmente em virtude de alterações da função renal, ou na persistência de sintomas em pacientes que tolerem o acréscimo desse binômio.

» **Nitrato:** não parece haver diferença significativa entre a terapia vasodilatadora com nitrato e outras intervenções alternativas no tratamento da insuficiência cardíaca aguda no alívio sintomático e repercussões hemodinâmicas. No entanto, há poucos dados para tirar conclusões definitivas porque as evidências atuais estão baseadas em poucos estudos de qualidade questionável.[25]

» **Diuréticos de alça (furosemida):** a redução do débito cardíaco diminui o fluxo sanguíneo renal, levando à ativação do SRAA e, portanto, causando retenção hídrica e congestão. A furosemida é utilizada para aumentar o débito urinário e, consequentemente, reduzir o quadro de congestão desses pacientes. A biodisponibilidade pode ser diminuída em pacientes que estejam descompensados e a resposta ao diurético é bastante variável.[26,27]

» **Digoxina:** a literatura indica que a digoxina é útil para pacientes com IC com FE reduzida (disfunção sistólica) em ritmo sinusal. Pode ser utilizada em pacientes que persistem sintomáticos a despeito do uso de betabloqueador, IECA e diuréticos otimizados. Sua melhor indicação é em pacientes com IC com FE reduzida associada a FA (fibrilação atrial) com resposta ventricular elevada. Deve-se ficar atento ao uso concomitante de espironolactona, que diminui sua excreção renal. Tem impacto positivo na qualidade de vida, por melhorar os sintomas e reduzir internações hospitalares, mas não reduz a mortalidade.[28]

» **Bloqueadores do canal de cálcio:** indicados para controle adicional da pressão arterial em pacientes com IC que persistem hipertensos a despeito do uso das medicações próprias para a condição. Devem-se preferir agentes de segunda geração, como amlodipina.

Quadro 14.9. Quadro de medicamentos segundo classe funcional[29]

Recomendações para o tratamento de IC em pacientes com FE reduzida (disfunção sistólica de VE)				
ACC/AHA	**B**	**C**		**D**
NYHA	**I**	**II**	**III**	**IV**
Sintomas	Assintomático	Nunca hospitalizados	História de hospitalização	Internações recorrentes ou dispneia em repouso
IECA	Sim	Sim	Sim	Sim
Betabloqueador	Sim[1]	Sim	Sim	Sim[2]
Antagonista de aldosterona	–	Sim[3]	Sim	Sim
Isossorbida + hidralazina	–	Pacientes selecionados[3]	Pacientes selecionados[4]	Pacientes selecionados[4]
Diurético	–	Se necessário - congestão	Se necessário - congestão	Sim
BRA	–	Se necessário[4]	Se necessário[4]	Se necessário[4]
Digoxina	–	Se necessário[4]	Se necessário[4]	Se necessário[4]

1 *Não há evidência suficiente para o uso de betabloqueador em pacientes assintomáticos, apesar de muitos deles já estarem em uso por outros motivos, como insuficiência coronariana.*

2 *Betabloqueadores podem ser mantidos em pacientes com dispneia em repouso, a menos que apresentem sinais de congestão e instabilidade hemodinâmica; não devem ser usados em pacientes com bloqueios ou bradicardia.*

3 *Espironolactona foi estudada apenas nas classes funcionais III e IV. Deve ser utilizada com cautela e nas doses preconizadas.*

4 *Em especial para pacientes de etnia negra autorreferida.*

Manejo da asma

A asma é um distúrbio ventilatório obstrutivo reversível e, com a doença pulmonar obstrutiva crônica (DPOC), é a principal causa de doença respiratória crônica no Brasil e no mundo. Embora a mortalidade por DPOC seja superior à da asma, esta é mais prevalente e responsável por um número maior de internações hospitalares. É uma doença cujo tratamento adequado evita mortes e melhora muito a qualidade de vida. O Brasil apresenta uma alta taxa de mortalidade por asma (cerca de 1,5 morte por 100.000 habitantes). A identificação correta e precoce de pacientes portadores de asma, bem como a implementação de tratamento adequado na atenção primária, pode reduzir muito a morbidade e mortalidade por asma no Brasil. Os principais desencadeantes de crises de asma são exposição à fumaça e alérgenos ambientais (pó, poeira, pelos de animais, polens, ácaros e outros artrópodes), tabagismo ativo e passivo, exposição a climas frios, estresse, infecções virais, alguns fármacos (betabloqueadores, IECA, AAS, AINEs).[30,31]

Diagnóstico

Por ser a mais frequente das doenças respiratórias crônicas, a avaliação clínica de asma permite atingir alta probabilidade de certeza diagnóstica com a presença de apenas mais de um dos achados listados no Quadro 14.10.

Quadro 14.10. Achados clínicos que favorecem o diagnóstico de asma[32]

- Sintomas principais: tosse, dispneia, sibilância, aperto no tórax.
- Curso em crises com intensidade e duração de sintomas variáveis.
- Presença de fatores desencadeantes (tabagismo, frio, exercício, alérgenos, estresse, infecção de via aérea superior, medicações).
- Reversibilidade ao uso de fármaco broncodilatador.
- Histórico pessoal de atopia ou histórico familiar de asma e/ou atopia.
- Eosinofilia sem causa aparente.

Desta maneira, na maioria das situações, uma avaliação clínica adequada permitirá o diagnóstico da asma e o início de seu tratamento. A espirometria é recomendada complementarmente na presença de dúvida diagnóstica, na presença de sintomatologia grave, na ocorrência de achados atípicos e se não houver resposta ao tratamento inicialmente implementado.

Tratamento

Para guiar o tratamento da asma, é fundamental utilizarmos as classificações que permitam acessar sua gravidade e prognóstico (Quadro 14.11).

Quadro 14.11. Classificação da asma[30]

Nas últimas 4 semanas	Bem controlada	Parcialmente controlada	Não controlada
Sintomas diurnos ≥ 2 ×/semana Despertar noturno Uso de beta 2-agonista de curta duração ≥ 2 ×/semana Limitação de atividade	Nenhuma destas situações.	1 ou 2 destas situações.	3 ou 4 destas situações.

Desta maneira, recomenda-se o uso da classificação de controle segundo a Global Initiative for Asthma (GINA)[30] como guia para a instituição de medidas terapêuticas voltadas ao controle da asma.

Todos os pacientes, independentemente dessa classificação, deverão ser orientados quanto ao benefício individual de realização de terapêutica não medicamentosa (Quadro 14.12).

Quadro 14.12. Tratamento não medicamentoso da asma

- Orientação e suporte à cessação do tabagismo.
- Evitar exposição a fatores desencadeantes (higiene ambiental, focando em tapetes, cortinas, animais domésticos, mofo, umidade etc.).
- Prática de atividade física regular (se necessário, pode ser usado beta 2-agonista inalatório de curta duração 15 minutos antes da atividade).
- Fisioterapia respiratória.
- Psicoterapia.

Com relação à terapêutica medicamentosa, todos os pacientes deverão ser instruídos ao uso de beta 2-agonista inalatório de curta duração (fenoterol, salbutamol) conforme crises. É imprescindível que a maneira correta de utilização dos dispositivos inalatórios seja inicial e frequentemente revisada com os pacientes. O uso de espaçador facilita muito a utilização (e a eficácia) de dispositivos com *spray*. Sugere-se entregar ao paciente plano de ação por escrito orientando o uso correto e sinais de alarme para a procura de pronto-socorro.[33]

O uso de medicações de modo contínuo no tratamento da asma será orientado pela classificação de controle:[30,33]

» Os pacientes classificados como portadores de asma bem controlada não necessitarão de medicação adicional além do uso de beta 2-agonista inalatório de curta duração (fenoterol, salbutamol) conforme crises.

» Em casos de asma parcialmente controlada, recomenda-se a introdução adicional de corticosteroide inalatório de uso contínuo (beclometasona, budesonida, fluticasona) com reavaliações de controle periódicas (a cada 3 meses) para ajuste de dose.

» Os casos definitivamente não controlados necessitarão do uso contínuo de beta 2-agonista inalatório de longa duração (formoterol, salmeterol) associado ao corticosteroide inalatório e também precisarão ser reavaliados periodicamente (a cada 2 a 3 meses) para avaliar o controle e o ajuste das medicações.

» Os pacientes com asma de difícil controle devem ser avaliados quanto à necessidade de seguimento conjunto por pneumologista.

Além disso, é importante, em todas situações de asma parcialmente controlada ou não controlada, avaliar possíveis causas: má aderência, uso incorreto do fármaco (verificar dose realizada e forma de administração), infecções virais, existência de comorbidades, fatores emocionais, exposição persistente a desencadeantes ambientais.

Crises de asma

As situações de crise de asma devem ser avaliadas quanto a sua gravidade (Quadro 14.13) para guiar a terapêutica e a necessidade de encaminhamento para serviço de urgência.[30,31,33]

Quadro 14.13. Classificação das crises de asma

	Leve	Moderada	Grave	Insuficiência respiratória
Falta de ar	Quando anda	Quando fala	Em repouso	Em repouso
Fala	Respira entre sentenças	Respira entre frases	Respira entre palavras	Muito cansado para falar
Frequência respiratória	Normal ou aumentada	Aumentada	Aumentada	Aumentada, normal ou diminuída
Estado geral	Normal	Prostrado se crise prolongada	Prostrado ou agitado	Sonolento, confuso
Musculatura acessória	Não	Leve a moderada	Intensa	Variável de intensa a ausente (fadiga)
Ausculta	Sibilos expiratórios	Sibilos inspiratórios e expiratórios	Sibilos inspiratórios e expiratórios	Murmúrios sem sibilos
$SatO_2$	> 95%	90-95%	< 90%	< 90%

O tratamento das crises de asma (ou exacerbações agudas de asma) é composto de oferta de oxigênio inalatório para manter a saturação de O_2 acima de 90% e inalação com beta 2 de curta duração na maior dose tolerável associada a anticolinérgico (podendo ser ofertado a cada 20 minutos na primeira hora). Se não houver melhora ou se a crise de asma for moderada ou grave, deve-se administrar adicionalmente corticosteroide sistêmico (a prednisona VO foi tão efetiva quanto corticosteroides intravenosos, mas menos invasiva), mantendo-se o uso domiciliar por 5 a 7 dias.

O paciente deverá ser encaminhado ao pronto-socorro na presença de qualquer um dos sinais de alarme listados no Quadro 14.14.[33]

Quadro 14.14. Sinais de alarme[33]

- Hipoxemia ($SatO_2$ < 90% em ar ambiente) persistente.
- Rebaixamento do nível de consciência.
- Insuficiência respiratória.
- Idade ou comorbidade significativa.
- Cianose.
- Refratariedade ao tratamento inicial.

Abordagem do climatério e da menopausa

A transição menopausal (ou climatério) corresponde ao período da vida da mulher em que ocorrem grandes modificações endócrinas (cessação da ovulação e redução da síntese de hormônios ovarianos, principalmente estrógeno e progesterona) e pode cursar com sintomas físicos e psíquicos, causando, por vezes, prejuízo na qualidade de vida da mulher. A menopausa pode ocorrer entre os 40 e os 65 anos de idade, sendo um marco (última menstruação seguida de 12 meses de amenorreia) entre o período reprodutivo e a pós-menopausa (não reprodutivo). Alguns dados mostram que no Brasil ela ocorre em média aos 51,2 anos;[34] entretanto, alguns estudos mais recentes têm apontado para médias um pouco mais baixas (em torno de 48,1 anos); é considerada precoce se ocorre antes dos 40 anos e tardia se após os 60.

A perimenopausa ou período climatérico tem início em média quatro anos antes da menopausa; caracteriza-se por irregularidade do ciclo menstrual, reflete a perda de função folicular ovariana e frequentemente é acompanhada de sintomatologia característica. O maior preditor de menopausa iminente é a ausência de menstruação por 60 dias ou mais (sensibilidade de 94% e especificidade de 91% para predizer menopausa em dois anos).[35]

Não é necessária dosagem de FSH para diagnóstico, sendo suficientes os critérios clínicos, exceto se menopausa precoce, se há suspeita de diagnósticos diferenciais, ou nos casos nos quais há dificuldade em determinar irregularidade do ciclo (histerectomia, síndrome dos ovários policísticos – SOP, uso de contracepção oral ou terapia hormonal). Nas situações de uso de hormônio exógeno, pode-se interromper a terapia por pelo menos quatro semanas e dosar o FSH, sendo sugestivos de menopausa níveis maiores que 30 mUI/mL.[36]

Diagnósticos diferenciais (gestação, distúrbios tireoidianos e hiperprolactinemia) devem ser considerados. Em mulheres entre 40 e 45 anos, tais causas devem ser descartadas antes do diagnóstico de transição menopausal. A menopausa precoce pode ocorrer espontaneamente ou em decorrência de cirurgia, radiação da pelve, quimioterapia, doença autoimune, síndrome do X frágil ou causas idiopáticas. Nessas situações pode ser necessário referenciar a um ginecologista habilitado.

Sintomas

Fogachos/sudorese

Também chamados de sintomas vasomotores, refletem deficiência estrogênica e são os sintomas mais comuns da transição menopausal. Ocorrem em 80% das mulheres, e entre 20 e 30% dos casos motivam a procura por serviços médicos.[36-39] Sua duração média é de 10,2 anos, com intensidade variável, e 15% das mulheres permanecem sintomáticas após a menopausa.[40]

Fogachos tipicamente se iniciam com uma sensação de calor em tórax anterior e face que pode se generalizar, sendo acompanhada de transpiração profusa e, em alguns casos, calafrios e ansiedade. Sua duração geralmente é de 2 a 4 minutos, e sua frequência é variável, sendo mais comum à noite.

Deve-se considerar hipertireoidismo como diagnóstico diferencial.[41] Em mulheres que usam tamoxifeno, o sintoma pode ser efeito colateral dessa medicação.

Disfunção sexual

A deficiência estrogênica pode levar à diminuição de vascularização da vulva e da mucosa vaginal, acarretando diminuição da lubrificação vaginal e possível redução de libido. É também possível ocorrer atrofia genital, sendo essa mais prevalente em mulheres que não mantêm atividade sexual frequente.

Atrofia genital é sintomática em até 40% das mulheres,[42] e pode ser causa de dispareunia, prurido vaginal, infecções vaginais ou infecções do trato urinário.

Distúrbios do sono

Apesar de a associação entre fogachos e insônia ser frequentemente estabelecida pelas pacientes, é preciso lembrar que há grande prevalência de distúrbios primários do sono, assim como relação com sintomas ansiosos e depressivos.

A prevalência estimada de distúrbios do sono cresce durante a transição menopausal; além disso, mulheres na perimenopausa com fogachos têm maior prevalência de depressão que aquelas sem o sintoma.[43,44]

Irritabilidade/ansiedade/depressão

É significativo o aumento do risco de um episódio depressivo durante a transição menopausal. Na pós-menopausa, esse risco volta a cair precocemente.[45]

Irritabilidade e ansiedade são queixas comuns no período. Mulheres que não apresentam antecedentes importantes de ansiedade previamente à instalação da menopausa estão mais suscetíveis a desenvolvê-la durante e após a transição, independentemente de outros fatores de risco.[46]

Tratamento

Fogachos

Fogachos podem ser tratados com abordagens farmacológicas ou não farmacológicas, a depender da intensidade dos sintomas.

Medidas não farmacológicas incluem alterações no estilo de vida – como perda de peso (se indicada), prática de atividades físicas, evitar alimentos com cafeína ou apimentados. Técnicas de respiração apresentaram algum sucesso no controle do sintoma,[47] no entanto, as demais abordagens não farmacológicas carecem de evidências.

Terapia hormonal (Quadro 14.15)

O estrogênio é o tratamento mais efetivo para a redução de sintomas vasomotores, e oferece melhora sintomática em até 90% dos casos.[48] Está associado à diminuição do risco de fratura por osteoporose e ao aumento de risco de acidente vascular cerebral, eventos tromboembólicos, doença calculosa biliar e incontinência urinária (Quadro 14.16).[49]

Quadro 14.15. Esquemas de tratamento medicamentoso do fogacho

Mulheres com útero: doses iniciais

- Medroxiprogesterona 2,5 mg 1 ×/dia + estrogênios conjugados 0,3 mg, VO, 1 ×/dia (ou cíclico)
  ou estrogênios esterificados 0,625 mg, VO, 1 ×/dia;
  ou estradiol 0,025 mg, transdérmico, 2 ×/semana;
  ou estradiol tópico 1,25 g, gel 75%, 1 ×/dia.
- ou estradiol 0,05 mg + noretisterona 0,17 mg: adesivo transdérmico, 2 ×/semana.

Mulheres sem útero: doses iniciais

- Estrogênios conjugados 0,3 mg, VO, 1 ×/dia; ou
- estrogênios esterificados 0,625 mg, VO, 1 ×/dia; ou
- estradiol 0,025 mg, transdérmico, 2 ×/semana; ou
- estradiol tópico 1,25 g, gel 75%, 1 ×/dia.

Quadro 14.16. Complicações da reposição hormonal[51,52]

- Sangramento vaginal é comum nos primeiros 6 a 9 meses de terapia estrogênica. O esquema de administração hormonal pode ser trocado, se necessário.
- Sensibilidade das mamas pode ocorrer na terapia estrogênica; deve-se diminuir a dose, se presente.
- Calculose biliar é uma possível complicação do estrogênio oral; a administração pode ser alterada para transdérmica.
- Hipertrigliceridemia é associada a estrogênio oral; transdérmico pode ser opção.
- Tromboembolismo venoso, principalmente se estrogênio oral.
- Doença coronariana: risco discretamente aumentado com terapia hormonal combinada.
- Acidente vascular cerebral: risco discretamente aumentado associado a estrogênio oral.
- Câncer de mama: aumento de risco em terapia hormonal combinada.

A terapia com estrogênio pode ser oferecida quando fogachos são moderados a graves (impactam na qualidade de vida) e quando não houver contraindicações formais (história familiar ou pessoal de câncer de mama ou história pessoal de doença tromboembólica, alto risco para câncer de endométrio, doença hepática aguda ou porfiria cutânea). É utilizada na menor dose efetiva durante o menor tempo possível, não devendo exceder cinco anos. É importante o consenso informado da paciente quanto aos riscos e benefícios.

Mulheres com útero devem receber estrogênio associado a progestágeno para proteção contra hiperplasia endometrial e câncer de endométrio. O progestágeno deve ser usado no mínimo 10 dias por mês para conferir tal proteção.

São comuns três esquemas de terapia combinada oral:

1. estrógeno + progestágeno diária e continuamente;
2. estrógeno + progestágeno nos dias 1 a 25, com sangramento vaginal por supressão nos dias 26 a 30;
3. estrógeno do dia 1 ao 21 + progestágeno do dia 7 ao 21, com sangramento entre os dias 22 e 30.

Mulheres com alto risco cardiovascular podem optar por administrações não orais, pelo menor risco teórico de complicações. Também é uma opção a ser considerada caso haja risco elevado para calculose biliar, ou se houver dificuldade para adesão a comprimidos. Opções transdérmicas incluem adesivos de estrogênio + progestágeno ou de estrogênio isolado. Opção tópica é o gel de estradiol.

Informação relevante disponível

Bazedoxifeno: um modulador seletivo do receptor de estrogênio de terceira geração, usado a princípio para tratar osteoporose, tem sido usado em combinação com estrogênios conjugados no tratamento de fogachos graves sem necessidade de associação a progestágenos. A alternativa parece ocasionar menos efeitos adversos que a terapia hormonal tradicional. (Conjugated estrogens/bazedoxifene (Duavee) for menopausal symptoms and prevention of osteoporosis, 2014)[50]

Monitoramento

Mulheres em uso de terapia hormonal devem realizar exame de mamas, mamografia e exame pélvico anuais.

A cada seis meses também devem ser encorajadas a reduzir a dose da terapia, sendo contraindicado o uso continuado por mais de quatro ou cinco anos.

Terapia medicamentosa não hormonal

Medicamentos não hormonais para sintomas vasomotores podem ser usados quando há contraindicação ou intolerância à terapia hormonal, ou ainda por continuidade do sintoma após suspensão da terapia por tempo-limite de uso do estrogênio. Apesar de haver evidência da superioridade do tratamento hormonal,[53] diversas outras opções estão disponíveis com alguma eficácia.

Inibidores seletivos de recaptação de serotonina (ISRSs) mostraram diminuição significativa da frequência de fogachos e considerável diminuição de sua intensidade, sendo o escitalopram o de maior eficácia.[54]

Inibidores seletivos de recaptação de serotonina e norepinefrina (IRSN) mostraram eficácia no controle de frequência e intensidade dos fogachos, no entanto, apresentaram maior taxa de eventos adversos.[55]

Gabapentina e clonidina são opções terapêuticas que podem ser usadas se as demais opções não forem toleradas.[56,57] Seus efeitos adversos incluem torpor, tontura e desequilíbrio ou hipotensão, respectivamente.

Fitoestrógenos são opções farmacológicas comumente procuradas por mulheres, por serem considerados medicações mais naturais. De maneira genérica, faltam estudos que comprovem sua eficácia, e não há evidência de risco para hiperplasia de endométrio associada a seu uso até o momento.[58,59] A exceção é a isoflavona de soja, que apresentou redução significativa na frequência e na intensidade dos fogachos.[60] Trevo-vermelho e erva-de-são-cristóvão não mostraram superioridade com relação ao placebo.[61,62] A erva-de-são-cristóvão é contraindicada para pacientes com hipersensibilidade a salicilatos (AAS).

Sintomas vaginais

Sintomas vulvovaginais isolados respondem satisfatoriamente a estrogênio local. São opções o creme de estradiol vaginal, pessários ou anel vaginal. O creme vaginal pode cursar com absorção sistêmica e proliferação endometrial, portanto seu uso prolongado deve ser feito na menor dose possível. Comprimidos vaginais podem ser usados com cautela (Quadro 14.17).[63]

Quadro 14.17. Opções de tratamento de sintomas vaginais

- Estrogênios conjugados (creme): 0,5 g, 1 ×/dia por 14 dias, 2 ×/semana após.
- Estradiol (anel vaginal): 50-100 mcg/dia, troca a cada 3 meses.
- Estradiol (comprimido): 25 mcg/dia por 14 dias, 2 a 3 ×/semana após.

Ospemifeno é um modulador seletivo do receptor estrogênico. Seu uso é eficaz na redução da dispareunia na atrofia genital. Seu efeito colateral mais frequente é fogacho.[64] A dose do ospemifeno é de 60 mg, 1 vez ao dia.

Gel de policarbofila, hidratante vaginal, pode ser oferecido como tratamento para atrofia vaginal exclusivo ou como adjuvante às terapias apresentadas.[65]

Queixas relacionadas com a libido

Reposição de estrogênio tem pouca correlação com alterações de desejo sexual, pois a testosterona é o hormônio mais relacionado com a excitação e a libido. Não é recomendado o aumento de androgênios para mulheres menopausadas; tal prática é restrita pela falta de evidência de eficácia e de segurança.[65]

É imprescindível diferenciar falta de desejo de falta de prazer sexual, sendo muito frequente a coexistência de ambos. Abordar o relacionamento (se houver), e o significado da vida sexual pode ajudar a ampliar a compreensão do problema.

Incontinência urinária

Na incontinência de esforço, a reabilitação do assoalho pélvico pode ser útil.[66]

Distúrbios do sono

Em razão da associação com fogachos, algumas mulheres apresentam melhora do sono após a terapia hormonal.[67] Isoflavonas também já demonstraram diminuição da insônia associada a outros sintomas.[68]

Apesar disso, a avaliação cuidadosa de condições subjacentes à transição menopausal é de grande importância, de modo que insônias associadas a transtornos de humor terão melhor resposta com o uso de antidepressivos.[69]

Referências

1. McShane R, Areosa Sastre A, Minakaran N. Memantine for dementia. Cochrane Database Syst Rev. 2006;19(2):CD003154.
2. Frota NAF, Nitrini R, Damasceno BP, Forlenza O, Dias-Tosta E, da Silva AB, et al. Critérios para o diagnóstico de doença de Alzheimer. Dement Neuropsychol. 2011;5:(Supl. 1).
3. Prince MJ, Acosta D, Castro-Costa E, Jackson J, Shaji KS. Packages of care for dementia in low- and middle-income countries. PLoS Med. 2009 Nov;6(11):e1000176.
4. World Health Organization (WHO). The ICD-10 classification of mental and behavioural disorders – diagnostic criteria for research. Genebra: World Health Organization; 1993.
5. National Collaborating Centre for Mental Health (UK). Dementia: A NICE-SCIE guideline on supporting people with dementia and their carers in health and social care. Leicester (UK): British Psychological Society; 2007.
6. Sadowsky CH, Galvin JE. Guidelines for the management of cognitive and behavioral problems in dementia. J Am Board Fam Med. 2012;25(3):350-66.
7. Birks J. Cholinesterase inhibitors for Alzheimer's disease. Cochrane Database Syst Rev. 2006;2(1):CD005593.
8. Birks J, Harvey RJ. Donepezil for dementia due to Alzheimer's disease. Cochrane Database Syst Rev. 2006;25(1):CD001190.
9. Epocrates. Disponível em: http://www.epocrates.com/. Acesso em: 29 out. 2016.
10. Seitz DP, Adunuri N, Gill SS, Gruneir A, Herrmann N, Rochon P. Antidepressants for agitation and psychosis in dementia. Cochrane Database Syst Rev. 2011;16(2):CD008191.
11. Ballard C, Waite J. The effectiveness of atypical antipsychotics for the treatment of aggression and psychosis in Alzheimer's disease. Cochrane Database Syst Rev. 2006;25(1):CD003476.

12. Maust DT, Kim HM, Seyfried LS, Chiang C, Kavanagh J, Schneider LS, et al. Antipsychotics, other psychotropics, and the risk of death in patients with dementia: number needed to harm. JAMA Psychiatry. 2015;72(5):438-45.

13. Billioti de Gage S, Moride Y, Ducruet T, Kurth T, Verdoux H, Tournier M, et al. Benzodiazepine use and risk of Alzheimer's disease: case-control study. BMJ. 2014;9:349:g5205.

14. McCleery J, Cohen DA, Sharpley L. Pharmacotherapies for sleep disturbances in Alzheimer's disease. Cochrane Database Syst Rev. 2014;21(3):CD009178.

15. Brasil. Ministério da Saúde. Secretaria de Vigilância em Saúde. Brazilian Consensus on Chagas disease. Rev Soc Bras Med Trop. 2005;38(Suppl. 3):7-29.

16. Albuquerque DC, Souza Neto JD, Bacal F, Rohde LEP, Bernardez-Pereira S, Berwanger O, et al. I Registro Brasileiro de Insuficiência Cardíaca – aspectos clínicos, qualidade assistencial e desfechos hospitalares. Arq Bras Cardiol. 2015;104(6):433-42.

17. Ponikowski P, Voors AA, Anker SD, Bueno H, Cleland JG, Coats AJ, et al. 2016 ESC Guidelines for the diagnosis and treatment of acute and chronic heart failure: The Task Force for the diagnosis and treatment of acute and chronic heart failure of the European Society of Cardiology (ESC). Developed with the special contribution of the Heart Failure Association (HFA) of the ESC. Eur J Heart Fail. 2016;18(8):891-975.

18. Wang CS, FitzGerald JM, Schulzer M, Mak E, Ayas NT. Does this dyspneic patient in the emergency department have congestive heart failure? In: Simel DL, Rennie D, Keitz SA, eds. The rational clinical examination: evidence-based clinical diagnosis. Nova York: McGraw-Hill; 2008. p.195-208.

19. Chop WM Jr. Extending the New York Heart Association classification system. JAMA. 1985;254:505.

20. Jessup M, Abraham WT, Casey DE, Feldman AM, Francis GS, Ganiats TG, et al. 2009 focused update: ACCF/AHA guidelines for the diagnosis and management of heart failure in adults: a report of the American College of Cardiology Foundation/American Heart Association Task Force on Practice Guidelines: developed in collaboration with the International Society for Heart and Lung Transplantation. Circulation. 2009;119:1997-2016.

21. Corrao G, Rea F, Ghirardi A, Soranna D, Merlino L, Mancia G. Adherence with antihypertensive drug therapy and the risk of heart failure in clinical practice. Hypertension. 2015;66(4):742-9.

22. Bocchi EA, Marcondes-Braga FG, Ayub-Ferreira SM, Rohde LE, Oliveira WA, Almeida DR, et al. Sociedade Brasileira de Cardiologia. III Diretriz Brasileira de Insuficiência Cardíaca Crônica. Arq Bras Cardiol. 2009;93(1 Supl.1):1-71.

23. Taylor RS, Sagar V, Davies EJ, Briscoe S, Coats AJS, Dalal H, et al. Exercise-based rehabilitation for heart failure. Cochrane Database Syst Rev. 2014;4:CD003331.

24. Heran BS, Musini VM, Bassett K, Taylor RS, Wright JM. Angiotensin receptor blockers for heart failure. Cochrane Database of Systematic Reviews. 2012;4:CD003040.

25. Wakai A, McCabe A, Kidney R, Brooks SC, Seupaul RA, Diercks DB, et al. Nitrates for acute heart failure syndromes. Cochrane Database Syst Rev. 2013;8:CD005151.

26. ter Maaten JM, Dunning AM, Valente MA, Damman K, Ezekowitz JA, Califf RM, et al. Diuretic response in acute heart failure-an analysis from ASCEND-HF. Am Heart J. 2015;170(2):313-21.

27. ter Maaten JM, Dunning AM, Valente MA, Damman K, Ezekowitz JA, Califf RM, et al. Diuretic response in acute heart failure-an analysis from ASCEND-HF. Am Heart J. 2015 Aug;170(2):313-21.

28. Hood WB Jr, Dans AL, Guyatt GH, Jaeschke R, McMurray JJV. Digitalis for treatment of heart failure in patients in sinus rhythm. Cochrane Database Syst Rev. 2014;4:CD002901.

29. Yancy CW, Jessup M, Bozkurt B, Butler J, Casey DE Jr, Drazner MH, et al. 2013 ACCF/AHA guideline for the management of heart failure: a report of the American College of Cardiology Foundation/American Heart Association Task Force on Practice Guidelines. J Am Coll Cardiol. 2013;62:e147-e239.

30. Global Initiative for Asthma (GINA). Guide for Asthma Management and Prevention. Global Initiative for Asthma (2016 update). Disponível em: http://www.ginasthma.org. Acesso em: 29 out. 2016.

31. National Asthma Education and Prevention Program. Expert panel report III: Guidelines for the diagnosis and management of asthma. Bethesda: National Heart, Lung, and Blood Institute; 2007.

32. Simon C, Everitt H, Van Dorp F, eds. Manual de clínica geral de Oxford. 3. ed. Porto Alegre: Artmed; 2013.

33. British Thoracic Society and Scottish Intercollegiate Guidelines Network. SIGN 141 – British guideline on the management of asthma – A national clinical guideline. Londres: British Thoracic Society; 2014.

34. Pedro AO, Pinto Neto AM, Paiva LH, Osis MJ, Hardy E. Age at natural menopause among Brazilian women: results from a population-based survey. Cad Saúde Pública. 2003;19(1):17-25.

35. Taylor SM, Kinney AM, Kline JK. Menopausal transition: predicting time to menopause for women 44 years or older from simple questions on menstrual variability. Menopause. 2004;11(1):40-8.

36. Collins S, Arulkumaran S, Hayes K, Jackson S, Impey L. Oxford handbook of obstetrics & gynaecology. 3. ed. Oxford: Oxford University Press; 2013.

37. Randolph JF Jr, Sowers M, Bondarenko I, Gold EB, Greendale GA, Bromberger JT, et al. The relationship of longitudinal change in reproductive hormones and vasomotor symptoms during the menopausal transition. J Clin Endocrinol Metab. 2005;90(11):6106-12.

38. Harlow SD, Gass M, Hall JE, Lobo R, Maki P, Rebar RW, et al. Executive Summary of the Stages of Reproductive Aging Workshop + 10: Addressing the Unfinished Agenda of Staging Reproductive Aging. J Clin Endocrinol Metab. 2012;97(4):1159-68.

39. Kronenberg F. Menopausal hot flashes: a review of physiology and biosociocultural perspective on methods of assessment. J Nutr. 2010;140(7):1380S-5S.

40. Barnabei VM, Cochrane BB, Aragaki AK, Nygaard I, Williams RS, McGovern PG, et al. Menopausal symptoms and treatment-related effects of estrogen and progestin in the Women's Health Initiative. Obstet Gynecol. 2005;105:1063-73.

41. Mohyi D, Tabassi K, Simon J. Differential diagnosis of hot flashes. Maturitas. 1997 Jul;27(3):203-14.

42. Randolph JF Jr, Sowers MF, Bondarenko IV, Harlow SD, Luborsky JL, Little RJ. Change in estradiol and follicle-stimulating hormone across the early menopausal transition: effects of ethnicity and age. J Clin Endocrinol Metab. 2004;89:1555-61.

43. Freeman EW, Sammel MD, Lin H, Gracia CR, Pien GW, Nelson DB, Sheng L. Symptoms associated with menopausal transition and reproductive hormones in midlife women. Obstet Gynecol. 2007;110(2 Pt 1):230-40.

44. Kravitz HM, Ganz PA, Bromberger J, Powell LH, Sutton-Tyrrell K, Meyer PM. Sleep difficulty in women at midlife: a community survey of sleep and the menopausal transition. Menopause. 2003;10(1):19-28.

45. Bromberger JT, Assmann SF, Avis NE, Schocken M, Kravitz HM, Cordal A. Persistent mood symptoms in a multiethnic community cohort of pre- and perimenopausal women. Am J Epidemiol. 2003;158(4):347-56.

46. Bromberger JT, Kravitz HM, Chang Y, Randolph JF Jr, Avis NE, Gold EB, et al. Does risk for anxiety increase during the menopausal transition? Study of Women's Health Across the Nation (SWAN). Menopause. 2013;20(5):488-95.

47. Freedman RR. Hot flashes: behavioral treatments, mechanisms, and relation to sleep. Am J Med. 2005;118(suppl 12B):124-30.

48. American College of Obstetricians and Gynecologists. ACOG Practice Bulletin No. 141: management of menopausal symptoms. Obstet Gynecol. 2014;123:202-16.

49. Nelson HD, Walker M, Zakher B, Mitchell J. Menopausal hormone therapy for the primary prevention of chronic conditions: a systematic review to update the US Preventive Services Task Force recommendations. Ann Intern Med. 2012;157:104-13.

50. Conjugated estrogens/bazedoxifene (Duavee) for menopausal symptoms and prevention of osteoporosis. Med Lett Drugs Ther. 2014;56:33-4.
51. Anderson GL, Limacher M, Assaf AR, Beresford SA, Black H, Bonds D, et al. Effects of conjugated equine estrogen (CEE) in postmenopausal women with hysterectomy: the Women's Health Initiative randomized controlled trial. JAMA. 2004;291:1701-12.
52. North American Menopause Society. Estrogen and progestogen use in postmenopausal women: 2010 position statement of the North American Menopause Society. Menopause. 2010;17:242-55.
53. Nelson HD, Vesco KK, Haney E, Fu R, Nedrow A, Miller J, et al. Nonhormonal therapies for menopausal hot flashes: systematic review and meta-analysis. JAMA. 2006;295:2057-71.
54. Shams T, Firwana B, Habib F, Alshahrani A, Alnouh B, Murad MH, et al. SSRIs for hot flashes: a systematic review and meta-analysis of randomized trials. J Gen Intern Med. 2014;29:204-13.
55. Pinkerton JV, Archer DF, Guico-Pabia CJ, Hwang E, Cheng RF. Maintenance of the efficacy of desvenlafaxine in menopausal vasomotor symptoms: a 1-year randomized controlled trial. Menopause. 2013;20:38-46.
56. Loprinzi CL, Barton DL, Sloan JA, Zahasky KM, Smith DA, Pruthi S, et al. Pilot evaluation of gabapentin for treating hot flashes. Mayo Clin Proc. 2002;77:1159-63.
57. Goldberg RM, Loprinzi CL, O'Fallon JR, Veeder MH, Miser AW, Mailliard JA, et al. Transdermal clonidine for ameliorating tamoxifen-induced hot flashes. J Clin Oncol. 1994;12:155-8.
58. Kronenberg F, Fugh-Berman A. Complementary and alternative medicine for menopausal symptoms: a review of randomized, controlled trials. Ann Intern Med. 2002;137:805-13.
59. Lethaby A, Marjoribanks J, Kronenberg F, Roberts H, Eden J, Brown J. Phytoestrogens for menopausal vasomotor symptoms. Cochrane Database Syst Rev. 2013;(12):CD001395.
60. Taku K, Melby MK, Kronenberg F, Kurzer MS, Messina M. Extracted or synthesized soybean isoflavones reduce menopausal hot flash frequency and severity: systematic review and meta-analysis of randomized controlled trials. Menopause. 2012;19:776-90.
61. Newton KM, Reed SD, LaCroix AZ, Grothaus LC, Ehrlich K, Guiltinan J. Treatment of vasomotor symptoms of menopause with black cohosh multibotanicals, soy, hormone therapy, or placebo: a randomized trial. Ann Intern Med. 2006;145:869-79.
62. Leach MJ, Moore V. Black cohosh (Cimicifuga spp.) for menopausal symptoms. Cochrane Database Syst Rev. 2012;(9):CD007244.
63. North American Menopause Society. The 2012 hormone therapy position statement of: The North American Menopause Society. Menopause. 2012;19:257-71.

64. Portman DJ, Bachmann GA, Simon JA. Ospemifene, a novel selective estrogen receptor modulator for treating dyspareunia associated with postmenopausal vulvar and vaginal atrophy. Menopause. 2013;20:623-30.

65. Society of Obstetricians and Gynaecologists of Canada. Managing menopause. September 2014. Disponível em: http://sogc.org/clinical-practice-guidelines/. Acesso em: 11 nov. 2014.

66. Capobianco G, Donolo E, Borghero G, Dessole S. Effects of intravaginal estriol and pelvic floor rehabilitation on urogenital aging in postmenopausal women. Arch Gynecol Obstet. 2012;285:397-403.

67. Freedman RR. Pathophysiology and treatment of menopausal hot flashes. Semin Reprod Med. 2005;23:117-25.

68. Hachul H, Brandão LC, D'Almeida V, Bittencourt LR, Baracat EC, Tufik S. Isoflavones decrease insomnia in postmenopause. Menopause. 2011;18:178-84.

69. Cohen LS, Soares CN, Joffe H. Diagnosis and management of mood disorders during the menopausal transition. Am J Med. 2005;118:S93-S97.

Parte 3

Manual de Competências

Introdução

Nosso ponto de partida é o entendimento de uma especialidade com características definidoras muito particulares e próprias, que extravasam o âmbito do conhecimento técnico e a normativa habitual das demais especialidades médicas.

O médico de família e comunidade (MFC) é um especialista em pessoas e não em doenças, definindo-se mais em termos de relacionamentos do que em conjunto de conhecimentos técnicos. Além da capacidade de lidar com problemas indiferenciados em diferentes fases da vida de maneira longitudinal e atingir uma alta resolutividade, deve incorporar conhecimentos sobre o território e os diferentes contextos das pessoas (físico, psíquico, social, comunitário), somados à gestão de recursos.

Logo, definir e garantir o cumprimento da totalidade das competências necessárias à formação do médico de família e comunidade não é tarefa fácil. Para esse fim, realizamos um levantamento e análise das principais experiências nacionais e internacionais com pós-graduação em Medicina de Família e Comunidade. Com a colaboração de vários especialistas da Faculdade de Medicina da Universidade de São Paulo (FMUSP), com suas diferentes trajetórias e experiências, chegamos à construção deste manual de competências ao médico-residente, cujo compromisso mínimo é ser um guia norteador a uma formação em Medicina de Família e Comunidade de excelência.

Objetivos

O *Manual de Competências* do residente em Medicina de Família e Comunidade foi elaborado de modo a se constituir em uma ferramenta de uso cotidiano pelo médico em formação em conjunto com seus orientadores e tutores. Deverá cumprir três vertentes de objetivos:

» **Aprendizado:** fornecer todas as orientações em estudo para guiar a aprendizagem de todos os conteúdos em competências, habilidades e atitudes essenciais à formação em excelência de um médico de família e comunidade.

» **Ensino:** transmitir informações de seguimento do aprendizado do médico-residente ao corpo docente, de modo a retroalimentar e moldar os métodos e ferramentas docentes às necessidades de cada residente.

» **Avaliação:** permitir, de maneira longitudinal, a autoavaliação do residente, sua avaliação pelo corpo docente, sua avaliação dos tutores, estágios, cursos e aulas.

Como usar o Manual

Com a finalidade de facilitar a organização do método de estudo do residente, dividem-se as competências nas seguintes áreas e níveis:

I. **Área de competência em formação e pesquisa.**

II. **Área de competências centrais:** comunicação, raciocínio clínico, bioética e gestão. O nível de responsabilidade para todas as competências centrais é primário.

III. **Área de competências clínicas:** compreende os principais problemas em saúde e aspectos importantes da atenção à saúde do indivíduo, família e comunidade.

As competências são classificadas em três níveis de prioridade:

» **Competências indispensáveis:** a serem adquiridas por todos os residentes.

» **Competências importantes:** a serem adquiridas pela maioria dos residentes.

» **Competências complementares:** a serem adquiridas de maneira adicional, conforme atingidas todas as competências anteriores (indispensáveis e importantes).

Determinam-se três níveis de aprendizagem:

» **Nível primário:** corresponde ao nível de atenção à saúde de responsabilidade do médico de família e comunidade, sendo esperado que chegue na resolução dos problemas em cerca de 90% dos casos.
» **Nível secundário:** compreende os problemas que necessitarão de avaliação de outro especialista durante o seu curso.
» **Nível terciário:** problemas cuja responsabilidade é de outros especialistas e o médico de família e comunidade atuará como suporte ao paciente e família, garantindo a coordenação e a continuidade dos cuidados dos diferentes profissionais implicados.

Conjuntamente, adicionam-se duas colunas para o preenchimento do médico-residente:

» **Estudo (E):** aquisição de conhecimentos teóricos-práticos sobre a competência.
» **Domínio (D):** incorpora não apenas a aquisição do conteúdo teórico ou habilidade prática, mas o domínio da competência na prática clínica.

Exemplo:

Competências indispensáveis	Nível	E	D
Descrição da competência	I/II/III		

Adicionalmente, com a finalidade de facilitar o processo de ensino e avaliação, o Manual sugere o uso de formulários padronizados de avaliação dos estágios, cursos, aulas e tutores, aos quais os residentes devem preencher concomitantemente ao desenvolvimento das competências em cada local de aprendizagem.

Além disso, também sugere-se que o Manual seja utilizado pelo corpo docente por meio de formulários padronizados de avaliação do médico residente, possibilitando e garantindo a percepção e discussão conjunta das melhorias em aprendizagem necessárias à formação de cada residente.

I

• • • • • • • • • •

Competência em Formação e Pesquisa

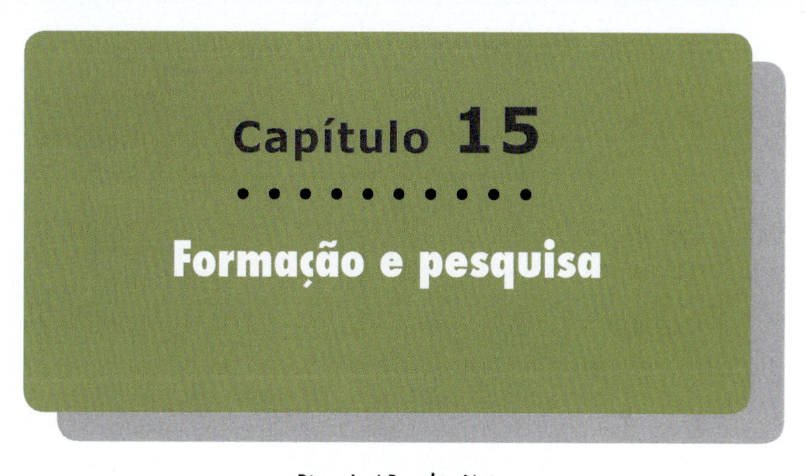

Diego José Brandão Júnior
José Benedito Ramos Valladão Júnior
Mariana Duque Figueira

Formação

Os programas de residência médica devem estar majoritariamente focados na transmissão da base de conhecimentos, habilidades e competências fundamentais a serem adquiridos pelo médico de família e comunidade (MFC) para o início de sua vida profissional independente. Porém, um programa não deve se furtar a transmitir ao futuro profissional a importância da continuidade de seu desenvolvimento para além destes anos de treinamento em serviço, orientando, incentivando e salientando a importância (e a necessidade) da busca constante por manutenção daquelas competências já adquiridas, e pela obtenção de novos conhecimentos, habilidades e atitudes. Esse processo de atualização contínua ocorrerá durante todo o período de sua vida profissional, com o objetivo de desenvolvimento pessoal e de garantir uma atenção adequada a seus usuários. Sendo assim, familiarizar os residentes com as diversas modalidades dos programas de formação médica existentes também é função do programa de residência da nossa especialidade.

Esse processo de desenvolvimento profissional contínuo poderá se iniciar no próprio período da residência, por meio de atividades de formação continuada em reuniões de equipe; reuniões nas unidades de saúde; autorresponsabilização formativa individual baseada em diversas fontes bibliográficas; contato com os estudantes da graduação, levando-se sempre em conta a necessidade da incorporação cada vez maior de novas tecnologias (de comunicação, informação, ensino, gestão), como os prontuários eletrônicos, as plataformas de pesquisa, ensino e avaliação via internet.

Muitos desses portais e plataformas de informações (com maior ou menor grau de confiança, vieses diversos e interesses terceiros) estarão cada vez mais acessíveis também aos nossos pacientes, modificando significativamente as habilidades que deveremos desenvolver ao ter de lidar com essa troca de informações, com as expectativas e agendas das pessoas e com a própria construção de planos terapêuticos compartilhados durante os momentos de consultas.

Competências indispensáveis	E	D
Analisar longitudinalmente sua formação, levantando os pontos fortes e deficitários.		
Criar planos para aprimoramento e para resolução de deficiências identificadas.		
Refletir constantemente sobre sua prática clínica.		
Saber utilizar recursos formativos disponíveis na internet (bases de dados, fontes bibliográficas).		
Avaliar criteriosamente estágios e espaços de formação existentes, ponderando o quanto colaboraram para a aquisição das competências almejadas.		
Apontar sugestões para melhora de estágios e espaços de formação conforme dificuldades observadas para a transmisão da competência estipulada pelo programa de formação.		

Competências indispensáveis	E	D
Realizar atividades comunicacionais (discussões clínicas, apresentação de artigos e casos clínicos) a fim de adquirir habilidades para transmissão de conhecimentos.		
Participar ativamente das atividades didáticas dos serviços da residência.		
Entender que o processo formativo continua após a residência, sua importância e as diversas formas existentes de aprimoramento por meio de manutenção da atualização clínica, estudo pessoal e programas de formação médica continuada.		

Pesquisa

Existe preocupação especial com o estímulo e a capacitação dos médicos residentes à pesquisa científica.

O mundo científico ainda carece de mais estudos realizados na atenção primária à saúde (APS), que, por princípio, é o primeiro contato das pessoas com o serviço de saúde e o nível de atenção a corresponder a pelo menos 80% dos problemas de saúde.

É temerário transpormos os resultados de pesquisas realizados em outros níveis de atenção – em que se atendem pacientes padronizados – para a prática clínica em APS. Quando o fazemos, devemos realizar uma análise crítica bastante criteriosa para avaliar o que podemos reproduzir na nossa realidade. Os motivos da incongruência dessas pesquisas com a prática assistencial da APS são inúmeros.

A prevalência dos agravos na APS é muito diferente dos outros níveis assistenciais, o que modifica o método clínico, o raciocínio, os testes diagnósticos e as condutas. Utilizar como referência a pesquisa feita em outras realidades incorre em diferenças nos reais indicadores de prevalência, nos valores preditivos dos testes e nas respostas terapêuticas esperadas.

Em nossa prática diária, trabalhamos com problemas indiferenciados, em estágios mais precoces que outros níveis de atenção; conhecemos os reais determinantes de saúde e doença; lidamos com situações de saúde, prevenção e promoção, além de lidar com as enfermidades clínicas; "navegamos em um mar de incertezas", com um grande número de perguntas não respondidas; trabalhamos com o paciente real, com as dificuldades de tratamento, aderência, idades e gêneros variáveis, estágios diferentes dos agravos, múltiplas morbidades, influências ambientais.

Deve ser da nossa própria prática clínica, onde surgem nossas incertezas e dúvidas, a fonte de busca das melhores respostas para aplicar e reproduzir a nossos pacientes. E só nela se produzirão os resultados investigativos que realmente poderão ser adotados na prática do médico de família.

A partir de tais considerações, trata-se não apenas de uma necessidade premente, mas de responsabilidade e compromisso social, que o MFC passe a exercer um papel preponderante na pesquisa científica.

Desta maneira, será possível produzir uma atenção à saúde mais eficaz, com melhores resultados em indicadores sanitários e econômicos, além de contribuir para o progresso do sistema de saúde.

Competências indispensáveis	E	D
Saber formular perguntas adequadas a questionamentos científicos.		
Saber os princípios básicos da pesquisa qualitativa.		
Saber os princípios básicos da pesquisa quantitativa.		
Realizar pesquisa nas principais bases científicas e bibliográficas reconhecidas e de qualidade (Medline, Cochrane, NICE, BMJ).		
Atentar para o tipo e a qualidade de evidência científica.		
Avaliar criteriosamente trabalhos científicos.		
Ter conhecimento sobre probabilidades e principais coeficientes estatísticos (incidência, prevalência, risco absoluto e relativo, redução do risco absoluto e relativo, especificidade, sensibilidade, valor preditivo positivo e negativo, razões de verossimilhança, probabilidades pré-teste e pós-teste, NNT e NNH*).		

Competências indispensáveis	E	D
Conhecer os principais tipos de estudo epidemiológico e sua aplicação.		
Saber ler uma metanálise e entender os gráficos de floresta.		
Avaliar sempre os estudos analisando quais foram os resultados, se são válidos e se ajudam no cuidado real de seus pacientes.		
Avaliar a presença de fontes de viés em estudos, analisando a existência de: • randomização; • cegamento; • alocação aleatória; • análise por intenção de tratar; • seguimento adequado; • conflitos de interesse.		
Analisar os resultados de estudos quanto a: • magnitude do efeito; • diferenças entre números relativos e absolutos; • intervalo de confiança.		
Avaliar se os resultados são reprodutíveis na prática: • população similar; • desfechos importantes considerados; • preferências e valores das pessoas.		
Sempre procurar por resultados de redução de mortalidade.		
Avaliar cuidadosamente estudos com resultados apresentados na forma de desfechos intermediários.		
Basear sua prática e decisões na melhor evidência científica disponível, levando em conta o âmbito dos cuidados em APS e o âmbito em que foi realizada a pesquisa (algumas evidências podem não refletir o quadro da população sob seu cuidado).		

Competências indispensáveis	E	D
Adquirir a habilidade de informar ao paciente e à família sobre a existência ou não de evidências, de forma que eles compreendam adequadamente e levem em consideração sua decisão terapêutica.		
Desenvolver algum tipo de pesquisa na forma de artigo, pôster, revisão de tema, levantamento estatístico ou trabalho de conclusão de curso, segundo normativa do programa de residência.		
Apresentar o trabalho de pesquisa em forma escrita e/ou de comunicação em reunião científica.		

**NNT: número necessário para tratar; NNH: número necessário para causar dano.*

Estágios e ferramentas de aprendizagem

A) **Estágio longitudinal em APS:** durante o processo formativo que acontece na Unidade Básica de Saúde (UBS), deve-se atentar para as especificidades de formação de cada residente, procurando entender as particularidades que favoreçam a melhor tutoria. Também se espera o estímulo pela apropriação de conhecimentos sobre pesquisa por meio de discussões fundamentadas em estudos de qualidade e orientações sobre fontes bibliográficas e níveis de evidência.

B) **Estágio de iniciação à pesquisa científica**: sugere-se que o residente desenvolva um projeto de pesquisa durante a residência sob orientação e apresente sob a forma escrita e/ou de apresentação oral.

C) **Apresentação de artigo científico em reunião clínica:** sugere-se a apresentação de artigo científico em reunião clínica da especialidade por todos os residentes, ao longo do R1, sob orientação de tutores, com o intuito de estímulo à reflexão crítica a partir da leitura científica, aprimoramento de conhecimentos sobre metodologia científica, desenvolvimento de habilidades de apresentação e atualização clínica.

D) **Apresentação de caso clínico em reunião clínica:** sugere-se a apresentação de caso clínico em reunião clínica da especialidade por todos os residentes, ao longo do R2, sob orientação de tutores, com o intuito de autorreflexão sobre sua formação e desenvolvimento como MFC, compartilhamento de experiência clínica, desenvolvimento de habilidades de apresentação e atualização clínica.

E) **Aulas e seminários teóricos:** aulas e seminários teóricos nas UBS sobre metodologia de investigação, tipos de pesquisas, epidemiologia, medicina baseada em evidências, testes diagnósticos.

F) **Participação em atividades didáticas:** discussão de temas e casos clínicos com alunos de graduação.

G) **Estímulo à autoaprendizagem:** busca e utilização de informação de internet e outras fontes sugeridas.

Autorreflexão sobre o aprendizado: qualidades, pontos fortes, dificuldades e deficiências.

II

Competências Centrais

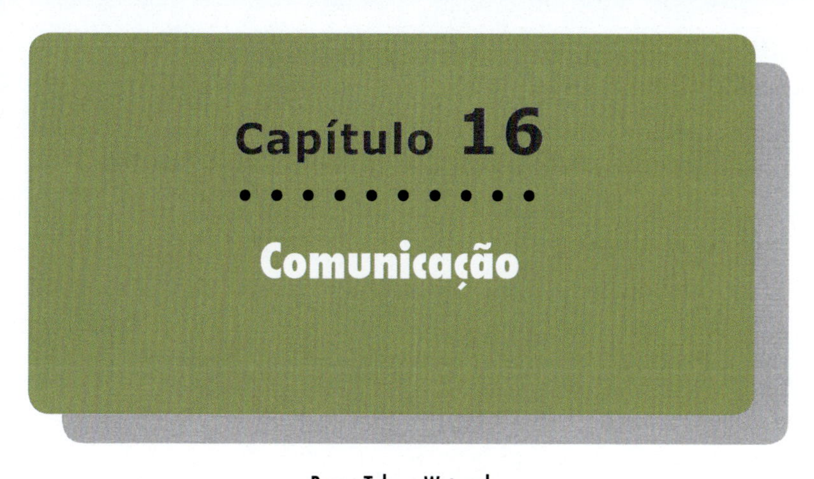

Bruno Takase Watanabe
Carlos Frederico Confort Campos

A relação e a comunicação médico-paciente são aspectos fundamentais da prática do médico de família, sendo parte das competências mais primordiais a serem desenvolvidas pelo programa de residência médica.

O uso adequado da comunicação produz melhores resultados em saúde, favorece o autocuidado e a autonomia, melhora a satisfação do paciente, seu entendimento sobre o problema e sua aderência às propostas terapêuticas acordadas.

Todo o conhecimento técnico, raciocínio clínico e tomada de decisões está vulnerável ao território da comunicação, sendo um dever do médico de família comunicar-se de forma adequada, pois tão importante quanto o conteúdo que se transmite às pessoas é a forma como se faz.

Assim, há uma preocupação enorme no desenvolvimento de competências comunicacionais, não como um aprimoramento à formação do médico-residente, mas como um item básico vital para ser um médico de família e comunidade.

Competências indispensáveis	E	D
Conhecer as principais formas de entrevista clínica.		
Conhecer as fases em que se desenrola a entrevista clínica.		
Estar consciente e alerta à influência de fatores pessoais na entrevista clínica.		
Garantir espaço para que o paciente comunique abertamente os problemas ou questões que deseja expressar.		
Escutar sem interromper.		
Saber e utilizar os elementos essenciais da escuta ativa.		
Construir vínculo com a pessoa.		
Construir vínculo com a família.		
Favorecer, por meio da comunicação, o relato de informações de saúde pela pessoa e sua família.		
Reconhecer dicas sobre o problema por meio da comunicação (verbal e não verbal) da pessoa.		
Conduzir entrevista de modo a favorecer a obtenção de informações relevantes.		
Avaliar aspectos contextuais e biopsicossociais de saúde para melhor entender o problema e ampliar possibilidades de planos de cuidado.		
Procurar conhecer as origens e a história do problema de saúde do indivíduo.		
Procurar entender a forma de vivenciar e a experiência construída pela pessoa sobre o problema de saúde.		

Competências indispensáveis	E	D
Procurar entender a forma de vivenciar e a experiência construída pela família sobre o problema de saúde, quando pertinente.		
Ter a capacidade de desenvolver possíveis hipóteses para os problemas apresentados durante a entrevista clínica.		
Realizar resumos com o paciente para expor os problemas e verificar a informação obtida.		
Delimitar motivos de consulta.		
Negociar a agenda de problemas para a consulta.		
Realizar exame físico apropriadamente: solicitar permissão, explicar o motivo da realização e como será realizado, informar os resultados.		
Confirmar a lista de problemas.		
Estabelecer uma relação de confiança.		
Comunicar eficientemente a natureza do problema, o processo de diagnóstico, exames recomendados e medidas terapêuticas relevantes.		
Pactuar o diagnóstico e as medidas terapêuticas, negociando quando preciso.		
Construir acordos sobre o problema e plano de ação.		
Compreender o ponto de vista da pessoa e/ou família sem atuar em seu próprio julgamento.		
Relacionar a forma como a pessoa enxerga os problemas com as propostas e os planos para lidar com eles.		

Competências indispensáveis	E	D
Envolver o paciente e/ou família na tomada de decisões, tanto quanto eles queiram decidir.		
Antecipar possíveis evoluções e curso de ação apropriados em cada caso.		
Ter postura acolhedora diante da demonstração de emoções em consulta.		
Dar suporte ao sofrimento do indivíduo.		
Dar suporte ao sofrimento da família, quando pertinente.		
Promover e respeitar a autonomia e a individualidade das pessoas.		
Concluir a entrevista apropriadamente, resumindo os pontos mais importantes e os papéis de cada um.		
Saber trabalhar com pacientes de diferentes estratos sociais e personalidades.		
Ter habilidades para se comunicar com crianças e adolescentes.		
Ter habilidades para se comunicar com idosos.		
Ter habilidades para se comunicar com pacientes deprimidos.		
Ter habilidades para se comunicar com pacientes ansiosos.		
Ter habilidades para se comunicar com as famílias dos pacientes.		
Ter habilidades para comunicar más notícias ao paciente.		
Ter habilidades para comunicar más notícias à família.		

Competências indispensáveis	E	D
Ter habilidades para se comunicar com pacientes que estão morrendo.		
Ter habilidades para obter informações sobre história sexual, quando necessário.		
Ter habilidades para se comunicar com pacientes com hábitos de risco e vícios.		

Competências importantes	E	D
Conhecer a influência de fatores ambientais na comunicação clínica.		
Conhecer as principais técnicas de comunicação.		
Conhecer os tipos e componentes essenciais da comunicação não verbal.		
Conhecer os problemas mais comuns que aparecem na relação médico-paciente.		
Fazer uso criterioso de diferentes tipos de perguntas: as facilitadoras, de esclarecimento, de pedido de exemplos, de simbolismos, representações e técnicas de controle da entrevista.		
Lidar com sensibilidade ao abordar temas embaraçosos, causas de sofrimento e ao exame físico aos quais note constrangimento.		
Usar registros médicos, computadores, relatórios e receitas sem interferir no diálogo ou conexão com a pessoa.		
Ter habilidades para se comunicar com pacientes com raiva ou agressivos.		

Competências importantes	E	D
Ter habilidades para se comunicar com pacientes pouco comunicativos.		
Ter habilidades para se comunicar com grupos de pacientes.		
Ter habilidades para se comunicar com grupos de trabalho: equipe de atenção primária e profissionais de saúde de outros níveis assistenciais.		

Competências complementares	E	D
Ter habilidades para se comunicar com pacientes com problemas sensoriais ou de comunicação.		
Facilitar a comunicação dos membros da família uns aos outros.		
Ter habilidades necessárias para se comunicar com pacientes de diferentes culturas daquela do médico.		
Compreender e usar competências específicas da entrevista motivacional.		

Estágios e ferramentas de aprendizagem

A) **Estágio longitudinal em APS:** a aprendizagem das competências centrais deve começar no início da residência e se estender por toda a formação, devendo existir um esforço especial no treinamento que se desenvolve na UBS por meio do processo de tutoria e de discussões clínicas, que deverão incorporar conteúdos sobre habilidades de comunicação e o uso de ferramentas, como o método clínico centrado na pessoa e a medicina narrativa.

B) ***Problem-based interview* (PBI):** ao longo de dois anos, os residentes participarão da atividade *problem-based interview* (PBI), que consiste na análise de consultas filmadas com a finalidade de aprimoramento de competências em comunicação clínica. Todos deverão filmar pelo menos uma consulta no primeiro ano e outra no segundo ano. Essa atividade deverá ocorrer mensalmente tanto para R1 quanto para R2.

C) **Observação de consultas de tutores (sombra):** os residentes deverão realizar observação de consultas de tutores (sombra) ao longo da residência médica, no intuito de reconhecer o uso de habilidades comunicacionais. O residente deverá usar a ferramenta de observação de consulta como roteiro pedagógico, de avaliação e discussão com o tutor.

D) **Ferramenta para observação da consulta:** periodicamente, durante o ano letivo, os residentes serão acompanhados durante um turno de atendimento por um membro do corpo docente que não seja da sua equipe e de preferência de outra unidade de saúde, no intuito de observar e avaliar a aplicação de competências de comunicação em seus encontros clínicos para orientar seu aprimoramento.

E) **Curso de comunicação e saúde:** curso obrigatório para todos os residentes do segundo ano, com a finalidade de aprimorar as competências comunicacionais em desenvolvimento a partir do primeiro ano da residência médica em medicina de família e comunidade.

F) **Outras atividades teóricas:** compreendem aulas, oficinas, *role-playing* e seminários teóricos sobre habilidades e técnicas comunicacionais.

Capítulo 17

Raciocínio clínico e conduta centrados na pessoa

Demian de Oliveira e Alves
János Valery Gyuricza
Luciano Nader de Araújo

Os médicos de família e comunidade não devem se limitar à compreensão das doenças, mas, atuando em um contexto de situações e problemas indiferenciados, têm a responsabilidade de explorar a experiência da pessoa com a doença, que é algo único e singular de cada indivíduo. Apenas com esse conhecimento, conseguirá responder de fato às reais necessidades em saúde, evitar danos e obter os melhores desfechos clínicos.

Algumas características do cotidiano do médico de família reforçam tal necessidade: apresentação de múltiplos motivos de consulta, diferentes probabilidades de doença, possibilidade de uso do tempo e longitudinalidade no processo terapêutico, grande acessibilidade, integralidade e continuidade de cuidado.

Dessa maneira, o raciocínio clínico, a tomada de decisões e o método clínico centrados na pessoa são essenciais na prática do médico de família e devem, portanto, juntamente com as habilidades em comunicação, ser desenvolvidos pelo médico-residente com empenho e rigor. Sem essas competências, o conhecimento pode facilmente ser desperdiçado e até mesmo ser prejudicial.

Competências indispensáveis	E	D
Entender os aspectos envolvidos nas diferentes determinações de condutas pela Medicina de Família: diferente prevalência dos problemas, acesso amplo ao serviço de saúde, doenças indiferenciadas, incerteza sobre o problema, longitudinalidade, proximidade do profissional de saúde.		
Compreender a incerteza como inerente ao processo de tomada de decisão e saber manejá-la.		
Compreender e saber utilizar do conceito de "espera permitida".		
Reconhecer e saber quando é necessário descartar patologias graves.		
Procurar descobrir o significado dos sintomas para o paciente.		
Planejar as várias fases do processo de diagnóstico: apresentação de sintomas, formação de hipótese, diagnóstico diferencial, diagnóstico da doença, explicação da doença, construção de plano conjunto para o problema.		
Combinar que exames fazer com motivo e finalidade estabelecidos.		
Usar das melhores evidências em prática clínica para guiar a conduta compartilhada com as preferências e valores da pessoa.		
Incluir os sentimentos, as ideias, as expectativas, as preocupações e o impacto na vida da pessoa em conjunto com o raciocínio clínico.		
Ter claro o objetivo final do tratamento com a pessoa: curar, confortar, prevenir reincidência ou complicações tardias, limitar perda estrutural ou funcional, proporcionar segurança, escolher morrer com dignidade.		

Competências indispensáveis	E	D
Entender o conjunto de entrevista e exame clínico direcionado como uma ferramenta mais eficaz do que a avaliação laboratorial no processo de diagnóstico.		
Reconhecer os limites de sua competência e responsabilidade, identificando situações clínicas que requerem consulta e/ou encaminhamento a outros especialistas e níveis de atenção à saúde.		
Entender e avaliar a sensibilidade e especificidade de testes diagnósticos.		
Utilizar de valores preditivos e razão de verossimilhanças para determinar uma melhor prática clínica.		
Entender a variação dos valores preditivos dos exames e sintomas de acordo com a prevalência dos processos.		
Saber recursos epidemiológicos de modo suficiente a selecionar os testes de diagnóstico e de rastreamento populacional mais adequados.		
Reconhecer as características epidemiológicas distintas da Atenção Primária, pois determinam testes e condutas específicos.		
Entender o conceito de probabilidade condicional para aplicação dos melhores testes a partir de sintomas e/ou sinais.		
Considerar diferentes opções de plano de ação: encaminhamento, novos testes, espera, tratamento.		
Levar em conta os aspectos biopsicossociais da pessoa ao propor o tratamento.		
Conhecer e ficar atento sobre reações adversas aos medicamentos.		

Competências indispensáveis	E	D
Conhecer os fatores de impacto na adesão relacionados com o médico, paciente, doença, terapia, ambiente e serviço de saúde.		
Buscar a adesão ao tratamento como objetivo e tarefa básica do médico.		
Utilizar diferentes estratégias para melhorar a adesão ao tratamento.		

Competências importantes	E	D
Autoavaliar sua variabilidade na prática clínica e observar o quanto pode estar relacionada com problemas de ordem técnica e de qualidade do cuidado.		
Policiar a ocorrência de erros no início da formação de hipóteses e saber lidar com momentos em que seja necessário refazer o percurso diagnóstico.		
Observar momentos em que ocorre o controle precoce da entrevista e se organizar para evitá-lo em futuros encontros.		
Aprender a não deixar de esclarecer informações confusas e avaliar a confiabilidade das informações do paciente assim que surjam as dúvidas.		
Considerar o custo-efetividade do processo de diagnóstico e de tratamento.		
Usar a longitudinalidade do cuidado ao planejar condutas.		

Competências importantes	E	D
Orientar o estudo científico a partir das melhores evidências, sempre levando em conta as características dos testes utilizados, as probabilidades pré-teste e pós-teste, a redução de mortalidade.		
Desenvolver diretrizes de sua própria prática clínica fundamentadas nas melhores evidências e alinhadas às características da sua população de cuidado.		
Conhecer os efeitos adversos da adição de mais testes ou medicamentos, como redundância, efeito cascata, *overdiagnosis*, *overtreatment*.		
Compreender os fundamentos e uso das curvas ROC.		
Compreender os princípios que sustentam a avaliação da eficácia de uma intervenção: tamanho e efeito do resultado, números relativos e absolutos, intervalos de confiança.		
Entender os conceitos de risco relativo e absoluto, compreendendo a importância de números absolutos para guiar a prática clínica.		
Entender os conceitos de benefício relativo e absoluto, compreendendo a importância de números absolutos para guiar a prática clínica.		
Conhecer e utilizar os conceitos de número necessário para tratar (NNT) e número necessário para causar dano (NNH).		
Avaliar a validade dos resultados obtidos em estudos checando a presença de: randomização, alocação, cegamento, seguimento, análise por "intenção de tratar", conflitos de interesse.		

Competências importantes	E	D
Interpretar os resultados da avaliação da eficácia do método terapêutico, distinguindo significado estatístico e relevância clínica dos resultados publicados.		
Avaliar a aplicabilidade na prática clínica dos resultados publicados em ensaios clínicos e metanálise, sempre considerando: desfechos primários, similaridade de população, preferências e valores da pessoa.		

Estágios e ferramentas de aprendizagem

A) **Estágio longitudinal em atenção primária à saúde (APS):** a aprendizagem das competências centrais deve começar no início da residência e se estender por toda a formação, devendo existir um esforço especial no treinamento que se desenvolve na Unidade Básica de Saúde (UBS) por meio do processo de tutoria e de discussões clínicas, que deverão incorporar conteúdos sobre epidemiologia e medicina baseada em evidências.

B) **Estágio de iniciação à pesquisa científica:** o desenvolvimento de projeto de pesquisa sob orientação durante a residência proporcionará a experiência e a aquisição de competências epidemiológicas.

C) **Apresentação de artigo científico em reunião clínica:** a apresentação de artigo científico em reunião clínica da especialidade por todos os residentes, ao longo do R1, cumpre o objetivo de aprimoramento e desenvolvimento crítico sobre conhecimentos epidemiológicos e de medicina baseada em evidências.

D) **Aulas e seminários teóricos:** aulas de epidemiologia, medicina baseada em evidências, testes diagnósticos e realização de seminários teóricos nas UBSs.

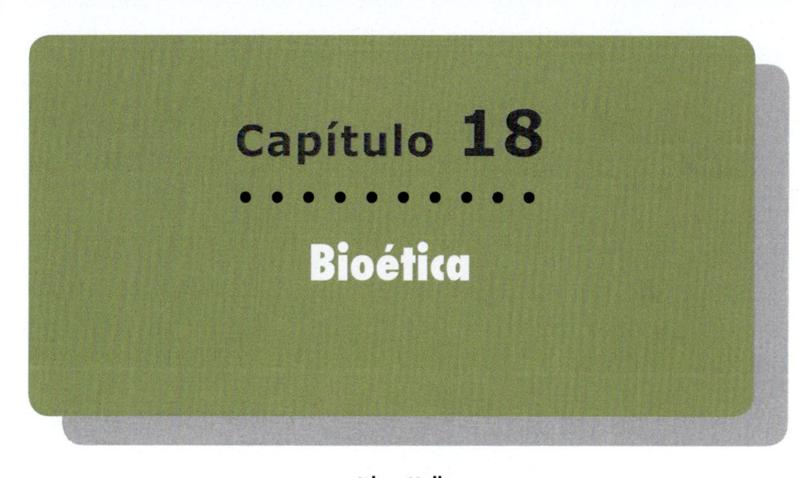

Capítulo 18

Bioética

Lilian Muller
Mairam Kabakian Ourdakian

A ética se destaca como o fundamento que, aliado ao saber técnico-científico, alicerça a prática com prudência e qualidade da medicina de família.

A diversidade de dimensões, característica da prática diária do médico de família, envolve desde aquelas diretamente relacionadas à assistência até as decorrentes do trabalho em equipe, relação multiprofissional, atividades preventivas, relação com a indústria farmacêutica e uso racional de recursos.

É natural que este amplo cenário de atuação profissional o coloque diante de situações de conflito para as quais deve possuir uma sólida base de fundamentos e referenciais éticos que orientem seu processo de decisão.

Assim, a bioética se situa como um campo de conhecimento e formação essencial para a busca da melhor decisão em cada situação do cotidiano profissional do médico de família, com especial importância naquelas de maior conflito.

Competências indispensáveis	E	D
Conhecer e integrar princípios básicos da bioética na prática clínica.		
Conhecer os princípios éticos de pesquisa.		
Registrar na história clínica os aspectos éticos de importância.		
Detectar situações de conflitos éticos por meio de uma visão clara e sistemática das questões que surgem na relação diária com pacientes, famílias e comunidade.		
Valorizar as circunstâncias e a singularidade de cada caso na construção do plano de ação.		
Perceber os valores engajados nas situações de conflito ou dilemas éticos para analisá-los e melhor lidar com eles.		
Agir com reflexão crítica baseada em princípios éticos nas situações de conflito identificadas.		
Buscar o consentimento informado.		
Garantir confidencialidade e segredo profissional.		
Seguir o dever de não abandono.		
Manejar eticamente os processos de incapacidade, afastamentos e relatórios.		
Avaliar criteriosamente a presença de capacidade para tomada de decisões pelo paciente e saber manejar recursos para quando necessita de responsável.		
Refletir sobre verdade tolerável na comunicação do estado de saúde do paciente.		
Entender eticamente o compromisso de informar a verdade de maneira oportuna e humana.		

Competências indispensáveis	E	D
Promover relações de respeito, colaboração e apoio na própria equipe de trabalho e na convivência multiprofissional e interinstitucional em todos os níveis.		
Aplicar os conceitos da vulnerabilidade, equidade e efetividade como critérios do processo decisório da alocação de recursos.		
Reconhecer a influência do poder tecnocientífico como determinante do intervencionismo médico excessivo e, assim, praticar prevenção quaternária.		
Manejar eticamente as relações com a indústria farmacêutica.		

Competências importantes	E	D
Conhecer a Teoria dos Referenciais, que engloba vulnerabilidade, equidade, alteridade, autonomia, prudência, solidariedade, liberdade e respeito à privacidade, subjetividade e integridade do outro.		
Conhecer normas jurídicas e deveres éticos que condicionam decisões na clínica.		

Estágios e ferramentas de aprendizagem

A) **Estágio longitudinal em APS:** o processo de tutoria e de discussões clínicas deve incorporar avaliação e discussão da ética nos cuidados dos pacientes, no ambiente de trabalho junto à equipe de saúde e no trato aos demais residentes e membros do corpo docente.

B) **Curso de bioética da Comissão de Residência Médica:** curso obrigatório a todos os residentes no R1 e no R2.

Capítulo 19

Gestão da atenção à saúde

Deoclécio Avigo
Diego José Brandão Júnior
János Valery Gyuricza

Por ser o primeiro contato das pessoas com o serviço de saúde, as habilidades de gestão do médico de família são imprescindíveis na determinação de acesso, resolutividade, integralidade, longitudinalidade e coordenação do cuidado de forma efetiva.

Uma boa gestão da atenção à saúde no espaço micropolítico de produção do cuidado é determinante nos impactos em saúde: resulta em melhores indicadores clínicos, uso adequado de recursos e alta eficácia no nível de atenção primário.

Desta maneira, é importante que os médicos de família tenham capacidades de gestão da atenção à saúde que favoreçam a tomada de decisões eficientes, baseadas na melhor evidência disponível, na própria experiência clínica e tendo em conta as expectativas do paciente.

Com a finalidade de desenvolver tais competências ao médico-residente, determinam-se quatro elementos fundamentais da gestão: a gestão clínica, o trabalho em equipe, a gestão e organização da atividade de saúde e os sistemas de informação.

Gestão clínica

A gestão clínica compreende o uso adequado da medicina baseada em evidências, a resolução de problemas centrada na pessoa, a avaliação recorrente de sua própria prática clínica, o uso adequado de exames complementares e o uso racional de medicamentos.

Competências indispensáveis	E	D
Compreender a variabilidade da prática clínica e de estratégias para sua gestão.		
Aplicar a medicina baseada em evidências como instrumento de gestão clínica.		
Conhecimento do conceito do nível de resolução como medida de resultados da atividade da APS e a possibilidade de medi-lo e atuar sobre ele.		
Utilizar métodos clínico e de gestão centrados no paciente.		
Saber avaliar sua prática clínica e buscar melhorias.		
Periodicamente avaliar o nível de resolução de problemas e atuar para a manutenção de um índice máximo de resolução em seu nível de responsabilidade.		
Realizar uma gestão farmacêutica orientada por prescrições racionais.		

Gestão do trabalho em equipe

Compreende o desenvolvimento de competências para o trabalho em equipe, atividades de liderança quando preciso, promoção de dinâmicas em reuniões, saber lidar com conflitos e negociar.

Competências indispensáveis	E	D
Trabalhar em equipe e respeitar a equipe em diferentes ambientes e situações.		
Saber negociar para a gestão de conflitos.		
Promover atividades dinâmicas periódicas em equipe.		
Desenvolver habilidades de coordenação de reunião em equipe.		

Gestão das atividades de saúde

Compreende a gestão e organização da atividade de saúde assistencial e não assistencial na equipe, devendo conhecer e aplicar adequadamente os conceitos de frequentação e pressão assistencial para gestão da consulta e da agenda.

Competências indispensáveis	E	D
Conhecer a pressão assistencial e frequentação da equipe.		
Participar da gestão da demanda e do acesso da equipe.		
Participar da gestão da agenda de consultas.		
Organizar as atividades em domicílio a partir do conhecimento de indicações e realidades da comunidade.		
Conhecer modelos organizativos entre atendimentos médicos e de enfermagem.		
Saber lidar com os pacientes hiperfrequentadores.		
Buscar entender os fatores que influem na utilização dos serviços de saúde pela comunidade vinculada à sua equipe.		
Conhecer a organização da atenção à saúde de sua equipe.		

Sistemas de informação

Compreende os sistemas de coleta de dados populacionais, história clínica, registros de morbidade, codificação CIAP (Classificação Internacional de Atenção Primária), registro de mortalidade, outros sistemas de registro, uso da informática em consulta, sistemas e programas.

Competências indispensáveis	E	D
Conhecer os principais sistemas de informações da atenção primária, seus princípios e suas limitações (SIAB, Fichas, Mãe Paulista, Geohealth, PMAQ).		
Conhecer e usar o registro clínico orientado ao problemas (identificação, lista de problemas, SOAP).		
Conhecer e usar o registro clínico orientado por narrativa.		
Conhecer e saber codificar problemas a partir da CIAP 2.		

Estágios e ferramentas de aprendizagem

A) Estágio longitudinal em APS: a aprendizagem das competências em gestão deve começar no início da residência e se estender por toda a formação, com esforço especial no treinamento por meio do processo de tutoria e de discussões clínicas que incorporem as seguintes atividades:

- » análise e reflexão sobre os processos de gestão presentes na consulta, equipe e UBS;
- » responsabilização sobre a gestão da agenda de atendimentos sob orientação de tutores;
- » participação em reuniões de equipe;
- » participação em reuniões gerais e técnicas das UBS.

B) Estágio de gestão local na atenção primária à saúde: curso obrigatório, a todos os residentes durante o R2, com seminários, discussão e supervisão de vivências em gestão local da UBS em que o residente está inserido, realizando-se reconhecimento de nós críticos pelo residente e desenvolvimento de projeto de gestão local problematizado com o gestor com sugestões de enfrentamento.

C) Curso "Da Organização dos Serviços à Medicina Geral": curso obrigatório no primeiro ano da residência, que incorpora a gestão na APS ao longo do tempo, com recorte histórico dos serviços de saúde, da formação da especialidade de medicina de família e de questões atuais relacionadas com registro e acesso avançado.

III

• • • • • • • • • •

Competências Clínicas

Os médicos de família e comunidade (MFC) devem atender as pessoas considerando seus problemas, história, contexto familiar e social singularmente ao longo de toda a vida, sendo importante evitar lidar apenas com doenças ou problemas de saúde de forma fragmentada e descontextualizada. Esta área de competências está dividida em diferentes seções, conforme aparelhos ou sistemas, levando em conta tais considerações.

É importante que o médico residente perceba que apesar dos temas apontados pelas competências também fazerem parte do conhecimento de especialidades focais, a forma de aprendizagem e de aplicação desse conhecimento deve levar em conta as particularidades da medicina de família e comunidade e seu entendimento como especialidade com campo de conhecimentos próprios.

Isso se faz premente, uma vez que as situações clínicas da atenção primária à saúde são bem características e diferem da atenção à saúde prestada em outros níveis ou por outros especialistas, sendo assim necessário o uso crítico dos conhecimentos adquiridos e condutas diversificadas a partir das diferentes realidades apresentadas.

A apresentação de indivíduos com múltiplos problemas, por exemplo, é muito frequente na atenção primária. Esta condição requer esforço e cuidado especial pelo médico de família, pois, além do impacto na administração do tempo, as diretrizes para a prática clínica geralmente se concentram em uma doença por vez e não levam em consideração que muitas pessoas têm mais de um problema de saúde.

Assim, o MFC deve considerar o conjunto dos problemas apresentados e os contextos da pessoa para realizar uma abordagem integral de cada um dos problemas, lidando com potenciais complicações, interações e evitando danos relacionados com a prestação da saúde.

Outra característica importante é a baixa prevalência de condições graves. O conhecimento sobre tal aspecto é essencial ao MFC, pois é determinante no planejamento de recursos propedêuticos, diagnósticos e terapêuticos.

Uma vez que lida com a população geral, as condições graves se diluem diante de uma amostra populacional muito grande. Desta maneira, um mesmo sintoma na atenção primária deve ser visto diferentemente da abordagem da atenção secundária e terciária, em que se concentram, progressivamente, as condições graves. É vital, portanto, compreender e saber lidar com esse diferente campo de prática para não submeter as pessoas a exames, intervenções, terapias e encaminhamentos desnecessários.

Ao mesmo tempo, as pessoas com condições raras, apesar de incomuns no cotidiano do MFC, que se concentra nos problemas mais prevalentes, também são sua responsabilidade. Ele também deve ser um bom conhecedor e identificador das condições raras, pois é seu papel ser o primeiro contato desse indivíduo com o serviço de saúde, devendo saber usar de provas diagnósticas, conhecer critérios de encaminhamento a outros níveis de atenção, abordar as principais complicações quando for requerido e conhecer o manejo terapêutico para seguimento conjunto e coordenação do cuidado.

Em todos os casos, a abordagem deve ser biopsicossocial, envolvendo família, cuidador, rede e grupos de apoio social.

Capítulo 20

Problemas infecciosos

Ana Paula Andreotti Amorim
Clarissa Willets Bezerra

Competências indispensáveis	Nível	E	D
Conhecer o calendário vacinal e saber indicar as imunizações recomendadas.	I		
Saber as indicações de imunizações para grupos específicos em situação de risco para infecções.	I		
Saber realizar orientações quanto à prevenção de doenças sexualmente transmissíveis (DSTs).	I		
Saber realizar investigação de parceiros de pessoas com DSTs.	I		
Saber realizar o manejo de acidentes com materiais biológicos.	I		

Competências indispensáveis	Nível	E	D
Saber realizar investigação e profilaxia de contactantes de meningite.	I		
Saber realizar investigação e profilaxia de contactantes de tuberculose.	I		
Realizar o manejo diagnóstico de síndrome febril.	I		
Realizar manejo diagnóstico, terapêutico e conhecer os critérios de encaminhamento de dengue.	I/II		
Dominar conhecimento e aplicação de antibioticoterapia.	I/II		
Realizar manejo diagnóstico e terapêutico e conhecer os critérios de encaminhamento de parasitoses intestinais.	I/II		
Realizar manejo diagnóstico e terapêutico e conhecer os critérios de encaminhamento de gastroenterite aguda.	I/II		
Realizar manejo diagnóstico e terapêutico e conhecer os critérios de encaminhamento de toxinfecções alimentares.	I/II		
Realizar manejo diagnóstico e terapêutico e conhecer os critérios de encaminhamento de hepatites virais.	I/II		
Realizar manejo diagnóstico e terapêutico e conhecer os critérios de encaminhamento de infecções de vias aéreas superiores (gripe, otite, sinusite, faringite, amigdalite aguda).	I/II		

Competências indispensáveis	Nível	E	D
Saber realizar manejo diagnóstico e terapêutico e conhecer os critérios de encaminhamento de agudização infecciosa da doença pulmonar obstrutiva crônica (DPOC).	I/II		
Realizar manejo diagnóstico e terapêutico e conhecer os critérios de encaminhamento de pneumonia adquirida na comunidade.	I/II		
Realizar manejo diagnóstico e terapêutico e conhecer os critérios de encaminhamento de infecções urinárias.	I/II		
Realizar manejo diagnóstico e terapêutico e conhecer os critérios de encaminhamento de infecções urinárias recorrentes.	I/II		
Realizar manejo diagnóstico e terapêutico e conhecer os critérios de encaminhamento de pielonefrite.	I/II		
Realizar manejo diagnóstico e terapêutico e conhecer os critérios de encaminhamento de vulvovaginites.	I/II		
Realizar manejo diagnóstico e terapêutico e conhecer os critérios de encaminhamento de cervicite.	I/II		
Realizar manejo diagnóstico e terapêutico e conhecer os critérios de encaminhamento de úlceras genitais.	I/II		
Realizar manejo diagnóstico e terapêutico e conhecer os critérios de encaminhamento de verrugas genitais.	I/II		

Competências indispensáveis	Nível	E	D
Realizar manejo diagnóstico e terapêutico e conhecer os critérios de encaminhamento de uretrites.	I/II		
Realizar manejo diagnóstico e terapêutico e conhecer os critérios de encaminhamento de infecções de partes moles.	I/II		
Realizar manejo diagnóstico e terapêutico e conhecer os critérios de encaminhamento de micoses cutâneas.	I/II		
Saber realizar coleta de material biológico (faringe, nasal, uretral, oftálmico, catarro, urina, fezes, pele e fâneros).	I/II/III		
Realizar coleta de citologia cérvico-vaginal.	I/II/III		
Realizar diagnóstico e tratamento de hanseníase.	I/II/III		
Realizar diagnóstico e tratamento de tuberculose.	I/II/III		
Realizar diagnóstico e encaminhamento de infecção por HIV.	I/II/III		
Realizar diagnóstico e encaminhamento de meningite.	I/II/III		
Realizar diagnóstico e encaminhamento de infecções osteoarticulares.	I/II/III		
Realizar diagnóstico e encaminhamento de endocardite bacteriana.	I/II/III		
Realizar diagnóstico e encaminhamento de leptospirose.	I/II/III		
Atendimento inicial do paciente com complicações por dengue grave.	II/III		

Competências importantes	Nível	E	D
Abordagem familiar e psicossocial do paciente com enfermidade infecciosa.	I		
Implantação de atividades comunitárias em promoção da saúde no campo de DSTs e HIV.	I/II		
Apoio e reforço na aderência ao tratamento antirretroviral.	I/II/III		
Aconselhamento no início do tratamento da infecção por HIV.	I/II		
Manejo diagnóstico e critérios de encaminhamento de doenças oportunistas no paciente imunossuprimido.	I/II		
Saber realizar o manejo diagnóstico, terapêutico e critérios de encaminhamento de malária.	I/II/III		
Saber realizar o manejo diagnóstico, terapêutico e critérios de encaminhamento de febre chikungunya.	I/II/III		
Saber realizar manejo diagnóstico e terapêutico e conhecer os critérios de encaminhamento de micoses sistêmicas.	I/II/III		
Saber realizar manejo diagnóstico e terapêutico e conhecer os critérios de encaminhamento de leishmaniose.	I/II/III		
Saber realizar manejo diagnóstico e terapêutico e conhecer os critérios de encaminhamento de doenças exantemáticas infecciosas.	I/II/III		
Saber realizar manejo diagnóstico e terapêutico e conhecer os critérios de encaminhamento de doença de Chagas.	I/II/III		

Capítulo 21

Problemas cardiovasculares

Clarissa Willets Bezerra
János Valery Gyuricza
Rafael Herrera Ornelas

Competências indispensáveis	Nível	E	D
Conhecer e realizar atividades preventivas na população geral de acordo com as melhores evidências atuais.	I		
Conhecer e saber orientar medidas preventivas aos fatores de risco cardiovascular, com ênfase na prevenção quaternária.	I		
Orientar medidas preventivas e sinais de alarme a pacientes em risco de endocardite bacteriana.	I		
Orientar medidas preventivas e sinais de alarme a pacientes com risco ou história de cardiopatia isquêmica.	I		

Competências indispensáveis	Nível	E	D
Orientar medidas preventivas e sinais de alarme a pacientes com risco ou diagnóstico de insuficiência cardíaca.	I		
Saber estimar o risco cardiovascular.	I		
Saber fazer e interpretar eletrocardiograma de 12 derivações.	I		
Saber indicar e interpretar a radiografia torácica simples.	I		
Conhecer as indicações de teste de esforço.	I		
Conhecer as indicações de Holter.	I		
Conhecer as indicações de ecocardiografia.	I		
Conhecer as indicações de eco-Doppler arterial e venoso.	I		
Conhecer as indicações de angiotomografia.	I		
Manejar o diagnóstico de dor torácica.	I/II		
Manejar o diagnóstico de sopro cardíaco.	I/II		
Manejar o diagnóstico de palpitações.	I/II		
Manejar o diagnóstico de síncope.	I/II		
Manejar o diagnóstico de dispneia.	I/II		
Manejar o diagnóstico de cianose.	I/II		
Manejar o diagnóstico de edemas.	I/II		
Manejar diagnóstico e tratamento e conhecer os critérios de encaminhamento de insuficiência cardíaca congestiva (ICC).	I/II		
Manejar diagnóstico e tratamento e conhecer os critérios de encaminhamento de cardiopatia isquêmica.	I/II		

Competências indispensáveis	Nível	E	D
Manejar diagnóstico e tratamento e conhecer os critérios de encaminhamento de febre reumática.	I/II		
Manejar diagnóstico e tratamento e conhecer os critérios de encaminhamento de fibrilação atrial.	I/II		
Manejar diagnóstico e tratamento e conhecer os critérios de encaminhamento de insuficiência venosa crônica e varizes.	I/II		
Manejar diagnóstico e tratamento e conhecer os critérios de encaminhamento de doença arterial periférica.	I/II		
Saber manejar o paciente em urgência por parada cardiorrespiratória.	I/II		
Saber manejar o paciente em urgência por arritmias cardíacas.	I/II		
Saber manejar o paciente em urgência por síndrome coronariana aguda.	I/II		
Saber manejar situação de urgência por insuficiência cardíaca aguda.	I/II		
Saber manejar o paciente em urgência por pericardite aguda.	I/II		
Saber manejar o paciente em urgência por dissecção de aorta.	I/II		
Saber manejar o paciente em urgência por trombose venosa profunda.	I/II		
Saber manejar o paciente em situação de urgência por tromboembolismo pulmonar.	I/II		
Saber manejar o paciente em situação de urgência por obstrução arterial periférica aguda.	I/II		

Competências indispensáveis	Nível	E	D
Saber manejar o diagnóstico e conhecer os critérios de encaminhamento de aneurisma de aorta e outras doenças de grandes artérias.	II		
Saber manejar o diagnóstico e conhecer os critérios de encaminhamento de cardiomiopatias.	II		
Saber manejar o diagnóstico e conhecer os critérios de encaminhamento de valvulopatias.	II		
Saber manejar o diagnóstico e conhecer os critérios de encaminhamento de endocardite bacteriana.	II		

Competências importantes	Nível	E	D
Investigar familiares de pacientes com cardiomiopatia hipertrófica.	I/II		
Saber fazer o controle anticoagulante com dicumarínicos.	I/II		
Conhecer as indicações de tratamento trombolítico na síndrome coronariana aguda.	II/III		
Conhecer as indicações de tratamento com revascularização na síndrome coronariana aguda.	II/III		
Conhecer as indicações de marca-passos.	II/III		
Conhecer indicações de arteriografia e flebografia.	III		
Conhecer indicações de cintilografia miocárdica.	III		

Competências complementares	Nível	E	D
Conhecer indicações de cirurgia em valvulopatias.	II/III		

Hipertensão arterial sistêmica (HAS)

Competências indispensáveis	Nível	E	D
Compreender a hipertensão como fator de risco cardiovascular.	I		
Realizar atividades preventivas ao paciente hipertenso em razão de seu risco cardiovascular global.	I		
Realizar e interpretar o cálculo de risco cardiovascular global.	I		
Conhecer as atividades preventivas em relação à pressão arterial.	I		
Saber informar e orientar a pessoa portadora de hipertensão.	I		
Saber orientar adequada e eficientemente sobre mudanças do estilo de vida.	I		
Saber medir corretamente a pressão arterial, a periodicidade e a idade recomendada para rastreamento.	I		
Saber diagnosticar a hipertensão.	I		
Saber identificar e lidar com hipertensão arterial sistêmica (HAS) sobrediagnosticada.	I		
Saber identificar e lidar com pseudo-hipertensão.	I		

Competências indispensáveis	Nível	E	D
Saber identificar e lidar com medo de hipertensão.	I		
Saber identificar e lidar com erros diagnósticos.	I		
Saber diagnosticar e manejar hipertensão do jaleco branco e aplicar medidas necessárias para descartá-la.	I		
Saber diagnóstico, manejo e critérios de encaminhamento de doenças hipertensivas na gestação.	I		
Saber diagnóstico, manejo e critérios de encaminhamento dos principais danos orgânicos relacionados com HAS.	I		
Saber diagnóstico e critérios de encaminhamento de HAS secundária e iniciar sua investigação inicial.	I		
Estabelecer controles periódicos racionais para o paciente com HAS.	I		
Conhecer indicações e saber interpretar monitoração ambulatorial da pressão arterial (MAPA).	I		
Conhecer indicações e saber interpretar medida residencial da pressão arterial (MRPA).	I		
Conhecer indicações e saber interpretar exames na avaliação de lesão de órgão-alvo e comorbidades associadas.	I		
Dominar o manejo terapêutico da hipertensão, conhecendo os mecanismos de ação, indicações, dose, efeitos secundários, eficácia, contraindicações e custos dos grupos farmacológicos anti-hipertensivos.	I		

Competências indispensáveis	Nível	E	D
Ponderar o autocontrole da pressão arterial (PA) por parte do próprio paciente, como um objetivo a alcançar e atuar evitando excessos.	I		
Conhecer os critérios de bom controle da HAS e tomar as decisões terapêuticas adequadas para conseguir este objetivo.	I		
Negociar recomendações sobre estilo de vida e o tratamento individualizado que melhor se adequem a cada paciente, atentando para a aderência ao tratamento.	I		
Compreender a importância da prevenção quaternária nos indivíduos portadores de hipertensão.	I		
Saber realizar o manejo inicial do paciente com crise hipertensiva.	I/II		
Saber realizar o manejo inicial de emergência hipertensiva.	I/II		
Saber realizar o manejo inicial de urgência hipertensiva.	I/II		

Competências importantes	Nível	E	D
Abordagem familiar e psicossocial do paciente hipertenso, sobretudo em caso de mau controle (fracasso terapêutico, má aderência ao tratamento não farmacológico e/ou farmacológico).	I		
Saber fazer exame de fundo de olho para avaliar retinopatia hipertensiva.	I/II		

Hiperlipidemias

Competências indispensáveis	Nível	E	D
Compreender a hiperlipidemia como fator de risco cardiovascular.	I		
Saber indicar e interpretar os exames para hiperlipidemia.	I		
Saber a periodicidade e a idade recomendada para rastreamento.	I		
Saber realizar o diagnóstico de hiperlipidemias.	I		
Saber realizar o cálculo da fórmula de Friedewald.	I		
Realizar e interpretar o cálculo de risco cardiovascular global em pacientes com hiperlipidemia.	I		
Realizar atividades preventivas ao paciente com hiperlipidemia, em razão de seu risco cardiovascular global.	I		
Saber informar e orientar a pessoa portadora de hiperlipidemia.	I		
Conhecer as atividades preventivas em relação à hiperlipidemia.	I		
Saber orientar adequada e eficientemente sobre mudanças do estilo de vida	I		
Compreender a abordagem terapêutica da hiperlipidemia segundo os conceitos de profilaxia primária e secundária de evento cardiovascular.	I		
Compreender a importância da prevenção quaternária nos indivíduos portadores de hiperlipidemias.	I		

Competências indispensáveis	Nível	E	D
Compreender ausência de prova de benefício do tratamento farmacológico em indivíduos de menor risco, mesmo tendo níveis de colesterol acima do normal.	I		
Conhecer indicações e objetivos do tratamento dietético.	I		
Conhecer indicações e objetivos do tratamento farmacológico, tendo em vista a tendência ao sobretratamento.	I		
Dominar o manejo terapêutico da hiperlipidemia, conhecendo mecanismos de ação, indicações, dose, efeitos secundários, eficácia, contraindicações e custos dos grupos farmacológicos.	I		
Negociar recomendações sobre estilo de vida e o tratamento individualizado que melhor se adeque a cada paciente, atentando para a aderência ao tratamento.	I		
Conhecer as indicações de fibratos.	I		
Saber as indicações de profilaxia de pancreatite aguda nas hipertrigliceridemias.	I		
Saber critérios de encaminhamento de hiperlipidemias primárias e secundárias.	I		

Competências importantes	Nível	E	D
Saber reconhecer e encaminhar hiperlipidemias familiares.	I/II		

Competências complementares	Nível	E	D
Conhecer a classificação e as características das hiperlipidemias familiares primárias.	I/II		

Capítulo 22

Problemas metabólicos e endocrinológicos

Caroline Saori Sakurai Tamaki
Clarissa Willets Bezerra
Rafael Herrera Ornelas

Obesidade

Competências indispensáveis	Nível	E	D
Compreender a obesidade como fator de risco cardiovascular.	I		
Orientar atividades preventivas em relação à obesidade.	I		
Saber detectar e classificar os estágios de obesidade.	I		
Saber a periodicidade e a idade recomendada para rastreamento.	I		
Saber utilizar ferramentas e tabelas de medição de altura e peso.	I		

Competências indispensáveis	Nível	E	D
Saber calcular e utilizar o índice cintura-quadril (homem, mulher).	I		
Saber calcular e utilizar o índice de massa corporal (infantil, adulto).	I		
Avaliar a presença de comorbidades relacionadas: apneia do sono, hipertensão, diabetes, hiperlipidemia, doença cardiovascular.	I		
Avaliar a presença de prejuízo funcional, baixa autoestima e outras complicações psicossociais.	I		
Realizar abordagem de comportamento alimentar, expectativas e motivações relacionadas com o peso.	I		
Realizar abordagem de mudanças do estilo de vida.	I		
Saber os critérios de encaminhamento de obesidade mórbida.	I/II		
Saber diagnosticar, manejar e critérios de encaminhamento de obesidade secundária.	I/II		

Competências importantes	Nível	E	D
Envolver familiares na abordagem ao paciente com obesidade.	I		
Estimular a participação em atividades de saúde em grupos.	I		
Saber indicar seguimento com equipe multidisciplinar.	I		

Competências importantes	Nível	E	D
Conhecer as diferentes dietas hipocalóricas e que gerem balanço calórico negativo.	I/II		
Saber indicações de medicamentos para obesidade.	I/II		
Dominar o manejo terapêutico medicamentoso, conhecendo os mecanismos de ação, indicações, dose, efeitos secundários, contraindicações, eficácia e custos dos grupos farmacológicos.	I/II		

Competências complementares	Nível	E	D
Realizar abordagem nutricional por contagem de carboidratos.	I/II		
Saber indicações de cirurgia.	II/III		
Conhecer os diferentes tipos de cirurgia.	II/III		

Diabetes mellitus

Competências indispensáveis	Nível	E	D
Conhecer os tipos de diabetes.	I		
Saber informar e orientar o portador de diabetes sobre a doença.	I		
Orientar atividades preventivas em relação ao diabetes.	I		

Competências indispensáveis	Nível	E	D
Conhecer os fatores de risco para diabetes.	I		
Reconhecer sintomas e sinais de suspeita.	I		
Saber a periodicidade e a idade recomendada para rastreamento.	I		
Saber indicar e interpretar exames de glicemia de jejum.	I		
Saber indicar e interpretar exames de teste de tolerância oral à glicose.	I		
Saber indicar e interpretar exames de Hba1c.	I		
Saber indicar e interpretar exames de glicosúria e cetonúria.	I		
Saber os critérios diagnósticos de diabetes.	I		
Realizar investigação de comorbidades.	I		
Realizar avaliação de risco cardiovascular.	I		
Usar critérios para o rastreamento de diabetes gestacional.	I		
Saber diagnosticar criteriosamente o diabetes gestacional.	I		
Aconselhar sobre a programação de diabetes na gravidez.	I		
Saber orientar as particularidades sobre o uso de métodos contraceptivos na mulher com diabetes em idade fértil.	I		
Orientar adequada e eficientemente sobre mudanças do estilo de vida.	I		

Competências indispensáveis	Nível	E	D
Realizar as imunizações indicadas à pessoa com diabetes.	I		
Orientar importância de saúde bucal para prevenir complicações.	I		
Dominar o manejo terapêutico medicamentoso do diabetes: mecanismos de ação, indicações, dose, efeitos secundários, contraindicações, eficácia e custos dos grupos farmacológicos.	I		
Saber orientar o uso de insulina.	I		
Saber orientar o automonitoramento do controle glicêmico.	I		
Orientar sobre hipoglicemia e como a reverter.	I		
Saber indicar e manejar a insulinoterapia em pacientes portadores de *diabetes mellitus* tipo 2.	I		
Saber manejar a insulinoterapia no *diabetes mellitus* tipo 1.	I/II		
Negociar, individualmente, recomendações sobre estilo de vida e tratamento que melhor se adequem a cada pessoa, atentando para a aderência ao tratamento.	I		
Realizar o adequado seguimento periódico do diabetes.	I		
Realizar os exames indicados para rastrear retinopatia.	I		
Realizar os exames indicados para rastrear nefropatia.	I		

Competências indispensáveis	Nível	E	D
Realizar os exames indicados para rastrear doença cardiovascular.	I		
Avaliar periodicamente o pé diabético por meio de inspeção, exame de pulsos periféricos, teste com monofilamento de 10 g e diapasão.	I		
Saber os critérios de indicação de consulta com outros especialistas.	I		
Saber detectar os sintomas e sinais de estados hiperglicêmicos.	I/II		
Saber realizar o manejo inicial do paciente em situação de urgência com complicações agudas de estados hiperglicêmicos.	I/II		

Competências importantes	Nível	E	D
Realizar abordagem psicossocial do paciente diabético.	I		
Envolver familiares na abordagem ao paciente com diabetes.	I		
Estimular a participação em atividades de saúde em grupos.	I		
Saber indicar seguimento com equipe multidisciplinar.	I		
Coordenar os cuidados no seguimento da gestante com diabetes.	I		
Seguimento biopsicossocial com vínculo estreitado à criança com *diabetes mellitus*.	I/II		

Competências importantes	Nível	E	D
Fornecer apoio, resolução de dúvidas e inquietudes da criança e dos pais.	I/II		
Saber reconhecer e manejar as manifestações de neuropatia autonômica diabética (cardíacas, gastroparesia, disfunção erétil, hipoglicemia não perceptível, bexiga neurogênica).	I/II		

Competências complementares	Nível	E	D
Realizar abordagem nutricional por contagem de carboidratos.	I/II		
Saber indicar e interpretar exames de peptídeo C.	I/II		
Saber indicar e interpretar exames de frutosamina.	I/II		
Saber manejar o uso dos diferentes tipos de insulina.	II		

Problemas da tireoide

Competências indispensáveis	Nível	E	D
Conhecer as atividades preventivas: adição de iodo na dieta, rastreamento de hipotireoidismo congênito.	I		
Saber fazer o exame da área tireoidiana.	I		

Competências indispensáveis	Nível	E	D
Compreender a importância da prevenção quaternária nos indivíduos com problemas de tireoide.	I		
Saber reconhecer sinais e sintomas de hipotireoidismo.	I		
Saber reconhecer sinais e sintomas de hipertireoidismo.	I		
Saber o manejo diagnóstico e terapêutico e os critérios de encaminhamento de doença de Basedow-Graves.	I/II		
Saber o manejo diagnóstico e terapêutico e os critérios de encaminhamento de tireoidite de Hashimoto.	I/II		
Saber o manejo diagnóstico e terapêutico e os critérios de encaminhamento de bócio simples e nodular.	I/II		
Saber o manejo diagnóstico e terapêutico e os critérios de encaminhamento de alteração tireoidiana subclínica.	I/II		
Saber indicar e interpretar exames de hormônios tireoidianos.	I/II		
Saber indicar e interpretar exames de anticorpos tireoidianos.	I/II		
Saber indicar e interpretar exame de ultrassonografia tireoidiana.	I/II		
Saber indicações de encaminhamento de distúrbios tireoidianos.	I		

Competências indispensáveis	Nível	E	D
Manejo inicial da urgência em coma mixedematoso.	II/III		
Manejo inicial da urgência em crise tireotóxica.	II/III		

Competências importantes	Nível	E	D
Conhecer indicações de punção aspirativa por agulha fina (PAAF).	II/III		

Competências complementares	Nível	E	D
Conhecer as indicações de cintilografia com captação de iodo radioativo.	II/III		
Conhecer as principais complicações de tireoidectomias.	II/III		

Outros problemas metabólicos e endocrinológicos

Competências indispensáveis	Nível	E	D
Orientar dieta para portadores de osteopenia e osteoporose.	I		
Orientar sobre risco de fraturas e mudanças ambientais para sua prevenção em portadores de osteoporose.	I		

Competências indispensáveis	Nível	E	D
Indicar criteriosamente o tratamento medicamentoso de osteoporose.	I		
Considerar os efeitos colaterais, riscos e benefícios do tratamento medicamentoso de osteoporose.	I		
Compreender a importância da prevenção quaternária nos indivíduos com osteopenia e osteoporose.	I		
Suspeita, manejo diagnóstico e critérios de encaminhamento de distúrbios hidroeletrolíticos.	I/II		
Suspeita diagnóstica de distúrbios endocrinológicos secundários a evento adverso de medicações.	I/II		

Competências importantes	Nível	E	D
Suspeita diagnóstica e encaminhamento de hipoparatireoidismo.	I/II/III		
Suspeita diagnóstica e encaminhamento de hiperparatireoidismo.	I/II/III		
Suspeita diagnóstica e encaminhamento de hiperaldosteronismo.	I/II/III		
Suspeita diagnóstica e encaminhamento de doença de Addison.	I/II/III		
Suspeita diagnóstica e encaminhamento de feocromocitoma.	I/II/III		
Suspeita diagnóstica e encaminhamento de distúrbios da hipófise.	I/II/III		

Capítulo 23

Problemas respiratórios

Caroline Saori Sakurai Tamaki
Luciano Nader de Araújo

Competências indispensáveis	Nível	E	D
Saber realizar abordagem e tratamento do tabagismo.	I		
Saber indicar e interpretar a oximetria de pulso.	I		
Saber indicar e interpretar a radiologia simples de tórax.	I		
Saber indicar e interpretar a tomografia de tórax.	I/II		
Manejar o diagnóstico de dispneia.	I/II		
Manejar o diagnóstico de dor torácica pleurítica.	I/II		
Manejar o diagnóstico de tosse crônica.	I/II		

Competências indispensáveis	Nível	E	D
Manejar o diagnóstico de hemoptise.	I/II		
Dominar diagnóstico, terapia e os critérios de encaminhamento de síndrome da apneia obstrutiva do sono.	I/II		
Dominar diagnóstico, terapia e os critérios de encaminhamento de pneumonia adquirida em comunidade (PAC).	I/II		
Dominar diagnóstico, terapia e os critérios de encaminhamento de derrame pleural.	I/II		
Saber realizar diagnóstico de asma.	I		
Classificar a asma.	I		
Manejar a crise de asma.	I		
Saber critérios de gravidade da asma para encaminhamento.	I		
Conhecer as indicações e os efeitos colaterais das principais medicações.	I		
Orientar técnica de inalação de fármacos.	I		
Saber orientar mudanças comportamentais e ambientais para a profilaxia de crises de asma.	I		
Saber realizar diagnóstico, terapia e os critérios de encaminhamento de doença pulmonar obstrutiva crônica (DPOC).	I/II		
Saber reconhecer e tratar precocemente a DPOC exacerbada.	I/II		
Conhecer as indicações de oxigenoterapia e realizar controle evolutivo.	I/II		

Competências indispensáveis	Nível	E	D
Realizar as imunizações indicadas à pessoa com pneumopatia.	I		
Manejo diagnóstico e controle evolutivo de tuberculose.	I/II		
Saber indicar e interpretar pesquisa de BK no escarro.	I		
Saber indicar e interpretar cultura de micobactérias no escarro.	I		
Saber indicar e interpretar a prova tuberculínica (teste de Mantoux).	I		
Realizar estudo de contactantes de tuberculose com conduta específica conforme idade, gravidez.	I		
Saber indicar a quimioprofilaxia antituberculose.	I		
Manejo inicial de situação de urgência por hemoptise maciça.	II/III		
Manejo inicial de situação de urgência por pneumotórax.	II/III		
Manejo inicial de situação de urgência por dispneia aguda.	II/III		
Manejo inicial de situação de urgência por crise de asma grave.	II/III		
Manejo inicial de situação de urgência por parada respiratória.	II/III		
Saber indicar diferentes formas de suporte de oxigênio (cateter nasal, máscaras de O_2, Venturi).	II/III		
Saber indicar ventilação não invasiva.	II/III		

Competências importantes	Nível	E	D
Abordagem familiar e psicossocial do paciente afetado por enfermidades respiratórias em fase avançada.	I		
Conhecer e saber realizar atividades preventivas em enfermidades respiratórias profissionais.	I		
Saber fazer e interpretar prova funcional respiratória por *peak flow*.	I/II		
Saber indicar e interpretar prova funcional respiratória de espirometria.	I/II		
Saber indicar e interpretar a broncoscopia.	I/II		
Saber indicar e interpretar testes de broncoprovocação.	I/II		
Saber realizar gasometria arterial.	II/III		
Saber realizar intubação orotraqueal.	II/III		
Manejo diagnóstico e controle evolutivo de câncer pleuropulmonar.	I/II		
Manejo diagnóstico e encaminhamento de enfermidades de baixa prevalência (sarcoidose, fibrose pulmonar idiopática).	II/III		

Competências complementares	Nível	E	D
Saber realizar toracocentese.	II/III		
Saber realizar controle de modos de ventilação mecânica invasiva.	II/III		

Capítulo 24

Problemas de cabeça e pescoço

José Benedito Ramos Valladão Júnior
Layla Ibraim Silva Darwiche

Competências indispensáveis	Nível	E	D
Saber fatores de risco e prevenção do câncer de orofaringe.	I		
Saber reconhecer e lidar com distúrbios auditivos do idoso.	I		
Saber reconhecer a perda auditiva induzida por ruído (PAIR) e outros distúrbios auditivos relacionados com o trabalho.	I		
Saber orientar atitudes preventivas diante dos fatores de risco laboral.	I		
Fornecer relatório médico a empresas ou médico do trabalho quando for necessária intervenção sobre algum fator de exposição ocupacional.	I		

Competências indispensáveis	Nível	E	D
Saber realizar anamnese e exame físico otorrinológico.	I		
Saber realizar otoscopia.	I		
Saber realizar rinoscopia anterior.	I		
Saber realizar extração de rolha de cerúmen.	I		
Saber realizar testes de Rinne e de Weber.	I		
Conhecer as indicações e saber interpretar radiografia simples.	I		
Manejar diagnóstico e tratamento de dor de garganta.	I/II		
Manejar diagnóstico e tratamento de sinusite.	I/II		
Manejar diagnóstico e tratamento de rinite.	I/II		
Manejar diagnóstico e tratamento de transtornos da voz e rouquidão.	I/II		
Manejar diagnóstico e tratamento de otalgia e otite.	I/II		
Manejar diagnóstico e tratamento de zumbidos.	I/II		
Manejar diagnóstico e tratamento de tontura e vertigem.	I/II		
Realizar teste de Dix-Hallpike.	I		
Realizar manobra de Epley.	I		
Manejar diagnóstico e tratamento de paralisia facial periférica.	I/II		

Competências indispensáveis	Nível	E	D
Manejar diagnóstico e tratamento de nódulos de cabeça e pescoço.	I/II		
Manejar diagnóstico e tratamento de problemas de glândulas salivares.	I/II		
Manejar o diagnóstico e tratamento de problemas de boca, dentes e mandíbula.	I/II		
Abordagem inicial do paciente em situação de urgência por epistaxe.	I/II		
Abordagem inicial do paciente em urgência por corpo estranho.	I/II		
Abordagem inicial do paciente em urgência por traumatismo ótico.	I/II		

Competências importantes	Nível	E	D
Saber realizar tamponamento nasal anterior.	I/II		
Saber orientar reabilitação vestibular.	I/II		
Abordagem familiar e psicossocial de paciente traqueostomizado.	I/II/III		
Abordagem familiar e psicossocial de paciente com déficit auditivo.	I/II/III		
Saber indicar e interpretar audiometria.	II		
Manejo diagnóstico e encaminhamento de tumor de cabeça-pescoço.	II/III		

Competências complementares	Nível	E	D
Saber indicar e realizar laringoscopia indireta.	II/III		
Saber indicar e realizar tamponamento nasal posterior.	II/III		

Capítulo 25

Problemas do sistema nervoso

José Benedito Ramos Valladão Júnior
Mariana Valente Bragança Lima

Competências indispensáveis	Nível	E	D
Saber fazer anamnese e exame físico neurológico.	I		
Saber fazer avaliação funcional.	I		
Saber fazer testes de avaliação cognitiva.	I		
Saber indicações e interpretar eletroencefalograma.	I/II		
Saber indicações e interpretar neuroimagem (TC, RNM, PET).	I/II		
Saber indicações e interpretar eletroneuromiografia.	I/II		
Manejo terapêutico do tremor essencial.	I		
Reconhecer sintomas e sinais de meningite.	I/II		

Competências indispensáveis	Nível	E	D
Manejo diagnóstico, terapêutico e encaminhamento de meningite.	I		
Saber indicar quimioprofilaxia aos contactantes de meningite.	I		
Conhecer indicações e saber orientar sobre a imunização contra meningite.	I		
Manejo diagnóstico, terapêutico e critérios de encaminhamento de dor facial.	I/II		
Manejo diagnóstico, terapêutico e critérios de encaminhamento de cefaleias.	I/II		
Manejo diagnóstico, terapêutico e critérios de encaminhamento de doença cerebrovascular.	I/II		
Manejo diagnóstico, terapêutico e critérios de encaminhamento de paralisia facial periférica.	I/II		
Manejo diagnóstico, terapêutico e critérios de encaminhamento de demência e deterioração cognitiva.	I/II		
Manejo diagnóstico, terapêutico e critérios de encaminhamento de *delirium*.	I/II		
Manejo diagnóstico, terapêutico e critérios de encaminhamento de neuropatias periféricas.	I/II		
Manejo diagnóstico, terapêutico e critérios de encaminhamento de enfermidades dos pares cranianos.	I/II		
Manejo diagnóstico, terapêutico e critérios de encaminhamento de doença de Parkinson.	I/II		
Manejo diagnóstico, terapêutico e critérios de encaminhamento de epilepsia.	I/II		

Competências indispensáveis	Nível	E	D
Manejo e critérios de encaminhamento de trauma cranioencefálico.	I/II		
Saber reconhecer e efetuar o manejo inicial em situação de urgência da suspeita de hemorragia subaracnóidea.	I/II		
Manejo inicial em situação de urgência por alterações do nível de consciência.	I/II		
Manejo inicial em situação de urgência de déficit neurológico agudo.	II/III		

Competências importantes	Nível	E	D
Manejo diagnóstico, terapêutico e critérios de encaminhamento de ataxias.	I/II		
Conhecimentos sobre reabilitação de pacientes com sequela de doença cerebrovascular.	I/II		
Abordagem familiar e psicossocial dos pacientes com enfermidades neurológicas crônicas.	I/II/III		
Saber indicar e realizar exame de fundo de olho.	II/III		
Saber indicar e realizar punção lombar.	II/III		
Suspeita diagnóstica e encaminhamento de tumor do sistema nervoso central (SNC).	II/III		
Suspeita diagnóstica e encaminhamento de doenças desmielinizantes.	II/III		
Suspeita diagnóstica e critérios de encaminhamento de doença neuromuscular.	II/III		

Capítulo 26

Problemas do trato digestivo

Diego José Brandão Júnior
Kelly Winck

Competências indispensáveis	Nível	E	D
Conhecer e realizar atividades de rastreamento do câncer colorretal na população geral, de acordo com as melhores evidências atuais.	I		
Conhecer e realizar atividades de rastreamento do etilismo para a prevenção de hepatopatia alcoólica.	I		
Conhecer e saber orientar imunização de hepatites virais.	I		
Abordar as queixas de pirose e dispepsia.	I		
Abordar a queixa de dor abdominal.	I		

Competências indispensáveis	Nível	E	D
Abordar a queixa de constipação.	I		
Abordar a queixa de diarreia.	I		
Abordar a queixa de náuseas e vômitos.	I		
Abordar queixas perianais de dor e prurido.	I/II		
Abordar a icterícia.	I/II		
Abordar a alteração laboratorial de aumento de transaminases.	I/II		
Realizar manejo diagnóstico, terapêutico e conhecer os critérios de encaminhamento de gastrite crônica.	I/II		
Realizar manejo diagnóstico, terapêutico e conhecer os critérios de encaminhamento de úlcera péptica.	I/II		
Realizar manejo diagnóstico, terapêutico e conhecer os critérios de encaminhamento de refluxo gastroesofágico.	I/II		
Realizar manejo diagnóstico, terapêutico e conhecer os critérios de encaminhamento de síndrome do intestino irritável.	I/II		
Realizar manejo diagnóstico, terapêutico e conhecer os critérios de encaminhamento de síndrome de má-absorção intestinal.	I/II		
Realizar manejo diagnóstico e terapêutico e conhecer os critérios de encaminhamento de doença celíaca.	I/II		
Realizar manejo diagnóstico e terapêutico e conhecer os critérios de encaminhamento de doença inflamatória intestinal.	I/II		

Competências indispensáveis	Nível	E	D
Realizar manejo diagnóstico e terapêutico e conhecer os critérios de encaminhamento de hepatopatia crônica.	I/II		
Realizar manejo diagnóstico e terapêutico e conhecer os critérios de encaminhamento de litíase biliar.	I/II		
Manejo diagnóstico e encaminhamento de câncer gastrintestinal.	I/II		
Realizar manejo diagnóstico, terapêutico e conhecer os critérios de encaminhamento de hemorroidas.	I/II		
Realizar manejo diagnóstico e terapêutico e conhecer os critérios de encaminhamento de fissura anal.	I/II		
Saber identificar a insuficiência hepática.	I/II		
Saber realizar drenagem de abscessos na região anal.	I/II		
Saber realizar desimpactação manual de fezes.	I/II		
Saber indicações e interpretar exames de enzimas e função hepática.	I/II		
Saber indicações e interpretar radiologia de abdome: RX, USG, TC.	I/II		
Saber indicações e interpretar esôfago-estômago-duodenografia (EED).	I/II		
Saber indicações e interpretar enema opaco.	I/II		
Saber indicações e interpretar endoscopia.	I/II		
Saber indicações e interpretar colonoscopia.	I/II		

Competências indispensáveis	Nível	E	D
Reconhecer e encaminhar apendicite aguda.	I/II/III		
Reconhecer e encaminhar colecistite aguda.	I/II/III		
Reconhecer e encaminhar pancreatite aguda.	I/II/III		
Reconhecer e encaminhar diverticulite aguda.	I/II/III		
Reconhecer e encaminhar hérnia encarcerada.	I/II/III		
Manejo inicial em situação de urgência de abdome agudo.	II/III		
Manejo inicial em situação de urgência de hemorragia digestiva.	II/III		
Manejo inicial em situação de urgência de encefalopatia hepática.	II/III		

Competências importantes	Nível	E	D
Abordagem familiar e psicossocial do paciente afetado por enfermidades digestivas crônicas.	I		
Saber realizar paracentese de alívio.	I/II		
Saber realizar anuscopia.	I/II		
Saber realizar passagem de sondas do trato digestivo.	II/III		
Fornecer suporte e orientações ao paciente gastrectomizado.	I/II/III		
Fornecer suporte e orientações ao paciente com estomias.	I/II/III		

Competências complementares	Nível	E	D
Saber prescrever alimentação enteral por sonda nasogástrica (SNG).	II/III		
Manejo diagnóstico e encaminhamento de cirrose biliar primária.	II/III		
Manejo diagnóstico e encaminhamento de doença de Wilson.	II/III		
Conhecer as indicações de transplante hepático.	II/III		

Capítulo 27

Problemas de rins e vias urinárias

Gustavo Gusso
Lilian Muller

Competências indispensáveis	Nível	E	D
Conhecer as contraindicações ao rastreamento de câncer de próstata.	I		
Comunicar eficientemente os potenciais riscos do rastreamento de câncer de próstata.	I		
Saber realizar o exame da próstata por meio do toque retal.	I		
Saber realizar transiluminação escrotal.	I		
Saber orientar reeducação vesical.	I		
Saber orientar reabilitação muscular do assoalho pélvico.	I		

Competências indispensáveis	Nível	E	D
Saber utilizar fármacos na insuficiência renal.	I		
Conhecer as indicações de ultrassonografia de rins e vias urinárias.	I		
Conhecer as indicações de ultrassonografia de abdome.	I		
Conhecer as indicações de tomografia de abdome.	I		
Conhecer as indicações de ultrassonografia prostática transretal.	I		
Saber indicar e interpretar exames laboratoriais renais, urinários e prostáticos.	I		
Saber indicar e interpretar estudo urodinâmico.	I		
Realizar diagnóstico e terapia de incontinência urinária.	I/II		
Realizar diagnóstico e terapia de microalbuminúria.	I/II		
Realizar diagnóstico e terapia de hipertrofia prostática benigna.	I/II		
Realizar diagnóstico e terapia de infecção urinária.	I/II		
Realizar diagnóstico e terapia de prostatite, orquite e epididimite.	I/II		
Realizar diagnóstico e terapia de balanopostite.	I/II		
Realizar diagnóstico e terapia de uretrites.	I/II		

Competências indispensáveis	Nível	E	D
Realizar diagnóstico e terapia de disfunção erétil.	I/II		
Realizar diagnóstico e terapia de litíase urinária.	I/II		
Saber os critérios de encaminhamento para tratamento cirúrgico de litíase renal.	I/II		
Saber os critérios de encaminhamento para litotripsia.	I/II		
Realizar diagnóstico e conhecer os critérios de encaminhamento de proteinúria.	I/II		
Realizar diagnóstico e conhecer os critérios de encaminhamento de hematúria.	I/II		
Realizar diagnóstico e conhecer os critérios de encaminhamento de insuficiência renal crônica e aguda.	I/II		
Realizar diagnóstico e conhecer os critérios de encaminhamento de fimose e parafimose.	I/II		
Realizar diagnóstico e conhecer os critérios de encaminhamento de massas escrotais.	I/II		

Competências importantes	Nível	E	D
Abordagem familiar e psicossocial de pessoas em diálise.	I		
Abordagem familiar e psicossocial de pessoas com disfunção erétil.	I		

Competências importantes	Nível	E	D
Abordagem familiar e psicossocial de pessoas com incontinência urinária.	I		
Conhecer as indicações de uretrocistografia.	I/II		
Conhecer as indicações de urografia intravenosa.	I/II		
Conhecer as indicações de ressonância magnética.	I/II		
Conhecer as indicações de cintilografia.	I/II		
Saber realizar sondagem vesical.	I/II		
Reconhecer sinais e sintomas para encaminhamento precoce de câncer renal.	I/II/III		
Reconhecer sinais e sintomas para encaminhamento precoce de câncer de próstata.	I/II/III		
Reconhecer sinais e sintomas para encaminhamento precoce de câncer vesical.	I/II/III		

Competências complementares	Nível	E	D
Saber indicar e realizar redução de parafimose.	II/III		
Saber indicar e realizar punção evacuadora de hidrocele.	II/III		

Capítulo 28

Problemas hematológicos

José Benedito Ramos Valladão Júnior
Mateus Silva de Oliveira

Competências indispensáveis	Nível	E	D
Aplicar atividades de prevenção de anemia ferropriva em gestantes.	I		
Conhecer e aplicar as atividades de prevenção de anemia ferropriva em lactantes e crianças com risco elevado.	I		
Saber indicações e interpretar parâmetros hematológicos básicos.	I		
Reconhecer sinais e sintomas de anemia.	I/II		
Saber classificar e orientar o diagnóstico da anemia conforme características de volume corpuscular médio (VCM) e hemoglobina corpuscular média (HCM).	I/II		

Competências indispensáveis	Nível	E	D
Manejo diagnóstico e terapêutico de anemia ferropriva.	I/II		
Manejo diagnóstico e terapêutico de anemia megaloblástica.	I/II		
Manejo diagnóstico e terapêutico de anemia por doença crônica.	I/II		
Abordagem diagnóstica de um paciente com alteração no exame de velocidade de hemossedimentação (VHS).	I/II		
Abordagem diagnóstica de paciente com alterações da série branca.	I/II		
Abordagem diagnóstica de um paciente com esplenomegalia.	I/II		
Abordagem diagnóstica de um paciente com linfonodomegalias.	I/II		
Reconhecimento e manejo diagnóstico e terapêutico de hemoglobinopatias (talassemia, anemia falciforme).	I/II		
Manejo inicial de urgência de hemorragia aguda.	I/II		
Conhecer as indicações de terapia anticoagulante e saber realizar o controle de tratamento anticoagulante com dicumarínicos.	I/II		
Suspeita diagnóstica de doenças hematológicas malignas (leucemias, linfomas, síndrome mielodisplásica e mieloproliferativa, mieloma múltiplo).	II/III		

Competências importantes	Nível	E	D
Abordagem familiar e psicossocial do paciente com doença hematológica maligna.	I/II/III		
Conhecer os critérios transfusionais.	II/III		
Suspeita diagnóstica e critérios de encaminhamento de aplasia medular (pancitopenia).	II/III		
Suspeita diagnóstica e critérios de encaminhamento de síndromes de imunodeficiência.	II/III		
Suspeita diagnóstica e critérios de encaminhamento de vasculites.	II/III		
Suspeita diagnóstica e critérios de encaminhamento de alterações da hemostasia e da coagulação (hemofilias, doença de von Willebrand, trombofilias).	II/III		
Critérios de encaminhamento de doenças hematológicas malignas.	II/III		

Capítulo 29

Traumatismos, acidentes e intoxicações

Amanda Arlete Ribeiro Firmino
Renato Walch

Competências indispensáveis	Nível	E	D
Saber indicar profilaxia antitetânica.	I		
Saber indicar profilaxia antirrábica.	I		
Saber indicar profilaxia antitrombótica.	I		
Saber orientar prevenção de quedas em idosos.	I		
Saber ativar os recursos de emergência.	I		
Saber realizar suturas de pele.	I		
Saber realizar curativos compressivos.	I		
Saber realizar diagnóstico e terapia de lesões musculares agudas.	I/II		

Competências indispensáveis	Nível	E	D
Saber realizar diagnóstico e terapia de ferimento simples.	I/II		
Saber realizar diagnóstico e manejo do traumatismo cranioencefálico leve.	I/II		
Saber fazer diagnóstico e terapia de contusão e fratura costal simples.	I/II		
Saber realizar diagnóstico e terapia de entorses.	I/II		
Saber realizar diagnóstico e terapia de queimaduras leves.	I/II		
Realizar diagnóstico e terapia de acidente por animal não peçonhento.	I/II		
Saber realizar diagnóstico, terapia inicial e encaminhamento de entorse grave.	I/II		
Saber realizar diagnóstico, terapia inicial e encaminhamento de ruptura muscular total.	I/II		
Saber realizar diagnóstico, terapia inicial e encaminhamento de ferimento com material biológico.	I/II		
Saber realizar diagnóstico, terapia inicial e encaminhamento de luxações.	II/III		
Saber realizar diagnóstico, terapia inicial e encaminhamento de fraturas.	II/III		
Realizar seguimento de fraturas em que não houve indicação de tratamento cirúrgico.	I/II		
Saber realizar diagnóstico, terapia inicial e encaminhamento de afogamento.	II/III		
Saber realizar diagnóstico, terapia inicial e encaminhamento de queimaduras moderadas/graves.	II/III		

Competências indispensáveis	Nível	E	D
Saber realizar diagnóstico, terapia inicial e encaminhamento de intoxicações agudas.	II/III		
Saber realizar diagnóstico, terapia inicial e encaminhamento de mordeduras de animais peçonhentos.	II/III		
Saber realizar diagnóstico, terapia inicial e encaminhamento de TCE moderado/grave.	II/III		
Saber realizar diagnóstico, terapia inicial e encaminhamento de trauma torácico.	II/III		
Saber realizar diagnóstico, terapia inicial e encaminhamento de trauma abdominal.	II/III		
Saber realizar manejo inicial do politrauma.	II/III		

Competências importantes	Nível	E	D
Abordagem familiar e psicossocial do paciente politraumatizado.	I/II/III		
Conhecer indicações de reabilitação.	II		

Competências complementares	Nível	E	D
Saber indicar uso de meios auxiliares.	II/III		
Saber indicar uso de órteses.	II/III		
Saber realizar drenagem abdominal.	III		
Saber realizar drenagem torácica.	III		

Capítulo 30

Urgências e emergências

Kelly Winck
Renato Walch

Competências indispensáveis	Nível	E	D
Reconhecer uma situação de emergência.	I		
Reconhecer uma situação de urgência.	I		
Manejo diagnóstico e terapêutico inicial de urgências e emergências.	I		
Saber realizar e interpretar exames laboratoriais em situações de urgência e emergência.	I		
Saber realizar e interpretar a glicemia capilar.	I		
Saber realizar e interpretar o eletrocardiograma.	I		

Competências indispensáveis	Nível	E	D
Saber realizar e interpretar o exame de fita urinária.	I		
Saber indicar e realizar curativos.	I		
Saber indicar e realizar acesso venoso periférico.	I		
Saber indicar e realizar soroterapia.	I		
Saber indicar e realizar oxigenoterapia.	I		
Saber indicar e realizar inalação.	I		
Saber realizar e orientar o suporte básico de vida (BLS).	I		
Saber realizar cura e sutura de feridas.	I		
Saber realizar tamponamento arterial.	I		
Saber realizar o suporte avançado de vida (ACLS).	I/II		
Manejo diagnóstico e terapêutico inicial de abdome agudo.	I		
Manejo diagnóstico e terapêutico inicial de dispneia e insuficiência respiratória.	I		
Manejo diagnóstico e terapêutico inicial de arritmias.	I		
Manejo diagnóstico e terapêutico inicial de dor torácica.	I		
Manejo diagnóstico e terapêutico inicial de edema agudo do pulmão.	I		
Manejo diagnóstico e terapêutico inicial de insuficiência cardíaca.	I		
Manejo diagnóstico e terapêutico inicial de síndrome coronariana aguda.	I		

Competências indispensáveis	Nível	E	D
Manejo diagnóstico e terapêutico inicial de crises hipertensivas.	I		
Manejo diagnóstico e terapêutico inicial de acidente vascular cerebral (AVC).	I		
Manejo diagnóstico e terapêutico inicial de alterações do nível de consciência.	I		
Manejo diagnóstico e terapêutico inicial de crise convulsiva.	I		
Manejo diagnóstico e terapêutico inicial da síndrome de abstinência.	I		

Competências importantes	Nível	E	D
Saber realizar o tratamento elétrico na parada cardiorrespiratória.	I/II		
Saber realizar parto normal.	II		
Saber realizar colocação de sonda nasogástrica.	II		
Saber realizar trombólise.	II/III		
Saber realizar toracocentese terapêutica.	II/III		

Competências complementares	Nível	E	D
Ter noções básicas de remoção de paciente grave.	I/II		
Saber realizar pericardiocentese.	II/III		
Saber realizar cricotireoidostomia.	II/III		
Saber realizar acesso venoso central.	II/III		

Capítulo 31

Problemas de saúde mental

Lygia Maria de França Pereira
Demian de Oliveira e Alves
Rodrigo Garcia D'Aurea

Competências indispensáveis	Nível	E	D
Conhecer a política de saúde mental do SUS.	I		
Conhecer o perfil epidemiológico e reconhecer as demandas em saúde mental da população de sua (micro) área de referência.	I		
Conhecer e saber utilizar os recursos e equipamentos da Rede de Atenção Psicossocial (RAPS) e da rede intersetorial do território.	I		
Saber utilizar as diversas estratégias de apoio matricial com o NASF e/ou com os profissionais de saúde mental da UBS.	I		

Competências indispensáveis	Nível	E	D
Dominar o conceito de clínica ampliada e o uso oportuno de tecnologias leves, como acolhimento, continência, escuta qualificada e negociação conjunta (com usuário e familiares) de demanda, avaliação e projeto terapêutico.	I		
Entender que situações de conflitos e estresse psicossocial podem ser fontes de sofrimento psíquico e sintomas físicos.	I		
Saber identificar a qualidade dos vínculos na psicodinâmica familiar.	I		
Conhecer as diversas atividades grupais realizadas na UBS e no território e saber indicá-las aos usuários.	I		
Identificar emoções e conflitos psicológicos das pessoas (sofrimento mental) e conseguir, quando possível, diferenciá-los dos transtornos mentais.	I		
Saber realizar uma adequada abordagem familiar e psicossocial diante de situações de sofrimento e transtornos mentais.	I		
Saber indicar o usuário para participar de atividades psicoterapêuticas (individuais e grupais).	I		
Saber realizar entrevista clínica psicopatológica.	I		
Saber realizar exame psíquico.	I		
Saber realizar avaliação de saúde mental da criança.	I		

Competências indispensáveis	Nível	E	D
Abordar queixas somáticas inexplicadas, avaliando relação psicossocial.	I		
Saber identificar e abordar o sofrimento psíquico em situações de crise na vida pessoal ou familiar.	I		
Saber identificar e abordar demandas ocultas de saúde mental.	I		
Saber lidar com situações potencialmente conflitivas em atenção primária, como pacientes somatizadores, hiperfrequentadores, reivindicativos, agressivos, demandantes de benefício social.	I		
Dominar o manejo medicamentoso dos antidepressivos disponíveis na rede: mecanismo de ação, indicação, dose, efeitos adversos, contraindicações, interações, eficácia e custo.	I		
Conhecer o uso dos estabilizadores de humor disponíveis na rede: indicação, dose, mecanismo de ação, efeitos adversos, contraindicações, interações, eficácia e custo.	I		
Dominar o manejo medicamentoso dos antipsicóticos disponíveis na rede: mecanismo de ação, indicações, dose, efeitos secundários, contraindicações, interações, eficácia e custo.	I		
Dominar o manejo medicamentoso de benzodiazepínicos disponíveis na rede: mecanismo de ação, indicações, dose, efeitos secundários, contraindicações, interações, eficácia e custo.	I		

Competências indispensáveis	Nível	E	D
Realizar o manejo diagnóstico e terapêutico dos transtornos mentais comuns.	I		
Realizar o manejo diagnóstico e terapêutico de transtornos do humor.	I/II		
Realizar o manejo diagnóstico e terapêutico de transtornos ansiosos.	I/II		
Realizar o manejo diagnóstico e terapêutico de transtornos do sono, com ênfase na prevenção quaternária.	I/II		
Realizar o manejo diagnóstico e terapêutico da síndrome demencial, com ênfase em detecção precoce e prevenção quaternária.	I/II		
Realizar o manejo diagnóstico e terapêutico de transtornos psicóticos, com ênfase na detecção precoce do primeiro surto, manejo inicial e necessidade de referenciar.	I/II		
Realizar o manejo diagnóstico, seguimento compartilhado e referência de transtornos dissociativos/ conversivos.	I/II		
Saber realizar manejo diagnóstico, seguimento compartilhado e referência dos transtornos de personalidade.	I/II		
Saber realizar manejo diagnóstico, seguimento compartilhado e referência de problemas de comportamento na criança e no adolescente.	I/II		

Competências indispensáveis	Nível	E	D
Saber realizar manejo diagnóstico, seguimento compartilhado e referência dos atrasos de desenvolvimento e retardo mental.	I/II		
Manejo inicial de agitação psicomotora.	I/II		
Manejo inicial de quadro de mania.	I/II		
Manejo inicial de crise psicótica.	I/II		
Manejo inicial de tentativa de suicídio.	I/II		

Competências importantes	Nível	E	D
Fazer o manejo preventivo de situações de risco de sofrimento mental ligadas às principais crises de ciclos vitais.	I		
Saber articular com rede de ensino demandas de saúde mental infantil.	I		
Saber realizar manejo diagnóstico, seguimento compartilhado e referência dos transtornos sexuais.	I/II		
Saber realizar o manejo diagnóstico e seguimento compartilhado de transtornos de autoimagem.	I/II		
Saber realizar manejo diagnóstico, encaminhamento e seguimento compartilhado de transtornos alimentares.	I/II		
Saber realizar manejo diagnóstico, encaminhamento e seguimento compartilhado dos transtornos dos impulsos.	I/II		

Competências complementares	Nível	E	D
Dominar a prática de técnicas psicoterapêuticas.	I/II		
Realizar intervenção familiar em situações de transtornos mentais.	I/II		

Capítulo 32

Problemas relacionados à adicção

Deoclécio Avigo
Layla Ibraim Silva Darwiche
Lygia Maria de França Pereira

Competências indispensáveis	Nível	E	D
Conhecer os diferentes padrões de consumo de substâncias adictivas.	I		
Avaliar oportunisticamente o consumo de substâncias adictivas.	I		
Detectar situações de risco para o consumo de substâncias adictivas.	I		
Avaliar grau de dependência alcoólica pelos questionários CAGE e AUDIT.	I		
Avaliar grau de dependência nicotínica pelo teste de Fagerström.	I		
Identificar o estágio motivacional de Prochaska-DiClemente.	I		

Competências indispensáveis	Nível	E	D
Saber aconselhar sobre redução do consumo excessivo de álcool.	I		
Saber aconselhar sobre cessação de tabagismo.	I		
Propor alternativas de redução de risco para drogas ilegais.	I		
Aplicar técnicas de cessação do tabagismo.	I		
Dominar a terapia farmacológica para cessação do tabagismo.	I		
Dominar a terapia farmacológica para cessação do alcoolismo.	I		
Identificar os sintomas de alarme sobre o consumo de drogas.	I		
Estimular atividades em grupos de usuários de drogas.	I		
Estimular atividades em grupos de familiares.	I		
Detectar problemas de saúde mental associados ao consumo excessivo de drogas psicoativas.	I		
Diagnosticar e tratar enfermidades associadas a toxicodependências.	I/II		
Diagnosticar e tratar a intoxicação aguda por benzodiazepínicos.	I/II		
Diagnosticar e tratar a intoxicação aguda por cocaína.	I/II		
Diagnosticar e tratar a intoxicação aguda por intoxicação etílica.	I/II		
Conhecer os recursos locais e regionais de suporte.	I/II		

Competências indispensáveis	Nível	E	D
Saber diagnosticar e indicar internação em serviço especializado.	I/II		
Envolver adequadamente a rede social do usuário (principalmente familiares) no plano terapêutico.	I/II		

Competências importantes	Nível	E	D
Ter habilidade em entrevista motivacional do drogadicto.	I/II		
Participar e desenvolver habilidades na condução de grupos de apoio para a cessação do tabagismo.	I/II		
Dominar a terapia farmacológica na cessação de benzodiazepínicos.	I/II/III		

Competências complementares	Nível	E	D
Intervir e orientar os diferentes recursos comunitários (associações, colégios) por meio de atividades de prevenção.	I/II		
Dominar a terapia farmacológica na cessação de opiáceos.	I/II/III		
Dominar a terapia farmacológica na cessação de cocaína.	I/II/III		

Capítulo 33

Problemas de pele

Ana Laura Batista da Silva
Demian de Oliveira e Alves

Competências indispensáveis	Nível	E	D
Realizar orientação sobre medidas preventivas do câncer cutâneo.	I		
Realizar orientação sobre medidas preventivas de DSTs.	I		
Saber realizar a descrição de lesões dermatológicas elementares.	I		
Manejar adequadamente tratamentos dermatológicos com hidratantes.	I		
Conhecer e manejar adequadamente os tratamentos dermatológicos com fotoprotetores.	I		

Competências indispensáveis	Nível	E	D
Conhecer e manejar adequadamente os tratamentos dermatológicos com antissépticos.	I		
Conhecer e manejar adequadamente os tratamentos dermatológicos com corticosteroides tópicos e orais.	I		
Conhecer e manejar adequadamente os tratamentos dermatológicos com antimicóticos.	I		
Conhecer e manejar adequadamente os tratamentos dermatológicos com antibióticos tópicos e orais.	I		
Conhecer e manejar adequadamente os tratamentos dermatológicos com anti-histamínicos.	I		
Saber as indicações de encaminhamento urgente em dermatologia.	I		
Saber realizar manejo diagnóstico e terapêutico e conhecer os critérios de encaminhamento de alteração dos anexos cutâneos.	I/II		
Saber realizar manejo diagnóstico e terapêutico e conhecer os critérios de encaminhamento de lesões orais.	I/II		
Saber realizar manejo diagnóstico e terapêutico e conhecer os critérios de encaminhamento de transtornos de pigmentação.	I/II		
Saber realizar manejo diagnóstico e terapêutico e conhecer os critérios de encaminhamento de tumores de pele e mucosas.	I/II		

Competências indispensáveis	Nível	E	D
Saber realizar manejo diagnóstico e terapêutico e conhecer os critérios de encaminhamento de lesões vesicobolhosas.	I/II		
Saber realizar manejo diagnóstico e terapêutico e conhecer os critérios de encaminhamento de lesões eritematodescamativas.	I/II		
Saber realizar manejo diagnóstico e terapêutico e conhecer os critérios de encaminhamento de úlceras.	I/II		
Saber realizar manejo diagnóstico e terapêutico e conhecer os critérios de encaminhamento de transtornos de queratinização.	I/II		
Saber realizar manejo diagnóstico e terapêutico e conhecer os critérios de encaminhamento de farmacodermias.	I/II		
Saber realizar drenagens cutâneas.	I/II/III		
Saber realizar exérese de lesões cutâneas.	I/II/III		
Saber realizar biópsia por raspagem.	I/II/III		
Saber realizar cirurgias de unha.	I/II/III		

Competências importantes	Nível	E	D
Saber reconhecer manifestações cutâneas associadas a transtornos do aparelho digestivo.	I/II/III		
Saber reconhecer manifestações cutâneas associadas à vasculite.	I/II/III		

Competências importantes	Nível	E	D
Saber reconhecer manifestações cutâneas associadas à colagenose.	I/II/III		
Saber reconhecer manifestações cutâneas associadas a doenças do sistema nervoso central.	I/II/III		
Saber reconhecer manifestações cutâneas associadas a síndromes paraneoplásicas.	I/II/III		
Saber reconhecer manifestações cutâneas associadas ao HIV e à Aids.	I/II/III		
Saber realizar manejo diagnóstico, encaminhamento e seguimento compartilhado do câncer de pele.	I/II		
Saber realizar procedimento com eletrocautério.	II/III		
Saber realizar procedimento com nitrogênio líquido.	II/III		

Competências complementares	Nível	E	D
Saber indicar e interpretar o exame com luz de Wood.	II/III		
Saber indicar e interpretar provas cutâneas de contato.	II/III		

Capítulo 34

Problemas osteomusculares

Bruno Takase Watanabe
Demian de Oliveira e Alves

Competências indispensáveis	Nível	E	D
Saber orientar recomendações sobre promoção de estilos de vida saudáveis por meio do exercício físico.	I		
Saber indicar e interpretar exames de laboratório investigativos a sintomas osteomusculares.	I		
Saber indicar e interpretar radiografias do aparelho musculoesquelético.	I		
Saber indicar outras técnicas de imagem (USG, TC, RNM).	I		
Saber realizar o exame de diferentes articulações.	I		

Competências indispensáveis	Nível	E	D
Saber realizar o exame de diferentes estruturas ligamentares.	I		
Saber realizar o exame de grupos musculares.	I		
Conhecer os critérios de encaminhamento a outros níveis assistenciais.	I		
Integrar abordagem à saúde do trabalhador.	I		
Saber realizar manejo diagnóstico e terapêutico e conhecer os critérios de encaminhamento de dor em membro inferior (quadril, joelho, tornozelo e pé).	I/II		
Saber realizar manejo diagnóstico e terapêutico e conhecer os critérios de encaminhamento de ombro doloroso.	I/II		
Saber realizar manejo diagnóstico e terapêutico e conhecer os critérios de encaminhamento de dor em membro superior (cotovelo, punho e mão).	I/II		
Saber realizar manejo diagnóstico e terapêutico e conhecer os critérios de encaminhamento de dor na coluna (cervical, dorsal ou lombar).	I/II		
Saber realizar manejo diagnóstico e terapêutico e conhecer os critérios de encaminhamento de radiculopatia.	I/II		
Saber realizar manejo diagnóstico e terapêutico e conhecer os critérios de encaminhamento de artralgias.	I/II		
Saber realizar manejo diagnóstico e terapêutico e conhecer os critérios de encaminhamento de monoartrites.	I/II		

Competências indispensáveis	Nível	E	D
Saber realizar manejo diagnóstico e terapêutico e conhecer os critérios de encaminhamento de poliartrite.	I/II		
Saber realizar manejo diagnóstico e terapêutico e conhecer os critérios de encaminhamento de artrose.	I/II		
Saber realizar manejo diagnóstico e terapêutico e conhecer os critérios de encaminhamento de dores musculares.	I/II		
Saber realizar manejo diagnóstico e terapêutico e conhecer os critérios de encaminhamento de problemas de postura e equilíbrio.	I/II		
Saber realizar manejo diagnóstico e terapêutico e conhecer os critérios de encaminhamento de osteoporose.	I/II		
Dominar o manejo terapêutico de analgésicos.	I/II		
Dominar o manejo terapêutico de anti-inflamatórios, com ênfase na prevenção quaternária.	I/II		
Dominar o manejo terapêutico de fármacos adjuvantes ao controle da dor osteomuscular.	I/II		
Saber realizar drenagem articular.	I/II		
Saber realizar infiltração articular e periarticular.	I/II		
Saber indicar e orientar terapia térmica com calor e gelo local.	I/II		
Saber indicar e orientar alongamentos.	I/II		
Utilizar rede multiprofissional de cuidado conforme a necessidade.	I/II		
Ter critérios para encaminhamento a fisioterapeuta.	I/II		

Competências importantes	Nível	E	D
Abordagem familiar e psicossocial do paciente com problemas musculoesqueléticos crônicos.	I		
Saber realizar compressão para desativação de pontos-gatilho.	I/II		
Saber realizar agulhamento para desativação de pontos-gatilho.	I/II		
Saber realizar infiltração de anestésico para desativação de pontos-gatilho.	I/II		
Saber indicar e interpretar densitometria óssea.	I/II		
Coordenação do cuidado e seguimento compartilhado de pessoas com problemas reumatológicos.	II/III		

Competências complementares	Nível	E	D
Realizar orientação de exercícios de reabilitação aos pacientes.	II/III		

Capítulo 35

Problemas dos olhos

Luciano Nader de Araújo
Mariana Valente Bragança Lima

Competências indispensáveis	Nível	E	D
Verificar rastreamento de retinoblastoma em recém-nascidos por meio do teste do reflexo vermelho.	I		
Saber realizar rastreamento de dificuldade visual em crianças por meio do teste de Snellen.	I		
Aplicar atividades de rastreamento da perda visual em pacientes diabéticos.	I		
Saber realizar exame com optotipos (Snellen e outros).	I		
Saber realizar o exame da motricidade ocular.	I		

Competências indispensáveis	Nível	E	D
Saber realizar o exame neurológico relacionado com o olho e a visão.	I		
Saber realizar abordagem diagnóstica e terapêutica e conhecer os critérios de encaminhamento de queixa de olho seco.	I/II		
Saber realizar abordagem diagnóstica e terapêutica e conhecer os critérios de encaminhamento de queixa de olho vermelho.	I/II		
Realizar abordagem diagnóstica e encaminhamento de alteração da acuidade visual.	I/II		
Realizar abordagem diagnóstica e encaminhamento de moscas volantes.	I/II		
Saber realizar abordagem diagnóstica e terapêutica e conhecer os critérios de encaminhamento de estrabismo e ambliopia.	I/II		
Saber realizar abordagem diagnóstica e terapêutica e conhecer os critérios de encaminhamento de queixa de dor ocular.	I/II		
Saber realizar abordagem diagnóstica e terapêutica e conhecer os critérios de encaminhamento de conjuntivite aguda.	I/II		
Saber realizar abordagem diagnóstica e terapêutica e conhecer os critérios de encaminhamento de uveíte.	I/II		
Saber realizar abordagem diagnóstica e terapêutica e conhecer os critérios de encaminhamento de ceratites infecciosas.	I/II		

Competências indispensáveis	Nível	E	D
Saber realizar abordagem diagnóstica e terapêutica e conhecer os critérios de encaminhamento de pterígio.	I/II		
Saber realizar abordagem diagnóstica e terapêutica e conhecer os critérios de encaminhamento de pinguécula.	I/II		
Saber realizar abordagem diagnóstica e terapêutica e conhecer os critérios de encaminhamento de hiposfagma.	I/II		
Saber realizar abordagem diagnóstica e terapêutica e conhecer os critérios de encaminhamento de erosão corneana.	I/II		
Saber realizar abordagem diagnóstica e terapêutica e conhecer os critérios de encaminhamento de cataratas.	I/II		
Saber realizar abordagem diagnóstica e terapêutica e conhecer os critérios de encaminhamento de hordéolo.	I/II		
Saber realizar abordagem diagnóstica e terapêutica e conhecer os critérios de encaminhamento de calázio.	I/II		
Saber realizar abordagem diagnóstica e terapêutica e conhecer os critérios de encaminhamento de blefarite.	I/II		
Saber realizar abordagem diagnóstica e terapêutica e conhecer os critérios de encaminhamento de entrópio e ectrópio.	I/II		
Saber realizar abordagem diagnóstica e terapêutica e conhecer os critérios de encaminhamento de celulite orbitária.	I/II		

Competências indispensáveis	Nível	E	D
Saber realizar abordagem diagnóstica e terapêutica e conhecer os critérios de encaminhamento de glaucoma crônico.	I/II		
Manejo diagnóstico e controle evolutivo de retinopatia hipertensiva.	I/II		
Manejo diagnóstico e controle evolutivo de retinopatia diabética.	I/II		
Manejo inicial de glaucoma agudo.	II/III		
Manejo inicial de traumatismo ocular físico ou químico.	II/III		
Manejo inicial de corpo estranho ocular.	II/III		
Manejo inicial de perfuração ocular.	II/III		
Manejo inicial de herpes-zóster oftálmico.	II/III		
Manejo inicial de perda visual aguda (oclusão arterial, hemorragia vítrea, descolamento de retina).	II/III		

Competências importantes	Nível	E	D
Abordagem familiar e psicossocial da pessoa com deficiência visual.	I/II		
Saber realizar o exame do olho com oftalmoscópio direto.	I/II		
Conhecer sintomas oculares de doenças sistêmicas metabólicas.	II/III		
Conhecer sintomas oculares de doenças sistêmicas inflamatórias.	II/III		

Competências importantes	Nível	E	D
Conhecer sintomas oculares de doenças sistêmicas infecciosas.	II/III		
Conhecer as principais reações medicamentosas oculares.	II/III		
Realizar manejo diagnóstico e encaminhamento da neurite óptica.	II/III		
Realizar manejo diagnóstico e encaminhamento da neurite óptica.	II/III		
Saber reconhecer e encaminhar a suspeita de degeneração macular relacionada com a idade.	II/III		
Saber reconhecer e encaminhar a suspeita de tumores oculares.	II/III		

Competências complementares	Nível	E	D
Saber realizar teste de Schirmer.	II/III		
Saber realizar tintura corneana com fluoresceína.	II/III		
Saber realizar tonometria.	II/III		
Saber realizar exame com lâmpada de fenda.	II/III		
Saber realizar exame com oftalmoscópio indireto.	II/III		

Capítulo 36

Procedimentos ambulatoriais

José Benedito Ramos Valladão Júnior
Layla Ibraim Silva Darwiche

Competências indispensáveis	Nível	E	D
Conhecer os instrumentos cirúrgicos.	I		
Conhecer os tempos cirúrgicos.	I		
Conhecer os tipos de fios de sutura e suas indicações.	I		
Dominar as principais técnicas de sutura.	I/II		
Conhecer técnicas de anestesia.	I		
Aplicar assepsia e antissepsia aos procedimentos.	I		
Dominar o uso de instrumentos de exérese.	I/II		

Competências indispensáveis	Nível	E	D
Dominar o uso de instrumentos de hemostasia.	I/II		
Dominar o uso de instrumentos de síntese.	I/II		
Utilizar as linhas de força de Langer como guia para o melhor resultado em cicatrização e estética.	I/II		
Saber indicar a realização de pequenas cirurgias ambulatoriais.	I		
Saber identificar e manejar complicações dos procedimentos.	I/II		
Realizar procedimento ambulatorial de retirada de cerúmen.	I		
Realizar procedimento ambulatorial de tratamento de verruga vulgar.	I		
Realizar procedimento ambulatorial de curetagem de queratose seborreica.	I/II		
Realizar procedimento ambulatorial de drenagem de abscessos.	I		
Saber indicar procedimentos ungueais e periungueais de matricectomia, cantotomia e cantoplastia.	I/II		
Realizar procedimentos ungueais e periungueais de matricectomia, cantotomia e cantoplastia.	I/II		
Realizar excisão de lipoma.	I/II		
Realizar excisão de acrocórdons.	I/II		
Realizar excisão de cistos epidérmicos.	I/II		
Realizar procedimentos utilizando a técnica *shaving*.	I/II		

Competências indispensáveis	Nível	E	D
Dominar o uso do *punch*.	I/II		
Saber indicar infiltrações periarticulares.	I/II		
Realizar infiltrações periarticulares.	I/II		
Saber indicar infiltrações articulares.	I/II		
Realizar infiltrações articulares.	I/II		
Realizar inserção de dispositivo intrauterino.	I/II		
Realizar remoção de dispositivo intrauterino.	I/II		
Realizar remoção de pólipo endocervical.	I/II		

Competências importantes	Nível	E	D
Dominar o uso do eletrocautério.	I/II		
Saber realizar técnicas de biópsia ambulatoriais.	I/II		
Realizar tratamento de queloide e cicatriz hipertrófica.	I/II		
Saber realizar inserção de diafragma contraceptivo.	I/II		
Saber realizar inserção de implante endoceptivo subcutâneo.	I/II		
Saber realizar remoção de implante endoceptivo subcutâneo.	I/II		

Competências complementares	Nível	E	D
Realizar cirurgia em área facial central.	II/III		
Utilizar técnicas de cirurgia plástica em pequenas cirurgias.	II/III		
Realizar crioterapia de queratose actínica.	II/III		
Saber realizar escleroterapia de varizes.	II/III		
Saber realizar vasectomia.	II/III		
Saber realizar cricotireotomia.	II/III		

Capítulo 37

Atenção à saúde da criança e do adolescente

Ana Cecília Silveira Lins Sucupira
Ana Laura Batista da Silva
Lilian Bentivegna Martens
Mairam Kabakian Ourdakian
Tamara Cristina Minotti

Competências indispensáveis	Nível	E	D
Verificar a realização de exames de rastreamento neonatal.	I		
Garantir a realização de diagnóstico, seguimento e encaminhamento de alterações aos exames de rastreamento neonatal.	I		
Conhecer e saber orientar sobre o calendário vacinal.	I		
Saber realizar orientações nutricionais ao lactente nas diferentes etapas do desenvolvimento.	I		
Reconhecer precocemente e saber os critérios de encaminhamento de alterações do perímetro cefálico no recém-nascido.	I		

Competências indispensáveis	Nível	E	D
Saber avaliar o crescimento nas diferentes etapas de desenvolvimento.	I		
Saber avaliar o estado nutricional nas diferentes etapas de desenvolvimento.	I		
Saber avaliar o desenvolvimento neuropsicomotor nas diferentes etapas de desenvolvimento.	I		
Reconhecer precocemente e saber os critérios de encaminhamento de malformações congênitas.	I		
Saber identificar a icterícia fisiológica e realizar seu manejo.	I		
Saber realizar orientações sobre hábito intestinal do lactente.	I		
Saber realizar orientações sobre cólicas do lactente.	I		
Saber realizar orientações sobre regurgitação fisiológica do lactente.	I		
Diagnosticar, tratar e orientar sobre dermatites de fraldas.	I		
Manejar diagnóstico, tratamento e orientações sobre infecções respiratórias.	I		
Manejar diagnóstico, tratamento e orientações sobre infecções urinárias.	I		
Manejar diagnóstico, tratamento e orientações sobre encoprese e enurese.	I		
Manejar diagnóstico e orientações sobre obesidade.	I		

Competências indispensáveis	Nível	E	D
Manejar diagnóstico, tratamento e orientações sobre desnutrição.	I		
Manejar diagnóstico, tratamento e critérios de encaminhamento de anemia.	I		
Manejar diagnóstico, tratamento e critérios de encaminhamento de doença diarreica.	I		
Manejar diagnóstico, tratamento e orientações sobre parasitoses intestinais.	I		
Manejar diagnóstico, tratamento e critérios de encaminhamento de febre sem sinais localizatórios.	I		
Manejar diagnóstico, tratamento e critérios de encaminhamento de problemas do crescimento.	I		
Manejar diagnóstico, tratamento e critérios de encaminhamento de problemas do desenvolvimento.	I		
Manejar diagnóstico, tratamento e critérios de encaminhamento de dores recorrentes, com ênfase na prevenção quaternária.	I		
Manejar diagnóstico, tratamento e critérios de encaminhamento de problemas do comportamento, com ênfase na prevenção quaternária.	I		
Reconhecimento e manejo terapêutico dos problemas ortopédicos comuns na faixa etária pediátrica.	I/II		

Competências indispensáveis	Nível	E	D
Reconhecer precocemente e saber os critérios de encaminhamento de doenças herniárias na infância.	I		
Saber realizar e interpretar o teste visual de Snellen.	I		
Saber realizar e interpretar medidas de antropometria e gráficos de percentis de perímetro cefálico, altura e peso.	I		
Manejar a posologia das principais medicações de uso pediátrico.	I		
Saber avaliar a presença de sinais que evidenciam a entrada na puberdade ou seu atraso.	I		
Reconhecer precocemente e saber os critérios de encaminhamento de alterações auditivas.	I/II		
Reconhecer precocemente e saber os critérios de encaminhamento de alterações fonoarticulatórias da linguagem.	I/II		
Realizar o seguimento de crianças e adolescentes com asma.	I/II		
Saber realizar o manejo inicial de criança em situação de urgência por convulsões.	I/II		
Saber realizar o manejo inicial de criança em situação de urgência por dificuldade respiratória.	I/II		
Saber realizar o manejo inicial de criança em situação de urgência por abdome agudo.	I/II		

Competências indispensáveis	Nível	E	D
Saber realizar o manejo inicial de criança em situação de urgência por desidratação.	I/II		
Saber realizar o manejo inicial de criança em situação de urgência por sepse.	I/II		
Saber realizar o manejo inicial de criança em situação de urgência por traumas.	I/II		
Saber realizar o manejo inicial de criança em situação de urgência por intoxicações.	I/II		
Atender e tratar os motivos de consulta mais comuns na adolescência.	I		
Saber realizar orientações sobre alterações menstruais na adolescência.	I		
Saber realizar orientações sobre sexualidade na adolescência.	I		
Saber realizar abordagem sobre contracepção na adolescência.	I		
Saber realizar reconhecimento e terapêutica de vulvovaginites.	I		
Saber realizar reconhecimento e terapêutica de acne juvenil.	I		
Dominar a habilidade de comunicação necessária para dialogar sobre os fatores de risco presentes na adolescência.	I		
Prevenir, diagnosticar e tratar enfermidades de transmissão sexual.	I		

Competências indispensáveis	Nível	E	D
Realizar orientações e seguimento de gravidez na adolescência.	I		
Prevenção de acidentes e detecção de condutas de risco ao dirigir.	I		
Atuar na prevenção de dependência de drogas (álcool, tabaco, maconha, crack, cocaína).	I		
Prevenir e diagnosticar precocemente os transtornos de conduta alimentar.	I		
Detectar precocemente e manejar depressão.	I/II		
Detectar precocemente e manejar ansiedade.	I/II		
Detectar precocemente e manejar conduta antissocial.	I/II		
Detectar precocemente e manejar somatização.	I/II		
Proporcionar o tratamento, seguimento e suporte a adolescentes portadores de *diabetes mellitus*.	I/II		
Orientar, prevenir e oferecer apoio familiar à criança e ao adolescente com HIV e Aids.	I/II		
Conhecer e abordar situações de risco e vulnerabilidade para maus-tratos, negligência, abuso e violência contra crianças e adolescentes.	I/II		
Identificar indícios e sintomas de maus-tratos, negligência, abuso e violência contra crianças e adolescentes.	I/II		

Competências indispensáveis	Nível	E	D
Estabelecer um plano de atuação integral e coordenado com outros profissionais e/ou instituições (de caráter social, policial ou judicial) para abordagem destes casos.	I/II		
Realizar o genograma para conhecer dinâmicas familiares e situações de risco.	I		

Competências importantes	Nível	E	D
Abordagem familiar e psicossocial de problemas relacionados com a saúde do adolescente e/ou sua família.	I		
Reforçar a autoestima do adolescente.	I		
Realizar o seguimento compartilhado de adolescentes com enfermidades reumatológicas.	I/II		

Competências complementares	Nível	E	D
Realizar atividades comunitárias (intervenções em institutos, associações de vizinhos, entidades culturais).	I		
Manejar técnicas de abordagem familiar em situações de crises decorrentes da adolescência.	I		
Saber realizar técnica de sondagem nasogástrica.	II/III		
Saber realizar técnica de sondagem vesical.	II/III		
Saber realizar acesso intraósseo.	II/III		

Capítulo 38

Atenção à saúde da mulher

Carlos Frederico Confort Campos
Mariana Duque Figueira

Competências indispensáveis	Nível	E	D
Identificar fatores de risco psicossociais para as questões mais prevalentes relacionadas com o gênero.	I		
Avaliar adequadamente a presença de fatores de risco que requeiram atenção especial e/ou encaminhamento.	I		
Reconhecer e abordar indícios e sintomas de violência contra as mulheres.	I		
Conhecer e orientar sobre redes de atenção voltadas ao atendimento de violência contra as mulheres na localidade.	I		

Competências indispensáveis	Nível	E	D
Conhecer e orientar sobre os direitos da mulher.	I		
Estabelecer plano de ação integral e coordenado com outros profissionais e/ou instituições (de caráter social, policial ou judicial), quando necessário.	I		
Atender mulheres com os motivos de consultas mais frequentes na área gineco--obstétrica.	I		
Manejar adequadamente a entrevista clínica gineco-obstétrica.	I		
Saber realizar o exame ginecológico.	I		
Saber realizar o exame físico das mamas.	I		
Realizar abordagem pré-concepcional.	I		
Realizar abordagem pré-natal em situação de baixo risco.	I		
Realizar corretamente a determinação da apresentação fetal.	I		
Realizar corretamente a medição de altura uterina.	I		
Realizar corretamente a ausculta de batimentos fetais.	I		
Estimular o aleitamento materno.	I		
Conhecer as atividades de assistência ao parto em uma gravidez de baixo risco obstétrico.	I		
Conhecer e saber abordar os critérios de encaminhamento das principais causas de sangramento de primeiro trimestre.	I/II		

Competências indispensáveis	Nível	E	D
Conhecer e saber abordar os critérios de encaminhamento das principais causas de sangramento de terceiro trimestre.	I/II		
Conhecer o manejo de fármacos na gravidez.	I		
Conhecer o manejo de fármacos durante o aleitamento.	I		
Conhecer os principais riscos teratógenos (fármacos, agentes físicos, agentes infecciosos, tóxicos).	I/II		
Identificar o trabalho de parto.	I		
Reconhecer e manejar os problemas psicossociais mais frequentes do puerpério.	I/II		
Reconhecer e manejar os problemas físicos mais frequentes do puerpério.	I/II		
Aconselhar sobre métodos de anticoncepção.	I		
Manejar a anticoncepção farmacológica de emergência.	I		
Aconselhar as diferenças da anticoncepção no puerpério.	I		
Aconselhar os métodos contraceptivos no período perimenopausal.	I		
Manejar os métodos anticonceptivos hormonais (indicação, prescrição, seguimento e contraindicações).	I/II		
Manejar a anticoncepção intrauterina (indicação, inserção, seguimento e retirada do DIU).	I/II		

Competências indispensáveis	Nível	E	D
Orientar e fazer avaliação inicial sobre a vasectomia e ligadura tubária.	I/II		
Conhecer recomendações, periodicidades e grau de evidência do rastreamento do câncer ginecológico.	I		
Saber realizar coleta de citologia cervicovaginal.	I		
Saber interpretar os resultados de citologia cervicovaginal.	I		
Reconhecer, abordar e atuar sobre o impacto da menopausa/perimenopausa na vida da mulher.	I		
Conhecer e manejar o tratamento de reposição hormonal no climatério.	I/II		
Manejar os principais sintomas relacionados com o climatério: alterações do ciclo, fogachos, secura vaginal.	I/II		
Diagnosticar e tratar vulvovaginites.	I		
Diagnosticar distopias (prolapsos) genitais.	I		
Saber realizar diagnóstico, tratamento e critérios de encaminhamento de incontinência urinária.	I		
Realizar abordagem inicial de infertilidade conjugal.	I		
Suspeita, diagnóstico e manejo inicial de endometriose.	I		
Abordagem e manejo de dor pélvica crônica e dispareunia.	I		

Competências indispensáveis	Nível	E	D
Abordagem e tratamento de doença inflamatória pélvica.	I		
Abordagem e tratamento de DSTs.	I		
Abordagem de queixa de mastalgia, com ênfase na prevenção quaternária.	I		
Abordagem e tratamento das disfunções sexuais mais prevalentes.	I		
Fornecer orientação sobre sexualidade.	I		
Saber realizar diagnóstico e acompanhamento e conhecer critérios de encaminhamento de descarga papilar.	I/II		
Saber realizar diagnóstico e acompanhamento e conhecer critérios de encaminhamento de nódulos mamários.	I/II		
Saber realizar diagnóstico e acompanhamento e conhecer critérios de encaminhamento de cistos ovarianos.	I/II		
Conhecer e abordar as principais patologias de trato genital inferior, bem como saber critérios de encaminhamento.	I/II		
Saber realizar diagnóstico e tratamento e conhecer critérios de encaminhamento de síndrome dos ovários policísticos.	I/II		
Saber realizar diagnóstico e tratamento e conhecer critérios de encaminhamento de dismenorreia.	I/II		

Competências indispensáveis	Nível	E	D
Saber realizar diagnóstico e tratamento e conhecer critérios de encaminhamento de amenorreia.	I/II		
Saber realizar diagnóstico e tratamento e conhecer critérios de encaminhamento de hiperpolimenorreia.	I/II		
Saber realizar diagnóstico e tratamento de síndrome disfórica pré-menstrual.	I/II		
Conhecer e saber investigar os critérios de encaminhamento de sangramento uterino anormal.	I/II		
Conhecer critérios de encaminhamento e saber realizar tratamento de miomatose uterina.	I/II		
Conhecer e saber investigar os critérios de encaminhamento de sangramento pós-menopausa.	I/II		

Competências importantes	Nível	E	D
Saber realizar o exame para prescrição e orientação de uso do diafragma.	I		
Saber orientar mulheres com doenças crônicas frequentes (hipertensão arterial sistêmica – HAS, diabetes, asma, epilepsia, alterações da tireoide, problemas de saúde mental) sobre a gestação.	I/II		

Competências complementares	Nível	E	D
Reabilitação de musculatura do assoalho pélvico.	II		
Realizar e interpretar exames vaginais a fresco com microscópio para diagnóstico de vulvovaginites mais frequentes.	II		
Conhecer e orientar sobre técnicas diagnósticas de malformações fetais (*screening* bioquímico, biópsia coriônica, amniocentese).	II/III		
Prestar assistência ao parto vaginal.	II/III		

Capítulo 39

Atenção à saúde do trabalhador

Layla Ibraim Silva Darwiche
Mariana Valente Bragança Lima

Competências indispensáveis	Nível	E	D
Compreender o conceito de acidente de trabalho.	I		
Compreender o conceito de doenças ocupacionais.	I		
Compreender o conceito de doenças relacionadas com o trabalho.	I		
Compreender o conceito de capacidade e incapacidade.	I		
Compreender o conceito de apto e inapto ao trabalho.	I		
Realizar notificação de acidentes de trabalho e doenças profissionais.	I		

Competências indispensáveis	Nível	E	D
Saber identificar doenças relacionadas com o trabalho e orientar atitudes preventivas diante dos fatores de risco laboral.	I		
Estabelecer relações com os fatores de risco e doenças associadas.	I/II		
Conhecer agravos respiratórios prevalentes em saúde ocupacional e sua abordagem.	I/II/III		
Conhecer agravos osteomusculares prevalentes em saúde ocupacional e sua abordagem.	I/II/III		
Conhecer doenças dermatológicas prevalentes em saúde ocupacional e sua abordagem.	I/II/III		
Conhecer doenças auditivas prevalentes em saúde ocupacional e sua abordagem.	I/II/III		
Conhecer doenças visuais prevalentes em saúde ocupacional e sua abordagem.	I/II/III		
Conhecer principais fatores de risco específicos por atividade ocupacional e sua abordagem.	I/II/III		
Fornecer relatório médico a empresas ou médico de trabalho, quando necessária a intervenção sobre algum fator de exposição ocupacional.	I		

Competências importantes	Nível	E	D
Conhecer legislação da saúde ocupacional.	I		
Conhecer benefícios sociais ao trabalhador enfermo.	I		
Conhecer direitos de saúde do trabalhador.	I		

Capítulo 40

Atenção à saúde do idoso

Mateus Silva de Oliveira
Thays Antunes da Silva
Wilka Emanoely Cunha Castro

Competências indispensáveis	Nível	E	D
Conhecer as peculiaridades da anamnese e do exame físico do idoso.	I		
Realizar atividades de promoção e prevenção na população idosa a partir das melhores evidências e com ênfase na prevenção quaternária.	I		
Abordagem e manejo da instabilidade postural.	I		
Abordagem e manejo de incontinências esfincterianas.	I		
Abordagem e manejo da incapacidade cognitiva.	I		

Competências indispensáveis	Nível	E	D
Abordagem e manejo de iatrogenias.	I		
Abordagem e manejo da polifarmácia.	I		
Saber realizar a desprescrição de fármacos.	I		
Realizar avaliação multidimensional do idoso, considerando aspectos clínico-físicos, funcionais, mentais, sociais.	I		
Saber aplicar teste do sussurro.	I		
Saber aplicar escala de Snellen.	I		
Saber aplicar miniexame do estado mental.	I		
Saber aplicar teste do relógio.	I		
Saber aplicar bateria breve de rastreio cognitivo.	I		
Saber aplicar teste de fluência verbal.	I		
Saber aplicar escala de ansiedade geriátrica.	I		
Saber aplicar escala de depressão geriátrica.	I		
Saber aplicar escore de Hachinski para avaliar possibilidade maior de demência vascular ou Alzheimer.	I		
Saber aplicar escalas funcionais (Pfeffer, Katz, Lawton, Karnofsky).	I		
Saber aplicar questionário breve de 8 questões aos informantes (AD8).	I		

Competências indispensáveis	Nível	E	D
Conhecer os recursos sociais voltados ao idoso presentes na localidade.	I		
Conhecer direitos assistenciais e previdenciários.	I		
Abordar adequadamente a queixa de constipação, com ênfase na prevenção quaternária.	I		
Abordar adequadamente a insônia, com ênfase na prevenção quaternária.	I		
Abordar adequadamente a depressão, com ênfase na prevenção quaternária.	I		
Abordar adequadamente a ansiedade, com ênfase na prevenção quaternária.	I		
Reconhecer precocemente, realizar o tratamento e seguimento compartilhado da doença de Parkinson.	I		
Reconhecer precocemente e realizar tratamento e seguimento compartilhado das neoplasias mais prevalentes no idoso.	I		
Reconhecer e abordar situações de risco e vulnerabilidade.	I		
Reconhecer e abordar indícios e sintomas de violência ou negligência contra os idosos.	I		
Estabelecer plano de ação integral e coordenado com outros profissionais e/ou instituições (de caráter social, policial ou judicial), quando necessário.	I		

Competências importantes	Nível	E	D
Abordagem multidimensional da família em situações de estresse e conflitos diante deste ciclo de vida familiar, assim como aos cuidadores de idosos dependentes.	I		
Identificar o idoso frágil e planejar intervenções que minimizem seus desfechos negativos.	I/II		
Realizar adequadas intervenções de manejo após rastreamento nas atividades preventivas.	I/II/III		

Competências complementares	Nível	E	D
Adquirir habilidades de manejo do idoso em meio especializado ou institucionalizado.	II/III		

Capítulo 41

Atenção à saúde do acamado

Thays Antunes da Silva
Wilka Emanoely Cunha Castro

Competências indispensáveis	Nível	E	D
Avaliar o estado mental do paciente acamado.	I		
Avaliar o estado orgânico do paciente acamado.	I		
Avaliar o estado funcional do paciente acamado.	I		
Avaliar o suporte e a rede social do paciente acamado.	I		
Saber aconselhar o cuidador.	I		
Conhecer e informar sobre os recursos em saúde e assistenciais disponíveis.	I		
Conhecer e informar sobre os direitos e benefícios.	I		

Competências indispensáveis	Nível	E	D
Reconhecer e tratar precocemente a deterioração nutricional.	I		
Prevenir os riscos da polifarmácia.	I		
Prevenir, reconhecer precocemente e tratar úlceras por pressão.	I		
Prevenir complicações musculoesqueléticas.	I		
Prevenir, reconhecer precocemente e tratar complicações respiratórias.	I/II		
Prevenir, reconhecer precocemente e tratar complicações geniturinárias.	I/II		
Prevenir doença tromboembólica venosa.	I/II		
Realizar o manejo terapêutico do paciente com AVC acamado.	I/II		
Realizar o manejo terapêutico do paciente com DPOC avançada.	I/II		
Realizar o manejo terapêutico do paciente com insuficiência cardíaca em fase avançada.	I/II		
Realizar o manejo terapêutico do paciente com neoplasia em fase avançada.	I/II		
Realizar o manejo terapêutico do paciente com demência em fase avançada.	I/II		
Realizar o manejo terapêutico do paciente com paraplegias e tetraplegias.	I/II		

Competências indispensáveis	Nível	E	D
Realizar o manejo terapêutico do paciente com doenças neurodegenerativas.	I/II		
Reconhecer precocemente e investigar a síndrome confusional aguda.	I/II		
Conhecer critérios de encaminhamento hospitalar.	I/II		

Competências importantes	Nível	E	D
Abordagem familiar e psicossocial dos familiares e cuidadores.	I		
Saber fazer um plano de reabilitação para o tratamento da imobilidade e evitar sua progressão.	I/II		
Saber realizar troca de sonda vesical.	I/II		
Saber realizar sondagem nasogástrica.	I/II		
Saber realizar uma paracentese.	II/III		
Saber trocar uma sonda de gastrostomia.	I/II/III		

Competências complementares	Nível	E	D
Saber realizar curativos para úlceras por pressão.	I		
Saber realizar o tratamento das úlceras por pressão complexas.	II/III		
Saber utilizar aspiradores.	II/III		

Capítulo 42

Atenção à saúde da pessoa em cuidados paliativos e sua família

János Valery Gyuricza
Mariana Duque Figueira
Thays Antunes da Silva

Competências indispensáveis	Nível	E	D
Compreender os princípios de cuidados paliativos.	I		
Saber as indicações (critérios de elegibilidade) de cuidados paliativos na atenção primária.	I		
Identificar adequadamente as complicações clínicas em pacientes em cuidados paliativos, em fase de terminalidade ou não, e planejar o cuidado adequado para cada situação.	I		

Competências indispensáveis	Nível	E	D
Realizar uma avaliação multidimensional (física, psíquica, social e espiritual) do indivíduo em cuidados paliativos, bem como de sua família, com o intuito de uma compreensão ampliada, prevenção e manejo de sofrimentos dessas ordens.	I		
Adquirir a habilidade de comunicação com o paciente e sua família.	I		
Saber realizar adequada comunicação de más notícias.	I		
Saber a definição e favorecer o uso de diretrizes avançadas de vida pela pessoa sob cuidados paliativos.	I		
Saber a definição e favorecer o uso do testamento vital pela pessoa sob cuidados paliativos.	I		
Programar e efetivar a realização dos cuidados no domicílio.	I		
Coordenar o cuidado do paciente e de sua família junto à equipe multidisciplinar (enfermagem, psicologia, fisioterapia, terapia ocupacional, nutricionista e serviço social).	I		
Conhecer os recursos disponíveis e a rede de apoio domiciliar (secundária, terciária, Programas de Assistência Domiciliar – PADs) e hospitalar locorregional, entendendo as indicações do cuidado compartilhado e de encaminhamento.	I		

Competências indispensáveis	Nível	E	D
Saber as indicações do cuidado compartilhado e as de encaminhamento para a rede de apoio hospitalar locorregional.	I		
Identificar quando o paciente está em processo ativo de morte.	I		
Saber prestar assistência ao óbito domiciliar.	I		
Estabelecer plano de apoio à família após a morte do paciente.	I		
Identificar e manejar adequadamente o luto normal e o patológico.	I		
Identificar e dar suporte às reações de adaptação do paciente.	I		
Identificar e dar suporte às reações de adaptação da família.	I		
Comunicar ao paciente sobre sua doença, tratamento, complicações, prognóstico e opções (terapêuticas e/ou de conforto).	I		
Comunicar família/cuidadores sobre doença, tratamento, complicações, prognóstico e opções (terapêuticas e/ou de conforto) a partir do consentimento da pessoa em cuidados paliativos.	I		
Conhecer, informar e incluir os cuidadores formais e informais do paciente no plano de intervenção.	I		
Saber preencher corretamente certificados de óbito.	I		

Competências indispensáveis	Nível	E	D
Compreender princípios e indicações de cuidados paliativos, bem como os gráficos de evolução de cada doença.	I/II		
Reconhecer precocemente e tratar síndromes dolorosas oncológicas.	I/II		
Manejar o uso de opiáceos.	I/II		
Prevenir, reconhecer precocemente e tratar complicações psiquiátricas.	I/II		
Prevenir, reconhecer precocemente e tratar complicações neurológicas.	I/II		
Prevenir, reconhecer precocemente e tratar complicações gastrintestinais.	I/II		
Prevenir, reconhecer precocemente e tratar complicações respiratórias.	I/II		
Prevenir, reconhecer precocemente e tratar complicações geniturinárias.	I/II		
Abordagem de outros sintomas em cuidados paliativos.	I/II		
Identificação e encaminhamento, se necessário, de situações urgentes.	I/II		
Identificação de sinais de gravidade e mau prognóstico e encaminhamento, se necessário.	I/II		
Reconhecer precocemente e avaliar encaminhamento de compressão medular.	I/II		
Reconhecer precocemente e avaliar encaminhamento de dispneia refratária.	I/II		
Reconhecer precocemente e avaliar encaminhamento de disfagia importante.	I/II		

Competências indispensáveis	Nível	E	D
Reconhecer precocemente e avaliar encaminhamento de síndrome de veia cava superior.	I/II		
Reconhecer precocemente e avaliar encaminhamento de hemorragias maciças.	I/II		
Saber indicar via artificial de alimentação.	I/II		
Manejo domiciliar de vias alternativas à administração oral.	I/II		
Coordenação dos cuidados em cooperação com o restante dos profissionais de saúde envolvidos.	I/II		
Identificar e manejar o processo ativo de morte/últimas 48 horas no domicílio.	I/II/III		

Competências importantes	Nível	E	D
Detectar necessidades diversas do paciente para o cuidado.	I/II		
Realizar hipodermóclise no domicílio.	I/II		
Realizar passagem de sonda nasogástrica no domicílio.	I/II		
Realizar paracentese no domicílio.	I/II		
Utilizar escalas pertinentes para a avaliação dos sintomas.	I/II		

Competências complementares	Nível	E	D
Intervenção na comunidade para a melhora da rede de apoio em cuidados paliativos.	I/II		
Relação/coordenação com serviços sociais assistenciais e rede de assistência domiciliar.	I/II		

Estágios e ferramentas de aprendizagem voltados à aquisição das competências clínicas

A) **Estágio longitudinal em APS:** a aprendizagem das competências clínicas é de responsabilidade majoritária do Estágio Longitudinal em Atenção Primária à Saúde que se desenvolve na Unidade Básica de Saúde (UBS), por meio do processo de tutoria e de discussões clínicas. Deve abranger todos os conteúdos clínicos do cotidiano do médico de família, bem como habilidades de reconhecimento, manejo e critérios de encaminhamento para situações incomuns e raras do cuidado em saúde.

Acompanhamento de pessoa em cuidado paliativo/fase final de vida durante a residência sob a supervisão do tutor e equipe (abordando desde a conversa sobre o quadro, espiritualidade, opções terapêuticas, de conforto, apoio a cuidadores, manejos clínicos e psíquicos domiciliares, assistência à morte, atestado de óbito, luto familiar).

B) **Estágios ambulatoriais específicos e em pronto-socorro:** os residentes de medicina de família desenvolverão atividades de atendimento supervisionado em serviços de especialidades específicas com a finalidade de complementação de sua formação clínica, aumentando sua resolutividade e a capacidade de reconhecimento e manejo conjunto de condições clínicas incomuns. Desta maneira, os residentes desempenharão estágios nos seguintes serviços:

» Estágio Ambulatorial de Clínica Médica no Hospital Universitário da Universidade de São Paulo (HU-USP).

- Estágio em Pronto-Socorro de Clínica Médica no HU-USP.
- Estágio Ambulatorial em Saúde Mental no Centro de Saúde-Escola Butantã (CSEB).
- Estágio em Ambulatório do Grupo de Álcool e Drogas no Instituto de Psiquiatria do Hospital das Clínicas da Faculdade de Medicina da Universidade de São Paulo (HC-FMUSP).
- Estágio em Ambulatório Geral Didático de Dermatologia no HC-FMUSP.
- Estágio em Ambulatório de Medicina Física e Reabilitação no Instituto de Ortopedia do HC-FMUSP.
- Estágio em Ambulatório de Infectologia Geral no HC-FMUSP.
- Estágio em Ambulatório de Tuberculose no HC-FMUSP.
- Estágio em Pronto-Socorro de Oftalmologia no HC-FMUSP.
- Estágio Ambulatorial de Pequenas Cirurgias no HU-USP.
- Estágio em Cuidados Paliativos no HC-FMUSP.
- Estágio Ambulatorial em Ginecologia no CSEB.
- Estágio Ambulatorial em Ginecologia no HU-USP.
- Estágio em Pronto Atendimento Obstétrico no HU-USP.
- Estágio em Centro Obstétrico no HU-USP.
- Estágio em Ambulatório Geral de Pediatria no HU-USP.
- Estágio em Pronto-Socorro Infantil no HU-USP.

C) **Atividades teóricas e teórico-práticas:** serão oferecidas atividades teóricas e teórico-práticas como suporte ao desenvolvimento de competências clínicas:

- Aulas e seminários teóricos nas Unidades Básicas de Saúde (UBS) sobre temas clínicos gerais e comuns na atenção primária à saúde.
- Aulas relacionadas com o aprimoramento de conhecimentos em cuidados paliativos: manejo de sintomas, últimas 48 horas de vida, abordagem do luto.
- Participação em campanha de vacinação na UBS.
- Discussões sobre casos clínicos de problemas osteomusculares com análise de exames de imagem e treinamento de exame físico.
- Aulas teóricas e matriciamento em saúde mental com discussões e atendimentos conjuntos nas UBS.
- Oficina sobre saúde mental da criança e adolescente na atenção primária à saúde.

- Oficina sobre psicossomática e constituição da subjetividade na infância e na adolescência.
- Oficinas sobre exame neurológico, exame dermatológico e manejo de problemas de pele comuns, exame oftalmológico, fundoscopia e manejo de problemas comuns.
- Oficina teórico-prática de colocação de sistema intrauterino e implante subcutâneo anticonceptivo.
- Oficina teórico-prática sobre instrumental cirúrgico, indicações e técnicas de pequenas cirurgias.

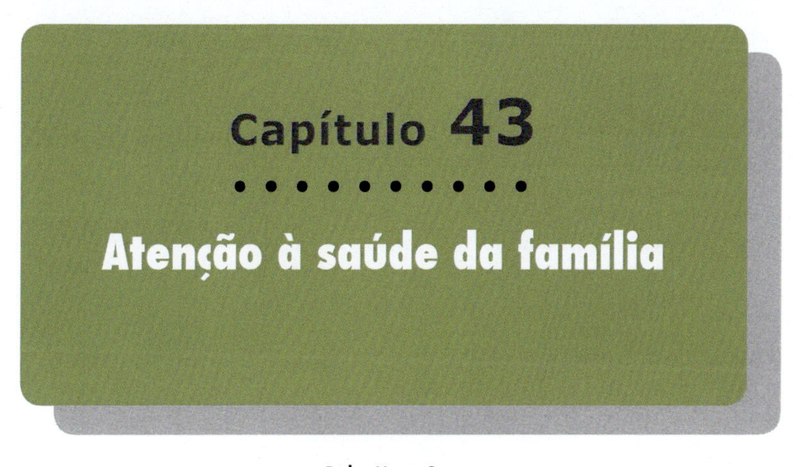

Capítulo 43

Atenção à saúde da família

Dulce Maria Senna
José Benedito Ramos Valladão Júnior

Para melhor compreendermos as pessoas e seus problemas, necessitamos buscar entender os múltiplos contextos que as cercam (físico, histórico, econômico, familiar, cultural, espiritual).

No entanto, a ideia de pensar apenas nos indivíduos em vez de procurar também compreender o sistema a que pertencem está profundamente arraigada na cultural ocidental e seu modelo hegemônico de produzir o cuidado em saúde.

Romper com tais perspectivas deve ser uma das primeiras tarefas para o treinamento dos conhecimentos a serem prestados pelo médico de família e comunidade.

Competências indispensáveis	Nível	E	D
Reconhecer que sintomas e problemas individuais podem atuar no surgimento e manutenção de disfunções no grupo/família.	I		

Competências indispensáveis	Nível	E	D
Reconhecer que disfunções no grupo/família podem atuar no surgimento e manutenção de sintomas individuais.	I		
Dialogar com o indivíduo e a família para o entendimento dessas relações de influência.	I		
Reconhecer o membro da família que adoece com maior frequência.	I		
Compreender as potencialidades da família como fonte de suporte ao indivíduo.	I		
Usar o modelo sistêmico para compreensão de grupos/famílias.	I		
Realizar familiogramas em casos indicados.	I		
Realizar ecomapa em casos indicados.	I		
Realizar mapa de rede social em casos indicados.	I		
Construir e analisar dados de gráficos, juntamente com o indivíduo e/ou família, estimulando suas próprias compreensões e respostas.	I		
Verificar a presença de acontecimentos vitais estressantes.	I		
Identificar papéis, funções, regras e rituais familiares.	I		
Identificar as etapas do ciclo de vida: jovem solteiro, formação do casal, família com filho pequeno, família com filho adolescente, lançamento de filhos, ninho vazio, família no estágio tardio de vida.	I		

Competências indispensáveis	Nível	E	D
Reconhecer e saber orientar sobre crises do ciclo vital familiar.	I		
Fornecer suporte à família em situações de pessoa acamada.	I		
Fornecer suporte à família em situações de esgotamento do cuidador.	I		
Fornecer suporte à família em situações de enfermidade grave e/ou crônica.	I		
Fornecer suporte à família em situações de terminalidade.	I		
Desenvolver ferramentas para a construção de cuidados de saúde para grupos familiares nos quais as relações afetivas e sociais impeçam o estabelecimento de cuidados aos membros fragilizados.	I		
Estabelecer uma relação e um cuidado longitudinal com o paciente e sua família.	I		
Compreender o fortalecimento do vínculos como potencializadores da organização dos cuidados e da resiliência do grupo/família.	I		
Compartilhar a responsabilidade do projeto terapêutico e recursos utilizados para o cuidado em saúde com o paciente e a família.	I		
Manter seus próprios valores pessoais e culturais sem interferir no cuidado de pacientes e familiares com diferentes crenças.	I		
Comprometer-se com o respeito às decisões próprias do paciente e sua família.	I		

Competências importantes	Nível	E	D
Reconhecer o modo de cooperação de cada membro da família para melhor compreender seu funcionamento e potencialidades.	I/II		
Saber usar o Apgar familiar para avaliação de função familiar.	I		
Conhecer e saber utilizar as 9 dimensões da abordagem sistêmica – PPRACTICE: • P: problema (*Problem*); • P: resolvendo o problema (*Problem solving*); • R: papéis, regras e responsabilidades (*Roles*); • A: afeto (*Affect*); • C: comunicação (*Communication*); • T: momento no ciclo de vida (*Time in life cycle*); • I: história do problema (*Illness experience*); • C: recursos na comunidade (*Community*); • E: ambiente (*Environment*).	I		
Realizar entrevista familiar em situação de somatização.	I		
Realizar entrevista familiar em situação de disfunções do casal.	I		
Realizar entrevista familiar em situação de problemas de comportamento de crianças.	I		
Realizar entrevista familiar em situação de dificuldades com adolescentes.	I		
Realizar entrevista familiar em situação de drogadição.	I		
Realizar entrevista familiar em situação de ansiedade ou depressão.	I		
Manter a coordenação e a continuidade do cuidado aos pacientes e seus familiares que precisem de terapia familiar.	I/II		

Capítulo 44

Atenção a situações de risco familiar e social

Ana Flávia Pires Lucas d'Oliveira
Dulce Maria Senna
Layla Ibraim Silva Darwiche

Pessoas em exclusão social

Competências indispensáveis	Nível	E	D
Realizar avaliação social centrada na pessoa e integral.	I		
Identificar pessoas em risco de exclusão social: imigrantes, pessoas que abusam de álcool ou outras drogas, minorias étnicas, pessoas com transtornos mentais graves e persistentes, moradores de rua ou abrigos, profissionais do sexo, população LGBT e analfabetos.	I		

Competências indispensáveis	Nível	E	D
Identificar condições de pobreza, marginalidade ou abrigamento da pessoa excluída socialmente.	I		
Reconhecer e lidar com os problemas de saúde mais prevalentes nas pessoas em exclusão social.	I		
Realizar discriminação positiva para garantir o acesso ao serviço (equidade), eliminando barreiras.	I		
Considerar e respeitar os aspectos socioculturais que influem no conceito saúde-doença da pessoa em exclusão social.	I		
Buscar fontes de suporte e de recursos pessoais, familiares e comunitários da pessoa em exclusão social.	I		
Ser capaz de buscar e identificar enfermidades adquiridas na comunidade que podem acometer a pessoa em exclusão social.	I/II		
Realizar diagnóstico e tratamento dos transtornos mentais que podem acometer a pessoa em exclusão social.	I/II		
Ser capaz de utilizar os equipamentos sociais e mecanismos de acesso a direitos existentes na área.	I/II		
Identificar o significado de determinados sintomas relacionados com a expressão sociocultural de sua enfermidade.	I/II		
Conhecer as diferentes necessidades de saúde dos diferentes grupos em exclusão no território e planejar e executar ações (individuais e/ou coletivas) adequadas a essas necessidades.	I/II		

Competências importantes	Nível	E	D
Realizar atividades comunitárias de educação para a saúde com pessoas em exclusão.	I/II		
Coordenar o cuidado da pessoa em exclusão social com os profissionais da equipe de saúde e com o serviço social.	I/II		

Competências complementares	Nível	E	D
Conhecer e utilizar de modo coordenado a rede intersetorial (ONG, assistência social, filantrópica, assistência jurídica, segurança pública, trabalho, moradia, educação) adequada para trabalhar as situações de sofrimento/dificuldades da pessoa excluída socialmente e favorecer sua saúde.	I/II		

Pessoa portadora de deficiência

Competências indispensáveis	Nível	E	D
Reconhecer e diagnosticar as deficiências físicas mais frequentes.	I		
Reconhecer e diagnosticar as deficiências psíquicas mais frequentes.	I		
Saber o conceito de deficiência.	I		
Saber o conceito de incapacidade.	I		

Competências indispensáveis	Nível	E	D
Conhecer e informar sobre os direitos e benefícios.	I		
Promover autonomia e independência da pessoa portadora de deficiência.	I		
Realizar o manejo compartilhado de pessoas com oligofrenia.	I		
Realizar o manejo compartilhado de pessoas com síndrome de Down.	I		
Realizar o reconhecimento e a coordenação da efetivação do cuidado à pessoa com cegueira total ou parcial.	I		
Realizar o reconhecimento e a coordenação da efetivação do cuidado à pessoa com surdez total ou parcial.	I		
Realizar o manejo compartilhado de pessoas com paralisia cerebral.	I		
Realizar o manejo compartilhado de pessoas com lesão medular.	I		
Realizar o manejo compartilhado de pessoas com amputações.	I		
Estabelecer vínculo e relação de confiança com a pessoa portadora de deficiência.	I		
Estabelecer vínculo e relação de confiança com o cuidador/família.	I		
Tratar condições crônicas, encaminhando quando necessário.	I		
Garantir atividades de reabilitação com outros profissionais da unidade de saúde e de outros níveis assistenciais, se necessário.	I		

Competências indispensáveis	Nível	E	D
Prover relatórios e encaminhamentos para a realização de próteses e meios auxiliares.	I		
Encaminhar com critério a pessoa portadora de deficiência aos níveis assistenciais secundário e terciário, quando necessário.	I		
Orientar a pessoa portadora de deficiência a participar de grupos, redes e instituições de suporte.	I		

Competências importantes	Nível	E	D
Coordenar o cuidado do paciente e de sua família junto à equipe multidisciplinar (enfermagem, psicologia, fisioterapia, terapia ocupacional, nutricionista e serviço social) e outras instituições.	I/II		

Competências complementares	Nível	E	D
Conhecer as leis e os direitos do paciente portador de deficiência.	I/II		
Atuar para que o centro de saúde seja livre de barreiras arquitetônicas.	I/II		

Pessoa em situação de violência

Competências indispensáveis	Nível	E	D
Conhecer os tipos de maus-tratos (psicológico, físico e sexual), sua prevalência, principais agressores e consequências para a saúde.	I		
Conhecer situações de risco e vulnerabilidade para ser vítima de maus-tratos.	I		
Realizar a detecção precoce de violência perante a identificação de situações de risco, indícios e sintomas de violência doméstica (contra crianças, idosos, mulheres, homens, deficientes físicos/mentais).	I		
Conhecer e aplicar técnicas específicas de entrevista clínica diante da suspeita de violência doméstica (não julgar, escuta atenta e respeitosa, não ser intrusivo, decisão compartilhada).	I		
Utilizar entrevista oportunística para violência.	I		
Realizar o diagnóstico de violência e avaliar sua magnitude, avaliando o risco imediato.	I		
Realizar exame clínico e avaliação psicológica (atitudes e estado emocional) detalhado.	I		
Descrever corretamente e em detalhes o que foi informado e o achado de exame físico para eventual relatório e encaminhamento à justiça em caso de pedido e autorização da pessoa, considerando a garantia da confidencialidade da informação.	I		

Competências indispensáveis	Nível	E	D
Estabelecer um plano de atuação integral e coordenado em conjunto com a pessoa atendida, respeitando seus valores e opções e informando dos riscos e consequências para a saúde.	I		
Conhecer os protocolos estabelecidos para o atendimento de violência sexual (Norma Técnica).	I		
Realizar notificação de violência.	I		
Realizar profilaxias pertinentes e encaminhamento a serviços especializados, a depender da idade e do sexo da pessoa acometida.	I		
Identificar famílias com diferentes pessoas em situação de violência e sua inter-relação para propor planos de cuidado que garantam direitos e a saúde de todos os envolvidos.	I		
Conhecer e orientar sobre os recursos intersetoriais disponíveis, forma de acesso e critérios de encaminhamento. Oferecer as possibilidades realizando decisão compartilhada com a pessoa.	I		
Estabelecer plano de segurança com a pessoa em situação de violência.	I		

Competências importantes	Nível	E	D
Atuar na prevenção da violência doméstica em nosso nível de atenção.	I		
Organizar pautas de atuação perante o agressor, sem expor a vítima.	I/II		

Competências complementares	Nível	E	D
Avaliar a repercussão da violência doméstica no âmbito familiar.	I/II		
Atuar com outros profissionais para a intervenção familiar.	I/II		

Estágios e ferramentas de aprendizagem

A) Estágio longitudinal em APS: a aprendizagem das competências relacionadas com as situações de risco familiar e social devem começar no início da residência e se estender por toda a formação, devendo existir um esforço especial no treinamento que se desenvolve na UBS por meio de atendimentos e discussões clínicas junto aos tutores, equipe da Estratégia Saúde da Família (ESF), Núcleo de Apoio à Saúde da Família (NASF) e assistente social.

Espera-se que o residente seja estimulado, pelo processo de tutoria, a:

» Conhecer o perfil das populações em exclusão no território.

» Conhecer as diferentes determinações de exclusão social e suas características em termos de barreira ao acesso e perfil de saúde.

» Visitar a rede intersetorial da região da UBS, identificando pontos de suporte para encaminhamento e parcerias.

B) Estágio em Ambulatório de Violência Doméstica e Conflitos Familiares Difíceis: realização de atendimentos e discussões clínicas supervisionadas em Ambulatório de Violência Doméstica e Conflitos Familiares Difíceis durante o R2 no Centro de Saúde-Escola Butantã.

C) Curso de Avaliação da Dinâmica Familiar em Situações de Cuidados Complexas: encontros mensais com apresentações de situações clínicas e genogramas para discussões durante o R1 no Centro de Saúde-Escola Butantã.

D) Curso de Família e Comunidade: discussões sobre temas e situações clínicas relacionadas com o cuidado de famílias e comunidades durante o R1 no Centro de Saúde-Escola Butantã.

E) **Seminários psicossociais:** encontros mensais para discussões durante o R2 no Centro de Saúde-Escola Butantã sob supervisão do coordenador de atenção à família.

F) **Aulas e seminários teóricos:** realização de aulas e discussões em reuniões gerais sobre o tema, além de seminários teóricos nas UBS.

G) **Autoaprendizagem:** estímulo à leitura de bibliografia sugerida e à autorreflexão sobre as sensações produzidas durante os encontros clínicos.

Capítulo 45

Atenção à saúde da comunidade

Ana Paula Andreotti Amorim
José Benedito Ramos Valladão Júnior
Rodrigo Garcia D'Aurea

A atenção à saúde da comunidade faz parte das atribuições do médico de família e comunidade (MFC), devendo existir recursos e esforços específicos para esta formação.

O MFC coloca-se em uma posição ímpar perante o cuidado em saúde da comunidade, uma vez que o atendimento integral e longitudinal permite que acumule um conjunto de conhecimento sobre as pessoas e famílias; além disso, visita as pessoas em suas casas, conhece e se relaciona com o território que abrange.

Durante o atendimento individual, a manifestação dos problemas muitas vezes carece da compreensão de aspectos da vida familiar e comunitária para entendimento do processo saúde-doença e elaboração de estratégias conjuntas efetivas para lidar com os problemas.

Aspectos da vida comunitária e do território determinam muito sobre as maneiras de ser e de se relacionar das pessoas individualmente, traduzindo-se em comportamentos que favorecem ou prejudicam a saúde. Ademais, é nesse contexto que se constroem os mecanismos de resiliência e as formas de rede e suporte social.

Se, por um lado, observa-se a influência dos fatores comunitários ao nível individual, o contrário também é verdadeiro. Observamos que recomendações, comportamentos e potencialidades individuais podem influenciar a estrutura social por meio da propagação em redes sociais.

Por isso, o MFC não pode se limitar, na consulta, ao entendimento pontual das demandas que se apresentam, devendo compreender que a atenção individual e a comunitária são interdependentes e ocorrem conjuntamente. Da mesma forma, saberá que, ao lidar com as necessidades em saúde do conjunto da população da localidade em que trabalha, por meio de atividades comunitárias como estratégias de prevenção e promoção à saúde, que favoreçam o protagonismo e a autonomia, também estará atuando na atenção à saúde individual.

Assim, é importante que o médico residente desenvolva as competências necessárias para articular essas esferas de atenção à saúde adequadamente, reconhecendo-se como parte de uma rede comunitária de apoio e atenção à saúde, entendendo as limitações de sua atuação e adaptando-se às necessidades das pessoas e aos recursos disponíveis na comunidade em que pratica a medicina.

Competências indispensáveis	Nível	E	D
Reconhecer os determinantes sociais em saúde nos cuidados individual, familiar e comunitário.	I		
Buscar conhecer condições socioeconômicas, culturais e ambientais que influenciem o cuidado em saúde.	I		
Buscar conhecer o contexto e a estrutura organizacional comunitária.	I		
Conhecer a distribuição demográfica da população que cuida.	I		
Conhecer o perfil epidemiológico da população que cuida.	I		

Competências indispensáveis	Nível	E	D
Conhecer os aparelhos e recursos sociais no território.	I		
Utilizar o conhecimento demográfico e epidemiológico para moldar a assistência, priorizando necessidades e problemas de saúde.	I		
Realizar discussões em equipe (enfermagem, agentes comunitários de saúde), buscando um denominador comum sobre o entendimento dos determinantes sociais em saúde e a importância de atuação conjunta e organizada diante deles.	I		
Realizar atuação junto à equipe multiprofissional NASF, quando necessário.	I		
Realizar atuação junto a assistentes sociais, quando necessário.	I		
Conhecer o conselho gestor da unidade e do distrito de saúde em que atua, quanto ao seu modo de operar e seus membros (indivíduos e instituições representantes de usuários, trabalhadores e gestores).	I		
Participar de pelo menos um encontro do conselho gestor de sua unidade e do distrito de saúde.	I		
Realizar intercâmbio de informações com o conselho gestor da unidade ou do distrito de saúde do território em que atua.	I		

Competências indispensáveis	Nível	E	D
Reconhecer o controle social como princípio doutrinário do SUS, aplicável nas diferentes realidades dos serviços de saúde e com potencial transformador destas realidades.	I		
Reconhecer o impacto da esfera política nas políticas públicas e, portanto, na capacidade de cuidado prestado pelo serviço onde trabalha.	I		

Competências importantes	Nível	E	D
Realizar escuta ativa sobre críticas em relação à assistência à saúde prestada pela equipe e unidade de saúde.	I		
Reconhecer a limitação do cuidado médico na modificação de certos determinantes sociais, buscando outras formas de atuação, visando à saúde individual e coletiva.	I		
Participar de discussões e atividades intersetoriais.	I/II		
Estimular o protagonismo e a responsabilidade dos cidadãos na promoção e no cuidado de sua saúde (*empowerment*).	I/II		
Estimular a realização de atividades e grupos comunitários.	I/II		

Competências complementares	Nível	E	D
Elaborar um programa de saúde comunitário ou melhorar um já elaborado e avaliado.	I		
Frequentar o conselho gestor da unidade de saúde.	I		
Participar de associações comunitárias.	I		

Estágios e ferramentas de aprendizagem

A) Estágio longitudinal em APS: A aprendizagem fundamental terá lugar na UBS e incluirá atividades com os demais profissionais (agentes de saúde, equipe de enfermagem, equipe multiprofissional, NASF, serviço social), conhecimento dos grupos e intervenções comunitárias realizadas pelo serviço, além do Conselho Gestor e das formas de organização da comunidade.

Espera-se que o residente seja estimulado pelo processo de tutoria a:

- Conhecer o território e o perfil da população, bem como os diferentes determinantes sociais e características de saúde.
- Conhecer os espaços de participação popular (associações de moradores, conselhos).
- Visitar a rede intersetorial e aparelhos sociais da região, identificando pontos de suporte para encaminhamento e parcerias.
- Apresentação de casos clínicos centrados no paciente, nos quais se contemple o contexto social e os condicionantes comunitários, as limitações da atuação médica na consulta e o possível encaminhamento ou utilização de atividades grupais e recursos comunitários disponíveis (grupos terapêuticos, de autoajuda, educação em saúde, associações de moradores, serviços sociais).
- Integrar a percepção comunitária dos agentes comunitários de saúde (ACS) no desenvolvimento do plano de cuidado.
- Realizar vivência em grupo terapêutico durante a residência.
- Realizar vivência em reunião do Conselho Gestor.

B) **Curso de Família e Comunidade:** discussões sobre temas e situações clínicas relacionadas com o cuidado de famílias e comunidades durante o R1 no Centro de Saúde-Escola Butantã.

C) **Curso de Saúde Coletiva:** debates motivados por vídeos, textos, exposições dialogadas e seminários com o intuito de estimular a reflexão crítica sobre os principais desafios conceituais, técnicos e políticos da saúde coletiva e da atenção primária brasileira.

D) **Aulas e seminários teóricos:** aulas teóricas e seminários que incorporem os seguintes temas: trabalho em grupo, atividades comunitárias, participação popular e controle social.

E) **Autoaprendizagem:** estímulo à leitura de bibliografia sugerida e à autorreflexão sobre o aprendizado e as sensações produzidas durante a participação em espaços de controle social e em atividades comunitárias.

IV

Ferramentas de Avaliação

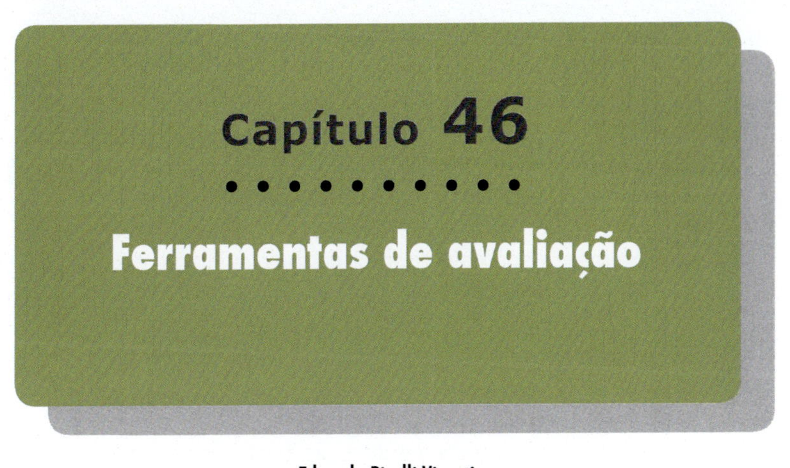

Eduardo Picelli Vicentim
José Benedito Ramos Valladão Júnior

Durante o período letivo, ferramentas de avaliação serão utilizadas com a finalidade de alcançar os seguintes objetivos gerais:

» Garantir ao médico-residente a aquisição das competências almejadas à formação de excelência em medicina de família.
» Prover *feedback* para aperfeiçoamento clínico-didático do corpo docente.
» Aprimorar o currículo de estágios e atividades de aprendizagem oferecidos pelo Programa de Residência Médica em Medicina de Família e Comunidade da Faculdade de Medicina da Universidade de São Paulo (FMUSP).

Ferramentas de avaliação do residente

O objetivo específico dos inúmeros instrumentos de avaliação do residente utilizados no programa de residência é fornecer ao médico residente e a seus tutores um retorno sobre seu desempenho e evolução ao longo do tempo para auxiliá-los na elaboração de um plano formativo personalizado voltado ao enfrentamento de deficiências e correção de falhas para aquisição das habilidades, conhecimentos e atitudes almejados.

Desta maneira, constituem-se os seguintes instrumentos de avaliação do médico residente ao longo do período letivo:

» **Avaliação do estágio longitudinal em atenção primária:** em relação ao principal estágio da residência, que ocorre continuamente durante os dois anos de residência, a avaliação deverá ser feita trimestralmente por meio do formulário de avaliação de estágio. O residente deverá realizar sua autoavaliação para discussão conjunta aos seus tutores.

» **Avaliação de estágios:** os residentes serão avaliados em todos os demais estágios de forma pontual em relação ao período em que desempenharam o estágio.

» **Provas:** ocorrerão avaliações formais trimestralmente de forma alternada entre prova teórica e prova prática. A prova teórica se constituirá por casos clínicos que abrangerão todos os conteúdos médicos de importância na atenção primária. A prova prática ocorrerá pelo acompanhamento de atendimentos de cada residente e aplicação da ferramenta de observação de consultas (COT).

» **Avaliação da apresentação de artigos científicos:** o residente será avaliado quanto a artigos apresentados em reuniões científicas do Programa de Residência em Medicina de Família e Comunidade.

» **Avaliação da apresentação de caso clínico:** o residente será avaliado quanto a casos clínicos apresentados em reuniões científicas do Programa de Residência em Medicina de Família e Comunidade.

» **Avaliação de trabalho de pesquisa científica:** o residente será avaliado quanto à apresentação, ao final da residência, de um trabalho científico na forma de apresentação oral e/ou publicação escrita.

Avaliação do corpo docente e do programa de residência médica

A avaliação dos tutores e do programa de residência médica é realizada por meio dos seguintes instrumentos:

» **Formulário de avaliação individual do tutor:** o formulário deve ser preenchido pelo residente e discutido com os respectivos tutores.

» **Atividade de sombra de tutores:** os residentes realizarão observação de consultas de tutores, utilizando o instrumento de avaliação ferramenta de observação de consulta (COT), que deve ser usada como guia, preenchida pelo residente e discutida com os respectivos tutores.

» **Formulário de avaliação dos estágios:** os residentes deverão avaliar todos os estágios que realizarem quanto ao supervisor e conteúdo formativo.
» **Formulário de avaliação de aulas:** os residentes deverão avaliar todas as atividades teóricas ou teórico-práticas que realizarem.

Todas essas avaliações serão entregues à coordenadoria do programa de residência médica com o intuito de garantir os respaldos e as ferramentas de aprimoramento ao seu corpo docente.

1. **Reuniões periódicas de avaliação com a coordenação:** os R1 e os R2 têm reuniões com a coordenação nas quais podem ser discutidos problemas e sugestões relacionados com a residência médica.
2. **Autoavaliação docente:** ocorre por meio de reuniões mensais de tutores com a coordenação do Programa de Residência Médica em Medicina de Família e Comunidade.
3. **Avaliação coletiva global da residência:** ocorre longitudinalmente, por meio de reuniões mensais da Comissão de Residência Médica de Medicina de Família e Comunidade (COREME-MFC), com representantes de tutores, R1s, R2s e demais grupos envolvidos com a residência, além dos espaços de reuniões gerais administrativas com todos os envolvidos na residência para a avaliação global da residência e realização de planejamentos futuros.

Formulário de avaliação do residente – estágio longitudinal em APS

Orientações para o preenchimento desta avaliação:

1. O residente deverá preencher o formulário por escrito, realizando sua autoavaliação.
2. A seguir, essa avaliação deverá ser discutida entre o tutor, o residente e outro avaliador (outro tutor ou enfermeira da equipe), e poderá ser modificada.
3. O objetivo da avaliação é orientar o residente em sua evolução. Assim, recomenda-se, antes da autoavaliação, fazer uma breve retomada das avaliações prévias.

Item a ser avaliado	Nota (0-10)	Comentários
1. Frequência.		
2. Pontualidade.		
Desempenho na condução dos casos e habilidades clínicas		
3. Conhecimento adequado para o nível (R1 ou R2).		
4. Realiza adequadamente a anamnese.		
5. Realiza adequadamente o exame físico.		
6. Integra o conhecimento teórico com a queixa e planeja investigação adequada (raciocínio clínico).		
7. Considera as evidências científicas nas decisões.		
8. Formula um plano de acompanhamento adequado.		
9. Maneja eficientemente o tempo.		
10. Preenche corretamente o prontuário.		
11. Busca referências teóricas adequadas.		
12. Demonstra conhecimento sobre suas deficiências.		
Relação médico-paciente		
13. Comunica-se eficientemente.		
14. Envolve o paciente na investigação e no tratamento.		

(Continua)

Item a ser avaliado	Nota (0-10)	Comentários
15. Responsabiliza-se pelos pacientes ao longo do tempo.		
16. Desenvolve bom vínculo com o paciente e a família.		
17. Faz a consulta com ênfase no paciente e na família.		
Relação com a equipe		
18. Participa das reuniões e atividades da equipe.		
19. Apresenta adequadamente os casos para a equipe.		
20. Articula ações para a condução dos casos com os diferentes membros da equipe.		
21. Tem iniciativa, propõe ações conjuntas.		
22. Conhece os instrumentos ligados à prática: CIAP, ferramentas de registro, vigilância epidemiológica.		
Relação com a comunidade		
23. Participa de alguma atividade comunitária (grupo, conselho local etc.).		
24. Conhece o território.		
Outros		
25. Assistência didática aos alunos e outros profissionais da equipe de saúde.		

(Continua)

Item a ser avaliado	Nota (0-10)	Comentários
26. Postura ética (capacidade de administrar conflitos).		
27. Evolução do conhecimento ao longo do estágio.		
Nota final (em escala de 0 a 10)		

Obs.: médias abaixo de 7,0 (sete) = reprovação; fundamentar a avaliação e propor conduta.

Formulário de avaliação do residente em estágio

Item a ser avaliado	Nota (0-10) ou não se aplica
1. Frequência.	
2. Pontualidade.	
3. Desempenho na condução dos casos, atribuições e atividades práticas.	
4. Responsabilidade para com os pacientes e/ ou tarefas a seus cuidados.	
5. Participação em visitas médicas, reuniões científicas ou equivalentes.	
6. Assistência didática aos internos, residentes ou outros profissionais da equipe de saúde.	
7. Relação médico-paciente.	
8. Relação multiprofissional (recepção, assistente social, nutrição, enfermagem, secretárias etc.).	

(Continua)

Item a ser avaliado	Nota (0-10) ou não se aplica
9. Postura ética (capacidade de administrar conflitos).	
10. Evolução do conhecimento ao longo do estágio.	
11. Prova/monografia/trabalho científico.	
Nota final (em escala 0 a 10)	

Comentários/sugestões:

Avaliação da apresentação de artigo científico

Exposição		
Item	**Avaliação***	**Comentário**
Discurso claro e adequado.		
Organização adequada do tempo.		
Apresentação adequada do material expositivo (fotos, textos e *slides*).		
Artigo		
Item	**Avaliação***	**Comentário**
Conhecimento adequado do artigo.		
Síntese adequada do artigo.		
Explicação adequada de tabelas, gráficos ou esquemas adequadamente.		
Discussão		
Item	**Avaliação***	**Comentário**
Levantamento de questões e dúvidas sobre a compreensão do artigo.		
Avaliação crítica da metodologia, resultados e conclusões do artigo.		
Análise crítica entre as conclusões do artigo e a nossa prática médica.		

* *Ótimo, bom, regular ou insuficiente.*

Avaliação da apresentação de caso clínico

Exposição		
Item	**Avaliação***	**Comentário**
Discurso claro e adequado.		
Organização adequada do tempo.		
Apresentação adequada do material expositivo (fotos, textos e *slides*).		
Caso		
Item	**Avaliação***	**Comentário**
Conhecimento sobre o caso.		
Uso claro e apropriado de tecnologias da APS.		
Responsabilidade pela condução do caso.		
Abrangência do caso (questões familiares, comunitárias, clínicas, relacionais, fisiopatológicas).		
Escuta qualificada e trabalho em equipe.		
Ética.		

(Continua)

Discussão		
Item	**Avaliação***	**Comentário**
Conhecimento sobre o(s) tema(s) enfocado(s) a partir do caso.		
Relevância da discussão para a atenção primária à saúde.		
Pesquisa bibliográfica relevante e adequada.		
Correlação adequada da discussão do caso com a bibliografia.		

* *Ótimo, bom, regular ou insuficiente.*

Apresentação de trabalho de pesquisa científica

Trabalho		
Item	**Avaliação***	**Comentário**
Organização do conteúdo.		
Argumentação.		
Profundidade do tema.		
Relevância.		

(Continua)

Exposição		
Item	**Avaliação***	**Comentário**
Domínio sobre o conteúdo.		
Discurso claro e adequado.		
Organização da apresentação.		
Apresentação do trabalho.		

Bibliografia		
Item	**Avaliação***	**Comentário**
Quantidade e qualidade de recursos bibliográficos.		
Relevância das fontes de pesquisa bibliográfica.		

* *Ótimo, bom, regular ou insuficiente.*

Ferramenta de observação de consulta (*Consultation Observation Tool* – COT)

A. Descobre os motivos de consulta do paciente	Conceito
1. Encoraja a contribuição do paciente.	
2. Reconhece "dicas e movimentos".	
3. Aborda as queixas em um adequado contexto psicossocial.	
4. Explora a compreensão de saúde do paciente.	

(Continua)

B. Define o problema clínico	Conceito
5. Obtém informações suficientes para incluir ou excluir condições relevantes.	
6. Realiza adequado exame físico ou psíquico orientado para a queixa.	
7. Faz um diagnóstico adequado.	
C. Explica o problema para a pessoa	**Conceito**
8. Explica o problema em linguagem adequada.	
D. Manejo dos problemas da pessoa	**Conceito**
9. Procura confirmar o entendimento da pessoa.	
10. Elabora um plano de cuidados adequado.	
11. É dada à pessoa a oportunidade de se envolver na elaboração do plano de cuidados.	
12. Procura seguir uma sequência de entrevista e registro clínico orientados para o problema. (SOAP).	
13. Usa o tempo adequadamente para cada momento da consulta (S-O-A-P).	
14. Utiliza prevenção primária, secundária, terciária e quaternária adequadamente ao problema.	
E. Faz uso eficaz da consulta	**Conceito**
15. Faz uso efetivo e racional dos recursos.	
16. Condições e intervalos para seguimento são especificados.	

(Continua)

Avaliação geral
Feedback e recomendações para desenvolvimento posterior:
Plano de ação para mudança:
Tempo utilizado para observação
Tempo utilizado para *feedback*

NA: não avaliado; 01: necessita de maior desenvolvimento; 02: competente; 03: excelente.

Formulário de avaliação individual do tutor

Orientações para o preenchimento desta avaliação

- » O residente deverá preencher o formulário por escrito, realizando a avaliação do tutor.
- » A seguir, esta avaliação deverá ser discutida com o tutor.
- » O objetivo da avaliação é orientar o tutor em sua evolução quanto ao aprimoramento clínico-didático. Assim, recomenda-se que ele realize uma breve retomada das avaliações prévias.

Item a ser avaliado	Nota (0-10)	Comentários
1. Frequência.		
2. Pontualidade.		
Desempenho na condução dos casos e habilidades clínicas		
3. Conhecimento adequado para o ensino.		
4. Detém habilidades comunicacionais.		
5. Competente no ensino prático de diferentes modalidades de exame clínico (geral, cardiopulmonar, abdominal, neurológico, osteomuscular, dermatológico, oftalmológico, ginecológico, psíquico etc.).		
6. Integra o conhecimento teórico com a queixa e sugere investigação adequada (raciocínio clínico) nas discussões clínicas.		
7. Considera as evidências científicas nas decisões.		
8. Formula um plano de acompanhamento adequado.		
9. Maneja eficientemente o tempo.		
10. Preenche corretamente o prontuário.		
11. Possui referenciais teóricos adequados.		
12. Demonstra conhecimento sobre suas deficiências.		

(Continua)

Item a ser avaliado	Nota (0-10)	Comentários
Relação médico-paciente		
13. Comunica-se eficientemente.		
14. Envolve o paciente na investigação e no tratamento.		
15. Responsabiliza-se pelos pacientes ao longo do tempo.		
16. Desenvolve bom vínculo com o paciente e a família.		
17. Faz a consulta com ênfase no paciente e na família.		
Relação com a equipe		
18. Participa das reuniões e atividades da equipe.		
19. Apresenta adequadamente os casos para a equipe.		
20. Articula com os diferentes membros da equipe ações para a condução dos casos.		
21. Tem iniciativa, propõe ações conjuntas.		
22. Conhece os instrumentos ligados à prática: CIAP, ferramentas de registro, vigilância epidemiológica.		
Relação com a comunidade		
23. Participa de alguma atividade comunitária (grupo, conselho local etc.)		
24. Conhece o território.		

(Continua)

Item a ser avaliado	Nota (0-10)	Comentários
Outros		
25. Assistência didática aos residentes e outros profissionais da equipe de saúde.		
26. Postura ética (capacidade de administrar conflitos).		
27. Aprendizado com esse tutor ao longo do estágio.		
Nota final (em escala de 0 a 10)		

Formulário de avaliação do estágio

Estágio: ________________ **Período (mês/ano):** ____________

Pontuações: 1: ruim 2: regular 3: bom 4: muito bom NA: não se aplica

Avaliação do supervisor	Assist. 1	Assist. 2	Assist. 3	Assist. 4
1. Frequência.				
2. Pontualidade.				
3. Disponibilidade para a supervisão.				
4. Qualidade da supervisão.				
5. Conhecimento teórico.				
6. Conhecimento e habilidades para condução prática dos casos.				

(Continua)

Avaliação do supervisor	Assist. 1	Assist. 2	Assist. 3	Assist. 4
7. Coordenação de atividades didáticas, reuniões científicas ou equivalentes.				
8. Relação com o paciente.				
9. Relação com o residente.				
10. Relação multiprofissional.				
11. Postura ética.				
Nota final				

Avaliação do estágio	Nota
1. Organização do estágio: proposta pedagógica, instrumentos e referências para aprendizagem.	
2. Organização dos atendimentos.	
3. Respeito à grade da residência médica.	
4. Número adequado de atendimentos por residente.	
5. Proporção ideal de residente/tutor: no máximo 3 residentes para cada tutor.	
6. Presença de discussões de caráter multidisciplinar.	
7. Tratamento contemplando visão abrangente de recursos: medicamentos e procedimentos disponíveis na rede básica e nas referências secundárias e terciárias.	
8. Padronização do atendimento e de propostas terapêuticas, respeitando a autonomia de cada profissional.	

(Continua)

Avaliação do estágio	Nota
9. Estrutura adequada para aprendizagem teórica e prática.	
10. Promoção de um ambiente de discussão democrático.	
Nota final	

Comentários/sugestões:

Formulário de avaliação de aulas

Professor:______________________________ **Data:** _______________

Tema: ____

Pontuações: 1: ruim 2: regular 3: bom 4: muito bom NA: não se aplica

Avaliação do tema e professor	
1. Relevância do tema.	
2. Adequação da aula ao tema.	
3. Conhecimento e habilidades para condução da aula (didática).	
4. Conhecimento teórico.	
5. Qualidade da aula.	

(Continua)

Avaliação do tema e professor	
6. Manejo adequado do tempo.	
7. Contribuição para aperfeiçoamento da prática.	
8. Considera as evidências científicas e usa referências teóricas adequadas.	
9. Postura ética.	
Avaliação final	

Comentários/sugestões:

Bibliografia sugerida

(Parte 3 – Manual de Competências)

COMUNICAÇÃO

Stewart M. Medicina centrada na pessoa. Porto Alegre: Artmed; 2010.

Pendleton D. A nova consulta. Porto Alegre: Artmed; 2011.

Carrió FB. Entrevista clínica – habilidades de comunicação para profissionais de saúde. Porto Alegre: Artmed; 2012.

Tomsom P. 10 minutos para a família. Porto Alegre: Artmed; 2012.

Silverman J, Kurtz S. Skills for communicating with patients. 3. ed. Milton Keynes: Radcliffe Publishing; 2013.

Ramos V. A consulta em sete passos. Lisboa: VFBM Comunicação; 2008.

Balint M. O médico, seu paciente e a doença. Rio de Janeiro: Atheneu; 1984.

RACIOCÍNIO CLÍNICO E CONDUTA

Rose G. Estratégias da medicina preventiva. Porto Alegre: Artmed; 2010.

Fletcher RW, Fletcher SE, Fletcher GS. Epidemiologia clínica. 5. ed. Porto Alegre: Artmed; 2014.

BIOÉTICA

Lévinas E. Entre nós – ensaio sobre alteridade. Petrópolis (RJ): Vozes; 2004.

Lévinas E. Ética e infinito. Trad. João Gama. Lisboa: Edições 70; 1988.

Código de Ética Médica. Conselho Federal de Medicina; 2009.

GESTÃO DA ATENÇÃO À SAÚDE

Classificação Internacional de Atenção Primária (CIAP-2)/Elaborada pelo Comitê Internacional de Classificação da WONCA. 2009.

Brunet JC, Saameño JAB. La gestión de la consulta en Atención Primaria. In: Zurro AM, Pérez JFC, eds. Atención Primaria - Conceptos, organización y práctica clinica. 5. ed. Barcelona: Elsevier; 2003. p.84-109.

Murray M, Tantau C. Exploding the access paradigma. Fam Pract Manag. 2000 Sep;7(8):45-50.

TEMAS CLÍNICOS E GERAIS SOBRE MEDICINA DE FAMÍLIA E COMUNIDADE

McWhinney IR, Freeman T. Manual de medicina de família e comunidade. 3. ed. Porto Alegre: Artmed; 2010.

Gusso GDF, Lopes JMC. Tratado de medicina de família e comunidade - princípios, formação e prática. Porto Alegre: Artmed; 2012.

Duncan BB, Schmidt MI, Giugliani ERJ, Duncan MS, Giugliani C. Medicina ambulatorial: condutas de atenção primária baseadas em evidências. 4. ed. Porto Alegre: Artmed; 2013.

Simon C, Everitt H, van Dorp F. Manual de clínica geral de Oxford. 3. ed. Porto Alegre: Artmed; 2013. p.602-63.

Toy EC, Briscoe D, Britton B. Casos clínicos em medicina de família e comunidade (Lange). 3. ed. Porto Alegre: McGraw-Hill/Artmed; 2013.

Esherick JS, Clark DS, Slater ED. Current: diretrizes clínicas em atenção primária à saúde. 10. ed. Porto Alegre: McGraw-Hill/Artmed; 2013.

Lewis EL, South-Paul JE, Matheny SC. Current medicina de família e comunidade: diagnóstico e tratamento. 2. ed. Porto Alegre: Artmed; 2010.

PROBLEMAS INFECCIOSOS

Brasil. Ministério da Saúde. Tuberculose na Atenção Primária à Saúde. Ministério da Saúde, Série A: Normas e Manuais Técnicos; 2011.

Brasil. Ministério da Saúde. Portaria n. 3.125, de 07 de outubro de 2010. Diretrizes para vigilância, atenção e controle da hanseníase.

Brasil. Ministério da Saúde. Cadernos de Atenção Básica n. 18 HIV/Aids, hepatites e outras DST. Brasília: Ministério da Saúde; 2006.

Brasil. Ministério da Saúde. Dengue: diagnóstico e manejo clínico - adulto e criança. Brasília: Ministério da Saúde; 2013.

Brasil. Ministério da Saúde. Doenças infecciosas e parasitárias: guia de bolso. 8. ed. rev. Secretaria de Vigilância em Saúde. Brasília: Ministério da Saúde; 2010.

PROBLEMAS CARDIOVASCULARES

Thaler MS. ECG essencial - eletrocardiograma na prática diária. 7. ed. Porto Alegre: Artmed; 2013.

Bonow RO, Mann DL, Zipes DP, Libby P, Braunwald E. Tratado de doenças cardiovasculares. 9. ed. Rio de Janeiro: Elsevier; 2013.

PROBLEMAS ENDOCRINOLÓGICOS

Brasil. Ministério da Saúde. Estratégias para o cuidado da pessoa com doença crônica: *diabetes mellitus*. Brasília: Ministério da Saúde, 2013. (Cadernos de Atenção Básica, n. 36).

Camacho PM, Gharib H, Sizemore GW. Endocrinologia - baseada em evidências. 2. ed. Porto Alegre: Artmed; 2008.

PROBLEMAS RESPIRATÓRIOS

Global Initiative for Asthma (GINA). Pocket Guide - Global Strategy for Asthma Management and Prevention, 2014. Disponível em: http://www.ginasthma.org.

Global Initiative for Chronic Obstructive Lung Disease (GOLD). Global Strategy for the Diagnosis, Management and Prevention of COPD, 2015. Disponível em: http://www.goldcopd.org/.

PROBLEMAS DE CABEÇA E PESCOÇO

Caldas Neto S, Mello Jr. JF, Martins RHG, Costa SS. Tratado de otorrinolaringologia. 2. ed. São Paulo: Roca; 2011.

PROBLEMAS DO SISTEMA NERVOSO

Neto JP, Takayanagui OM. Tratado de neurologia. Rio de Janeiro: Elsevier; 2013.

PROBLEMAS DO TRATO DIGESTIVO E FÍGADO

Longo DL, Fauci AS. Gastrenterologia e hepatologia de Harrison. São Paulo: McGraw-Hill; 2015.

PROBLEMAS HEMATOLÓGICOS

Lichtman MA, Beutler E, Kipps TJ, Williams WJ. Manual de hematologia de Williams. 6. ed. Porto Alegre: Artmed; 2005.

URGÊNCIAS E EMERGÊNCIAS

Martins HS, Brandão Neto RA, Velasco IT, eds. Emergências clínicas - abordagem prática. 9. ed. Barueri: Manole; 2014.

Martins HS, Damasceno MCT, Awada SB, eds. Pronto-socorro - medicina de emergência (HCF-MUSP). 3. ed. Barueri: Manole; 2012.

Chameides L, Samson RA, Schexnayder SM, Hazinski MF, eds. Pediatric Advanced Life Support provider manual. Dallas: American Heart Association; 2012.

American Heart Association. Advanced Cardiovascular Life Support (ACLS) Provider Manual; 2015.

Colégio Americano de Cirurgiões - Comitê de Trauma. Suporte Avançado de Vida no Trauma para Médicos. Colégio Americano de Cirurgiões; 2008.

PROBLEMAS DE SAÚDE MENTAL

Dalgalarrondo P. Psicopatologia e semiologia psiquiátrica. Porto Alegre: Artes Médicas; 2000.

Miguel EC, Gentil V, Gattaz, WF, orgs. Clínica psiquiátrica. Barueri: Manole; 2011.

PROBLEMAS RELACIONADOS COM ADICÇÃO

Diehl A, Cordeiro DC, Laranjeira R. Dependência química - prevenção, tratamento e políticas públicas. Porto Alegre: Artmed; 2011.

Diehl A, Cordeiro DC, Laranjeira R. Tratamentos farmacológicos para dependência química - da evidência científica à prática clínica. Porto Alegre: Artmed; 2010.

PROBLEMAS DE PELE

Rivitti EA. Manual de dermatologia clínica de Sampaio e Rivitti. São Paulo: Artes Médicas; 2014.

PROBLEMAS OSTEOMUSCULARES

Gross J, Fetto J. Exame musculoesquelético. Porto Alegre: Artmed; 2005.

Simons DG, Travell JG, Simons LS. Dor e disfunção miofascial. Porto Alegre: Artmed; 2006.

Hebert SK, Alimena LJM. Ortopedia - exames e diagnóstico. Porto Alegre: Artmed; 2011.

PROBLEMAS DOS OLHOS

Gerstenblith AT, Rabinowitz MP. Manual de doenças oculares do Wills Eye Hospital - Diagnóstico e tratamento no consultório e na emergência. 6. ed. Porto Alegre: Artmed; 2015.

PROCEDIMENTOS AMBULATORIAIS

Mayeaux Jr. EJ. Guia ilustrado de procedimentos médicos. Porto Alegre: Artmed; 2011.

Ricca AB, Kobata CM. Pequenas cirurgias. Barueri: Manole; 2004.

Furtado R, Natour J. Infiltrações no aparelho locomotor – técnicas para realização com e sem o auxílio de imagem. Porto Alegre: Artmed; 2011.

ATENÇÃO À SAÚDE DA CRIANÇA E DO ADOLESCENTE

Sucupira ACSL, Kobinger MEBA, Bourroul, MLM, Saito MI, Zuccolotto SMC. Pediatria em consultório. 5. ed. São Paulo: Sarvier; 2010.

ATENÇÃO À SAÚDE DA MULHER

Zugaib M. Obstetrícia. Barueri: Manole; 2012.

Baracat EC. Manual de ginecologia de consultório. São Paulo: Atheneu; 2007.

Freitas F. Rotinas em ginecologia. Porto Alegre: Artmed; 2009.

Berek JS. Berek & Novak: tratado de ginecologia. 15 ed. Rio de Janeiro: Guanabara Koogan; 2012.

ATENÇÃO À SAÚDE DO IDOSO

Vilela AL, Moraes EN, Lino V. Grandes síndromes geriátricas. In: Borges APA, Coimbra AMC, orgs. Envelhecimento e saúde da pessoa idosa. Rio de Janeiro (RJ): EAD/ENSP; 2008. p.193-268.

Brasil. Ministério da Saúde. Envelhecimento e saúde da pessoa idosa. Brasília: Ministério da Saúde; 2006. (Cadernos de Atenção Básica, n. 19).

AGS Choosing Wisely Workgroup. American Geriatrics Society identifies five things that healthcare providers and patients should question. J Am Geriatr Soc. 2013 Apr;61(4):622-31.

ATENÇÃO À SAÚDE DO ACAMADO

Freitas EV. Tratado de geriatria e gerontologia. O idoso frágil. Rio de Janeiro: Guanabara Koogan; 2012.

Freitas EV. Tratado de geriatria e gerontologia. Imobilidade e síndrome de imobilização. Rio de Janeiro: Guanabara Koogan; 2012.

ATENÇÃO À SAÚDE DA PESSOA EM CUIDADOS PALIATIVOS

Watson M, Lucas C, Hoy A, Wells J. Handbook of palliative care (Oxford Handbooks). Oxford: Oxford University Press; 2009.

Carvalho RCT, Parsons HA, orgs.). Manal de cuidados paliativos ANCP. 2. ed. Porto Alegre: Sulina; 2012.

Caraceni A, Hanks G, Kaasa S, Bennett MI, Brunelli C, Cherny N, et al. Use of opioid analgesics in the treatment of cancer pain: evidence-based recomendations from EAPC. Lancet Oncol. 2012 Feb;13(2):e58-68.

Kahan M, Gagnon AM, Wilson L. Canadian guideline for safe an effecitve use of opioids for chronic noncancer pain. Can Fam Physician. 2011;57:1257-66.

ATENÇÃO À SAÚDE DO TRABALHADOR

Brasil. Ministério da Saúde. Legislação em Saúde - Caderno de Legislação em Saúde do Trabalhador. Brasília: Ministério da Saúde; 2005.

ATENÇÃO À SAÚDE DA FAMÍLIA

Agostinho M. Ecomapa. Rev Port Clin Geral. 2007;23:327-30.

Gerson R, McGoldrick M. Genetogramas e o ciclo de vida familiar. In: McGoldrick M. As mudanças no ciclo de vida familiar. Porto Alegre: Artmed; 2001.

Tomsom P. 10 minutos para a família. Porto Alegre: Artmed; 2012.

ATENÇÃO À SAÚDE DA PESSOA EM RISCO FAMILIAR E SOCIAL

Brasil. Ministério da Saúde. Violência intrafamiliar - orientações para a prática em serviço. Brasília: Ministério da Saúde; 2002. (Cadernos de Atenção Básica n. 8).

Brasil. Ministério Público Federal. Cartilha Lei Maria da Penha e Direitos da Mulher; 2011.

Schraiber LB, D'Oliveira AFPL. O que devem saber os profissionais de saúde para promover os direitos e a saúde das mulheres em situação de violência doméstica. 2. ed. São Paulo: Coletivo Feminista Sexualidade e Saúde; 2003.

ATENÇÃO À SAÚDE DA COMUNIDADE

Freire P. Pedagogia do oprimido. São Paulo: Paz e Terra; 2011.

Freire P. Pedagogia da autonomia. São Paulo: Paz e Terra; 2011.

Foucault M. O nascimento da clínica. São Paulo: Forense Universitária; 2012.

Assumpção RMM. Políticas públicas. São Paulo: Publifolha; 2011.

Marshal TH. Cidadania, classe social e status. Rio de Janeiro: Zahar; 1967.

Souza HJ. Como se faz análise de conjuntura. Petrópolis: Vozes; 2002.

REVISTAS, PERIÓDICOS E RECURSOS *ON-LINE*

American Academy of Family Physicians - http://www.aafp.org/

British Journal of General Practice - http://www.abjgp.org/

BMJ - British Medical Journal - http://www.bmj.com/

Canadian Family Physicians - http://www.cfp.ca/

Canadian Task Force on Preventive Health Care (CTFPHC) - http://www.canadiantaskforce.ca/

Cochrane Library - http://www.cochranelibrary.com/

Essential Evidence Plus - http://www.essentialevidenceplus.com/

European Journal of General Practice - http://www.egprn.org/

Evidence-Based Medicine - http://www.ebm.bmj.com/

JAMA - Journal of American Medical Association - http://www.jamanetwork.com/journals/jama

Journal of Family Practice - http://www.mdedge.com/jfponline

MedStopper - http://www.medstopper.com/

National Guideline Clearinghouse - https://www.guidelines.gov/

New England Journal of Medicine - http://www.nejm.org/

NICE - National Institute for Health and Care Excellence - https://www.nice.org.uk/

PLOS Medicine - Public Library Of Science - http://www.journals.plos.org/plosmedicine/

Primary Care Guidelines - http://www.primarycareguidelines.com/

PubMed - https://www.ncbi.nlm.nih.gov/pubmed

RxISK Polypharmacy Index - http://www.rxisk.org/tools/polypharmacy-index/

Sociedade Brasileira de Medicina de Família e Comunidade -http://www.sbmfc.org.br/

The NNT - http://www.thennt.com/

US Preventive Services Task Force (USPSTF) - https://www.uspreventiveservicestaskforce.org/

Índice remissivo

Obs.: Números em **negrito** indicam quadros e tabelas; números em *itálico* indicam figuras.

A

AAS, 78
Abstinência
– alcoólica
  – medidas na atenção primária, **147**
  – o que NÃO fazer no tratamento da, **147**
– periódica, taxa de falha, **373**
Abuso
– emocional, 378
– psicológico, 378
Acamado, atenção à saúde do, competências
– indispensáveis, 581-583
– complementares, 583
Acidente
– isquêmico transitório, sinais e sintomas de um, 223
– vascular cerebral, 223
  – sequelas, **224**
Acupuntura, **255**
Adesivo de nicotina, **330**
Adicção, problemas relacionados à, competências
– complementares, 539
– importantes, 539
– indispensáveis, 537-539
Agitação e sintomas neuropsiquiátricos, fatores desencadeantes, **396**
Agulhamento
– com anestésico, **255**
– seco, **255**
Álcool
– abuso de, questionário CAGE para rastreamento de, **141**
– ações para intervenção breve no uso de, **146**

– dependência, **140**
– e outras drogas, 140
– em gestantes, T-ACE, instrumento de rastreamento de, **141**
– padrões do uso de, **140**
– transtorno por uso de, critérios para diagnósticos de, **144**
– uso
  – abusivo, **140**
  – nocivo, **140**
Alertas amarelos, 159
– da lombalgia, **160**
Alongamento, **255**
Altura uterina, 103
Amamentação
– orientação pré-natal, 106
– período de, 130
Amebíase, esquema terapêutico, **311**
Analgésicos, **256**
Ancilostomíase, esquema terapêutico, **312**
Anemia, 285
– diagnóstico diferencial conforme o VCM, **287**
– ferropriva, tratamento, **287**
– por níveis de hemoglobina de acordo com a OMS, **286**
Ansiedade, 344, 417
Antibióticos
– de escolha para tratamento de bacteriúria assintomática e cistite na gravidez, **113**
– uso de, 308
Anticolinesterásicos, 39
Anticoncepção, 372
Anticoncepcional oral combinado, 376
Anticonvulsivante, **256**
Antidepressivo(s), **256**
– meia-vida dos, **212**
– disponíveis na rede pública e as medicações mais utilizadas na prática clínica do médico de família, interação medicamentosa entre, **204**
Antifúngico(s)
– na gestação, 128
– orais, **129**
Anti-hipertensivo
– de primeira linha, **76**
– de segunda linha, **77**
Anti-inflamatório não esteroides, **256**
Apresentação
– de artigo científico, avaliação da, 622
– de trabalho de pesquisa científica, 624
Ascaridíase, esquema terapêutico, **312**

Asma, 81, 411
- achados clínicos que favorecem o diagnóstico, **411**
- classificação, **412**
- crises de, 414
  - sinais de alarme, **415**
- tratamento não medicamentoso da, **413**

Aspartato aminotransferase (AST), 146
Assistência pré-natal, 97
Astenia, 83
Atenção
- à saúde
  - da comunidade, competências
    - complementares, 611
    - importantes, 610
    - indispensáveis, 608-610
    - estágios e ferramentas de aprendizagem, 611
  - da criança e do adolescente, competências, 559-565
  - da família, competências
    - importantes, 596
    - indispensáveis, 593-595
  - da mulher, competências
    - complementares, 573
    - indispensáveis, 567- 572
  - da pessoa em cuidados paliativos e sua família, competências
    - complementares, 590
    - importantes, 589
    - indispensáveis, 585-589
  - do acamado, competências
    - complementares, 583
    - importantes, 583
    - indispensáveis, 581-583
  - do idoso, competências
    - complementares, 580
    - importantes, 580
    - indispensáveis, 577-579
  - do trabalhador, competências
    - importantes, 576
    - indispensáveis, 575-576
  - a situações de risco familiar e social
    - pessoa em situação de violência, 602
    - pessoa portadora de deficiência, 599
    - pessoas em exclusão social, 597
- Primária à Saúde, 4
  - função de filtro da, 55

Atividade(s)

– física, orientação pré-natal, 106
– gestão das, 465
Atraso de crescimento, 363
Atrofia genital, 417
AUDIT (*Alcohol Use Disorders Identification Test*), **142**
– interpretação dos resultados e sugestão de manejo, **143**
Autorrecriminação, 194
Avaliação
– da apresentação de
  – artigo científico, 622
  – caso clínico, 623
– ferramentas de, 613

B

Bacillus faecalis, 369
Bacteriúria assintomática, 113
– antibióticos de escolha para tratamento, **113**
Banda de tensão muscular, **254**
Batimento cardíaco fetal, 103
Bioética, 459
– competências
  – importantes, 461
  – indispensáveis, 460-461
– estágios e ferramentas de aprendizagem, 461
Bloqueio de receptores, efeitos colaterais do, **202**
Broncopneumonia, 342
– tratamento, 343

C

Cabeça e pescoço, problemas de, competências
– complementares, 504
– importantes, 503
– indispensáveis, 501-503
Candida albicans, 116
– infecção secundária por, 369
Candidíase, 116
– vulvovaginal, 115
Cansaço, 83
Caso clínico, avaliação da apresentação de, 623
Cefaleia, 166
– associada ao uso excessivo de medicação, 173
– sinais de alarme na avaliação da queixa de, **169**
– tensional, tratamento da, 169
Cerúmen

– excesso de, 216
– remoção de, 217, 218
Ceruminolíticos, 218
Ciatalgia, 153
Ciclo de resposta sexual humana, 181
Cistite na gravidez, antibióticos de escolha para tratamento, **113**
Citomegalovírus, 105
Climatério, 415
Cloridrato de bupropiona, **330**
Código 64, 18
Coito interrompido, taxa de falha, **373**
Competência(s)
– centrais, 443
  – bioética, 459
  – comunicação, 445
  – gestão de atenção à saúde, 463
  – raciocínio clínico e conduta centrados na pessoa, 453
– clínica(s)
  – atenção à saúde
    – da comunidade, 607
    – da criança e do adolescente, 559
    – da família, 593
    – da mulher, 567
    – da pessoa em cuidados paliativos e sua família, 585
    – do acamado, 581
    – do idoso, 577
    – do trabalhador, 575
  – atenção a situações de risco familiar e social, 597
  – estágios e ferramentas de aprendizagem voltados à aquisição das, 590
  – procedimentos ambulatoriais, 555
  – problemas
    – cardiovasculares, 477
    – de cabeça e pescoço, 501
    – de rins e vias urinárias, 515
    – de pele, 541
    – de saúde mental, 531
    – do sistema nervoso, 505
    – do trato digestivo, 509
    – dos olhos, 549
    – hematológicos, 519
    – infecciosos, 471
    – metabólicos e endocrinológicos, 487
    – osteomusculares, 555
    – relacionados à adicção, 537
    – respiratórios, 497

- traumatismo, acidentes e intoxicações, 523
- urgências e emergências, 527

Comportamento suicida, fatores predisponentes e precipitantes para, 211
Compressas quentes, **255**
Compressão, **255**
- decorrente por fratura de osteoporose, 153
- nervosa, avaliação da presença de, **154**

Comunicação
- competências
  - importantes, 449-450
  - indispensáveis, 446-449
- estágios e ferramentas de aprendizagem, 450
- habilidades de, 23-34
  - aplicação de, evidências da, 24
  - ensino-aprendizagem de, 32
- médico-paciente, 445

Comunidade, atenção à saúde da, competências
- complementares, 611
- importantes, 610
- indispensáveis, 608-610

Conjuntivite(s)
- bacterianas, 371
- infecciosa, 371

Constipação, 109, 212
- sem causa secundária, 213
- sinais e sintomas de alerta, **214**

Contato
- maiores de 10 anos, fluxograma para a investigação de, *284*
- menores de 10 anos, fluxograma para a investigação de, *285*

Contracepção, 374, 416
Contraceptivo injetável combinado, 376
Corpo docente, avaliação do, 616
Corrimento vaginal, 109, 115
- tratamento, recomendações, **118**

Corticosteroides tópicos, no tratamento de dermatites, **216**
COT (*Consultation Observation Tool*), 625
Crescimento
- atraso de, 363
- do zero aos 18 meses, curva de velocidade média do, *364*
- monitoração do, 358

Criança
- de alto risco ao nascimento, critérios para classificação, **357**
- dificuldades alimentares na, 361
- obesidade na, 297
- sintomas respiratórios altos comuns em, 305

Criança e adolescente, atenção à saúde da, 559
Crise de asma
– classificação das, **414**
– sinais de alarme, **415**
Culpa, 194
Curva
– de atraso de crescimento, **364**
– de velocidade média de crescimento
  – do zero aos 18 meses, *364*

D

Data provável para o parto, cálculo, 102
Declaração Consensual de Toronto, 23
Deficiência estrogênica, 417
Demanda oculta, 309
Demência
– antipsicóticos em pacientes com, aumento no risco de morte e NNH, **400**
– diagnóstico e critérios clínicos principais para, **392**
– da doença de Alzheimer possível, **394**
– da doença de Alzheimer provável, **394**
– grave, 383
– gravidade, classificação, 391
– leve, 392
– moderada, 393
– vascular, 396
Depressão, 194, 417
– antidepressivos para tratamento, à disposição na rede pública da cidade de São Paulo, **200**
– avaliação diagnóstica, 194
– doenças e substâncias que podem causar, **195**
– modelo de cuidados escalonados para abordagem da, **198**
– sintomas da, **196**
Dermatite
– corticosteroides tópicos no tratamento de, **216**
– das fraldas, tratamento, 370
– de contato, 215
  – recomendações clínicas e níveis de evidência, **217**
– em W, 369
Dermatofitoses, 125
– apresentação e diagnóstico diferencial, **126**
Dermatose causada pelas toxinas de insetos, 302
Dermatozoonoses, 302
Desânimo, 194
Descompensação, fatores de, 405
Desenvolvimento infantil, marcos do, **357**

Desequilíbrio, 174
Desesperança, 194
Desprescrição, 86
– de medicamentos, fases do processo de, **87**
Diabetes
– complicações relacionadas, 239
– *mellitus*
  – competências
    – complementares, 493
    – importantes, 492-493
    – indispensáveis, 489-492
  – tipo 1, 238
  – tipo 2, 239
– seguimento, 244
– tratamento, 239
Diafragma
– com espermicida, 374
– taxa de falha, **373**
Diário de sono, **220**
Diarreia, 148
– causas, 149
– exame(s)
  – clínico, 149
  – complementares, 150
– prevenção, 151
– sintomas, 149
– tratamento, 151
Dificuldades alimentares na criança, 361
Direitos trabalhistas das gestantes, 128
Dirigir veículos, orientação pré-natal, 106
Disfunção sexual, 181, 417
Dispepsia, 161
– abordagem inicial da, *162*
– funcional, 161
– medidas farmacológicas, 163
– orgânica, 161
Dispositivo intrauterino (DIU), 375
– taxa de falha, **373**
Distúrbio do sono, 417, 422
Disúria, 114
DIU (dispositivo intrauterino), 375
Doença(s)
– arterial coronariana, 400
– cardiovascular, prevenção, estimativa de benefícios de terapias para, **246**
– cerebrovascular, 223

– de Alzheimer
  – possível, demência da, **394**
  – provável, demência da, **394**
– do refluxo gastroesofágico, **167**
  – tratamento da, 165
– parasitária, 309
– pulmonar obstrutiva crônica
  – combinação de diferentes variáveis para diagnóstico de, razões de verossimilhança da, **328**
  – diagnóstico, 336
  – exacerbações, 341
  – manejo da, 341
  – terapia farmacológica, **340**
  – testes voltados ao diagnóstico de, razões de verossimilhança para, **337**
– sexualmente transmissíveis, 117
– tireoidiana, 83
– vascular cerebral, 223
Dor
– abdominal, 309
  – na infância, 295
– em baixo ventre, 114
– miofascial, 252, 253
  – avaliação clínica, 253
  – exames complementares, 254
  – sintomas e sinais, 253
  – tratamento, 255
– muscular, 252
– referida, **254**
– torácica, 274
  – causas na atenção primária, **275**
Drogas, orientação pré-natal, 106
DUM (data da última menstruação), 101
Dupla depressão, 201

E

Edema, 109
– patológico, 102
Endoscopia precoce, sinais de alarme que demandam, **163**
Ensino-aprendizagem de habilidades de comunicação, 32
Enterobíase, esquema terapêutico, **312**
Enterobius sp, 310
Enxaqueca, terapia profilática conforme comorbidades, **172**
Episódio de cuidado, 42, 43
Erva-de-são-cristóvão, 420
Escabiose, 304

Escherichia coli, 113
Espirometria, 338
Espondiloartropatia, avaliação da presença de, 155
Espondilolistese, 153
Esquistossomose, esquema terapêutico, **314**
Estado vacinal, 100
Estatina, 78
– efeitos adversos das, **248**
– potência de, **247**
Estenose da medula espinhal, 153
Esterilização, 375
Estrófulos, 301
Estrongiloidíase, 310
– esquema terapêutico, **313**
Ética, 459
Evidência(s)
– científicas
  – busca pelas melhores, 60
  – experiência clínica, preferências pessoais e contexto sociocultural, *60*
– níveis de, *61*

F

FABER (flexão, abdução, rotação externa do quadril), 155
Fadiga, 83
Família, atenção à saúde da, competências
– importantes, 596
– indispensáveis, 593-595
Fator Rh, 103
Ferramenta
– de avaliação
  – apresentação de trabalho de pesquisa científica, 624
  – avaliação da apresentação de artigo científico, 622
  – avaliação da apresentação de caso clínico, 623
  – do residente, 615
  – ferramenta de observação e consulta, 625
  – formulário de avaliação de aulas, 632
  – formulário de avaliação do estágio, 630
  – formulário de avaliação do residente em estágio, 620
  – formulário de avaliação do residente, 617
  – formulário de avaliação individual do tutor, 627
– de observação de consulta, 625
Ferro
– carência de, 359
– suplementação de, 359

Fisioterapia, **255**
Fitoestrógenos, 420
Fogacho, 416, 417
– tratamento medicamentoso do, esquemas, **418**
Formação
– competências indispensáveis, 436
– estágios e ferramentas de aprendizagem, 440
Formulário de avaliação
– de aulas, 632
– do estágio, 630
– do residente, 617
– do residente em estágio, 620
– individual do tutor, 627
Fraqueza, 83
Fungos, 370

G

Gamaglutamiltransferase (GGT), 146
Gardnerella vaginalis, 116
Gel de policarbofila, 421
Gênero, 179
– expressão de, 179
– identidade de, 179
Gestação, 96
Gestante
– direitos trabalhistas das, 128
  – dispensa para consultas e exames, 128
  – estabilidade, 130
  – licença-maternidade, 130
  – período de amamentação, 130
– HIV-positiva, 125
– T-ACE, instrumento de rastreamento do uso de álcool em, **141**
Gestão
– clínica, 464
  – competências indispensáveis, 464
– das atividades de saúde, 465
– de atenção à saúde, 463
  – estágios e ferramentas de aprendizagem, 466
– de clínica, 3
– de demanda, 10
– de hiperutilizadores, 14
– do sofrimento, 19
– do tempo e da agenda, 13
– do trabalho em equipe, 464

– competências indispensáveis, 465
Giardíase, esquema terapêutico, **311**
Glargina, **243**
Glicose, teste oral de tolerância à, 104
Goma de nicotina, **330**
Gotejamento pós-nasal, 81
Gravidez, diagnóstico de, 101
Grupos terapêuticos, 333
Guia de Calgary-Cambridge, 25, *26*

H

H. pylori, erradicação do, esquema farmacológico de, **165**
Haemophilus influenzae, 342
Hart, lei dos cuidados inversos de, 6
Helmintos, 309
Hemograma, 103
Hemorroidas, 110
Hepatite
– B, sorologia para, 104
– C, 105
Hérnia de disco, 153
Herpes genital, 122
– tratamento, 123
Hidratante vaginal, 421
Higiene do sono, 221
Himenolepíase, esquema terapêutico, **313**
Hiperemia
– discreta de membrana timpânica, 366
– orofaríngea, 308
Hiperlipidemia, competências
– complementares, 486
– importantes, 485
– indispensáveis, 484-485
Hipertensão
– arterial, intervenções medicamentosas, **76-77**
– arterial sistêmica, competências
  – importantes, 483
  – indispensáveis, 481-483
– do avental branco, 72
Hipertrigliceridemia, 249
Hipnótico, preocupações com o uso, **222**
Hipoacusia, 216
Hipoglicemiante orais, classes de, **241**
Hipotireoidismo, 83

– franco, 84
– subclínico, 84
Histamina, 301
HIV
– infecção pelo, 124
– sorologia para, 104
Homossexualismo, 179
HPV, infecção pelo, 121
Huddles, 19

I

Idade gestacional, 101
Idoso, atenção à saúde do, competências
– complementares, 580
– importantes, 580
– indispensáveis, 577-579
Implante
– subdérmico, de progesterona, 377
– taxa de falha, **373**
Incontinência urinária, 421
Índice de massa corpórea, 102
Infância, prurido na, 301
Infecção
– do trato urinário, diagnóstico diferencial com, 113
– pelo HPV, 121, 124
  – diagnóstico, 122
  – tratamento, 122
Informação, sistemas de, 466
Inibidor de bomba de prótons, 164
Inseto, picadas de, 302
Insônia, 218
– medicações associadas à, **219**
Insuficiência
– cardíaca, 400
  – causas, 401
  – classificação, 404, 405
  – diagnóstico, achados e razões de verossimilhança, **402-403**
  – em pacientes com FE reduzida, recomendações para tratamento, **410**
  – fatores de descompensação, 405
Insulina
– e análogos, **243**
– regular, **243**
Insulinoterapia, 242
Irritabilidade, 417

Irritantes tópicos, 370
Isoflavona de soja, 420

J

Joelho, osteoartrose de, 256

K

Klebsiella pneumoniae, 342

L

Labirintite, 176
Laqueadura tubária, 375
– taxa de falha, **373**
Lead-time, 270
Lead-time bias, 271
Lêndeas, 303
Length-time bias, 270
Libido, queixas relacionadas com, 421
Licença-maternidade, 130
Likelihood ratio (LR), 55
Lipídios, alterações de, 245
Lipotimia, 174
Lispro, **243**
Lista
– "de condições", 41
– de problemas, 41
Litíase urinária, 111
– tratamento dos sintomas agudos, 111
Lombalgia, 110, 152
– alertas amarelos da, **160**
– fratura vertebral em portador de, razões de verossimilhança, **157**
– malignidade em portador de, razões de verossimilhança, **157**
– mecânica, 153
– não mecânica, 153
– prognóstico, 159
– referida, 154
– sinais de alarme da, 156
  – na atenção primária à saúde, **158**
– tratamento, 159

M

Macrocitose, **287**
Manipulação miofascial, **255**

Manobra de Beatty, 155
Manual de Competências, 430
Massagem, **255**
Medicação
– orientação pré-natal, 107
– anti-hipertensiva, como escolher, **78**
– orientação pré-natal, 107
Medicina baseada em evidências, 59
Medidas não farmacológicas para tratamento do hipertenso leve sem antecedente cardiovascular, **75**
Medroxiprogesterona, taxa de falha, **373**
Meias elásticas, valores de compressão das, **251**
Memantina, 398
Menopausa, 415
Método(s)
– anticoncepcionais
  – de barreira, 374
  – dispositivo intrauterino, 375
  – não hormonais, 374
  – naturais, 374
  – taxa de falha em um ano, 373
– Centrado na Pessoa (MCCP), 98
– de barreira, 374
– hormonais, 375
Micoses cutâneas, 125
Microcitose, **287**
Mindfulness, 19
Minipílula, 377
Modelo
– da agenda da médica de família, **14**
– de cuidados escalonados para abordagem da depressão, **198**
– dos níveis de prevenção, *238*
Momordica charantia L., 304
Moraxella catarrhalis, 342
Motivação, 327
– para mudança, 328
Muco cervical, 374
Mulher, atenção à saúde da, competências
– complementares, 573
– importantes, 572
– indispensáveis, 567-572
Mycobacterium
– *bovis*, 281
– *tuberculosis*, 277

N

Náuseas, 110
Necessidades assistenciais previsíveis, 12
Neuronite vestibular, 176
Neurossífilis, 120
Nível de evidência, *61*
NNH (*number needed to harm)*, 399
Noctúria, 114
Normocitose, **287**
Norplant R, 377
Nortriptilina, **330**
NPH, **243**

O

Obesidade
- competências
    - complementares, 489
    - importantes, 488-489
    - indispensáveis, 487-488
- na criança, 297
- níveis dos determinantes de obesidade e suas ligações, *298*

Obstipação, 192
Olhos, problemas dos, competências
- complementares, 553
- importantes, 552-553
- indispensáveis, 549-552

Onicomicose, **126**
Ospemifeno, 421
Osteoartrose de joelho, 256
Osteoporose, prevenção quaternária na abordagem da, 85
Otalgia, 216
Otite
- externa, 368
    - antibióticos tópicos no tratamento da, **368**
- média aguda, 365
    - achados de anamnese e exame físico, **366**

Otosclerose, 176
Overdiagnosis bias, 270

P

Palpação
- em pinça, 254
- fetal, 103

– plana, 254
Pápulas urticariformes, 301
Parasitoses, 309
– intestinais, 310
  – esquemas terapêuticos para as, 311-**314**
Parto, plano de, 107, **108**
Patch test, 216
Pé de atleta, **126**
Pediculose, 303
Pediculus humanus, 303
Pele, problemas de, competências
– complementares, 544
– importantes, 543-544
– indispensáveis, 541-543
Pesquisa, competências
– indispensáveis, 438
– estágios e ferramentas de aprendizagem, 440
Phthirus pubis, 303
Picada de inseto, 302
Pielonefrite, 114
Pílula, taxa de falha, **373**
Piolhos, 303
Piretroides sintéticos, 303
Pirose, 110
Plenitude auricular, 216
Pneumonia, 342
– adquirida na comunidade, 342
Polaciúria, 114
Polifarmácia, 86
Ponto-gatilho, **254**
Pré-natal
– aspectos gerais do, 98
  – abordagem pré-concepcional, 98
  – exame clínico, 102
  – exames complementares, 103
  – manejo dos sintomas mais comuns, 109
  – orientações, 105
  – plano de parto, 107
  – seguimento, 109
– assistência, 97
– consulta, questões que podem ser abordadas ao longo das, **99**
– de alto risco, 100
Preparações tópicas antifúngicas, **127**
Preservativo, 374
Pré-síncope, 174

Pressão
- arterial, 73
  - classificação atual mais usada da, 74
- assistencial-frequentação, análise interpretativa do binômio, **12**
Prevenção
- níveis de, modelo dos, *238*
- quaternária, 237
Primeira consulta, conceitos, 42
Probabilidade
- pré e pós-teste, 48
- pré-teste, 47
Problema(s)
- cardiovasculares, competências
  - complementares, 481
  - importantes, 480
  - indispensáveis, 477-480
- da tireoide, competências
  - complementares, 495
  - importantes, 495
  - indispensáveis, 493-495
- de cabeça e pescoço, competências
  - complementares, 504
  - importantes, 503
  - indispensáveis, 501-503
- de olhos, competências
  - complementares, 553
  - importantes, 552-553
  - indispensáveis, 549-552
- de rins e vias urinárias, competências
  - complementares, 518
  - importantes, 517-518
  - indispensáveis, 515-517
- de saúde mental, competências
  - complementares, 536
  - importantes, 535
  - indispensáveis, 531-535
- do sistema nervoso, competências importantes, 507
- do trato digestivo, competências
  - complementares, 513
  - importantes, 512
  - indispensáveis, 509-512
- hematológicos, competências
  - importantes, 521
  - indispensáveis, 519-520
- infecciosos, competências

- importantes, 475
- indispensáveis, 471-474
- metabólicos e endocrinológicos
  - *diabetes mellitus*, 489
  - obesidade, 487
  - tireoide, 493
- osteomusculares, competências
  - complementares, 548
  - importantes, 548
  - indispensáveis, 545-547
- pele, competências
  - complementares, 544
  - importantes, 543-544
  - indispensáveis, 541-543
- relacionados à adicção, competências
  - complementares, 539
  - importantes, 539
  - indispensáveis, 537- 539
- respiratórios, competências
  - importantes, 500
  - indispensáveis, 497-499

Problem-based interview (PBI), 451
Procedimentos ambulatoriais, competências
- complementares, 558
- importantes, 557
- indispensáveis, 555-557

Progestogênio injetável, 377
Programa
- de rastreamento eficaz, critérios para, **269**
- de residência médica, avaliação do, 616

Proteus, 369
Protozoários, 309
Prurido na infância, causas comuns, 301
Pseudomonas, 369
Publicações científicas, avaliação de, aspectos importantes na, **62**
Puericultura, 356
- monitoração do crescimento, 358
- suplementação
  - de ferro, 359
  - de vitamina A, 360
  - de vitamina D, 360

Q

Queixas
- relacionadas com a libido, 421

- respiratórias, 305
- vagas, 225

Questionário CAGE para rastreamento do abuso de álcool, **141**

R

Raciocínio clínico, abordagem bayesiana do, 49

Raciocínio clínico e conduta centrados na pessoa, 453
- competências
  - importantes, 456-458
  - indispensáveis, 454-456
- estágios e ferramentas de aprendizagem, 458

Rastreamento, 268
- do tabagismo, 326
- eficaz, critérios para um programa de, 269
- recomendações, **272-273**

Razão
- de probabilidade, 55
- de verossimilhança, 55
  - impacto na probabilidade de doença, 56
  - para fratura vertebral em portador de lombalgia, **157**
  - para malignidade em portador de lombalgia, **157**
  - para testes voltados ao diagnóstico de síndrome do túnel do carpo, **57**

RDW (*red blood cell distribution width*), 288

Receptor, 4
- bloqueio de, efeitos colaterais, **202**
- efeito dos antidepressivos sobre, **203**

Red blood cell distribution width (RDW), 288

Red flags, 156

Região suprapúbica, sensação de peso em, 114

Registro
- clínico, 36
  - orientado a problemas, 38
- de internação, 36, 37

Regra de Nägele, 102

Relaxantes musculares, **256**

Resposta sexual humana, ciclo de, 181

Rinite alérgica, 306

Rins e vias urinárias, problemas de, competências
- complementares, 518
- importantes, 517-518
- indispensáveis, 515-517

Risco
- cardiovascular, calculadoras de, 245
- gestacional, 100

– vascular, 78
Rubéola, 105

S

Saúde mental, problemas de, competências
– complementares, 536
– importantes, 535
– indispensáveis, 531-535
Sexo, orientação pré-natal, 107
Sexualidade, 179
Sífilis, 119
– diagnóstico, 119
– seguimento, 121
– sorologia para 104
– tratamento, 120, **120**
– vigilância epidemiológica, 121
Sinal
– de alarme
  – da lombalgia na atenção primária à saúde, 158
  – na avaliação da queixa de cefaleia, **169**
– de Giordano, 114
– e sintomas de alerta na constipação intestinal, **214**
Síndrome
– da cauda equina, 160
– de Ménière, 176
– de Ramsay-Hunt, 176
– demencial, exames para investigação de, **395**
– depressiva, 194
– do intestino irritável, 152
– dolorosa miofascial, 253
  – medidas terapêuticas na abordagem da, **255**
– miofascial, conceitos importantes na avaliação da, 254
Sintoma(s)
– ansiosos, 344
– dispépticos, 110
– neuropsiquiátricos, 399
– respiratórios altos comuns em crianças, 305
– vaginais, 420
  – opções de tratamento, **421**
– vulvovaginais, 420
Sistema
– de informação
  – competências indispensáveis, 466
  – estágios e ferramentas de aprendizagem, 466

– nervoso, problemas de, competências
  – importantes, 507
  – indispensáveis, 505-507
Situações de risco familiar e social
– atenção a, 597
– estágios e ferramentas de aprendizagem, 604
SOAP (Subjetivo-Objetivo-Avaliação-Plano), 38, 39
Sobrevida, 270
Sofrimento, gestão do, 19
Sono
– diário de, **220**
– higiene do, **221**
– orientação pré-natal, 107
Spray congelante, aplicação, **255**
Staphylococcus, 369
Stepped care, 198
Streptococcus, 369
– do grupo B, pesquisa de, 104
– *pneumoniae*, 342
Substâncias psicoativas, 140
Sudorese, 416

T

Tabagismo
– cessação do
  – aconselhamento breve para, 326
  – terapia farmacológica voltada à, 330
  – grupo de, 333
– mortes atribuíveis ao, 325
– nível de risco para complicações decorrentes do, 329
– rastreamento do, 326
– tratamento do
  – endereços em São Paulo para, 324
  – medicamentoso, 329
Tabela 2 × 2, **50**
Tabelinha, 374
T-ACE, instrumento de rastreamento do uso de álcool em gestantes, 141
Taenia sp, 310
Técnica de pinçamento-rolamento, 254
Temperatura basal corporal, 374
Teníase, esquema terapêutico, **313**
Terapia
– antirretroviral, 125
– com estrogênio, 419

– de reposição de nicotina, 331
– hormonal, 418
  – complicações, **418**
– medicamentosa não hormonal, 420
Testagem anti-HIV, 125
Teste
– de Schober, 155
– não treponêmico, 119
– treponêmico, 119
Tinea, **126**
Tinnitus, 216
Tipagem sanguínea, 103
Tireoide, problemas de, competências
– importantes, 495
– indispensáveis, 493-495
Tontura, 173, 216
– agentes de controle sintomático da, **178**
– inespecífica,174
Tosse
– crônica, 80
  – secundária à DRGE, 81
– induzida por IECA, 82
– reflexa, 216
Toxoplasmose, sorologia para, 104
Trabalhador, atenção à saúde do, 575-580
– competências
  – importantes, 576
  – indispensáveis, 575-576
Trabalho
– de pesquisa científica, apresentação de, 624
– em equipe, gestão do, 464
Transexualidade, 180
Transição menopausal, 415
Transtorno(s)
– ansiosos, 344
– de ansiedade generalizada, critérios diagnósticos para, **345**
– depressivo maior, tratamento, recomendações de, 199
– por uso de álcool, critérios para diagnósticos, **144**
Trato digestivo, problemas do, competências
– complementares, 513
– importantes, 512
– indispensáveis, 509-512
Traumatismo, acidentes e intoxicações, competências
– complementares, 525
– importantes, 525

– indispensáveis, 523-525
Treponema pallidum, 119
Trichomonas vaginalis, 116
Tricomoníase, 115, 116
Tricuríase, esquema terapêutico, **313**
Tristeza, 194
Tuberculose, 277
– diagnóstico
  – baciloscopia direta, 279
  – cultura de BK, 279
  – radiografia de tórax, 280
– esquema básico de tratamento,
– esquema básico de tratamento, **282**
  – em crianças, **283**
– prevenção e controle, 281
– pulmonar, sintomas clássicos, 278
– seguimento, 280
– tratamento, 280
Tubo neural, profilaxia de defeito do, 101
Twitch, 254

U

Ultrassonografia, 105
Urgência miccional, 114
Urgências e emergências, competências
– complementares, 529
– importantes, 529
– indispensáveis, 527-529
Urina I, 104
Urocultura, 104
US Preventive Services Task Force, 326

V

Vacina BCG, 281
Vaginose bacteriana, 115
Valor preditivo, 50
– de um sintoma, sinal ou exame complementar excelente, efeito da prevalência, 54
Vareniclina, **330**
Varizes, 110
– de membros inferiores, 250
Vasectomia, 375
– taxa de falha, **373**
VCM (volume corpuscular médio), 286
Vertigem

– de origem central, 176
– episódica, **176**
– periférica, características clínicas, **176**
– persistente, **176**
Vertigem, 173, 174, 216
Viagem, orientação pré-natal, 107
Viés
– de antecipação, *271*
– de duração da doença, 270
– de sobrediagnóstico, 270
Violência
– doméstica, 378, 379
– física, 378
– sexual pelo parceiro, 378
– sexual, 378
Vitamina
– A
  – carência de, 361
  – suplementação de, 360
– D, suplementação de, 360
Vômitos, 110
VPPB, 175

W

Watchful waiting, 225, 308

Y

Yellow flags, 159
– alertas amarelos, 159

Z

Zonzeira, 174

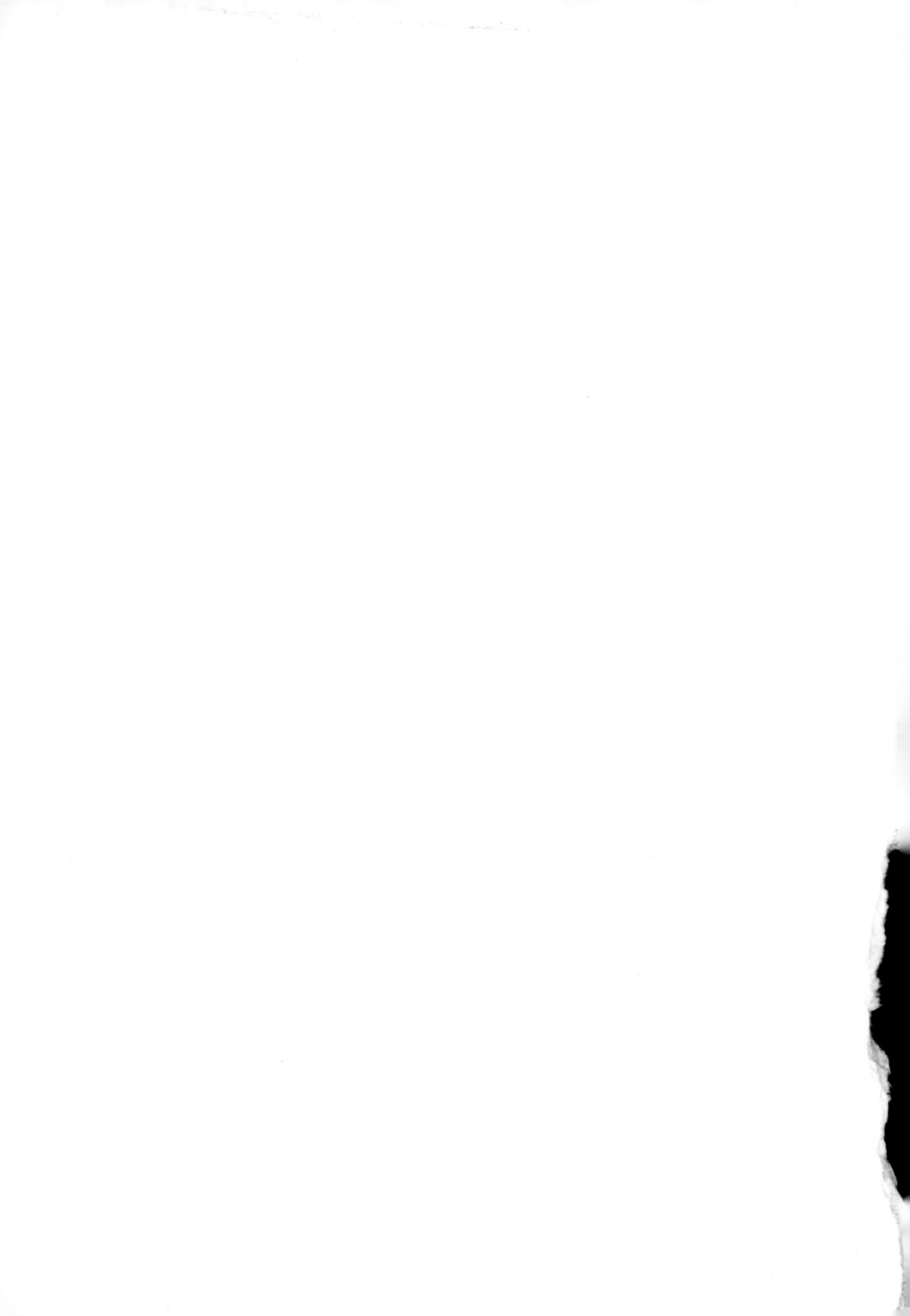